TUMOREN DES BRONCHIALSYSTEMS

UNTER BESONDERER BERÜCKSICHTIGUNG
BRONCHOSKOPISCHER UND RÖNTGENOLOGISCHER
UNTERSUCHUNGSMETHODEN

VON

RUDOLF LINK

O. PROFESSOR, DIREKTOR DER
HALS- NASEN- OHRENKLINIK
UND POLIKLINIK DER FREIEN
UNIVERSITÄT BERLIN

FRANZ STRNAD

APL. PROFESSOR, LEITER DER
RÖNTGENABTEILUNG DER CHIRUR-
GISCHEN UNIVERSITÄTS-KLINIK
FRANKFURT A. M.

MIT 285 ZUM GROSSEN TEIL FARBIGEN ABBILDUNGEN

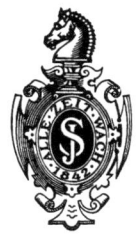

SPRINGER-VERLAG
BERLIN · GÖTTINGEN · HEIDELBERG
1956

ISBN-13: 978-3-642-47361-6   e-ISBN-13: 978-3-642-47359-3
DOI: 10.1007/978-3-642-47359-3

Vorwort.

Die in jahrelanger klinischer Gemeinschaftsarbeit gewonnenen Erfahrungen bei der Erkennung und Differenzierung von Tracheobronchialveränderungen waren ausschlaggebend bei der Schaffung eines Werkes, das in dieser Form im deutschen Schrifttum noch nicht vorliegt. Der Bildteil zeigt in „Atlasform" den bronchoskopischen Befund im Buntdruck und dazu die erhobenen Befunde im Zuge der röntgenologischen Nativuntersuchung der Lunge und der geläufigen Spezialuntersuchungsmethoden (Bronchographie, Schichtbildmethode usw.). In mehreren Fällen werden die Röntgenbefunde im Hinblick auf eine evtl. mediastinale Mitbeteiligung durch die Abbildung des entsprechenden Oesophaguskymogramms ergänzt. Die Leistungsfähigkeit der Cytodiagnostik gegenüber dem histologischen Befund im Probeexcisionspräparat soll durch die Nebeneinanderstellung der entsprechenden Abbildungen aufgezeigt werden.

Mit dieser Form der Darstellung der differentialdiagnostischen Probleme glauben wir, nicht nur den Fachkollegen wertvolle Hinweise zu bieten, sondern ganz besonders dem praktischen Arzt, dem Internisten bzw. Lungenfacharzt und nicht zuletzt dem Thoraxchirurgen, somit all den Kollegen, welche die Frühdiagnostik besonders der bösartigen Bronchialtumoren anstreben. Das systematische Vorgehen bei Verdachtsfällen soll aufgezeigt werden. Ein weiteres Ziel ist die Betonung der diagnostischen Leistungsfähigkeit der einzelnen Untersuchungsmethoden mit dem Hinweis auf die Notwendigkeit einer engen Zusammenarbeit aller Fachdisziplinen bei der Erkennung der Frühfälle von Tracheobronchialtumoren. Es wird gezeigt, daß die Hauptverantwortung nach wie vor beim praktischen Arzt, beim Kliniker und beim Röntgenologen liegt und daß die Bronchoskopie fast durchwegs den Abschluß des klinischen Untersuchungsganges darstellt, sehr oft geleitet durch die erhobenen klinischen und röntgenologischen Befunde.

Die Tatsache, daß mehrere fortgeschrittene und damit inoperable Fälle von bösartigen Tumoren im Bildteil gezeigt werden, schmälert keineswegs den didaktischen Wert der Zusammenstellung; ist es doch auf Grund der genauen Kenntnis der Morphologie der einzelnen Tumorformen erst möglich, auch kleinste Abweichungen vom normalen Befund zu erkennen. Auch will der Textteil im Rahmen der Zusammenstellung keineswegs den Anspruch auf eine lehrbuchmäßige Vollständigkeit erheben. Neben unseren eigenen diagnostischen Erfahrungen wurden die wichtigsten Erkenntnisse des modernen Schrifttums des In- und Auslandes erarbeitet, wobei viele differentialdiagnostische Fragen, nur angeschnitten, durch das Studium des entsprechenden Schrifttums ergänzt werden müssen.

Wir möchten nicht versäumen all denen, die uns bei dieser Arbeit ihre liebenswürdige Unterstützung zuteil werden ließen, bestens zu danken. Besonders danken wir Herrn Prof. Dr. KAHLAU für die Beurteilung unserer histologischen Befunde und für die freundliche Überlassung seiner cytologischen Präparate, die im pathologisch-anatomischen Institut der Universität Frankfurt a. M. (Direktor: Prof. Dr. A. LAUCHE) hergestellt wurden. Dank sprechen wir dem Universitätszeichner Herrn KORNTNER aus, der in mühevoller Arbeit die bronchoskopischen Befunde im Bilde festhielt und dieselben in bewährter Weise in natürlichen Farben zeichnete, da die Technik der Farbphotographie auf diesem Gebiet noch große Mängel aufweist.

Besonders danken wir auch Herrn Prof. Dr. R. GEISSENDÖRFER, dem Direktor der Chirurgischen Universitätsklinik *Frankfurt a. M.*, bei welchem wir bei der Abklärung des erhobenen röntgenologischen und endoskopischen Befundes stets Rat fanden. Zu danken haben wir ferner unseren Mitarbeitern, insbesondere den Herren Dr. RUDOLF KRAUS und Dr. KLAUS WALTER HOMMERICH, die uns bei der Fertigstellung des Buches und bei der Korrektur in besonderem Maße unterstützten. Nicht zuletzt gilt unser Dank dem Springer-Verlag, Heidelberg, der in der bekannten großzügigen Weise für die Ausstattung des Buches sorgte.

Berlin-Charlottenburg, im Mai 1956
Frankfurt a. M.   R. LINK, F. STRNAD

Inhaltsverzeichnis.

Atlas.

Röntgendiagnostik, bronchoskopischer, histologischer und cytologischer Befund.

I. Einleitung.

Das Problem der Tumoren im Bereich des Tracheobronchialbaumes, insbesondere des Bronchialcarcinoms, rückt infolge der erschreckenden Häufigkeit dieser Krebsform in den letzten 2 Jahrzehnten immer mehr in den Brennpunkt des medizinischen Interesses. Der in den letzten Jahren erfolgte Ausbau der Thoraxchirurgie und damit die Möglichkeit der operativen Entfernung auch bösartiger Bronchustumoren zwingt die Diagnostiker zur Überprüfung ihrer Methoden mit dem Ziele einer möglichst sicheren Früherfassung der pathologischen Veränderungen im Bronchialbaum. Zahlreiche Einzelarbeiten der vergangenen Jahre, anfangs insbesondere von seiten der Röntgendiagnostiker, waren auf dieses Ziel ausgerichtet. In der letzten Zeit wird das aktuelle Thema vorwiegend von thoraxchirurgischer bzw. von pathologisch-anatomischer Seite beleuchtet.

Eine umfassende Darstellung der erprobten diagnostischen Möglichkeiten und all der Wege, die zur Frühdiagnose führen, und zwar vom Blickpunkt einer planmäßigen röntgenologisch-klinischen Zusammenarbeit, fehlt bislang noch. Deshalb soll vorliegende Monographie aufzeigen, wie sich eine in vielen Jahren erprobte zielstrebige Zusammenarbeit des Röntgenologen mit dem Kliniker vorteilhaft auswirken kann.

Das Buch ist in zwei Teile gegliedert. Der erste Teil bringt einleitend die normale Anatomie des Bronchialbaumes, gefolgt von der Besprechung der pathologischen Anatomie der im Tracheobronchialsystem sich auswirkenden krankhaften Veränderungen mit besonderer Berücksichtigung der bösartigen Bronchustumoren. Nach ausführlicher Diskussion über die klinische Symptomatologie und einer kritischen Beurteilung der die Diagnostik unterstützenden Laboratoriumsuntersuchungen wird in bewußter Breite die Methode der Cytodiagnostik in ihrer besonderen Bedeutung für die Frühdiagnose des Bronchialcarcinoms erörtert. Auch im röntgendiagnostischen Teil wird bewußt das Hauptaugenmerk auf die röntgenologische Symptomatologie der Frühformen der Bronchialerkrankungen gelenkt. Als notwendige Voraussetzung für eine subtile Analyse der Lungenveränderungen wird der im Lungenbild sich darstellende normalanatomische Lungenaufbau ausführlich besprochen mit der Betonung der Notwendigkeit einer erschöpfenden Analyse im Nativröntgenbild der Lunge vor dem Einsatz aller Spezialuntersuchungsmethoden, so auch der Bronchographie. Ein besonderes Kapitel ist der Analyse des Mediastinalraumes mittels der Oesophaguskymographie gewidmet, einer Methode, die bisweilen auch Aussagen über die Operabilität eines Bronchuscarcinoms möglich macht. Schließlich folgt die Besprechung der Bronchoskopie, ihres in den letzten Jahren erfolgten Ausbaus zur Bronchologie, ihrer Indikation, Gefahren, Anaesthesie und Technik. Den Neuerungen und Verbesserungen der Anaesthesie ist dabei ein breiterer Raum gewidmet, da sie für das gute und komplikationslose Gelingen endoskopischer Eingriffe von entscheidender Bedeutung ist. Mit einer kurzen Beschreibung der endoskopisch erkennbaren Charakteristica einzelner Tumorarten schließt der erste Teil des Buches.

Im zweiten Teil sind 40 Fälle verschiedener Bronchialerkrankungen, jedoch vorwiegend Bronchustumoren, in Bildtafeln zusammengestellt, wobei bei der Gruppierung die jeweiligen bronchoskopischen Untersuchungsergebnisse maßgebend waren. Die entsprechenden Röntgenaufnahmen, im Zuge der Nativuntersuchung wie auch der Spezial-untersuchungsmethoden gewonnen, sollen die Leistungsmöglichkeit der röntgendiagnostischen Methoden aufzeigen. In gleichem Sinne sprechen die Bilder der cytologischen und histologischen Befunde. Kurze Auszüge aus den Krankenblättern orientieren den Leser über die Anamnese, die klinischen Befunde, besonders jedoch über den zeitlichen Einsatz der jeweiligen Untersuchungsmethode.

Das Ziel aller diagnostischen Maßnahmen ist die Frühdiagnose. Besonders beim Bronchialcarcinom müssen wir bemüht sein, dieses Ziel zu erreichen, da eine erfolgver-sprechende Behandlung nur in Frühfällen noch möglich ist. Möge dieses Buch als Beitrag besonders im Kampfe gegen die bösartigen Bronchusgeschwülste verstanden sein.

II. Anatomie.

1. Die Trachea.

Die Trachea ist ein elastisches Rohr, das die Fortsetzung des Kehlkopfes darstellt und bis zur Bifurcatio, der Teilungsstelle in die beiden Hauptbronchien, reicht. 16—20 hinten offene Knorpelringe stützen ihre Wand und halten die Lichtung offen. Diese hyalinen Knorpelspangen liegen in Form eines $^2/_3$-Kreises in der vorderen und den beiden seitlichen Trachealwänden *(Paries anulatus)* und sind mit ihren freien dorsalen Enden durch eine membranöse Hinterwand *(Paries membranaceus)* zu einem Ring zusammengefügt. Die Hinterwand wird durch die Knorpelringe in Spannung gehalten, so daß sie keine solche Rundung wie die Knorpel aufweist. Dadurch ist der transversale Durchmesser der Trachea etwas größer als der sagittale. Er beträgt beim Manne 15—22 mm, bei der Frau 13—18 mm (BRÜNINGS). Bei Längsdehnung der Trachea wird das Lumen etwas kleiner (falls nicht noch andere Kräfte, von denen noch zu sprechen sein wird, einwirken), (s. S. 4 u. 5).

Die *Schleimhaut* der Luftröhre zeigt den gleichen histologischen Aufbau wie der Kehlkopf. Sie läßt ein mehrreihiges Flimmerepithel (der Flimmerstrom ist nach aufwärts zum Kehlkopf gerichtet) mit Becherzellen, eine darunterliegende Basalmembran und eine Membrana (Tunica) propria erkennen. Die Höhe des Flimmerepithels, das in der Trachea 4—6 Kernreihen erkennen läßt, nimmt peripherwärts ab, zeigt in den Bronchien 3—4 Kernreihen und geht in den Bronchiolen in ein einreihiges Epithel über.

Im Bereich der Carina tracheae trägt nach v. HAYEK die Schleimhaut an der Oberfläche ein mehrschichtiges Plattenepithel. Nach WITTEKIND und STRÜDER sind Metaplasien des Bronchialepithels zu Plattenepithel bei chronischer Bronchitis sehr häufig zu finden, jedoch nicht im Spornbereich, sondern in hilusnahen Abschnitten der Bronchien. Von WEGELIN, FEYRTER u. a. werden die Epithelmetaplasien nach entzündlichen Veränderungen als präcanceröse Eigenschaften gewertet. Nach KAHLAU können sich zwar Plattenepithelkrebse aus Epithelmetaplasien entwickeln, sie müssen es aber nicht. Er ist der Ansicht, daß das Bronchialepithel der menschlichen Lunge eben die Neigung hat, sich viel eher in Form eines mehrschichtigen Plattenepithels als in Form eines mehrreihigen Zylinderepithels zu regenerieren. Die gleiche Tendenz zeigt übrigens auch das mehrreihige Zylinderepithel der Nase und des Kehlkopfes.

In den kleinen Bronchien und den Bronchioli zeigt die Schleimhaut zahlreiche Ausstülpungen durch die Muscularis, die mitunter bis in das peribronchiale Gewebe reichen. Das blinde Ende ist in vielen Fällen von lymphatischem Gewebe umgeben und von polygonalen Zellen ausgekleidet, die von durchwandernden Lymphocyten auseinandergedrängt sind. Diese lymphatischen Divertikel hält v. HAYEK, der sie 1945 eingehend beschrieb, für Abwehrorgane und bezeichnet sie als Lungentonsillen (Tonsillae pulmonis).

Die *Submucosa* ist im P. membranaceus stärker entwickelt, vor allem aber auch lockerer gefügt als im P. anulatus und gestattet eine Faltenbildung der Schleimhaut. In ihr sind reichlich gemischte Drüsen zwischen elastischen Fasern eingelagert. Im P. anulatus zeigt die Submucosa einen lamellären Bau und geht ohne scharfe Grenze in das Perichondrium über; die Drüsen liegen hier vorwiegend zwischen den Knorpelringen.

Die *Tunica fibrosa*, die äußere Schicht der Trachea, besteht aus einer Faser-, einer Muskelschicht und aus Knorpel, so daß sie v. HAYEK berechtigterweise Tunica cartilagineo-musculo-fibrosa nennt. Die Knorpelringe des P. anulatus sind in die Faserschicht eingeflochten und unterteilen diese fibröse Schicht in die Lig. anularia, die mit dem Perichondrium eng verbunden sind. Nur über die dorsalen Enden der Knorpel zieht ein vorwiegend aus elastischen Fasern bestehendes Längsband hinweg, das sich in der äußeren Längsfaserschicht des P. membranaceus fortsetzt. Die innere Schicht der Tunica fibrosa im Bereich des P. membranaceus besteht aus Muskulatur, deren glatte Muskelfaserbündel vorwiegend transversal verlaufen und mit elastischen Sehnen (v. EBNER) an der Innenfläche der Trachealknorpel ansetzen. Gelegentlich ziehen auch einzelne Muskelbündel schräg (BARIÉTY-PAILLAS-LEVY) oder auch längs zum Oesophagus und strahlen in diesen ein (LUSCHKA). Zwischen der Muskulatur und der äußeren Längsfaserschicht liegen Drüsen, die in Längsreihen zwischen den Längsfalten der Schleimhaut häufig mit erweiterten Ausführungsgängen münden.

Die *Form* der Luftröhre ist individuell vielgestaltig und zum Teil von der Atmung abhängig. Auf den Anfangsteil wirkt der Kehlkopf, insbesondere der Ringknorpel, formgebend. Häufig wird das Tracheallumen im oberen Anteil durch die beiden Schilddrüsenlappen eingedellt (Säbelscheidentrachea bei älteren Leuten), im unteren Anteil (linke Trachealwand) durch den Aortenbogen, der die Luftröhre in toto meist nach rechts verdrängt. Da der Larynx in der Mittellinie des Körpers oder links von ihr zu liegen pflegt, verläuft die Trachea daher nicht in der Medianlinie, sondern von links oben nach rechts unten. Zu beiden Seiten der Trachea und zwar rechts zwischen Trachea und Wirbelsäule, links zwischen Trachea und Oesophagus verlaufen die beidenN. recurrentes, von denen der rechte etwas höher (s. S. 17) an die Luftröhre herantritt als der linke.

Die *Länge* der Trachea ist veränderlich. Die elastischen Zwischenstücke zwischen den einzelnen Knorpelringen erlauben eine Verlängerung und eine Verkürzung. (ZUCKERKANDL maß an der Trachea eines Mannes bei extremer Verlängerung 270 mm, beim Zusammenschieben 96 mm). Während der Inspiration ist die Trachea länger als in der Exspiration, weil sich dabei der Kehlkopf und die Bifurcatio, zwischen denen die Luftröhre dauernd elastisch gespannt ist, unabhängig voneinander verschieben. Wird die Luftröhre dem Organismus frisch entnommen, so verkürzt sie sich, da sie im Zustand einer elastischen Längendehnung in den Körper eingebaut ist (STÖHR), ähnlich der Aorta. Während von BRÜNINGS die durchschnittliche Länge mit 10—12 cm (Frau und Mann) angegeben wird, beträgt sie nach BRÜCKNERs röntgenstereoskopischen Messungen:

bei der Einatmung: 12,8—16 cm, im Durchschnitt 14,4 cm⎫ 1,6 cm
bei der Ausatmung: 11,4—15 cm, im Durchschnitt 12,8 cm⎭

Auch die Kopfhaltung hat einen Einfluß auf die Länge der Trachea. Bei intensivem Heben des Kinns ist eine Verlängerung der Luftröhre bis zu 50% möglich (HUIZINGA). Die Bifurcatio bleibt dabei nahezu an derselben Stelle. Bei Steigerung des intratrachealen Druckes vor dem Hustenstoß, solange die Glottis noch geschlossen ist, wird die Trachea gedehnt und der Kehlkopf, mit dem sie fest verbunden ist, steigt hoch. Im Moment des Hustenstoßes sinkt der Kehlkopf, da mit dem Öffnen der Glottis der intratracheale Druck und mit ihm die erhöhte Längsspannung nachläßt. Gleichzeitig aber steigt die Bifurcatio mit den großen Gefäßen nach aufwärts, bedingt durch das plötzliche exspiratorische Hochsteigen des Zwerchfells und durch die elastische Verkürzung der Trachea in der Längsrichtung bis zu 5 cm (STUTZ). Die Verbindung zwischen Trachea bzw. Bifurcatio und Zwerchfell wird durch die Membrana bronchopericardiaca hergestellt (v. HAYEK). Diese aus kollagenem Bindegewebe bestehende Membran ist sehr zugfest und wenig dehnbar. Sie zieht von der Vorderwand der Trachea und der beiden Hauptbronchien an die Hinterfläche des Perikards und bildet mit diesem und den Ligg. pulmonaria eine einheitliche Bindegewebsplatte, die sich zwischen den beiden Bronchien, den Lungenflügeln und dem Zwerchfell ausspannt.

Auch die *Weite* der Luftröhre ist variabel. Eine aktive Verengung erfolgt, wenn durch Kontraktion der Muskulatur des P. membranaceus die Krümmung der Knorpelspangen verstärkt wird. Passiv wird die Weite der Trachea durch die Druckdifferenz innerhalb und außerhalb der Trachea geregelt. Die untere Hälfte der Luftröhre liegt im Brustkorb zwischen den beiden Pleurahöhlen und gerät dadurch in Abhängigkeit von den thorakalen Druckverhältnissen. Bei tiefer Inspiration besteht im Thorax ein Unterdruck, und der intratracheale atmosphärische Druck (100—150 mm Hg nach ROHRER, GEIGEL u. a.) wirkt auf den thorakalen Luftröhrenabschnitt erweiternd. Wie die Trachea erfahren auch die Bronchien bei der Einatmung eine Erweiterung ihrer Lichtung, bei der Ausatmung dagegen eine Verengerung. Eine Stenose nimmt deshalb im Exspirium zu (Ventilstenose). Schließlich folgt die Bifurcatio der inspiratorischen Vorstoßbewegung der ventralen Thoraxwand, woraus ebenfalls eine Erweiterung dieser Luftwege resultiert. Bei starker Exspiration, besonders bei Hustenstößen, wird die Luftröhrenlichtung nicht nur im thorakalen (BRÜNINGS), sondern auch im oberen, extrathorakalen Abschnitt (STUTZ) verengt. Die Trachea wird dabei seitlich komprimiert und ihre Hinterwand von dorsal in die Luftröhrenlichtung eingestülpt, so daß die Lichtung bei Jugendlichen und Kindern bis auf $^1/_{10}$ verkleinert wird. Auch der Oesophagus, der dem P. membranaceus anliegt, folgt dieser „Faltung" (STUTZ). Dies dürfte aber nur für den oberen Abschnitt zutreffen, da im unteren Abschnitt die Trachea nach rechts abweicht, so daß der linke Hauptbronchus die Speiseröhre neben der Bifurcatio kreuzt.

In der *Bifurcatio* setzt sich die Trachea in die beiden Hauptbronchien fort. An der Teilungsstelle springt eine sagittal stehende konkave Leiste in die Lichtung der Trachea vor, der Luftröhrensporn oder die Carina tracheae. Infolge des schrägen Verlaufs der Luftröhre (von links oben nach rechts unten) und des stärkeren

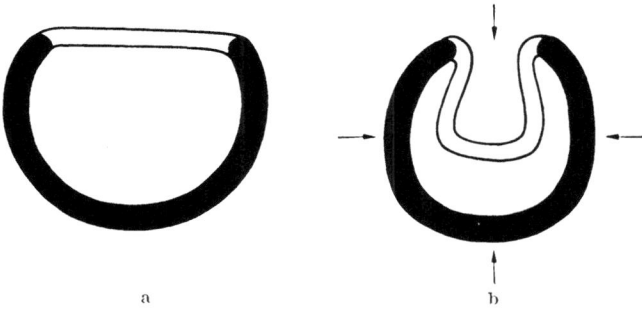

a   b
Abb. 1 a u. b. Einengung der Trachea beim Hustenstoß.
(nach STUTZ.)

Zuges der voluminöseren rechten Lunge kommt die Bifurcatio rechts von der Mittellinie des Körpers zu liegen. Bezogen auf die Luftröhrenmitte jedoch erscheint die Carina tracheae nach links verschoben. Die Form der Carina ist individuell verschieden. Sie schwankt zwischen einem Wulst von mehreren Millimetern und einem messerscharfen Grat, der beim Übergang in die vordere und hintere Trachealwand je ein Dreieck bildet. Formbestimmend wirken 1—3 Knorpel, die von der Hufeisenform der übrigen Tracheal- oder Bronchialknorpel abweichen und nach HELLER und SCHRÖTER eine große Variabilität aufweisen können. Von diesen Knorpeln geht meist ein Spornknorpel aus, der die Carina stützt. Fehlt der Spornknorpel, so spricht man von einem membranösen Sporn. Immer aber ist im Sporn ein Stück der Grundmembran beider Bronchien gemeinsam (v. HAYEK), und die Anfangsstücke der beiden Bronchien sind im Teilungswinkel durch ein quer verlaufendes Band verbunden. Dadurch bleibt der Sporn selbst bei einer Vergrößerung des Bifurkationswinkels nahezu unverändert. Erst etwa 1 cm distal vom Teilungssporn wird bei Bewegung der Bronchien die Achse der Bronchiallichtung, die eine Schraubenlinie (MARCUS) darstellt, eine Öffnung (Streckung) ihrer Krümmung erfahren. Es findet daher erst im glatten Bronchialrohr die Richtungsänderung der Luftströmung statt und nicht im Bereich des Luftröhrensporns, wo es leicht zur Wirbelbildung kommen könnte (ROHRER). Auf diese Weise ist für eine ständig ungestörte Luftströmung gesorgt.

Die Lichtung beider Hauptbronchien ist zusammen etwas größer als die Lichtung der Trachea. Nach BRÜCKNER zeigt die Hälfte der Luftröhren eine inspiratorische Lumenvergrößerung (durchschnittlich 2,5 mm). Letztere ist bei den Hauptbronchien praktisch in allen Fällen vorhanden, wobei rechts die Lumenschwankung ausgiebiger ist (3 mm) als links (2,1 mm). Nach BRÜCKNERs Messungen bewegt sich die Weite der

	Bei der Einatmung	Bei der Ausatmung	
Trachea	15—20 (18,2 mm)	13—20 (16,9 mm)	
Rechte Hauptbronchien	10—20 (17,0 mm)	11—20 (14,2 mm)	( ) = Durch-
Linke Hauptbronchien .	10—16 (13,0 mm)	8—15 (11,0 mm)	schnittswerte

Darüber hinaus bestehen Beziehungen zwischen Trachealweite und Alter.

Der *Bifurkationswinkel* ergibt sich aus dem Winkel, den jeder der beiden Bronchien mit der Medianlinie bildet. Er variiert nach WEINGÄRTNER zwischen 50 und 80⁰ (durchschnittlich zwischen 60 und 80⁰); hiervon entfallen 20—40⁰ auf den Winkel, den der rechte Bronchus mit der Medianlinie bildet, und 30—50⁰ auf den Winkel des linken Bronchus. WEINGÄRTNER konnte beobachten, daß dieser Winkel bei den meisten Fällen im Inspirium größer wird (10—20⁰), bei einigen Fällen gleich bleibt, nie aber im Inspirium kleiner wird als im Exspirium. MACKLIN konnte eine Änderung des Bifurkationswinkels während der Atmung nicht feststellen, während BRÜCKNER im Raumbild bei der Mehrzahl seiner Versuchspersonen eine Winkelvergrößerung während der Ausatmung fand. Diese auseinandergehenden Beobachtungen sind offenbar auf das individuell verschiedene Vorherrschen der costalen, kombinierten oder diaphragmalen Atmung zurückzuführen. Für die große Variabilität des Bifurkationswinkels, wie sie WEINGÄRTNER beobachtete, kommt der jeweiligen Kopfhaltung (Bewegung der Schädelbasis, Schluckakt), der Zwerchfellstellung und der Thoraxbreite eine ausschlaggebende Bedeutung zu. Bei der costodiaphragmalen Atmung jedoch werden sich die den Bifurkationswinkel vergrößernden (Thoraxverbreiterung) und verkleinernden Komponenten (Zwerchfellsenkung) nahezu aufheben, so daß der Winkel dabei unverändert bleibt. Die Membrana bronchopericardiaca verhindert, daß sich bei Senkung des Zwerchfells und bei Hebung des Kehlkopfes die elastische Dehnung des Tracheobronchialbaumes auf seine ganze Länge erstreckt und dadurch die Bronchien aus dem Hilus herausgezogen werden, sondern zwingt die Bronchien, sich parallel mit dem Zwerchfell und den Hilusgebilden (Arterie und Vene), die quer gespannt sind, zu bewegen und beschränkt somit die Dehnung allein auf die Trachea. Die größten Lageveränderungen bei der Atmung treten an den kleinen Luftwegen der Peripherie ein. Dabei scheint aber bei der Einatmung keine Verlängerung der peripheren Bronchien zu erfolgen, sondern lediglich eine Streckung der Spiralen, die sie, wie MARCUS und HILBER feststellten, bilden. Nach BRÜCKNER wird beim Übergang von der horizontalen zur vertikalen Körperhaltung sowohl während der Einatmung als auch bei der Ausatmung der Teilungswinkel kleiner, weil dabei das Zwerchfell offenbar unter Mitwirkung des Schwerezuges der Eingeweide etwas tiefer tritt. Desgleichen wird der Teilungswinkel beim Kinnheben verkleinert, hingegen durch Kopf- bzw. Kinnsenken vergrößert, so daß der Unterschied bis zu 13⁰ betragen kann.

2. Der Bronchialbaum.

Die beiden Hauptbronchien und die Unterlappenbronchien gleichen in ihrem Wandbau der Trachea. Die Muskelschicht ist ebenfalls wie in der Trachea zwischen den dorsalen Enden der Hufeisenknorpel verspannt, allerdings etwas mehr an der Innenfläche der Knorpel. Die beiden Oberlappenbronchien, der Mittellappenbronchus und die Segmentbronchien haben keine Hufeisenknorpel mehr, sondern zeigen große, unregelmäßige Knorpelplatten und eine eigene Muskelschicht. Zwischen beiden liegt eine locker gewebte Schicht mit reichlichen Gefäßen und Drüsen, die eine Verschiebung (Faltenbildung) zwischen Muscularis und Knorpelfaserhaut gestattet (v. HAYEK). Nach der Peripherie zu verlagert sich der Ansatz der Muskelbündel am Knorpel immer weiter ventralwärts, bis schließlich eine geschlossene Tunica muscularis entsteht. Die Bronchialmuskulatur hält den Tonus der Bronchialwand und damit das Lumen der Bronchien aufrecht. Sie spielt in den kleinen Bronchien und vor allem in den Bronchioli, die keine knorpelige Stütze mehr tragen, eine hervorragende Rolle. Hier sind die Muskelfasern spiralig und longitudinal sich überkreuzend angeordnet. Bei Kontraktion dieser Muskulatur (Sympathicuswirkung) erfolgt nach ŠERCER eine Verkürzung und Erweiterung, bei Nachlassen des Muskeltonus (Vaguswirkung) eine Verengerung und Verlängerung der Bronchioli. Dem Vagus und dem Sympathicus obliegt die Steuerung der aktiven Beweglichkeit der Bronchien und Bronchioli, wovon noch zu sprechen sein wird.

Die Bronchien teilen sich in der Regel dichotomisch. Auch eine scheinbare Dreiteilung, z. B. des rechten Oberlappens, erweist sich bei näherer Untersuchung meist doch wieder als Zweiteilung, da einer der beiden Teilungssporne fast immer ein wenig gegen den anderen zurücktritt (v. HAYEK). Der Querschnitt der beiden Äste ist zusammen jeweils immer etwas größer (etwa $^6/_5$) als der Querschnitt des Stammes, so daß schließlich die Bronchioli alveolares einen 10fach größeren Gesamtquerschnitt aufweisen als die Trachea (MILLER). Bei der Aufzweigung weichen die Äste um so mehr von der Richtung des Stammes ab, je kleiner ihr Querschnitt ist. Die Winkel zwischen zwei gleich großen Lappenbronchien sind dementsprechend gleich groß. Hinsichtlich der respiratorischen Winkeländerung gilt für die Bronchien im allgemeinen das gleiche wie für den Bifurkationswinkel. Die Bronchialverzweigung ist sehr variabel und zeigt nur für die größeren 20 Äste eine gewisse Konstante, also für die Segmentbronchien (jederseits 10), in die sich die linken zwei und rechten drei Lappenbronchien aufteilen. Jeder Segmentbronchus versorgt einen zugehörigen Abschnitt des Lungengewebes, ein Segment, mit Luft. Diese anatomische Einteilung hat mit der nervalen segmentalen Gliederung der Lunge nach REINHARDT nichts zu tun. Bei letzterer handelt es sich um transversale Scheiben oder Etagen, die segmental vom Rückenmark aus (C_5 bis Th_2) innerviert werden und unabhängig von den Lappengrenzen sind. Hier dagegen haben wir es mit pyramidenförmigen Gebilden, „Keilsegmenten" (STUTZ), zu tun, deren Basis an der Lungenoberfläche und deren Spitze dem Hilus zugekehrt ist, und die durch bindegewebige Septen voneinander abgegrenzt und daher auch chirurgisch trennbar sind.

Unsere Kenntnisse dieser anatomisch-chirurgischen Unterteilung eines Lungenlappens in bronchopulmonale Segmente, die der Forderung auf genauere Abgrenzung von Krankheitsherden innerhalb eines Lungenlappens nachkommt, verdanken wir den Forschungen, die von BOYDEN und Mitarbeitern, CHURCHILL, HERRNHEISER, HUIZINGA, JACKSON, KRAMER, STUTZ u. a. auf diesem Gebiete in den letzten 2 Jahrzehnten getrieben wurden. Wir wissen heute, daß *Lungensegment, Segmentbronchus* und *-arterie funktionell eng miteinander verknüpft sind und eine anatomische Einheit bilden.* Die Segmentbronchien und Segmentarterien und -venen stellen die Äste erster Ordnung der Lappenbronchien, Lappenarterien und -venen dar. Die Äste der Bronchien und der Arterien verlaufen gemeinsam nebeneinander bis in die Peripherie. Sie haben das gleiche Versorgungsgebiet. Die Aufteilung der Venen erfolgt intersegmental.

Auf dem IV. Internationalen Laryngologenkongreß im Juli 1949 in London wurde statt der bisher verschiedenen und dadurch verwirrenden Nomenklatur eine einheitliche Bezeichnung, die von einem Komitee, dem unter anderen CH. L. JACKSON, R. C. BROCK, E. HUIZINGA, J. M. LEMOINE und SOULAS angehörten, ausgearbeitet worden war, angenommen und eine symmetrische Durchnumerierung eingeführt. Diese neue internationale Terminologie sieht für Segment, Bronchus und Gefäße die gleichen Namen vor.

	Rechte Lunge:		*Linke Lunge:*
Oberlappen:	I. apicalis II. posterior III. anterior	Oberlappen:	I. apicalis II. posterior III. anterior
Mittellappen:	IV. lateralis V. medialis	Lingula:	IV. superior V. inferior
Unterlappen:	VI. apicalis VII. cardialis VIII. antero-basalis IX. latero-basalis X. postero-basalis	Unterlappen:	VI. apicalis VII. cardialis VIII. antero-basalis IX. latero-basalis X. postero-basalis

Der rechte Oberlappen. Der *Bronchus lobaris superior dexter* zweigt 10—25 mm unterhalb der Bifurcatio ab. Er weicht etwa um 45° von der Richtung des rechten Hauptbronchus, der an dieser Stelle nach medial abbiegt, ab und zieht dorsalwärts.

Sein Durchmesser beträgt 8—9 mm (12—14)[1], während der verbleibende Stammbronchus einen Durchmesser von 12 mm (13—14) hat. Nach etwa 10—15 mm Länge
teilt sich der rechte Oberlappenbronchus in 3 Segmentbronchien:

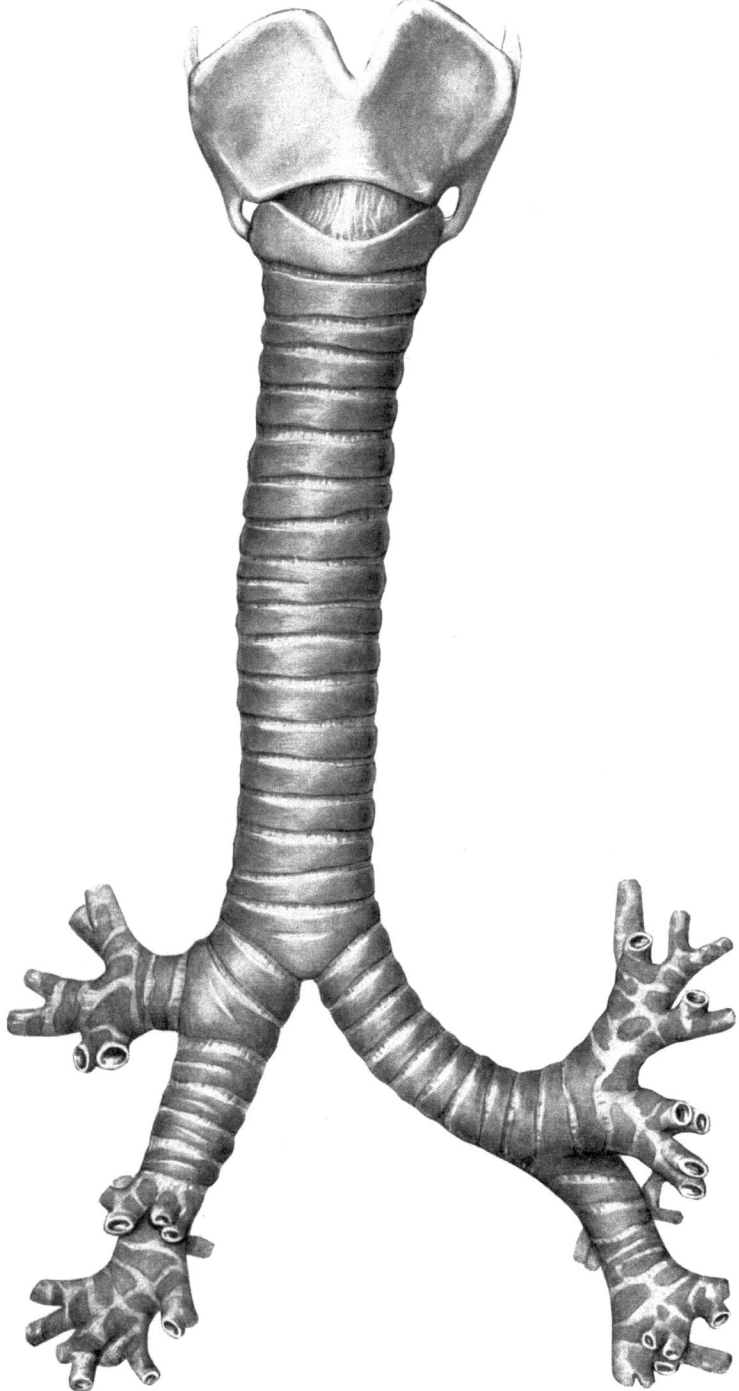

Abb. 2. Tracheobronchialbaum von ventral.

Der Bronchus I *(apicalis)*
steigt steil nach oben und
versorgt das Lungenspitzen-
segment, das die Pleura-
kuppel einnimmt. Der Bronchus I ist im sagittalen Bronchogramm sehr deutlich zu
sehen.

Der Bronchus II *(poste-
rior)* verläuft nach hinten zu
seinem dorsalen Oberlappen-
segment, das sich nur in
der Hinteransicht darstellen
läßt und von der Seite als
schmaler Lungensektor er-
kennbar ist. Die Basis des
II. Lungensegmentes bildet
den Lappenspalt gegen den
Unterlappen.

Der Bronchus III *(ante-
rior)* hat einen sehr langen
Verlauf und zieht parallel
zum Sternalrand nach vorn
unten lateral in sein Lungensegment, das einen großen
Teil des vorderen Brust-
raumes ausfüllt. Die Basis
des III. Lungensegmentes
ist der Lappenspalt gegen
den Mittellappen. Seitlich
reicht dieses Segment bis
in die Axillarlinie. Der
posteriore und der anteriore
Bronchus stellen sich am
besten in der Seitenansicht
dar, während sie sich im
Sagittalbild weitgehend auf-
einander projizieren.

Das Verzweigungsgebiet
des rechten Oberlappen-
bronchus entspricht unge-
fähr dem Gebiet des oberen
Astes des linken Oberlappenbronchus, das des Mittellappens etwa dem des unteren
Astes des linken Oberlappenbronchus.

[1] Die Maße sind den Darstellungen von v. HAYEK entnommen und stimmen mit denen von SOULAS
und MOUNIER-KUHN überein. Die Maße von STUTZ sind größer und sind in Klammern gesetzt.

Jeder Segmentbronchus wird von einer Arterie gleichen Namens bis in die Peripherie begleitet. Diese entspringen aus der rechten Pulmonalarterie und zwar die I. und III. gemeinsam, die II. etwas tiefer.

Aber auch bei der Aufteilung der Segmentbronchien kommen häufig Abweichungen vom Normaltypus vor. Die Kenntnis derartiger Variationen ist bei der röntgenologischen und bronchoskopischen Untersuchung ebenso wichtig wie bei operativen Eingriffen. Nach Untersuchungen von v. HAYEK, BOYDEN, HERRNHEISER u. a. weist der rechte Oberlappenbronchus die meisten Unregelmäßigkeiten in seiner Verzweigung auf.

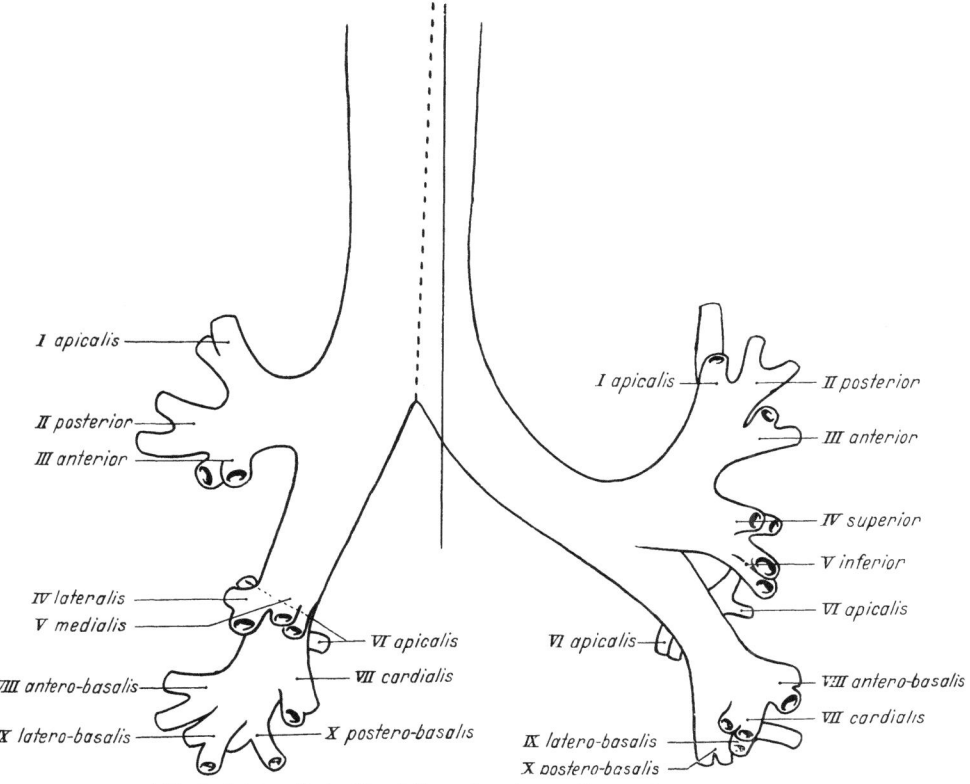

Abb. 3. Schematische Darstellung der Segmentbronchien (von ventral).

Nach einem Verlauf von 20—30 mm caudal vom Abgang des Oberlappenbronchus teilt sich der rechte Hauptbronchus in den Mittel- und Unterlappenbronchus. Vielfach wird der rechte Hauptbronchus nach Abgang des Oberlappenbronchus als Stammbronchus bezeichnet. Nach v. HAYEK läßt sich der Begriff Stammbronchus bei gewissen Säugetieren nicht ohne weiteres auf den Menschen übertragen und sollte, wenn überhaupt, auf den Abschnitt des Bronchialbaumes beschränkt bleiben, der sich auf jeder Seite von der Bifurcatio bis zur Teilung des Unterlappenbronchus in seine drei (links) bis vier (rechts) gegen das Zwerchfell gerichteten Äste erstreckt.

Der Mittellappen. Der *Bronchus lobaris medius* geht von der Vorderwand des rechten Hauptbronchus etwa 5 cm unterhalb der Bifurcatio unter einem Winkel von etwa 30° lateral und ventral ab. Er hat ein Lumen von 6—7 mm Durchmesser und teilt sich bereits nach wenigen Millimetern in 2 Segmentbronchien.

Der Bronchus IV *(lateralis)* verläuft nach lateral vorn, der Bronchus V *(medialis)* nach medial vorn gegen das Zwerchfell. Sie stellen sich im Profil frei dar, während sie im seitlichen Bronchogramm von den Unterlappenbronchien zum Teil überlagert werden. Die Lungensegmente des Mittellappens dagegen sind von vorne gut sichtbar. Ihre Hinterflächen liegen, durch den Lappenspalt getrennt, den Segmenten VII und VIII auf.

Der rechte Unterlappen. Der *Bronchus lobaris inferior dexter* zeigt bei der Aufteilung des Hauptbronchus entsprechend seiner Größe keine nennenswerte Abweichung. Er ist etwa 20—25 mm lang und teilt sich nacheinander in 5 Segmentbronchien.

Der Bronchus VI *(apicalis)*, der kleinste von ihnen, geht von der Hinterwand des Unterlappenbronchus bereits 5 mm nach dessen Trennung vom Mittellappenbronchus ab und verläuft in horizontaler Richtung leicht nach oben. Er versorgt den dorsokranialen Abschnitt (Spitze) des Unterlappens. Bronchus und Segment sind bei Hinter-

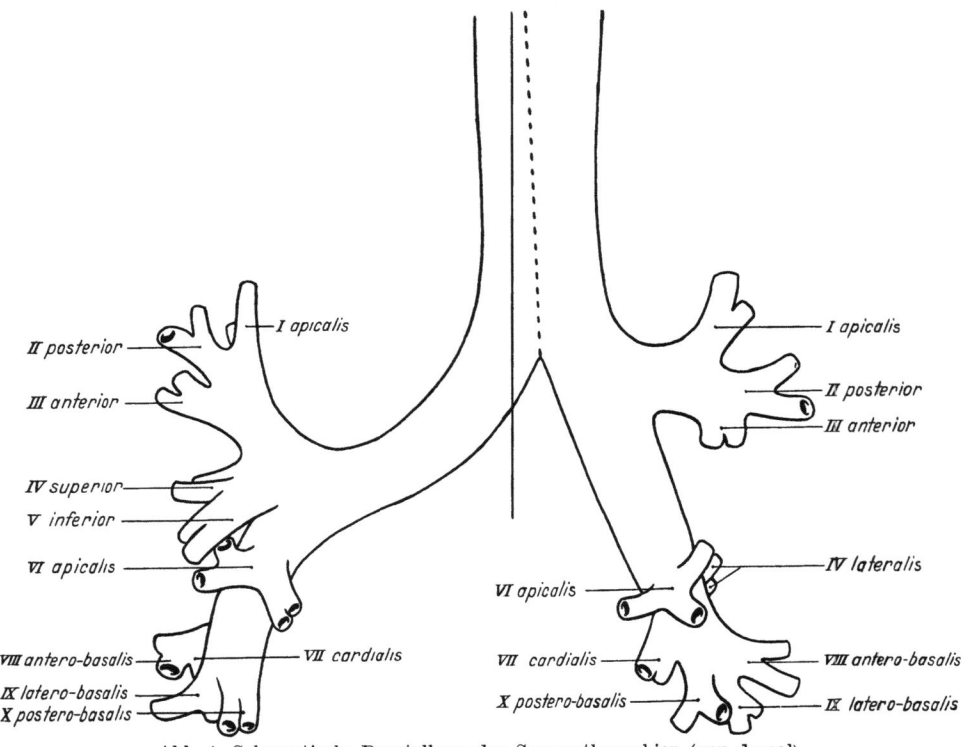

Abb. 4. Schematische Darstellung der Segmentbronchien (von dorsal).

und Seitenansicht der Lunge zu sehen. Seine Vorderfläche liegt durch den Lappenspalt getrennt dem II. Segment des Oberlappens auf. Seine Basis geht in das Segment VIII, IX und X über.

Der Bronchus VII *(cardialis)* entspringt 5—10 mm caudal vom VI. an der ventromedialen Wand des Unterlappenbronchus und verläuft nach medial. Sein Lungensegment liegt der seitlichen Fläche des Herzbeutels an, der in der Vorderansicht das Segment verdeckt.

Nach einem weiteren Verlauf von 10 mm teilt sich der verbleibende Unterlappenbronchus in 3 Segmentbronchien. Der Bronchus VIII *(antero-basalis)* zweigt meist zuerst ab und zieht nach vorne zur Basis. Er ist bei Seitenansicht, sein Segment auch bei Hinteransicht am besten darzustellen.

Der Bronchus IX *(latero-basalis)* zieht nach lateral unten zu seinem Segment und projiziert sich am besten im Schrägbild frei.

Der Bronchus X *(postero-basalis)* stellt nahezu eine direkte Verlängerung des Unterlappenbronchus dar und ist im sagittalen Bronchogramm gut darstellbar.

VIII, IX. und X. sind die tragenden Bronchien der Lungenbasis. Ihre Lungensegmente füllen den Brustraum bis zum Zwerchfell aus.

Der *linke Hauptbronchus* teilt sich etwa 5 cm unterhalb der Bifurcatio in zwei nahezu gleich starke Lappenbronchien von je 10 mm Durchmesser, den Oberlappen- und den

Unterlappenbronchus. Ihrem Lumen entsprechend weichen sie fast unter dem gleichen Winkel von der Achse des Hauptbronchus ab. Die Segmentaufteilung der Bronchien

und Gefäße der linken Lunge ist derjenigen in der rechten homolog. Die Lingula entspricht dem Mittellappen rechts. Benennungen und Numerierungen dieser Gebilde sind daher analog. Es finden sich einige Abweichungen von untergeordneter anatomischer Bedeutung, die aber für den Röntgenologen, Bronchologen und Chirurgen wichtig sind.

Der linke Oberlappen. Der *Bronchus lobaris superior sinister* verläuft schräg nach vorn unter der A. pulmonalis sinistra *(hyparteriell)*, während die rechte A. pulmonalis caudal den rechten Oberlappenbronchus kreuzt (der rechte Oberlappenbronchus verläuft demnach *eparteriell*). Nach etwa 15 mm Länge verzweigt sich der linke Oberlappenbronchus, im Gegensatz zu den übrigen Lappenbronchien, mit großer Regelmäßigkeit in einen oberen oder apikalen (superioren) und einen unteren (inferioren oder ventralen) Stiel. Diese Teilung kann mitunter so knapp hinter dem Teilungssporn zwischen Ober- und Unterlappenbronchus erfolgen, daß eine Dreiteilung vorgetäuscht wird (TOLDT, Atlas; v. HAYEK).

Der nach oben gehende Stiel, dessen Verzweigungsgebiet dem des rechten Oberlappens entspricht, teilt sich in 3 Äste: Der Bronchus I *(apicalis)* verläuft nach oben meist aus einem gemeinsamen Ursprungsstück mit dem Bronchus II *(posterior)*, so daß sie gewöhnlich als

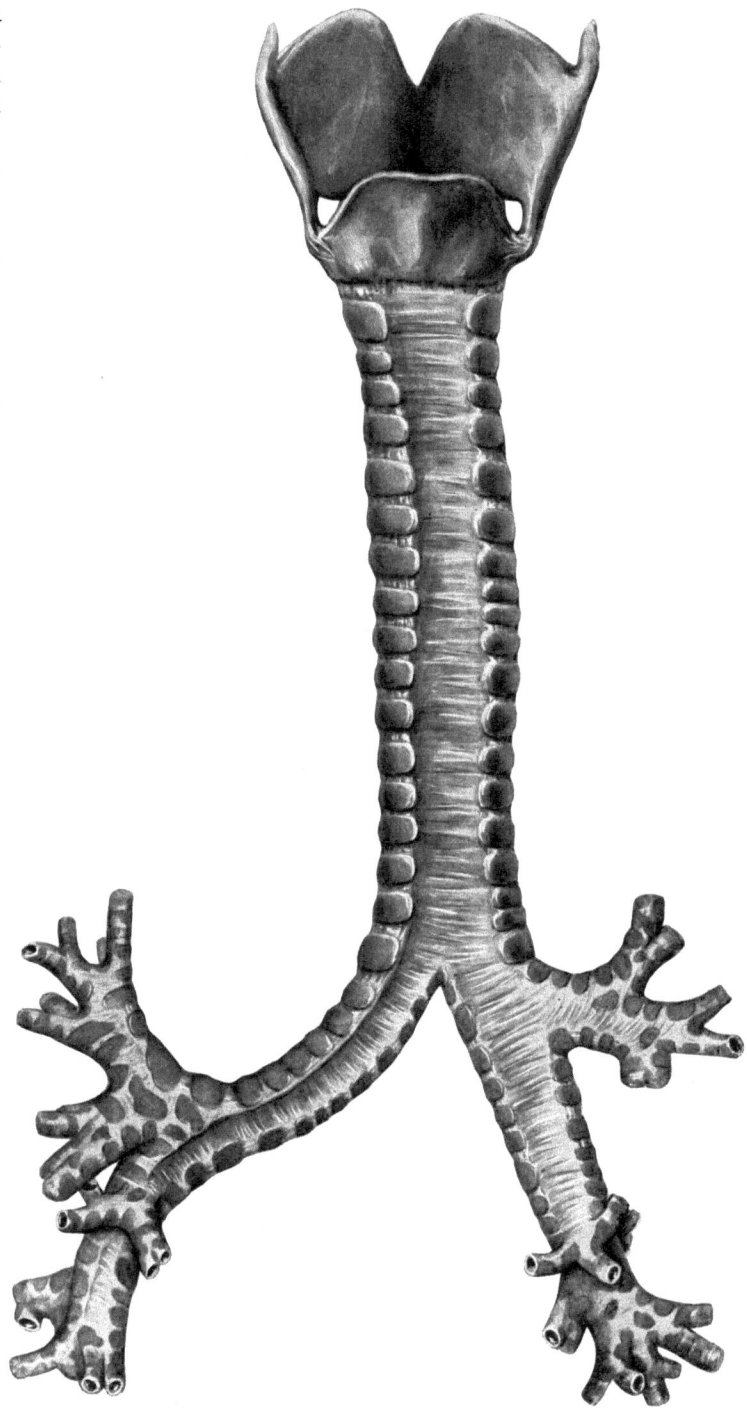

Abb. 5. Tracheobronchialbaum von dorsal.

Br. *apico-posterior* zusammengezogen werden. Das Lungensegment dieses Bronchus (I + II) füllt die linke Pleurakuppel aus und bildet hinten und seitlich die Basis des linken

Oberlappens. Die Arterien I und II entspringen gemeinsam als zweiter Ast aus dem aufsteigenden Abschnitt der linken Lungenarterie, am weitesten kranial.

Der Bronchus III *(anterior)* verläuft nach vorn. Sein Lungensegment füllt einen großen Teil des vorderen Brustraumes aus. Die Arterie für die vordere Hälfte dieses Segmentes entspringt vor dem Hilus vom aufsteigenden Bogen der Pulmonalis als 1. Ast.

Der nach unten verlaufende Stiel des linken Oberlappenbronchus (die Lingula), dessen Verzweigungsgebiet etwa dem Gebiet des Mittellappens entspricht, teilt sich in 2 Segmentbronchien, die nach abwärts verlaufen:

Der Bronchus IV *(superior*-lingular) liegt oben und lateral,

der Bronchus V *(inferior*-lingular) mehr medial. Ihre Lungensegmente liegen der vorderen und lateralen Fläche des Herzbeutels zungenartig auf und lassen nur in den seltensten Fällen einen eigenen Lappenspalt erkennen. Ihre Spitze reicht bis an das Zwerchfell, ihre Rückseite grenzt, durch den Lappenspalt getrennt, an das VIII. Segment des Unterlappens. Die Lingulaarterien entspringen entweder mit gemeinsamem Stamm für beide Segmente aus dem Stamm der Oberlappenarterie, oder der Ast für das IV. Segment kommt allein aus der Oberlappenarterie, die Segmentarterie V entspringt dem Stamm des Unterlappens. Die Segmente III, IV und V werden nach SAUERBRUCH, BOYDEN u. a. zum Teil noch von 2—5 Arterien versorgt, die interlobär entspringen, mitunter aber so weit caudal, daß bei einer Lobektomie des Unterlappens nicht der ganze interlobäre Stamm der A. pulmonalis unterbunden werden kann, ohne die Blutversorgung der Lingula zu gefährden.

Der linke Unterlappen hat 4 Segmentbronchien, das VII. entfällt.

Der *Bronchus lobaris inferior sinister* gibt etwa 10 mm caudal vom Teilungssporn mit dem Oberlappenbronchus an der Hinterwand den

Bronchus VI *(apicalis)* ab, der fast horizontal nach hinten verläuft. Für den Bronchus VII fehlt ein unmittelbarer Abgang vom Unterlappenbronchus. Dieser kardiale Ast geht hier gemeinsam mit dem

Bronchus VIII *(antero-basalis)*, der nach vorn zur Basis verläuft, ab und trennt sich von diesem erst nach 10—15 mm. Dafür entspringt der VIII. hier etwas höher als rechts.

Der Bronchus IX *(latero-basalis)* und

der Bronchus X *(postero-basalis)* teilen sich wie rechts nach kurzem, gemeinsamen Verlauf.

Sonst entsprechen die Segmenteinteilung und der Verlauf der Arterien sowie die Projektionsebenen, in der sich die Bronchien und die Lungensegmente am besten darstellen, denen des rechten Unterlappens.

Venen.

Die obere Lungenvene führt das Blut des Oberlappens und Mittellappens, die untere Vene das Blut des Unterlappens jeder Seite in den linken Vorhof. Die Venen der Lungensegmente lassen sich nicht exakt in ein broncho-pulmonales Segmentschema einreihen. Ihre Quellgebiete stimmen mit den Versorgungsgebieten der Bronchien und Arterien nicht überein. Nahe dem Hilus liegen zwar Bronchien, Arterien und Venen dicht beieinander, und die einzelnen Lappenvenen sind gut abzugrenzen. Im Lappen selbst aber ziehen die Venen isoliert zur Peripherie. Die Venen liegen intersegmental und nehmen das Blut jeweils aus den benachbarten Segmenten bzw. deren Arterien auf, so daß das Blut jeder Arterie in 2 Venen abfließt. Die Venen können daher nicht mit Segmentnummern bezeichnet werden.

3. Die Blutversorgung des Tracheobronchialbaumes.

Die *Trachea* wird vorwiegend von der A. thyreoidea caudalis versorgt. Nach ZUCKER-KANDL erhält der obere Teil der Luftröhre das Blut über die A. trachealis superior von der A. thyreoidea caudalis, der untere Teil direkt von der A. subclavia über die

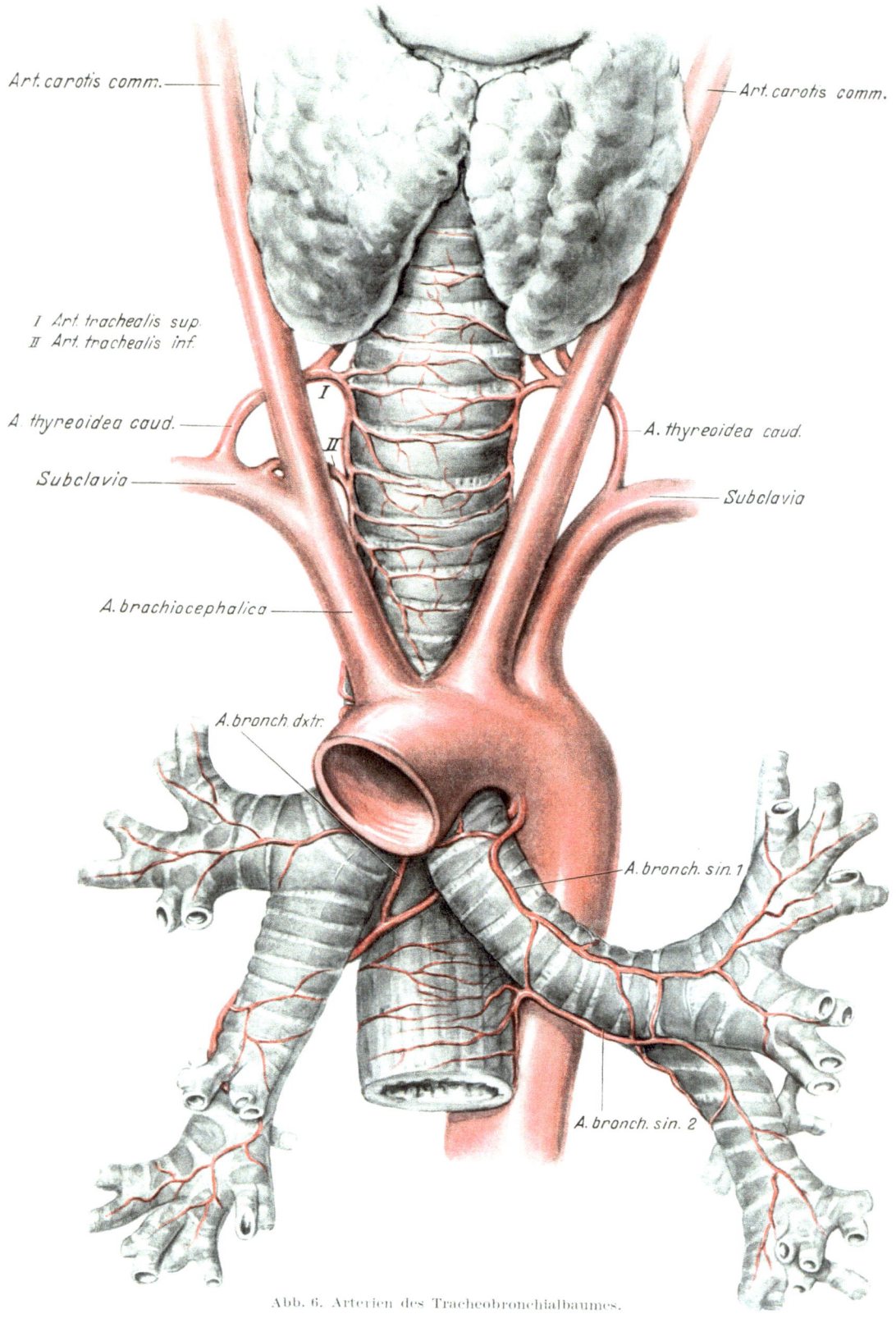

Art. carotis comm.

Art. carotis comm.

I Art. trachealis sup.
II Art. trachealis inf.

A. thyreoidea caud.

A. thyreoidea caud.

Subclavia

Subclavia

A. brachiocephalica

A. bronch. dxtr.

A. bronch. sin. 1

A. bronch. sin. 2

Abb. 6. Arterien des Tracheobronchialbaumes.

A. trachealis inferior. Diese beiden Luftröhrenarterien sind meist auf jeder Seite vorhanden, variieren aber sehr häufig, insbesondere hinsichtlich ihres Kalibers. Sie sind durch zahlreiche Anastomosen miteinander verbunden, teilweise auch mit den Aa. bronchiales derselben und der gegenüberliegenden Seite, so daß für kollaterale Gefäßbahnen genügend vorgesorgt ist.

Die *Bifurcatio tracheae*, die großen und zum Teil auch die mittleren Bronchien in allen ihren Wandschichten erhalten ihre Ernährung von den Aa. *bronchiales*, deren Abgang von der Aorta außerordentlich variabel ist. Nach SAUERBRUCH sind gewöhnlich drei Aa. bronchiales, zwei links und eine rechts, vorhanden. Das erste Gefäß der linken Seite entspringt meist als kleiner Ast von der ventralen Aorta, nachdem diese den linken Hauptbronchus überkreuzt hat und zwar knapp oberhalb der Abzweigung des linken Oberlappenbronchus (v. HAYEK, CAULDWELL). Etwas tiefer pflegt meist aus der Aorta eine zweite A. bronchialis sinistra abzuzweigen, und zwar am unteren Rand des linken Hauptbronchus, die dann zum linken Unterlappenbronchus zieht und mit der A. bronchialis I anastomosiert. Die rechte A. bronchialis kann mit einer der beiden linken einen gemeinsamen Ursprung aus der Aorta haben, selbständig aus ihr entspringen oder von der A. intercostalis dextra 3, 4, 5 oder 6 oder auch von der A. mammaria (thoracica) interna abgegeben werden. Die linksseitigen Bronchialarterien verlaufen von ihrem Ursprung eine ganz kurze Strecke in sagittaler Richtung nach vorne, auf der rechten Seite verlaufen die Gefäße nach kranial bis in die Gegend dicht unterhalb der Bifurkation, gelangen dort an den Paries membranaceus des Hauptbronchus und teilen sich dann so, daß jeder Lappenbronchus je einen Ast bekommt. Mit dem Lappenbronchus teilt sich dann auch dieser zugehörige Arterienast in mehrere untereinander anastomosierende kleinere Äste, so daß dadurch ein in die Länge gezogenes arterielles Netz um die Luftwege gebildet wird. Von diesem wiederum werden Vasa vasorum zu den Pulmonalgefäßen abgegeben (MELNIKOFF) sowie zu den benachbarten Nerven. Daraus folgt, daß Störungen des Bronchialkreislaufs sich sehr beachtlich auf den Funktionszustand der Lungennerven auswirken können und weiter auf das pulmonale Vasomotorenzentrum, das sie befehligt (SOULAS). Die Bronchialarterien kommunizieren mit den Arterien des Perikards, vor allem mit der A. pericardiacophrenica, und geben kleine Ästchen an den Oesophagus und an den mediastinalen Teil der Pleura ab; die übrige Pleura wird von den Pulmonalarterien versorgt. Vor ihrer Verzweigung an die Bronchien geben sie zahlreiche Äste an die Lymphknoten im Hilusgebiet ab. Stark verästelt durchdringen schließlich die kleinen arteriellen Gefäße die verschiedenen Wandschichten der Bronchien und vereinigen sich in einem subepithelialen Capillarnetz. (Anscheinend handelt es sich bei dieser arteriellen Blutverteilung um Endarterien mit ausschließlich capillären Anastomosen.) Das Vorhandensein eines so reichen subepithelialen Capillarnetzes ist vom pathologischen Gesichtspunkt aus von großer Bedeutung. WRIGHT konnte nachweisen, daß in der Lunge Erwachsener jede Gewebsneubildung, soweit sie überhaupt systematisch vascularisiert ist, von den Bronchialgefäßen versorgt wird. Dieses Wachstum neuer Gefäße von den normalerweise vorhandenen Arterien dürfte verbunden sein mit der Anregung des kollagenen Gewebes zu weiterem Wachstum, unabhängig von der Natur des ursächlichen Agens der kollagenen Proliferation. So finden sich bei fibrösen Narben tuberkulöser Natur, bei Silikosen, Fibrosarkomen und im Stroma von Carcinomen vergrößerten Bronchialarterien Gefäßneubildungen sowie zahlreiche bronchopulmonale Kollateralen vor, offenbar infolge des erhöhten Sauerstoffbedarfes dieses Gewebes.

Von dem Capillarnetz fließt das Blut in der Hauptsache über kleine venöse Äste, die sich in einem intramukösen und einem submukösen Plexus vereinen, zu den kleinen Venen. Der weitere venöse Abfluß erfolgt dann aus den Segment- und Lappenbronchien direkt in die Pulmonalvenen, so daß theoretisch die Vv. pulmonales und die Vv. bronchiales einander gegenseitig vertreten können. Aus den Hauptbronchien, der Bifurcatio und den Lymphknoten fließt das venöse Blut über die Vv. bronchiales in die Pulmonalvenen, die wiederum mit der V. azygos und der V. hemiazygos zahlreiche Anastomosen aufweisen (ZUCKERKANDL). Das terminale capillare Netzwerk der Bronchialgefäße steht in enger Verbindung mit dem der Pulmonalarterie.

Nach FEYRTER, v. HAYEK und WATZKA sind die Äste der A. bronchialis mit Ästen der A. pulmonalis durch anastomotische Gefäße, die eine besonders dicke Wand und reichliche Längsmuskulatur aufweisen, sog. *Sperrarterien*, verbunden. Diese Sperreinrichtung ermöglicht ein Öffnen oder Schließen der verschiedenen Abschnitte der Anastomosen und damit eine Regelung der Blutversorgung bestimmter Bezirke von der A. bronchialis oder von der A. pulmonalis. Zwischen dem bronchialen und dem pulmonalen Gefäßsystem bestehen demnach capilläre, arterielle (präcapilläre) und venöse Verbindungen. In neuerer Zeit wurde noch ein vierter, ein arteriovenöser Kurzschluß festgestellt, der nach v. HAYEK zwischen Pulmonalarterie und Bronchialvene, nach LAPP aber zwischen Bronchialarterie und Pulmonalvene besteht. Beide Autoren sehen die funktionelle Bedeutung dieser Verbindung in einer stärkeren Füllung der submukösen Venen und in einer dadurch bedingten Verengerung des betreffenden Bronchiallumens. Nach ELLIS und seinen Mitarbeitern, die verschiedentlich die Bronchialarterien bei Hunden ganz oder teilweise zur Obliteration brachten, sind beim Hund die Bronchialarterien für die Versorgung des Hauptbronchus und der Lappenbronchien in der Gegend des Hilus notwendig. Für das distal davon gelegene Lungenparenchym reicht das Blut der Pulmonalarterie aus. (Bei Obliteration der Bronchialarterien gingen die Tiere an respiratorischer Insuffizienz zugrunde, während die Tiere, bei denen nur der rechte Oberlappen betroffen war, den Eingriff überlebten und keine histologischen Veränderungen erkennen ließen.) Die bisherige Bezeichnung Vasa publica für die Aa. und Vv. pulmonales und Vasa privata für die Aa. und Vv. bronchiales, die das Organ ernähren (während erstere dem Gaswechsel für den ganzen Organismus dienen), trifft demnach nicht ganz zu, da die Vasa bronchialia nur einen kleinen Teil des Organs ernähren, andererseits aber auch andere Aufgaben haben.

4. Lymphgefäße.

Im Bereich der Bronchien läßt sich ein konstantes Lymphgefäßsystem erkennen, das aus einem *inneren* und einem *äußeren* Netz von mit Endothel ausgekleideten Spalten besteht. Das *innere* Lymphgefäßnetz liegt zwischen der Faserhaut und Muskelhaut des Bronchus und nimmt die Lymphgefäße der Schleimhaut, die durch die Muskelhaut durchtreten, auf. Von diesem inneren Plexus fließt die Lymphe durch Capillaren, die in radiärer Richtung die Tunica fibrocartilaginea durchbohren, in Gefäße des *äußeren*, peribronchialen Gefäßnetzes. Dieser äußere Plexus besteht bereits aus klappenführenden (v. HAYEK) dünnwandigen Gefäßen, die im peribronchialen Bindegewebe, an der Grenzmembran des Lungengewebes liegen und ein Netz um den Bronchus bilden. Die Kenntnis dieses inneren und äußeren Lymphplexus und deren Verbindung ist für das Verständnis der Pathogenese von Erkrankungen der Luftwege von besonderer Bedeutung, da diese Lymphbahnen vorgebildete Wege für die Ausbreitung pathogener Keime und vor allem maligner Tumoren darstellen. Einen ähnlichen Verlauf zeigen die periarteriellen Lymphgefäße größerer Arterien (ebenfalls hart an der Grenzmembran wie die peribronchialen). Schließlich führen noch interlobuläre Lymphgefäße aus dem Lungenparenchym, die mit den subpleuralen Lymphgefäßnetzen kommunizieren (FRANKE).

Durch die Atembewegung sind die endothorakalen Lymphgefäße rhythmischen Kompressionen unterworfen, wodurch der Lymphstrom vorangetrieben wird. Die Klappen, die meist schon an sehr kleinen Gefäßen erkennbar sind, verhindern dabei den Rückfluß. Die Lymphströmung erhält dann noch einen weiteren Antrieb durch die Muskulatur, die in der Wand größerer Lymphgefäße zunächst in einzelnen Bündeln glatter Muskelfasern auftritt, hiluswärts zunimmt, bis sich schließlich im Hilus selbst Lymphgefäße vorfinden, die an Wandstärke dem Ductus thoracicus nicht viel nachstehen.

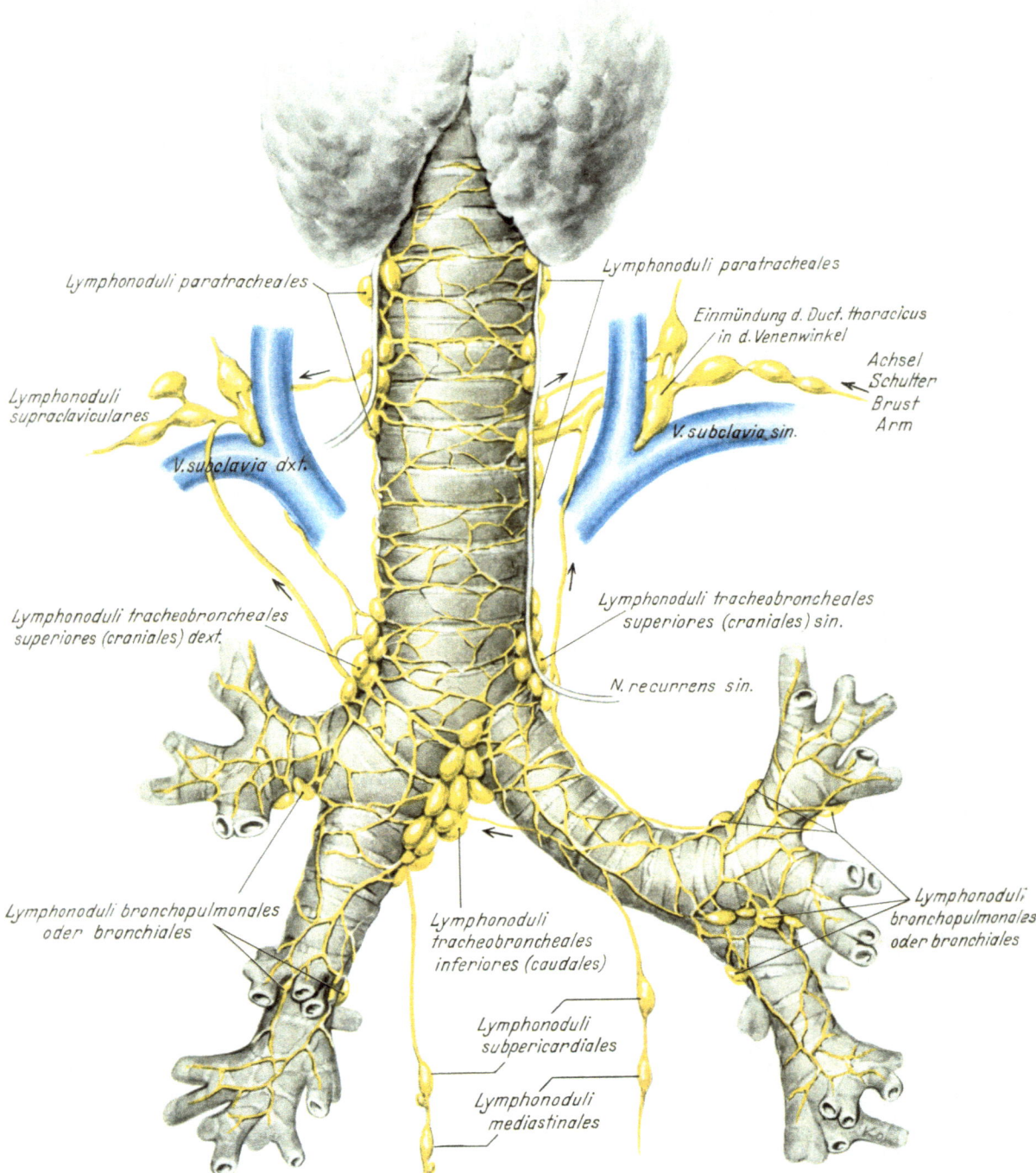

Abb. 7. Lymphknoten und -gefäße im Bereich des Tracheobronchialbaumes.

Die *Lymphknoten*, welche die aus der Lunge abfließende Lymphe aufnehmen, liegen vorwiegend entlang dem Tracheobronchialbaum [genauer betrachtet lehnen sie sich an die Gefäße, besonders an die A. pulmonalis (St. Engel)], teilweise aber auch im hinteren Mediastinum und unterhalb des Zwerchfells. Kleinere Lymphknoten sind auch nahe der ersten Teilung der Lappenbronchien gelegen, die *Lymphonodi bronchopulmonales* oder *bronchiales*. Diese liegen insgesamt in dem losen Bindegewebe, welches die am Hilus zusammenfließenden Gefäße und Bronchien umgibt, und werden als „Hilusdrüsen", besser Hiluslymphknoten, bezeichnet, da es sich ja nicht um Drüsen eigentlichen Sinnes handelt. [Bei den Lymphonodi *pulmonales* (BARTELS), die im Lungengewebe selbst liegen sollen, in den Abzweigungswinkeln der Unterlappensegmentbronchien (SUKIENNIKOW), handelt es sich nach Untersuchungen von v. HAYEK hauptsächlich um anthrakotische Schwielen.] Die unteren L. bronchiales hili führen ihre Lymphe an die L. tracheobronchiales inferiores (bifurcationis) ab, die oberen Hiluslymphknoten an die L. tracheobronchiales superiores. Die L. bronchiales der linken Seite werden weitgehend von Herzschatten überdeckt.

Die *L. tracheobronchiales inff.* (Gruppe von 9—12 Lymphknoten) liegen im Gabelungswinkel der Luftröhre zwischen den beiden Hauptbronchien (hauptsächlich entlang dem rechten Hauptbronchus), grenzen nach hinten an die Speiseröhre und vorn an den linken Vorhof. (Verkäsung dieser Lymphknoten kann daher leicht zu Speiseröhrenspasmus führen.) In den tracheobronchialen Lymphknoten verbinden sich die abführenden Lymphgefäße beider Lungen.

Die *L. tracheobronchiales supp.* liegen auf jeder Seite der Trachea in den Winkeln, welche die Luftröhre mit den beiden Hauptbronchien bildet. Sie sind die eigentlichen regionären Lymphknoten der Lunge (SAUERBRUCH). Normalerweise sind sie im Röntgenbild nicht sichtbar, da sie vom Herzen und den großen Gefäßen überdeckt werden. Werden sie aber sichtbar, so sind sie als vergrößert zu bewerten. Die Lymphknotengruppe der rechten Seite (5—7 Knoten) ist entlang dem N. vagus gelegen und grenzt vorn an die V. cava sup. und an die Aorta ascendens, die der linken Seite (3—6 Knoten) grenzt hinten an die Aorta descendens, vorne an die A. pulmonalis communis und an den N. recurrens, den sie umschließt. (Bei Lymphknotenaffektionen ist daher der linke N. recurrens häufiger in Mitleidenschaft gezogen als der rechte.)

Die *L. paratracheales* liegen zu beiden Seiten der Trachea und lassen 2 Gruppen, eine obere und eine untere, erkennen, die nach BEITZKE nicht miteinander in Verbindung stehen. Die 5—6 Knoten der rechten Seite liegen zwischen Trachea und Wirbelsäule, die 5—11 kleinen Knoten der linken Seite liegen zwischen Trachea und Oesophagus. Auf beiden Seiten verläuft der N. recurrens zwischen den Lymphknoten, die meist in 2 Reihen angeordnet sind.

Die *regionären* Lymphknoten sind nach Untersuchungen von ENGEL und FRANKE für die oberen $2/3$ des rechten Oberlappens die rechten tracheobronchialen Lymphknoten, für den basalen Teil dieses Lappens die dorsolateral gelegenen Hiluslymphknoten. Die Lymphe aus dem Mittellappen nimmt der Hilusknoten am Abgang des Mittellappenbronchus auf. Für den dorsolateralen Teil des rechten Unterlappenbronchus liegen die regionären Lymphknoten dorsolateral am Hilus, für den medialen Teil ventromedial und in den Bifurkationsknoten. Dieselben regionären Verhältnisse finden sich auch für den linken Unterlappen. Von den Unterlappen führen darüber hinaus noch Lymphwege zum Lig. pulmonale und von dort durch das Zwerchfell zu den retroperitonealen Lymphknoten, unter anderem zu den Lymphonodi pancreatico-duodenales (BRAUS) sowie direkt zum Ductus thoracicus. Vom oberen Teil des linken Oberlappens strömt die Lymphe in die Lymphonodi nahe dem Lig. Botalli, vom unteren Teil desselben Lappens in die vorderen und hinteren Hilusknoten sowie in die linken Bifurkationsknoten, von denen ein Teil des Abflusses nach rechts zu den oberen tracheobronchialen Lymphknoten geht. Über die letzteren erfolgt überhaupt der Hauptabfluß der Lungenlymphe und führt von dort jederseits über die vorderen und hinteren Trunci bronchomediastinales (TANDLER, PERNKOPF) zum Angulus venosus. Der linke hintere Truncus bronchomediastinalis mündet direkt in den Ductus thoracicus, der rechte hintere bronchomediastinale Lymphstamm zieht hinter der V. anonyma zum Truncus lymphaceus dexter.

Beide durch das rückwärtige Mediastinum ziehende Trunci stehen mit dem Oesophagus in enger Beziehung.

Die *L. sternales* liegen zu beiden Seiten des Sternums (1.—7. Rippe, aber nicht in jedem Intercostalraum) und führen die Lymphe aus der vorderen Hälfte des äußeren Brustkorbes, von Zwerchfell und Leber zum Venenwinkel oder Tr. bronchomediastinalis.

Die *L. mediastinales antt.* liegen verstreut hinter dem Brustbein zwischen dem Zwerchfell und der oberen Brustapertur und führen die Lymphe von Herzbeutel, Pleura, Thymus, den L. paratracheales, tracheobronchiales und sternales zu den Trunci bronchomediastinales oder auf der linken Seite zum Ductus thoracicus.

Der Vollständigkeit halber seien hier auch noch die *L. supraclaviculares* genannt, die eines der größten Einzugsgebiete unseres Körpers aufweisen. Sie nehmen Lymphe aus dem Kopf (Tonsillen, Larynx usw.), aus den L. paratracheales, L. axillares et infraclaviculares (Achsel, Schulter, Brust, Arm), L. tracheobronchiales, L. bronchiales hili (der linken Seite), L. sternales und den L. mediastinales antt. auf.

5. Die Nerven.

Die Nerven, die den Tracheobronchialbaum, die Lunge, Pleura und Zwerchfell versorgen, sind der Vagus, Sympathicus und möglicherweise auch der Phrenicus (v. HAYEK). Nach SAUERBRUCH sind auch die Nn. intercostales an der Innervation der Lunge beteiligt. Diese Nerven, besonders der Vagus und Sympathicus, weisen untereinander zahlreiche Verbindungen auf, die sehr variabel sind. Genaue Angaben über den Verlauf und die Funktion bestimmter Fasern fehlen bisher noch vollständig.

Die Luftröhre und die Bronchien werden vom rechten und linken Plexus trachealis und pulmonalis, einem Geflecht gemischtfaseriger (Vagus und Sympathicus) Nervenstämmchen, die untereinander anastomosieren, versorgt. v. HAYEK unterscheidet einen schwachen vorderen Plexus, der zwischen Bronchus und A. pulmonalis oder vor der A. pulmonalis liegt, den sog. Plexus pulmonalis ventralis, und einen kräftigeren dorsalen Plexus pulmonalis, in den Sympathicusfasern aus dem Grenzstrang eintreten. Das vordere Geflecht läßt Verbindungen mit dem Plexus cardiacus, das dorsale mit dem Oesophagus und der Aorta descendens erkennen. Von diesem Nervengeflecht, besonders vom dorsalen, werden die Bronchien umsponnen. Von ihm dringen die Fasern in die Bronchialwand ein und lassen in ihrer weiteren Aufästelung zahlreiche Ganglien erkennen, die teils peribronchial, außerhalb der Knorpelschicht (extrachondral), und zum Teil subchondral in der Submucosa liegen. Darüber hinaus konnte v. HAYEK bei den großen Bronchien auch in der Längsfaserschicht der Hinterwand Ganglien finden. GLASER unterscheidet neben dem extra- und subchondralen Geflecht auch noch an der Innen- und Außenseite der Muskulatur je ein Netz von Nervenfasern, die mit den übrigen in Verbindung stehen. Peripherwärts lassen sich die Netze in die Bronchiolen und Alveolen verfolgen (LARSELL).

Die Nervenbahnen

zwischen Zentralorgan und diesem Nervengeflecht der Tracheal- und Bronchialwand sind trotz der zahlreichen bisher erhobenen Einzelbefunde immer noch nicht vollständig klar. SAUERBRUCH unterscheidet:

1. Zwei *efferente* broncho-motorische Bahnen, die zur glatten Muskulatur des Tracheobronchialbaumes ziehen (eine parasympathische bulbäre broncho-motorische und eine sympathische spinale broncho-motorische Bahn, deren Fasern von dem Tractus intermediolateralis der untersten Cervical- und obersten Thorakalsegmente stammen).

2. Eine *afferente*, hypothetische sekretorische Bahn zu den Drüsen (ob die Fasern im Vagus oder Sympathicus verlaufen, ist nicht geklärt).

3. Eine *afferente* Empfindungsbahn (Tastsinn, Schmerz, Temperatur), die im afferenten Kabel des Vagus und der Nn. intercostales zieht. Die pressoreceptorischen Fasern können nach v. HAYEK durch Vagus, Sympathicus oder Phrenicus erfolgen. Dagegen ist ungeklärt, welche Nervenendigungen für die Schmerzempfindung und den Hustenreiz in der Pleura und den Bronchien in Frage kommen.

4. Die *afferenten* Schenkel der Reflexbahnen. Die zahlreichen Schaltstellen zwischen dem Nervengeflecht, insbesondere zwischen peribronchialem und dem benachbarten perivasculären Plexus, erklären die kurzen Reflexantworten bei vasomotorischen Störungen, die im Parenchym durch bronchiale Reizung ausgelöst werden. Kurze Reflexe erklären auch gewisse Bronchiolenspasmen, die vom Tracheobronchialbaum ausgelöst werden. Andere noch kürzere Reflexe intramuraler Axone erklären lokale Reaktionen (Blutandrang durch capilläre Vasodilatation, seröse Hypersekretion), indem sie in den Ablauf die sekretorischen oder vasomotorischen Nervenendigungen der submukösen Plexus einschalten (SOULAS).

Es können aber auch umgekehrt die motorischen Nervenendigungen des Bronchialbaumes durch Reize, die außerhalb der Bronchien ihren Ursprung haben (Nase, Nasennebenhöhlen), erregt werden. Die Beobachtungen und Erfahrungen, die in dieser Richtung in den letzten Jahren gemacht wurden, sprechen dafür, daß zwischen den oberen und den unteren Luftwegen enge reflektorische Verbindungen bestehen (ESCHER, SOULAS, ŠERCER u. a.). Dieser *nasopulmonale* Reflex, der bei Tieren von DIXON, ELLIS u. a., beim Menschen von SOULAS, PIETRANTONI u. a. beobachtet wurde, ist nach ŠERCER *homolateral*. ŠERCER reizte bei Laryngektomierten (Kontinuitätstrennung zwischen oberen und unteren Luftwegen) die Nasenschleimhaut und fand dabei deutliche, von den Thoraxbewegungen unabhängige Contractionen, in manchen Fällen auch Dilatationen des Bronchus. Übereinstimmend mit den Beobachtungen von SANDMANN fand ŠERCER, daß schwächere Reize zur Contraction, stärkere zur Dilatation des Bronchus führen. Er nimmt an, daß dieser Reflex über den Trigeminus und Sympathicus verläuft.

Literatur.

BARIETY, M., J. PAILLAS et M. LEVY: La trachée et les bronches cartilagineuses. Paris: Masson & Cie. 1951. — BARTELS, K.: Lymphgefäßsystem. In Handbuch der Anatomie des Menschen von BARDELEBEN. 1909. — BEITZKE, H.: Über den Weg der Tuberkelbazillen von der Mund- und Rachenhöhle zu den Lungen, mit besonderer Berücksichtigung der Verhältnisse beim Kinde. Virchows Arch. 184 (1906). — BOYDEN, E. A.: The prevailing pattern of bronchopulmonary segment. Diss. Chest 15, 657 (1949). — BOYDEN, E., and J. HARTMANN: Bronchopulmonary segments of left upper lobe. Amer. J. 79, 321 (1946). — BRAUS, H.: Anatomie des Menschen, Bd. IV. Berlin: Springer 1940. — BRÜCKNER, H.: Die Anatomie der Luftröhre beim lebenden Menschen. Z. Anat. 1952. — BRÜNINGS, W.: Die direkte Laryngoskopie, Bronchoskopie und Oesophagoskopie. Wiesbaden: J. F. Bergmann 1910.

CAULDWELL, E. W., R. E. LININGER, R. G. SIECKERT and B. J. ANSON: Bronchial arteries, anatomic study of 150 human cadavers. Surg. etc. 86, 395 (1946). — CHURCHILL, E. D.: Primary carcinom of the lung. J. Amer. Med. Assoc. 137, 455 (1948).

EBNER, V. v.: Handbuch der Histologie von KÖLLIKER u. EBNER. Leipzig 1902. — ELLIS, F. H., J. H. GRINGLAY and J. E. EDWARDS: The Bronchial Arteries. II. Their Role in Pulmonary Embolism and Infarction. Surgery 31, 167 (1952). — ENGEL, ST.: Die Topographie der bronchialen Lymphknoten und ihre präparative Darstellung. Beitr. Klin. Tbk. 64, 486 (1926). — ENGEL, ST., u. K. FRANKE: Lymphgefäße der Lunge. Dtsch. Z. Chir. 1912.

FEYRTER, F.: Über die Pathologische Anatomie der Lungenveränderungen beim Keuchhusten. Frankf. Z. Path. 39, 521 (1936).

GEIGEL: Untersuchungen über die Mechanik der Expectoration. Virchows Arch. 161, 173 (1909). — GLASER, W.: Nerven der Bronchialwand. Z. Anat. 83, 332 (1927).

HAYEK, H. v.: Die menschliche Lunge. Berlin: Springer 1953. ~ Kurz- und Nebenschlüsse des menschlichen Lungenkreislaufes in der Pleura. Z. Anat. 112 (1943). — HELLER, R., u. H. v. SCHRÖTTER: Die Carina tracheae. Denkschr. Akad. Wiss. Wien, Math.-naturwiss. Kl. 1897. —

HERRNHEISER, G., u. A. KUBAT: Systematische Anatomie der Lungengefäße. Z. Anat. **105** (1936). —
HILBER, H.: Bronchialbaum. Morph. Jb. **71** (1932). — HUIZINGA, E., u. E. BEHR: Verteilung der
Lungensegmente. Nederl. Tijdskr. Geneesk. **8** (1939).

JACKSON, CH., and CH. L. JACKSON: Bronchoesophagology. Philadelphia 1950.

KAHLAU, G.: Ergebnisse der Allgemeinen Pathologie und pathologischen Anatomie. Berlin-
Göttingen-Heidelberg: Springer 1954. — KRAMER, R.: Adenoma of Bronchus. Ann. d'Oto-Laryng.
39, 689 (1930).

LAPP, H.: Zur Pathologie der Blutgefäßanastomosen in der Lunge. Verh. dtsch. Ges. Path. **34**,
273 (1951). — LARSELL, O.: Nerve termination in the lung of the rabbit. J. Comp. Neur. **23** (1949). —
LUSCHKA, H.: Anatomie des Menschen, Bd. 1, 2. Abt. Tübingen 1863.

MACKLIN, C. CH.: X-ray studies on bronchial movement. Amer. J. Treat. **35** (1925). — MARCUS, H.:
Lungenstudien 1—4. Morph. Jb. **58/59** (1928). — MILLER, W. S.: Das Lungenläppchen, seine Blut-
und Lymphgefäße. Arch. physiol. Anat. **1900**. — MELNIKOFF, A.: Die chirurgische Anatomie der
intrapulmonalen Gefäße und der Respirationswege. Arch. klin. Chir. **124**, 460 (1923). ~ Die Varianten
der intrapulmonalen Gefäße des Menschen. Z. Anat. **71**, 185 (1924).

NELSON, H. P.: Irradation of tracheobronchial lymphatic glands in treatment of carcinoma of
lung. Lancet **1930**, 1118. ~ The tracheo-bronchial lymphatic glands. J. of Anat. **66**, 228 (1932).

PARCHET, V., F. SPRENGER u. A. MEAN: Über die Segmentanatomie der Lunge und ihre klinische
Bedeutung. Arch. Ohr- usw. Heilk. u. Z. Hals- usw. Heilk. **157** (1951).

REINHARDT, E.: Die Topik der lobulären Pneumonie. Verh. dtsch. path. Ges. **1936**, 222. —
ROHRER, F.: Der Strömungswiderstand in den menschlichen Atemwegen und der Einfluß der unregelmäßigen Verzweigung des Bronchialsystems auf den Atmungsverlauf in verschiedenen Lungen-
bezirken. Pflügers Arch. **162**, 225. ~ Die Mechanik des Hustens. Schweiz. med. Wschr. **1921**, 765.

SANDMANN, G.: Über Athemreflexe von der Nasenschleimhaut. Vortr. auf der 13. Sitzg am 29. Juli
1887. (Verh. der Physiol. Ges. zu Berlin.) Arch. f. Anat. **1887**, 483. — SAUERBRUCH, F.: Die Chirurgie
der Brustorgane. Berlin: Springer 1928. — ŠERCER, A.: Über die Beeinflussung der Bronchien von
der Nase aus. Arch. Ohr- usw. Heilk. u. Z. Hals- usw. Heilk. **161**, 264 (1952). — SOULAS, A., et
P. MOUNIER-KUHN: Bronchologie. Paris: Masson & Co. 1949. — STÖHR jr., PH.: Lehrbuch der
Histologie. 1951. — STUTZ, E.: Bronchographische Beobachtungen beim Husten. Klin. Wschr.
1948. ~ Bronchographische Untersuchungen zur normalen und pathologischen Physiologie der
menschlichen Lunge. Z. Tbk. **99** (1951). ~ Bronchographische Beiträge. Fortschr. Röntgenstr. **72**,
129 (1949).

TOLDT, C., u. F. HOCHSTETTER: Atlas, 22. Aufl. München: Urban & Schwarzenberg 1951.

WATZKA, M.: Über Gefäßsperren und arteriovenöse Anastomosen. Z. mikrosk. anat. Forsch.
39, 521 (1936). — WEGELIN, C.: Der Bronchial- und Lungenkrebs. Schweiz. med. Wschr. **1942**, 1053. —
WEINGÄRTNER, M.: Physiologisch-topographische Studien am Tracheobronchialbaum des lebenden
Menschen. Arch. f. Laryng. **32** (1920). — WITTEKIND, D., u. R. STRÜDER: Ein Beitrag zur Histogenese
des Bronchialcarcinoms. Frankf. Z. Path. **64**, 405 (1953). — WRIGHT, R. D.: The blood supply of
abnorm tissues in the lung. J. of Path. **47** (1938).

ZUCKERKANDL, E.: Die Anastomosen der V. pulmonalis mit den Bronchialvenen. Sitzgsber.
Akad. Wiss. Wien, Math.-naturwiss. Kl. **1881**. ~ HEYMANNs Handbuch für Laryngologie und Physiologie. **1898**.

III. Pathologie der Tracheo-Bronchialtumoren.

Die Abhandlung der Tracheo-Bronchialtumoren kann sich nicht allein auf die Besprechung echter Geschwülste beschränken, weil nicht nur diese, sondern auch andere Erkrankungen zu einer Einengung oder Verlegung des Lumens führen können und damit die gleichen Folgeerscheinungen in der Lunge nach sich ziehen wie die histologisch tatsächlich Geschwulstcharakter besitzenden Neubildungen. Deshalb sollen nachfolgend auch entzündliche Veränderungen in der Tracheo-Bronchiallichtung sowie die Folgen äußerer Einwirkung Berücksichtigung finden, zumal sie oft erst durch die bioptische Untersuchung oder am Sektionstisch in ihrem wahren Charakter voll aufgeklärt werden können.

Was die Symptome und Folgekrankheiten der Bronchusstenose anbelangt, so sind sie von dem Sitz der Einengung und der Tumorform abhängig. Es bedarf keiner weiteren Erläuterung, daß gestielte Tumoren selbst bei geringerer Ausdehnung schon frühzeitiger Erscheinungen verursachen können als breit aufsitzende. Bei hohem Sitz ist die Atemnot mit exspiratorischem Stridor das Hauptsymptom, bei Verlegung in den tieferen Abschnitten Zeichen von Bronchitis, Reizhusten und Hämoptoe (GILBERT, HOLINGER, LELL u. a.). Oft ohne Erkennung der Ursache treten schließlich einander folgend oder unabhängig von einander Atelektase, Bronchopneumonien, Lungenabscesse, Pleuropneumonien, unter Umständen mit Empyembildung auf. Diese Auswirkung auf das Lungengewebe macht auch die gutartigen Bronchialtumoren klinisch so bedeutungsvoll und führt manchmal zum Tod an einem Gewächs, das bei anderer Lokalisation keiner Erwähnung wert wäre (HOLINGER, JACKSON, LELL, WAHLEN u. a.). Auf diese Zusammenhänge wird noch öfter hinzuweisen sein.

Einteilung

in Anlehnung an P. H. HOLINGER bzw. G. KAHLAU.

I. Mechanische Tracheobronchialverengung.
    1. Lymphknoten.
    2. Struma.
    3. Mediastinale Tumoren.

II. Pseudotumoren.
    A. Unspezifisch entzündliche.
        1. Polypen (inflammatory polypus).
        2. Entzündliche Granulationen bei Fremdkörpern und Lungenabsceß.
    B. Spezifisch entzündliche.
        1. Tuberkulose.
        2. Syphilis.
        3. Sklerom.
        4. Lymphogranulomatose.
    C. Fremdkörper endogener Entstehungsweise.

III. Echte Geschwülste.
    A. Gutartige.
        1. Adenome.
        2. Papillome.

    3. Amyloidtumoren[1].
    4. Lipome und Fibrolipome.
    5. Fibrome.
    6. Chondrome und Tracheopathia osteoplastica.
    7. Intratracheale Struma (s. I, 2).
    8. Hämangiome.
  B. Bösartige.
    1. Carcinome.
    2. Die gut- und bösartigen Lungenadenomatosen.
    3. Sarkome.
    4. Carcinosarkome.

1. Mechanische Tracheobronchialverengung.

Trachea und Bronchien werden nicht selten von vergrößerten, meist am Hilus gelegenen erkrankten *Lymphknoten* eingeengt. Abgesehen von einem Geschwulstwachstum kommt bei Erwachsenen die Lymphknotenanthrakose in Betracht, welche mit Schrumpfung und Induration durch schwielige Perinodulitis einhergeht und infolge entzündlichen Übergreifens auf Trachea und Stammbronchien zu Formveränderungen führt (SCHMORL). Während also hierbei Mitbeteiligung von Kapsel und näherer Umgebung zur Lumeneinengung führt, handelt es sich bei expansivem Wachstum der Lymphknoten durch sekundäre und primäre Geschwülste nur um eine gewöhnliche mechanische Kompression.

Zu den häufigsten Ursachen der Trachealverengung gehören die *Strumen*. Schon mäßige Schilddrüsenvergrößerungen verursachen Zusammenpressung, unter Umständen an mehreren Stellen gleichzeitig (EWALD, OPPIKOFER). Die Form der Stenose ist von der Druckrichtung abhängig, meistens Säbelscheidenform (DEMME). Letztere wird bekanntlich auch über die ganze Tracheallänge hin nach vorausgegangener Knorpeldegeneration bei chronisch-senilem Lungenemphysem beobachtet. Auch Muldenform oder auch vielgestaltige Einengungen (KROENLEIN) werden beobachtet. Ihre Ursache ist umstritten. Entweder handelt es sich um einfache mechanische Beeinträchtigungen infolge des gesamten Gewebsdruckes, erhöhte Muskelspannung, Induration der Ligg. hyo- und stylothyreoidea oder bei Vielgestaltigkeit um Druck praller Cysten, die mit der äußeren Trachealwand verwachsen sind.

Während die durch äußere strumöse Einwirkung entstandenen Formveränderungen der Trachea einer gewissen Zeit zu ihrer vollen, vor allem beschwerdemachenden Entwicklung bedürfen, also bei älteren Personen eher beobachtet werden können, gehört die Einengung des Tracheallumens durch Schilddrüsengewebe, das in die Lichtung eingewachsen ist, den jugendlichen Jahrgängen an, ein Umstand, der offenbar mit der Entstehungsweise solcher *intratrachealer* Strumen in Verbindung steht. Obwohl es sich hierbei meist um ein echtes Geschwulstwachstum handelt, sei ihre Besprechung gleich hier angeschlossen. Welcher Auffassung über die Ätiologie man auch den Vorzug geben mag: die bereits embryonale Anlage solcher Bildungen darf als gesichert gelten. Es war vor allem PALTAUF, der darauf hinwies, daß es sich um Schilddrüsengewebe handelt, das während der Entwicklungszeit in die Luftröhre einwächst und sich mit der physiologischen Vergrößerung der Thyreoidea in der Pubertät an diesem Wachstum beteiligt. Unter den 55 Beobachtungen RÜTERs befinden sich dementsprechend 48mal Personen zwischen 15 und 40 Jahren; Frauen sind darunter häufiger (im Verhältnis 40:10) beteiligt. Die in der Ausdehnung zwischen Erbs- und Haselnußgröße schwankenden Gebilde bestehen meist aus strumösem Gewebe, wenn auch von einigen Untersuchern nicht verändertes Schilddrüsengewebe vorgefunden wurde (FEHR, HOFFMANN u. a.). Maligne Entartungen, wie sie von KILLIAN und v. BRUNS mitgeteilt wurden, gehören zu den

---

[1] Vom pathologischen Standpunkt müßten Amyloidtumoren zu den Stoffwechselerkrankungen und deren Folgen gezählt werden.

Ausnahmen. Auch Basedowifizierung wurde beobachtet (BUNDSCHUH). Die Ausbreitung der Geschwülste nach oben kann bei Erreichen der Glottis zu Heiserkeit führen und manchmal dadurch die erste Aufmerksamkeit erwecken, wie überhaupt der subglottische Raum bis höchstens zum 4. Trachealring als Sitz bevorzugt wird. Das von RADESTOCK mitgeteilte Vorkommen von Schilddrüsengewebe in einem Hauptbronchus, wodurch die v. BRUNSsche Auffassung einer embryonalen Keimversprengung gestützt würde, ist nicht gesichert. Vielmehr ist in allen z. B. von RÜTER und RASQUIN veröffentlichten Fällen der Nachweis von kontinuierlich gewachsenem Schilddrüsengewebe in der Trachealwand gelungen — entweder in der intracartilaginären Membran, dem Paries membranaceus oder sogar in den Knorpelspangen selbst. Diese intratrachealen Gewebsteile sind mit dem Muttergewebe verbunden, zumal sie eine eigene Kapsel vermissen lassen. Unter diesen Umständen kann es nicht wundernehmen, daß sich intratracheale Strumen an allen Veränderungen der Schilddrüse beteiligen.

Primäre Geschwülste des Mediastinums können die gleichen Erscheinungen hervorrufen wie vergrößerte Lymphknoten. Hierbei nehmen neurogene Tumoren (Neurinome, Ganglioneurome und Paragangliome) zahlenmäßig die erste Stelle ein (WILHELM). Branchiogene Cysten, Dermoide oder Teratome sind sehr selten (BLADES).

2. Pseudotumoren.

Unspezifische Entzündungen.

Den *entzündlichen, polypösen Geschwülsten* ohne jede Zeichen feingeweblicher Spezifität wird vorwiegend im amerikanischen Schrifttum unter der Bezeichnung „inflammatory polypus" ein weiter Raum gewidmet. POLLAK fand unter 104 Fällen gutartiger Bronchialtumoren 15 solcher Polypen, HOLINGER unter 38 Fällen zweimal ein entzündliches polypöses Gebilde.

JACKSON lenkte vor fast 25 Jahren die Aufmerksamkeit auf solche Vorkommnisse, indem er ihre klinische Bedeutung hervorhob, gleichzeitig aber auch vor eiliger Äußerung über die gutartige Natur dieser Neubildungen warnte, denn in der Nähe von Krebsen kämen diese „entzündlichen, tumorähnlichen Formationen" auch vor, weshalb man sich nicht mit einmaliger Gewebsentnahme durch Bronchoskopie begnügen dürfe. Von BJÖRK wurde dieses Thema neuerlich (1952) bearbeitet. Dabei stützte er sich hinsichtlich der feingeweblichen Zuordnung und Ätiologie auf die früher (1934) von PERONI gemachten Ausführungen zu diesem Gegenstand. Danach handelt es sich hierbei um 2 Arten von entzündlichen Tumoren: Entweder liegen oberflächliche, weiche Granulationen ohne epithelialen Überzug vor, die aus mobilen Entzündungselementen zusammengesetzt sind und zu spontaner Rückbildung neigen, ähnlich wie bei langverweilenden Fremdkörpern oder „Lungeneiterungen" (s. unten), oder es handelt sich um tumorförmiges Granulationsgewebe, das unter einer intakten Epitheldecke liegt, welche ihrerseits Zeichen von Metaplasie aufweisen kann. Das Stroma ist ausgezeichnet durch Blutgefäßreichtum in den tieferen Abschnitten, mit wenigen subepithelial gelegenen entzündlichen Elementen und proliferativer Entzündung in der Nachbarschaft von Drüsengängen. Bei den anamnestisch häufig zu verzeichnenden hartnäckigen Broncho-Pneumonien kommt Eindringen aus karnifizierten Entzündungsherden der Lunge in das Bronchiallumen in Betracht, denn JACKSON und HOLINGER weisen auf die Folgen für das Lungengewebe hin, wenn der zugehörige Bronchus durch „inflammatory tumors" verschlossen ist. JACKSON macht Eiterstagnation bei putrider Bronchitis für die Entstehung verantwortlich, weil er nach bronchoskopischer Absaugung Heilung beobachtete. Als Folgen treten alle jene Vorkommnisse in Erscheinung, entweder konsekutiv oder jedes für sich, welche bei Bronchialverschluß (s. oben) erörtert wurden.

Der Vollständigkeit halber sei in diesem Rahmen erwähnt, daß sich bei Fremdkörpern mit langer Verweildauer oder bei Lungenabsceß ähnliche *entzündliche Granulationen* im Bronchus bilden können, die sich mit der Behebung der auslösenden Ursache (z. B. Fremdkörperextraktion), zurückzubilden pflegen (s. Fall 1).

Spezifische Entzündungen.

Die Beteiligung von Trachea und Bronchien an der *Tuberkulose* vollzieht sich in zweifacher Hinsicht und findet ihren Ausdruck, wie es von UEHLINGER formuliert wurde: a) in der Beziehung zwischen tuberkulösen bronchialen Lymphknoten und Bronchien, b) in der Tuberkulose der Bronchialwand im engeren Sinn. Für den ersten Fall wurde bereits oben darauf hingewiesen, daß vergrößerte tuberkulöse Lymphknoten eine Verengung der Tracheobronchiallichtung hervorrufen können, die manchmal nicht ohne Einfluß auf das von dem betroffenen Bronchus versorgte Lungengebiet bleibt. Von ELIASBERG und NEULAND wurden seiner Zeit in ihrer Intensität wechselnde, auch flüchtige „Infiltrationen" der Lunge, vor allem bei Kindern, beobachtet und als Epituberkulose bezeichnet. RÖSSLE gelang es, diese Veränderungen auf eine Resorptionsatelektase des Lungengewebes zurückzuführen, die keine spezifischen Veränderungen bei der mikroskopischen Untersuchung erkennen ließ, wenn sie allein durch Druck der erkrankten Lymphknoten auf den Bronchus entstanden waren. Dieser reinen Form der Epituberkulose gesellt sich nach RÖSSLE die gemischte Form hinzu, sobald infolge fistulösen Durchbruchs eines oder mehrerer Lymphknoten in die Bronchiallichtung eine tuberkulöse Infektion des ohnehin durch die vorherige Gewebsschädigung und Kreislaufstörung beeinträchtigten Lungenabschnittes statthat.

Während solche Vorkommnisse bei Kindern durchaus geläufig sind, wird neuerdings von PH. SCHWARZ darauf hingewiesen, daß Lymphknotentuberkulose mit Bronchialeinbruch auch bei Erwachsenen ein häufiges Ereignis darstelle und überhaupt als Ursache der endogenen, pulmonalen Reinfektion vorwiegend in Frage komme. Als beweisend für seine Anschauung werden von PH. SCHWARZ nicht nur tatsächliche Lymphknoteneinbrüche, sondern auch Schleimhautnarben der Bronchien geltend gemacht, die an einem zahlreichen Material von ihm nachgewiesen wurden. HÜBSCHMANN, WURM u. a. äußerten sich gegenüber solcher Deutung jedoch sehr zurückhaltend.

Was nun die weitere Entstehungsursache der Bronchustuberkulose anbelangt, ist sie, abgesehen von dem erörterten Gegenstand, nicht etwa nur auf das Endstadium der Phthise beschränkt (HEINZE schätzte früher den Schleimhautbefall von Trachea und Bronchien ohne Beteiligung des Larynx in Tuberkulosefällen auf nur 4%), sondern liegt vielfach auch als Frühveränderung vor und soll eine tatsächliche Zunahme erfahren haben, wie unter anderen AROLD, PELLNITZ, PELLNITZ und JACHMANN, SOULAS sowie JACKSON äußern; die Bronchustuberkulose scheint also nicht nur mit dem Fortschritt der bronchoskopischen Technik oder weil ihr aus therapeutischen Gründen mehr Aufmerksamkeit geschenkt wird, lediglich häufiger diagnostiziert zu werden.

Es kommen in Frage:
1. hämatogene Infektion,
2. intracanaliculäre Infektion,
a) hilipetal entstandene Tuberkulose im Abflußgebiet eines pulmonalen Zerfallsherdes (von SCHÜRMANN ein als Abseuchung bezeichneter Vorgang),
b) hilifugal infolge der oben besprochenen Ereignisse eines Lymphknotendurchbruchs.

Die Annahme einer lymphogenen Bronchialtuberkulose (SECRÉTAN) ist fraglich und wird von HÜBSCHMANN bestritten.

Unter Zugrundelegung der Beobachtungen zahlreicher Autoren sind von NOVARRO-GUTIERREZ folgende Erscheinungsformen der Tuberkulose namhaft gemacht worden:
1. Infiltrative circumscripte oder diffuse Bronchialtuberkulose in verschiedener Ausdehnung (1. und 2. Grades mit Zeichen von Bronchusstenose).
2. Oberflächliche und tiefe ulceröse Bronchialtuberkulose.

3. Produktive Tuberkulose.
4. Gemischtförmige, infiltrativ-ulceröse oder infiltrativ wuchernde Tuberkulose.
5. Narbig-cirrhotische Tuberkulose mit oder ohne Stenose des Bronchus.
6. Miliare Bronchustuberkulose.

Der Beginn der Erkrankung ist, unabhängig von den oben erwähnten Entstehungs-möglichkeiten, stets subepithelial. Ein Übergang in nicht pigmentierte, weißliche Narben ist möglich und wurde von manchen Autoren (JUDD) besonders nach Streptomycin-behandlung beobachtet. Andererseits führt der geschwürige Zerfall der Bronchial-schleimhaut durch Chondrolyse (Abstoßung ganzer Knorpelspangen und hierdurch hervorgerufenen Prolaps der Bronchialwand) gleichfalls zur Stenose (UEHLINGER) (s. Fall 2 und 3). Die Bedeutung der Bronchialtuberkulose liegt vorwiegend auf klinisch-therapeutischem Gebiet, da ihre Anwesenheit für kollapstherapeutische Maßnahmen ebenso wie für die Resektionsbehandlung der Lungentuberkulose eine Gegenindikation darstellt (BRUNNER, PELLNITZ u. a.).

Die Beteiligung der oberen und tieferen Luftwege an der *syphilitischen Infektion* hat, wie JUDD mit Recht betont, offenbar unter dem Einfluß der frühzeitigen Behand-lungsmöglichkeit erheblich abgenommen. Es wird fast ausschließlich nur die Spät-syphilis beobachtet, welche mit Ausbildung von Infiltraten oder geschwulstartigen Gummata sowie geschwürig zerfallenen Gummiknoten (selten) Trachea und Bronchien in Mitleidenschaft zieht. Die Trachealsyphilis steht meist mit der Syphilis des Kehl-kopfes in Zusammenhang. Tritt sie aber in der Trachea allein auf, so wird vorwiegend der tiefere Teil der Luftröhre (Bifurkation) betroffen (JUDD). Aber auch Ausdehnung bis in die kleinen Bronchien wird beschrieben (KAUFMANN). Weiter peripherwärts nimmt die Häufigkeit immer mehr ab. Die Lungensyphilis selbst ist offenbar sehr selten und pathologisch-anatomisch nicht sicher erwiesen (FORBUS und SCHUNCK). Ihre Be-deutung in diesem Rahmen liegt vorwiegend in der Verunstaltung der Trachea mit Behinderung des Luftstromes durch vorangegangene fortschreitende Perichondritis und weiter peripherwärts sich ausdehnender Mitbeteiligung der Umgebung. Dadurch wird die Trachea nicht nur kürzer, sondern auch ihre bei der Inspiration erfolgende Dehnung kommt in Fortfall, wenn nicht sogar eine Verengung bis auf ein kleines, meist exzen-trisches Lumen resultiert. Eine Einbeziehung der Nachbarorgane kann einerseits zu Oesophago-Trachealfistel, andererseits zu Recurrensparese führen (FRÄNKEL). Die Frühsyphilis dagegen wird, wie JURACZ betont, nur deshalb seltener beobachtet, weil in diesem Stadium kaum Todesfälle zu verzeichnen sind (HOFER). Daher hält VERSÉ z. B. bei Fällen von Lungensyphilis die Erkrankung eher für eine früh einsetzende Tertiärsyphilis oder wenigstens für Grenz- und Übergangsfälle, auch dann, wenn ihre Entstehung im 2.—9. Monat nach der Infektion wahrscheinlich gemacht werden konnte. Sicherlich gibt es aber ebenso wie am Kehlkopf Erscheinungsformen der Frühsyphilis an der Tracheo-bronchialschleimhaut, wie sie von LYON, STAEHELIN u. a. als Roseolen und Plaques beob-achtet wurden. Auch die Bronchitis spezifica gehört der Frühsyphilis an und zählt zu den spezifischen Erscheinungen bei Kindern mit connataler Lues.

Eine andere infektiöse Granulationsgeschwulst, das *Sklerom*, zeichnet sich bekannt-lich in seiner feingeweblichen Gestalt durch Lymphocyteninfiltrate aus, die durchsetzt sind von hellen epitheloiden Zellen, den MIKULICZ-Zellen. Diese scheinen ihrer Herkunft nach, wie SCHRIDDE glaubt, Plasmazellen zu sein, die durch den Sklerombacillus toxische Veränderungen erfahren haben. Letzterer gleicht dem FRIEDLÄNDER-Bacillus, seine Spezifität ist nach Untersuchungen von KRAUSS jedoch nicht sicher erwiesen. Sitz dieser Erkrankung ist die Nase, der Nasen-Rachenraum und der Larynx. Wie jedoch die Beobachtungen von ACUNA gezeigt haben, ist der gleichzeitige oder sogar isolierte Befall der Bronchien möglich, so daß sich ACUNA veranlaßt sieht, die bronchoskopische Kontrolle in allen Rhinoskleromfällen zu empfehlen. Das Scleroma respiratorium ist gekennzeichnet durch knollig wachsende, rötliche, zur Blutung neigende und das Lumen einengende Tumoren; es kommen aber auch diffuse Schleimhautinfiltrate vor. Durch ihren bevorzugten Sitz an der Carina oder in den Stammbronchien führen sie entweder zur akuten Atemnot oder zu Formen asthmoider Bronchitis mit Reizhusten. Die Folgekrankheiten der Lunge sind auch hier Atelektase, Emphysem, Absceß und weitere putride Komplikationen.

Wenn die *Lymphogranulomatose* an dieser Stelle abgehandelt wird, sind wir uns darüber im klaren, daß ihre Einreihung unter die spezifisch entzündlichen Geschwülste nur mit Einschränkung erfolgen kann. Sie zieht die Bronchien in zweifacher Weise in Mitleidenschaft.

Einmal handelt es sich um ein Übergreifen aus der Umgebung, z. B. von Infiltraten der Lunge oder der Lymphknoten, was häufiger bei der thorakalen Form der Lymphogranulomatose beobachtet wird (die Ausbreitung im Brustraum ist vorwiegend abhängig von der Verteilung der Lymphknoten). Zum anderen muß man bei dem Mangel an Verbindung zu mediastinalen erkrankten Lymphknoten in manchen Fällen an eine autochthone Entstehungsweise denken (NAGER). Dabei kommt es zu einer rein intracaniculären Ausbreitung, die hilifugal verläuft, so daß von MEYER, MUCH und FRÄNKEL eine primäre Reaktion des Lymphgewebes in Trachea und Bronchien auf einen Erreger postuliert wurde (LINK). Solche Vorkommnisse müssen jedoch als Seltenheit angesprochen werden, wogegen die pulmonale Beteiligung mit ihrer Ausdehnung auf die Bronchien (HEATLY nimmt die großen Bronchien aus) von VERSÉ auf 41 % der Fälle geschätzt wird. Andere Autoren messen der pulmonalen Lymphogranulomatose weniger Gewicht bei (MOOLTON 10%). Mikroskopisch läßt sich das lymphogranulomatöse Gewebe entweder infiltrativ zwischen Knorpel und Tunica muscularis oder außerhalb der Knorpel im peribronchialen Gewebe feststellen. Von MOOLTON stammt die Mitteilung über ein polypöses Granulom in einem Lappenbronchus. Diese Erscheinungsform der Lymphogranulomatose ist außerordentlich selten, besonders wenn die Atembehinderung allein im Vordergrund des Krankheitsbildes steht, und ist bisher nur gelegentlich bereits intra vitam diagnostiziert worden. Von den durch MAURER zusammengetragenen 14 Fällen aus der Literatur wurden nur 2 bronchoskopisch erkannt (SOULAS). Die Mehrzahl wurde erst bei der Autopsie offenbar, zumal die Erscheinungen der Lumenverlegung von anderen Krankheitszeichen überdeckt wurden. An die Mitteilungen von SOULAS erinnert eine eigene Beobachtung bei einem jungen Mädchen, bei dem durch teilweise bronchoskopische Abtragung lymphogranulomatösen Gewebes aus Trachea und rechtem Hauptbronchus die Erstickungsgefahr beseitigt werden konnte (s. Fall 38).

Fremdkörper endogener Entstehungsweise.

Abgesehen von exogenen Fremdkörpern und Bronchialfremdkörpern, die durch Verschleppung von Nahtmaterial nach Lobektomie oder Segmentresektion der Lunge in die Bronchiallichtung eindringen können (PELLNITZ), interessieren im vorliegenden Zusammenhang die als Fremdkörper endogener Entstehungsweise aufzufassenden Brondcholithen. Es handelt sich um Ablagerung von phosphorsaurem Kalk (85%) und Calciumcarbonat (15%) (PENTA), die entweder aus eingedicktem Sekret bei chronischer Bronchitis hervorgeht (selten), oder häufiger ihre Entstehung dem Einbruch zunächst extrabronchial gelegener Konkremente verdankt (BARRETT). LELL fügte den im amerikanischen Schrifttum niedergelegten 69 Fällen 6 eigene Beobachtungen hinzu und bemerkte auf Grund eigener Anschauung, daß im 1. Fall mehr der periphere Sitz, im 2. Fall der Lokalisation aber die Stammbronchien bevorzugt werden (s. auch PENTA). Wie erwähnt, können auch solche Fremdkörper durch entzündliche Granulationen verdeckt sein (HOLINGER, PENTA). Auch Durchbruch knöcherner Bröckel aus verknöcherten Lymphknoten wird beobachtet und führt damit ebenfalls zu einem endogen entstandenen Bronchialfremdkörper (KAUFMANN).

3. Echte Geschwülste.

Gutartige Geschwülste.

Adenome. Zweifelsohne wird das Bronchusadenom durch die Fortschritte in der modernen Bronchoskopie immer häufiger diagnostiziert, womit seine Bedeutung unter den gutartigen Tracheo-Bronchialtumoren erheblich zugenommen hat. Nach LUND-GREEN (zit. nach KAPPERT) entfallen 75% der gutartigen Tumoren dieser Örtlichkeit auf Adenome. POLLAK sah unter 104 Fällen allein 51 Adenome.

Es ist das Verdienst von HAMPERL, durch seine grundlegenden histologischen Studien (1937) das Bronchialadenom als einen gutartigen Tumor von den Bronchialkrebsen abgegrenzt zu haben. Hierzu gab offenbar die Mitteilung von GEIPEL (1931) den Anstoß. Hinter der Bezeichnung Bronchusadenom verbergen sich histogenetisch verschiedene Geschwulsttypen. Während GEIPEL noch von „gutartigen Basalzellkrebsen" sprach, konnte HAMPERL die Ähnlichkeit mit den schon früher bekannten Carcinoiden des Darmtraktes sowie andererseits mit den Cylindromen der serösen, mukösen oder gemischten Drüsen wahrscheinlich machen. Als dritte Form kommen schließlich wie Speicheldrüsenmischtumoren gebaute Bronchusadenome vor. Die Cylindrome zeichnen sich histologisch durch Abscheidung hyaliner Massen aus, die zwischen den polygonalen Epithelien in Strängen oder Nestern oder im Bindegewebe liegen. Ihre Herkunft

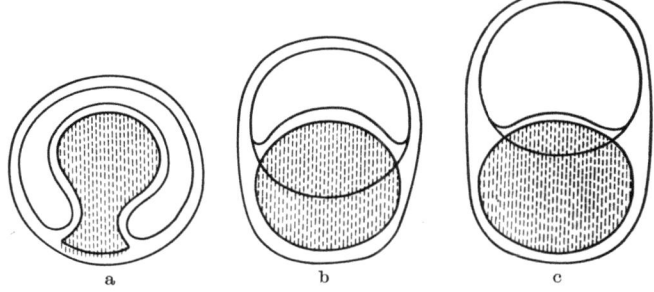

a b c

Abb. 8. Schema des Wachstums der Bronchialcarcinoide. (Nach HAMPERL.)

aus den in der Submucosa zahlreich vorhandenen mukösen oder gemischten Drüsen gilt als erwiesen. Die Mischtumoren werden von BROCK, WOMACK und GRAHAM auf Elemente des entodermalen und mesodermalen Keimblattes zurückgeführt (KAHLAU). Sie gleichen feingeweblich, wie erwähnt, den bekannten Speicheldrüsenmischtumoren. Die Carcinoide setzen sich aus hohen länglichen Zellen (Palisadenzellen), kleinen polygonalen Zellen und Onkocyten zusammen, die sehr reichlich helles Protoplasma besitzen und leberepithelähnlich wirken. HAMPERL hält die Carcinoide für Gewächse der Bronchialschleimdrüsen. FEYRTER dagegen führt sie auf das System der hellen Zellen zurück, zumal er versilberbare Körnchen in den Zellen der Bronchuscarcinoide nachweisen konnte, die auch von HAMPERL aufgefunden wurden, womit er aber seinerseits ihre Identität mit den Carcinoiden des Darmes (MASSON, FEYRTER) für erwiesen hält. v. ALBERTINI glaubt, daß es sich bei den Carcinoiden um Hamartombildungen aus unverbrauchten Bronchialknospen handelt.

Obwohl also die Histogenese der Bronchusadenome umstritten ist, besitzen alle diese Geschwulsttypen doch wesentliche gemeinsame Merkmale, welche ihre Zusammenfassung unter der Bezeichnung Bronchusadenom rechtfertigt. Sie werden vorwiegend in den jüngeren (3.—4.) Lebensjahrzehnten beobachtet; Frauen werden häufiger betroffen als Männer (JACKSON, NAGER). KAPPERT schätzt den Anteil an weiblichen Kranken auf 60—75%.

Die entweder polypös (Abb. 8a), walzenförmig (b) oder breit aufsitzenden (c) und dann tief im Gewebe verankerten („Eisbergform"), kirsch- bis taubeneigroßen Geschwülste sind vorzugsweise in den Aufzweigungen der Stammbronchien oder in der Bifurcatio tracheae lokalisiert. Lediglich durch HARRILL und WINSTON-SALEM ist ein Adenom der mittleren Trachea bekannt. Auf einer glatten oder wenig gehöckerten Oberfläche besitzen sie eine Kapsel, die wiederum von Schleimhaut überzogen ist, welche häufig wenig tiefgreifend, durch Berührung mit der gegenüberliegenden Bronchialwand arrodiert ist. Dieser

Umstand erklärt die klinisch als Frühsymptome beobachteten Blutungen (BORG-SCHULTE, HAMPERL, BABLICK, KAPPERT, STADLER), deren Fehldeutung als tuberkulöse Hämoptoe häufig ist. Entsprechend ihrem langsamen, katamnestisch öfter über Jahre zu verfolgenden Wachstum kann man mit KAPPERT 3 Stadien ihres klinischen Verlaufes hervorheben:

1. Die langsame Einengung des Bronchiallumens führt zu trockenem Reizhusten und den bereits erwähnten Blutungen;

2. kommt es schließlich zu Stenoseerscheinungen, die einmal gekennzeichnet sind durch rezidivierende Atelektasen in den zugehörigen Lungenabschnitten und infolge absteigender Infektion in Schüben verlaufende Herdpneumonien nach sich ziehen können. Eine Mitbeteiligung der Pleura in solchen Fällen gibt ebenfalls oft Veranlassung zur fälschlichen Annahme einer Tuberkulose.

3. Bei längerem, meist ventilartigem Verschluß können putride Komplikationen — Lungenabscesse, Gangrän oder Pleuraempyem — nicht ausbleiben, die die Veranlassung zum tödlichen Ausgang des ursprünglich gutartigen Leidens geben (s. auch HAMPERL).

Diese Gutartigkeit wird von den meisten Autoren betont. Wenn auch Beobachtungen von Bronchusadenomen mit Tochterknotenbildungen vorliegen (BARTH, BREDT, GOLD-MAN u. a.), kommt KAHLAU in seiner Monographie über den Lungenkrebs zu der Feststellung, ,,daß es sich um Geschwülste eigener Art handelt, die nicht dem Begriff des Lungencarcinoms unterzuordnen sind". Feingeweblich sind die Kriterien der Benignität in dem regelmäßigen Zellbild, der Seltenheit oder dem völligen Mangel an Mitosen sowie dem Fehlen von Nekrosen und Stromareaktion zu erblicken (HAMPERL). Schließlich dürften als Zeichen der Gutartigkeit das begrenzte und langsame Wachstum, die oft gestielte, polypöse Beschaffenheit und das Auftreten diesseits des gewöhnlichen Krebs-alters, nämlich diesseits des 60. Lebensjahres, gewertet werden. Ob wegen der langen Entwicklungsdauer die Bösartigkeit von den Geschwulstträgern nicht erlebt wird, muß dahingestellt bleiben. HAMPERL spricht in diesem Zusammenhang von protrahierter Malignität. Manche Autoren (JENNY, WEICHSELBAUMER, GRAHAM) äußern sich über die Möglichkeit maligner Entartung von Bronchusadenomen weniger zurückhaltend. Auch wir konnten 2 Fälle beobachten, die nach endoskopischer Abtragung rezidivierten und schließlich Metastasen in der Leber bzw. im Skelet setzten (s. Fall 7). Die Schätzung von v. ALBERTINI, daß etwa 10% der Bronchusadenome maligne entarten, dürfte wohl nicht zu hoch sein.

Papillome. Vor fast 30 Jahren zählte MINNIGERODE die Luftröhrenpapillome nächst den Krebsen an diesem Ort zu den häufigsten Geschwülsten der Trachea. Wie aus den vorstehenden Erörterungen über die Adenome ersichtlich ist, trifft diese Anschauung wohl nicht mehr ganz zu; es sei denn, die Trachealpapillome sind mit Kehlkopfgeschwül-sten dieser Art vergesellschaftet, was vorwiegend bei Kindern beobachtet wird. Iso-lierte Trachealpapillome sind dagegen seltener, machen aber bei Kindern noch etwa die Hälfte der gutartigen Trachealtumoren aus (nach GILBERT 56%). Durch v. SCHRÖTTER sind auch Papillome in einem Stammbronchus bekannt geworden, KAUFMANN spricht von Bevorzugung der Bifurkation. Histologisch handelt es sich bei diesen Tumoren, die zwischen Stecknadelkopf- und Haselnußgröße schwanken, um fibroepitheliale, papillomatöse Fibrome, deren epithelialer Anteil überwiegt. Ihre Ätiologie ist noch nicht voll aufgeklärt; während ihre Entstehung von der einen Seite auf dem Boden eines länger andauernden Reizes angenommen wird, wird von anderer Seite immer wieder die Möglichkeit einer Übertragung hervorgehoben, die an Verursachung durch einen Virus denken läßt. NAGER nimmt eine Schleimhautanomalie in toto an, die Franzosen sprechen von véritable diathèse papillomateuse (FAUVEL). Wahrscheinlich kongenitale Trachealpapillome wurden von KERNAN beobachtet.

Amyloidtumoren. Nach pathologisch-anatomischen Kriterien handelt es sich bei Amyloidablagerung nicht um echte Geschwulstbildung, doch wird sie gebräuchlicher-weise seit langem unter diese eingeordnet. REIMANN, KONKY und EKLUND haben eine sehr übersichtliche Einteilung der Form des Amyloidvorkommens gegeben, die hier eingangs aufgeführt sei.

1. Primäres oder atypisches Amyloid.
2. Sekundäres typisch generalisiertes Amyloid.
3. Tumorbildendes Amyloid.
4. Amyloid bei Plasmocytom (von APITZ mit Berechtigung Paramyloid genannt).

Die entweder diffus oder tumorförmig auftretenden Ablagerungen von Amyloid kommen in allen, jedoch eher in den höheren Lebensaltern (60—80 Jahre) vor; Frauen werden häufiger als Männer befallen; nach STARK ergibt sich ein Verhältnis von 3:1. Ätiologisch kommen wahrscheinlich verschiedene Ursachen in Frage. Ob es sich um eine Stoffwechselkrankheit des nahegelegenen Knorpels infolge mangelnden Abbaus von Chondroitinschwefelsäure handelt oder ob nicht geschwulstmäßige Anhäufung von Plasmazellen im oberen Respirationstrakt, die als Eiweißbildner vermutet werden (APITZ), der Ursprung für lokales Amyloid sind, muß dahingestellt bleiben.

Unter zunehmender Heiserkeit und Dyspnoe entstehen die in der Größe wechselnden, knotenförmigen Geschwülste sehr langsam. Von diffusen Amyloidinfiltrationen wird meist der subglottische Raum befallen; aber auch eine Beobachtung von lokalem Amyloid des gesamten Respirationstraktes ist bekannt (v. WERTH). Histologisch handelt es sich um typisches Amyloid, das in Flocken oder konzentrisch geschichteten Massen gelagert ist und in der Umgebung Fremdkörperreaktionen (Riesenzellen) hervorruft. Seine Ansammlung ist stets an mesodermale Elemente gebunden, in der Trachea wird es sehr oft in der Basalmembran der kleinen mukösen Drüsen gefunden, aber auch zwischen den Bindegewebsspalten und den Gefäßwänden beobachtet. STARK gelang es, in einigen, klinisch als lokales Amyloid diagnostizierten Fällen, den Nachweis zu führen, daß Fibrohyalin (HÜBSCHMANN) vorlag, so daß man in der klinischen Diagnose wohl einige Zurückhaltung üben muß. Äußerlich ist ihre wachsartige, gelbgraue bis graublaue, durchscheinende Beschaffenheit bemerkenswert. Geschwülste und Infiltrationen sind außerordentlich hart, ihr Schleimhautüberzug ist selten unversehrt (s. Fall 4).

Lipome und *Fibrolipome* machen zwar unter den gutartigen Geschwülsten überhaupt etwa 5% aus (WAHLEN), in den Bronchien aber gehören sie zu den Seltenheiten. Bis 1928 waren etwa 26 Fälle bekannt, von denen nur 15 während des Lebens durch Bronchoskopie erkannt wurden. MEYERSON hat später 35 Fälle zusammengetragen (LELL). POLLAK fand unter seinen Fällen von gutartigen Tumoren dieser Örtlichkeit (104) nur ein Lipom. Ihre Größe ist schwankend und erreicht bei fast kugeliger Gestalt etwa 3 cm Durchmesser, bei bevorzugtem Sitz in den Stammbronchien (WAHLEN). Wie für die Lipome allgemein nimmt WAHLEN auch hier eine gewebliche Disposition als Ursache für ihre Entstehung an. Nach eingehenden Studien gelangten FELLER und HONIG zu der Auffassung, daß in den Lipomen der Bronchien Hamartome mit fehlerhafter Gewebsmischung im Sinne ALBRECHTs zu erblicken sind. Oft besitzen die Lipome auch einen fibromatösen Anteil, der echten Geschwulstcharakter besitzt, so daß dann ihre Charakterisierung als Fibrolipome gerechtfertigt ist (FELLER). Nachdem WATTS und Mitarbeiter neuerdings wieder Fettgewebe in der Bronchialwand außerhalb der Knorpelplatten und zwischen Mucosa und Muscularis mucosae nachgewiesen haben, läßt sich ihre Entstehung hinreichend erklären. Von der Submucosa aus entwickeln sie sich gegen die Lichtung zu, unter günstigen Bedingungen auch peribronchial, wie HONIG zeigen konnte. In dem Fall von HUNT war der Ausgangspunkt die Pars membranacea. Je nach Sitz und Größe entwickeln sich für die Geschwulstträger die Folgen der Bronchusstenose.

Fibrome werden meist in der Trachea, weniger in den Bronchien gefunden. Sie bilden breitbasig aufsitzende, grau-gelbe oder rote, leicht blutende Geschwülste von harter Beschaffenheit, die zu erheblicher Einengung des Lumens führen können (PUSATERI, WYSZNACKA). Ob sie ihre Entwicklung einer Gewebsdisposition oder äußeren Reizen verdanken, ist nicht sicher entschieden. Fälle wie der von PUSATERI, in dem eine Exposition gegenüber Schwefelsäuredämpfen vorlag, sprechen für das letztere. Dabei ist zu berücksichtigen, daß ein Teil der Fibrome sowohl am Kehlkopf wie auch an der Trachea ihrer Entstehung nach keine echten Geschwülste zu sein brauchen; denn auch entzündliches oder mechanisch verursachtes Ödem kann zu zellfreier Faserneubildung führen und dann eine fibromatöse Geschwulst vortäuschen, ein Vorgang, der mit RÖSSLE als Ödemsklerose bezeichnet wird.

Chondrome dürften die seltensten gutartigen Tracheo-Bronchialgeschwülste sein. Sie erreichen oft eine beträchtliche Größe (v. EICKEN, SPIESS) und engen dadurch das Lumen der Trachea oder, wie im Falle HUET, einen Hauptbronchus erheblich ein, so daß sie lange Zeit unter den Zeichen chronischer Bronchitis einhergehen können. Ihre Bedeutung liegt aber nicht nur in den Folgeerkrankungen der Bronchusstenose, sondern auch in ihrer Fähigkeit, sarkomatös zu entarten. Sie stehen an der Grenze zwischen Gut- und Bösartigkeit (HUET). Die von v. RECKLINGHAUSEN als Enchondromatose der Mucosa aufgefaßte Bildung zahlreicher, zur Verknöcherung neigender, kleiner Knorpelinseln in der Trachealschleimhaut ist nach den Untersuchungen von ASCHOFF und LANDSBERG, sowie BRÜCKMANN, SCHNITZER u. a. wahrscheinlich keine echte Geschwulstbildung (KAUFMANN). Sie soll auf einer Anomalie in der Anlage elastischer Fasern beruhen (Tracheopathia chondroosteoplastica). Diese allerdings wird häufiger bei Sektionen, oft als Zufallsbefund, erhoben. Ihre klinischen Erscheinungen sind wegen ihrer geringen Größe deshalb auch nicht beträchtlich und können sogar ganz fehlen.

Hämangiome. Die wenigen bekannten Vorkommnisse von Hämangiomen in der Trachea sind bei Säuglingen beobachtet worden. Jedesmal war die Geschwulst unter Verursachung von bedrohlichem Stridor direkt subglottisch an der Trachealwand gelegen, erschien blaurot bis rot und blutete bei Berührung beträchtlich (SHORP). HOFFMANN weist darauf hin, daß die durch Hämangiome hervorgerufenen Symptome infolge des unterschiedlichen Blutfüllungszustandes sehr wechseln können. Bemerkenswert ist seine Beobachtung an einem Fall, der gleichzeitig Hämangiome der Rachenwand und der äußeren Haut aufwies.

Bösartige Geschwülste.

a) Carcinome.

Während bei den gutartigen Geschwülsten des Tracheobronchialbaumes zwar ein bevorzugter Sitz der Tumoren in den tieferen Abschnitten (Bronchien) festzustellen ist, ist der Häufigkeitsunterschied zwischen Trachealcarcinom und Bronchialcarcinom geradezu eklatant und in keiner Weise mit dem der benignen Gewächse an diesem Ort vergleichbar.

So konnten GUTTMANN und Mitarbeiter bis 1949 lediglich 211 Fälle der Weltliteratur von Trachealkrebs zusammentragen. Unter diesen war meist die Hinterwand des unteren Trachealdrittels als Hauptsitz betroffen; vorwiegend handelte es sich um Plattenepithel- (squamous) zellen- oder Adenocarcinome, das Vorkommen von Basalzellkrebsen wird nur mit 12% angegeben. Hinsichtlich ihrer Symptomatik entsprechen sie etwa den gutartigen Gewächsen, da die Verlegung der Tracheallichtung sehr frühzeitig asthmoide Zustände, Stridor, seltener Husten und Blutauswurf herbeiführt, manchmal ehe der maligne Charakter der Neubildung andere Komplikationen hervorruft. Spätere kasuistische Mitteilungen liegen von MIRZOEV, ONANOFF und BEDONI vor. Bei letzterem handelt es sich um einen haselnußgroßen, subglottisch gelegenen Krebs, der durch Resektion des ersten Trachealringes entfernt werden konnte.

Demgegenüber ist das Bronchialcarcinom in den letzten Jahren in verstärktem Maße in den Mittelpunkt des Interesses gerückt, nicht zuletzt wegen seiner von verschiedenen Autoren statistisch nachgewiesenen reellen, absoluten und relativen Häufigkeitszunahme (FISCHER, WEBER und NOLL, EMMINGER und EINFALT, WALTHER, SALZER, WENZL, JENNY sowie STENGEL, ASK-UPMARK, BRUNNER, HAMPERL u. a.).

Der stetige Häufigkeitsanstieg kann etwa seit Anfang dieses Jahrhunderts beobachtet werden. Während FISCHER bis 1910 die Häufigkeit der Bronchialcarcinome, bezogen auf die sezierten Carcinomfälle, in seiner Sammelstatistik mit 1—5% angab, beanspruchte das Bronchialcarcinom zwischen 1910 und 1930 bereits zwischen 10 und 15% aller Krebse. KAHLAU schätzt heute unter Zugrundelegung des zahlreichen von ihm gesichteten statistischen Materials den Anteil der Bronchialcarcinome an den Krebsfällen im allgemeinen mit 7,3—15,8%. Damit ist das Bronchialcarcinom hinter die Carcinome des gesamten Magen-Darmtraktes an die zweite Stelle unter den Krebsen überhaupt gerückt. Zu einem ähnlichen Ergebnis gelangten auch EMMINGER und EINFALT, die von einer Zunahme von 200% sprechen, wobei dieser Feststellung ein Vergleich der Krebssektionsfälle an 8 bayerischen pathologischen Instituten mit der von DORMANNS (1925—1935) aufgestellten Reichsstatistik in dem entsprechenden Einzugsgebiet zugrunde liegt. Unter dem von WALTHER ausgewählten Sektionsgut zwischen 1906 und 1945 (42085 Fälle) befanden sich 6414 Krebse, dabei entfielen 474 auf das Bronchialcarcinom, d. h. ein Verhältnis von Bronchialcarcinom zu Sektionsfällen wie 1,12:100. PROBST hatte aus dem gleichen Institut zwischen 1906 und 1926 erst einen Anstieg von 0,19 auf 0,99% der Bronchialkrebse, bezogen auf das Sektionsmaterial, festgestellt.

Die Zunahme betrifft fast ausschließlich Männer. KAHLAU berechnet das Geschlechtsverhältnis heute (1954) mit 4,2:1, so daß gegenüber der früheren Statistik von 3,4:1 (FISCHER 1931) eine deutliche Bevorzugung des männlichen Geschlechtes bei der allgemeinen Bronchialcarcinomzunahme festzustellen ist, wenn die Geschlechtsverteilung nur auf die Gesamtsektionen bezogen wird. Im Vergleich zu den Krebssektionen ergibt sich dagegen eine noch etwas höhere männliche Beteiligung (23,4% Männer:5,4% Frauen).

Anders ausgedrückt bestand im vorigen Jahrhundert ein Verhältnis von 70:30 zugunsten der Männer, heute dagegen liegen die Lungenkrebse bei Frauen in allen Statistiken unter 10% (SALZER und Mitarbeiter; für ihr eigenes Material etwa 6,6%). Vergleichbare Ergebnisse brachten die Untersuchungen WALTHERS, der unter den oben erwähnten 474 Bronchialcarcinomen am Züricher Pathologischen Institut 414 Männer und nur 60 Frauen zählen konnte. WEBER und NOLL gelangten nach Auswertung des Sektionsmaterials am Frankfurter Pathologischen Institut zwischen 1932 und 1951 (31 770 Sektionen) zu der Feststellung, daß in den letzten 7 Jahren (1944—1951) 4mal so häufig Männer als Frauen von einem Bronchialcarcinom betroffen würden, wobei unter Berücksichtigung des Fehlers der kleinen Zahl bei den Frauen nicht einmal eine echte Zunahme zu verzeichnen sei. Diese ließ sich aber bei den Männern in Übereinstimmung mit den obigen Angaben, gemessen am Verhältnis zu den Gesamtsektionen und den Krebsfällen im besonderen, rechnerisch nachweisen. Diese Ergebnisse werden besonders bedeutungsvoll durch die Feststellung von WEBER und NOLL unterstrichen, wonach das Durchschnittsalter der Krebsträger im allgemeinen gestiegen, das der Bronchialcarcinomträger dagegen konstant geblieben ist (5.—6. Lebensjahrzehnt, siehe auch WESSLING). Für die Häufigkeitszunahme des Bronchialcarcinoms kann also keineswegs das häufigere Erreichen des krebsfähigen Alters allein verantwortlich gemacht werden.

Hinsichtlich des makroskopischen Verhaltens der Lungenkrebse ist ihre Lokalisation und Wachstumsform zu berücksichtigen, die die Grundlagen für die von zahlreichen Bearbeitern dieses Problems aufgestellten makro-anatomischen Klassifizierungen bilden. Bei der Überprüfung entsprechender Angaben der Literatur läßt sich feststellen, daß die rechte Seite primär etwas häufiger befallen wird als die linke.

FISCHER gibt ein Verhältnis von 116:100 an (1931 und 1949). Unter 406 Fällen WALTHERS war 225mal die rechte und 181mal die linke Seite betroffen. In der Zusammenstellung von THEISS machen die linksseitigen Krebse 37,6%, die rechtsseitigen 60,5% aus (zit. nach KAHLAU). Bei BRUNNER findet sich ein Verhältnis von 51,7:48,3% zugunsten der rechten Seite.

Was die Verteilung auf die verschiedenen Lungenabschnitte betrifft, scheint eine Bevorzugung der Oberlappen zu bestehen.

BRUNNER veröffentlichte 1951 folgende Aufstellung seines Materials:

rechts:	Oberlappen	17,4%
	Mittellappen	2,2%
	Unterlappen	18,6%
	Stammbronchus	6,2%
	Lappenbronchus	7,3%
links:	Oberlappen	23,0%
	Unterlappen	15,2%
	Stammbronchus	10,1%

Es ergibt sich also eine Beteiligung der Oberlappen mit über 40% an dem gesamten Bronchialcarcinomvorkommen. Auch bei THEISS stehen die Oberlappen mit 42,8% der Fälle an der Spitze. Der Rest verteilt sich mit etwa je 10—15% auf Hauptbronchien und Unterlappen sowie Mittellappen (4,2%).

Ein weiterer Gesichtspunkt, zu einem Einteilungsprinzip zu gelangen, ist das von vielen Autoren verwandte Verfahren, die Beziehungen der Geschwülste zu ihrer

Umgebung aufzudecken. Die von W. FISCHER gegebene Klassifizierung geht dabei von den topographischen Verhältnissen zum Bronchus aus, die von BARIÉTY, DELARUE und PAILLAS berücksichtigt mehr die Lage zum Mediastinum.

Wie auch KAHLAU betont, dürfen solche Einteilungen jedoch keinen Selbstzweck verfolgen, sondern sollen mehr einem praktischen Bedürfnis angepaßt werden. SALZER, WENZL, JENNY und STANGL sehen darin eine Möglichkeit, die Operabilität zu beurteilen, so daß sie RABIN und NEUHOF folgen, welche zuerst periphere von zentralen Wachstumsformen unterschieden haben (s. auch REINGOLD und Mitarbeiter). Die erwähnten Autoren hielten seinerzeit (1934) lediglich die Geschwülste mit peripherem Sitz für operabel, die zentralen dagegen wegen ihrer fast regelmäßigen Beteiligung der Hiluslymphknoten für inoperabel. Wenn sich die chirurgisch-technischen Möglichkeiten in der Zwischenzeit auch entscheidend gewandelt haben und selbst ein Übergreifen auf Perikard und Herz kein unbedingtes Hindernis für eine radikale Tumorentfernung mehr darstellt (BRUNNER), ist eine solche Unterteilung doch sehr einleuchtend und wird in ähnlicher Form auch von HAMPERL, REINGOLD, OTTOMAN und KONWALER vertreten. Eine sehr klare Disposition in dieser Hinsicht trifft POHL, der wir mit KAHLAU folgen:

I. Zentrale Form: 1. Hiluscarcinom.
                2. Lappencarcinom.
II. Periphere Form: 1. Isolierter Rundtumor.
                2. Diffus infiltrierender Tumor.

Einschränkend muß aber erwähnt werden, daß eine sichere Entscheidung über den primären Entstehungsort der Geschwulst längst nicht in allen Fällen zu treffen ist, zumal ihre Ausbreitung in jeder Richtung erfolgen kann, bis schließlich ein großes Lungenparenchymgebiet vom Krebs befallen ist. SALZER und Mitarbeiter haben das an Röntgenuntersuchungen solcher Patienten nachgewiesen, die eine Operation abgelehnt hatten oder deren Erkrankungen diagnostisch noch nicht abgeklärt waren. Dabei zeigte sich eine hiluswärts verlaufende Ausbreitung der Geschwulst in solchen Fällen, in denen anfänglich nur ein Segmentbronchus befallen war. Der Wert topographischer Einteilungen wird dadurch erheblich in Frage gestellt.

Unter den 921 Fällen von SALZER und Mitarbeitern befinden sich 226mal periphere und 695 zentrale Tumoren, von diesen wurden 120 operiert. Die Zahl der Segmentbronchuscarcinome liegt mit 81 gegenüber 39 Operationsfällen mit Stammbronchusbeteiligung naturgemäß höher, obwohl gerade das Segment-Bronchuscarcinom zu den selteneren Erscheinungsformen unter den Lungenkrebsen gehört (SALZER). Diese Angaben sprechen eindeutig für eine bessere Operabilität der peripheren Geschwülste. Einer besonderen Berücksichtigung bedürfen diese deshalb noch, weil sie Pleura und Brustwand in das Krebswachstum einbeziehen können. Im allgemeinen kann zwar der Pleuraspalt als eine natürliche Barriere gegen ein derartige Ausbreitung angesehen werden, in manchen Fällen (3—4% nach KNORR sowie ESCHBACH) aber, bei denen alte Pleuraadhäsionen im Tumorbereich vorliegen oder in welchen die geringere Verschieblichkeit der Pleurablätter im Spitzenbereich das kontinuierliche Wachstum nach außen begünstigen (SALZER und Mitarbeiter), kann es leicht zu einer Beteiligung der lateral von der Geschwulst gelegenen Umgebung kommen. Von einer Reihe von Autoren (in Deutschland vor allem ESCHBACH) wurde diese Geschwulstform nach den früheren Mitteilungen von PANCOAST (1924 und 1932) als PANCOAST-Tumoren oder Ausbrecherformen des Bronchialcarcinoms bezeichnet, deren Sonderstellung von KAHLAU, KNORR u. a. neuerdings entschieden und mit Recht bestritten wird. Man sei lediglich berechtigt, von einem PANCOAST-Syndrom (Schulterschmerz, Armschmerz, HORNERS Syndrom) zu sprechen, denn das „Ausbrechen" der Geschwulst sei im Rahmen der schon erwähnten möglichen Ausbreitungsformen in entgegengesetzter Richtung, z. B. zum Hilus, ohne weiteres zu verstehen, und niemand würde Geschwülste letzterer Wachstumsweise deshalb von den Bronchialcarcinomen anderer Art absondern (KAHLAU).

Eine weitere Eigenheit der peripheren Bronchialcarcinome kann in ihrer Fähigkeit, Einschmelzungshöhlen zu bilden, erblickt werden, wodurch sie röntgenologisch der Verwechselung mit tuberkulösen Kavernen unterliegen können.

Die Schwierigkeiten für die prognostische Beurteilung der Bronchialcarcinome aus einer topographischen Einteilung ergeben sich nach den vorstehenden Ausführungen von selbst. Deshalb sind manche Autoren (so v. ALBERTINI) dazu übergegangen, nur eine histologische Klassifizierung gelten zu lassen, zumal diese eher einen Schluß über das biologische Verhalten der Bronchialcarcinome zuläßt und somit mehr dem klinischen Bedürfnis nach Anhaltspunkten für die Behandlung Rechnung trägt. Hierbei ist dem von KAHLAU aufgestellten Einteilungsschema, das sich an das von LINDBERG gegebene anlehnt, vor einer Reihe anderer aus einem wesentlichen Grund der Vorzug zu geben: es läßt auf den ersten Blick ein Urteil über den Malignitätsgrad der Geschwulst zu, worauf bei der Besprechung der Metastasierung noch zurückzukommen sein wird. Er unterscheidet

1. Krebse mit ganz oder vorwiegend undifferenzierten Zellen,
   a) kleinzellige Carcinome, einschließlich der „oat-cell"-Tumoren,
   b) polymorphzellige Carcinome (mittel- bis großzellig),
2. Krebse mit ganz oder vorwiegend differenzierten Zellen,
   a) Differenzierung in Richtung Plattenepithel,
   b) Differenzierung in Richtung Zylinderepithel,
3. Atypische Formen.

Was die Häufigkeit der histologischen Geschwulsttypen anbelangt, läßt sich eine Hauptbeteiligung der Plattenepithel- und kleinzelligen Carcinome an dem Bronchialcarcinomvorkommen überhaupt feststellen.

MEESSEN sah an Operationsmaterial 75% Plattenepithelkrebse, 20% anaplastische Tumoren und 5% Adenocarcinome. WALTHER glaubt, daß Plattenepithel- und oat-cell-Carcinome 90% aller Carcinome ausmachen. In derselben Größenordnung bewegen sich auch die Angaben KAHLAUS, denen eine Zusammenstellung aus 12 verwertbaren Statistiken der Literatur und eigene Erhebungen an 190 Fällen zugrunde liegen.

	Statistik %	Eigene Fälle %
Plattenepithelcarcinome	40,0	36,3
undifferenzierte Krebse u. a. oat-cell-Tumoren	43,2	56,9
Zylinderepithelkrebse	13,4	6,8

Bei der letzten Gruppe wird das vermehrte oder ausschließliche Vorkommen bei Frauen von manchen Autoren hervorgehoben (unter anderen von MEESSEN).

Im Zusammenhang mit der Häufigkeitsverteilung der histologischen Krebstypen wirft KAHLAU in seiner umfassenden Bearbeitung zu diesem Gegenstand (1954) die Frage nach der Histogenese des Bronchialcarcinoms auf, denn das zahlenmäßige Mißverhältnis zwischen Zylinderzellkrebsen einerseits und Plattenepithelkrebsen andererseits entspricht nicht den Erfahrungen an anderen Organen. Wenn bei den Bronchialcarcinomen eine Zunahme zu verzeichnen sei, müsse diese nach den Beobachtungen des Krebszellvorkommens in anderen Organen in gleicher Weise auch die Zylinderzellkrebse betreffen, zumal jene ja offenbar am sichersten von den in dem Tracheobronchialbaum ortsständigen Zellen des Muttergewebes, den Zylinderzellen, ausgehen. Zu dieser Frage sind zahlreiche Untersuchungen vorgenommen worden, die sich vor allem mit dem Nachweis von Plattenepithelvorkommen in den nicht krebskranken Lungen befaßten. ANACKER weist in diesem Zusammenhang auf die bekanntlich im Spornbereich der Teilungsstellen anzutreffende Plattenepithelauskleidung der Bronchien hin (v. HAYEK u. a., s. oben), indem er glaubt, hierin eine der Ursachen für die Bevorzugung der Segmentbronchien als Entstehungsort des Bronchialcarcinoms erblicken zu können. Er gibt aber einschränkend zu, daß diese anatomische Eigentümlichkeit auch auf andere, nur selten am Krebsvorkommen beteiligte Lokalisationen zutrifft (Haupt- und Lappenbronchus). Es unterliegt ferner keinem Zweifel, daß es nach chronischen Schleimhautentzündungen der Bronchien zu Plattenepithelmetaplasien als regeneratorischem Prozeß kommt, wie unter anderem die Untersuchungen von WITTEKIND und STRUEDER, LINDBERG sowie ASKANAZY ergeben haben. WITTEKIND und STRUEDER fanden nun im Bereich von Mikrocarcinomen mit Plattenepithelcharakter gerade keine Plattenepithelmetaplasien der Bronchialschleimhaut, ein Befund, welcher der Auffassung WEGELINS entgegensteht, der die Epithelmetaplasie als Voraussetzung für die Krebsentstehung im Sinne einer fakultativen Präcancerose ansieht.

KAHLAU entscheidet die Streitfrage folgendermaßen: ,,Die Plattenepithelkrebse können wohl aus einer Epithelmetaplasie hervorgehen, sie müssen es aber keineswegs." Das besage, daß die Epithelmetaplasie keine notwendige Voraussetzung für die Entstehung von Plattenepithelkrebsen sei (s. S. 3).

Mit der Frage nach den Epithelmetaplasien wird zugleich die Frage nach der Abstammung der Plattenepithelien als auch der Zellen anderer Krebstypen aufgeworfen. Auf die Bronchialdrüsen gehen wohl nur die reinen Adenocarcinome zurück (FISCHER). Alle übrigen Geschwülste stammen vom Schleimhautepithel ab (hierzu bemerkenswert die auch von KAHLAU zitierte Arbeit von SPAIN und PARSONNET, die Mikrocarcinome in bronchioli terminales fanden, welche bekanntlich keine Schleimdrüsen besitzen). Im übrigen besteht bei allen Autoren Übereinstimmung über die Rolle der basalen Schleimhautzellen als Ausgangspunkt sowohl der Plattenepithel- als auch der oat-cell-Tumoren, welche BRANDT folgerichtig für überstürzt gebildete Plattenepithelien hält (s. auch WALTHER, KAHLAU, LINDBERG, ENRICO).

Bei der Besprechung der Metastasierung der Bronchialcarcinome interessiert in diesem Rahmen weniger der Sitz der Tochtergeschwulst als ihr histologischer Typus und die hiervon offensichtlich abhängige Häufigkeit der Absiedlung in andere Organe. Es bedarf keiner Erwähnung, daß diskontinuierliche Ausbreitung auf dem Lymph- und Blutwege ebenso wie Metastasen per continuitatem zum Charakter aller histologischen Typen gehören. Die Möglichkeit einer Ausbreitung auf dem Schleimhautwege (RÖSSLE) sei ebenfalls nur gestreift, weil sie mehr allgemein-pathologisches Interesse für das Malignitätsproblem bösartiger Geschwülste überhaupt besitzt.

Die Metastasenhäufigkeit der Bronchialcarcinome liegt sehr hoch und beträgt nach KAHLAU zwischen 80 und 90%. WALTHER beobachtete in 52% der Fälle ein Übergreifen auf die Nachbarorgane (vorwiegend durch Plattenepithelcarcinome), in 76% Lymphknotenmetastasen.

An der Metastasierung sind die kleinzelligen Tumoren mit einer erheblich höheren Prozentzahl beteiligt als die Plattenepithelkrebse. Unter seinen 190 Fällen fand KAHLAU Lymphknotenmetastasen in 86% bei den kleinzelligen Geschwulsttypen, gegenüber ,,nur" 54% der Plattenepithelkrebse, eine Angabe, die nach v. ALBERTINI und WALTHER ihre Bestätigung findet. In diesem Punkt entsprechen die Bronchialcarcinome also einem allgemeinpathologischen Prinzip, nach welchem zwischen Malignitäts- und Differenzierungsgrad enge Beziehungen bestehen. Eine Ausnahme hiervon bildet allerdings das Adenocarcinom, welches von v. ALBERTINI in seinem Malignitätsschema an die vorletzte Stelle vor den oat-cell-Tumoren eingereiht wird und dessen Malignitätsgrad er als ,,schwer" bezeichnet. THEISS, der versuchte, die Geschwulstmalignität durch die Krankheitsdauer zu charakterisieren, fand bei den kleinzelligen Geschwulsttypen eine Krankheitsdauer von etwa 5—5$\frac{1}{2}$ Monaten, bei dem Plattenepithel- und Adenocarcinom dagegen eine solche von 11 Monaten.

Ferner ist die Beziehung vom Sitz und histologischem Bau Gegenstand von Untersuchungen gewesen. Die Ergebnisse sind sehr widersprechend. TUTTLE und WOMACK glauben an Bevorzugung der Peripherie durch kleinzellige Tumoren, wogegen andere Autoren (z. B. ESCHBACH) mehr Plattenepithelkrebse an diesem Ort fanden.

Die von Bronchialcarcinommetastasen befallenen Organe werden von WALTHER nach der Häufigkeit ihrer Beteiligung in nachstehender Reihenfolge aufgeführt: Leber, Knochenmark, Niere, Nebenniere, Gehirn, Schilddrüse, Milz, Herz und weitere Organe der großen Körperhöhlen. Als Zeichen hoher Malignität nennt er unter anderem atypische Metastasen in der Muskulatur, Hoden und Samenblasen.

Nach den gemachten Ausführungen über das biologische Verhalten der Bronchialcarcinome wird man sich also nach *verschiedenen* Gesichtspunkten richten müssen, wenn man etwa die Heilungsaussichten beurteilen soll. Bei einem peripher sitzenden kleinzelligen Carcinom muß man wohl seine bessere Operabilität gegenüber der Möglichkeit von frühzeitig aufgetretenen Fernmetastasen abwägen. Andererseits kann ein zentral sitzendes Plattenepithelcarcinom, dessen Malignität nach histologischen Gesichtspunkten gering ist, eine Operation wegen der Ausdehnung in die Nachbarschaft nicht angezeigt erscheinen lassen.

Ein recht brauchbares Schema hat SALZER in dieser Hinsicht angegeben, das offensichtlich vorwiegend die chirurgisch-technischen Belange berücksichtigt. Er teilt seine

Fälle nach dem Tumorsitz in 3 Gruppen, die (nachgewiesenen!) Metastasen in 4 Gruppen und erhält so eine Kombination, die ziemlich viel über die Prognose erkennen läßt. Leider fehlt hierbei die Berücksichtigung der histologischen Klassifizierung, auf die man nicht verzichten sollte, um vor therapeutischen Mißgriffen bewahrt zu bleiben.

Hinsichtlich des Tabakrauchens, aber auch der Einwirkung von Stoffen der modernen Zivilisation als *ätiologischem* Faktor (Abgase der Industrie und der Kraftfahrzeuge, besonders in den Städten) sind zahlreiche Untersuchungen angestellt worden, um eine Beziehung zu der auffälligen Zunahme der Bronchialkrebse aufzudecken. Erhebungen, vorwiegend an dem Bronchialcarcinomvorkommen bei Stadt- und Landbevölkerung durchgeführt, haben keine deutlichen Zusammenhänge erkennen lassen (WYNDER und GRAHAM).

Dagegen haben statistische Ermittlungen z. B. von GSELL, LICKINT sowie FELLENBERG ergeben, daß sich unter den Bronchialcarcinomträgern ungleich viel mehr Raucher befanden als unter Patienten mit anderen Krebsen.

Nach GROSSE (zit. nach LICKINT) stirbt jeder 220. Nichtraucher, dagegen jeder 16. Raucher bzw. jeder 8. Vielraucher an Bronchialcarcinom. Von den 95 Fällen von SCHRECK und BAKER (zit. nach GSELL) waren 83—87 % Vielraucher. Im Vergleich zu anderen Krebsfällen kommt GSELL zu folgendem Ergebnis (berücksichtigt ist ein täglicher Zigarettenkonsum von 10 Stück und mehr):

Bronchialcarcinom . . . . 68,3 %
andere Krebse . . . . 48,8 %
übrige Patienten . . . . 34,8 %.

WYNDER und GRAHAM befragten 605 männliche Bronchialcarcinomträger und 780 männliche Kontrollpersonen, die sie unter anderem in die Gruppen Nichtraucher und Raucher von mehr als 16—20 Zigaretten am Tag einteilten und kamen zu folgendem Ergebnis:

	Nichtraucher %	Mehr als 16 Zigaretten (über 20 Jahre) %
Bronchialcarcinome . . .	1,3	86,4
Kontrollfälle	14,6	44,7

GSELL, der eine eindeutige Beziehung zwischen Tabakrauchen, speziell zwischen Intensität und Dauer des Zigarettenrauchens und der Entwicklung der Bronchialcarcinome annimmt, erklärt die Wirkungsweise durch chronischen Reiz mit Epithelproliferationen, wodurch die normale Zellentwicklung gestört werde und es in Analogie zu anderen exogen erzeugten Krebsen zu einer Zellmutation komme. Er räumt allerdings ein, daß es sich bei der Krebsentstehung selbstverständlich um einen komplexen Vorgang handelt. Auffällig ist natürlich gerade die Zunahme der Plattenepithelgeschwülste und oat-cell-Tumoren, die nach WALTHER zu den Repräsentanten der Reizgeschwülste gerechnet werden. KAHLAU übt in dieser Frage etwas mehr Zurückhaltung, obwohl er auch zugibt, daß „das sehr weit verbreitete Rauchen als ein Grund für die ständige Zunahme des Bronchialcarcinoms ernsthaft in Frage kommt".

Neuere Untersuchungen von ANACKER gehen von der Frage aus, ob zwischen Lungenventilation und Verteilung des Luftstromes in den Bronchien einerseits und der häufigen Lokalisation des Bronchialkrebses an den Segmentbronchien andererseits unter *der* Voraussetzung Beziehungen bestehen, daß der Luft beim Rauchen cancerogene Stoffe als Suspension feinster Tröpfchen wie bei einem Aerosol beigemengt sind. Nach seinen Beobachtungen überwiegt besonders bei Männern die Vitalkapazität der Unterlappen die der Oberlappen um 8%, so daß die cancerogene Noxe weit mehr den Unterlappen zugeführt werden würde, ein Umstand, der den Angaben aller Autoren über den häufigeren Krebsbefall der Oberlappen entgegensteht. Verteilung und Niederschlag der Rauchteilchen in den Atemwegen ist nach FINDEISEN u. a. abhängig von Sedimentation und Trägheitswirkung, diese wiederum begünstigt von mehr horizontalem Bronchusverlauf bzw. Änderung der Strömungsrichtung. Dementsprechend hat ANACKER unter Berücksichtigung von Teilchengröße, Strömungsgeschwindigkeit, Winkel der Strombahnänderung und lichter Weite der Bronchien berechnet, daß sich der größte Teil wirksamer (cancerogener) Substanz an den Teilungsstellen der Segmentbronchien ablagert, wobei nicht Teilchenanzahl, sondern die Summe der Teilchenvolumina maßgeblich ist. Diese Bevorzugung teilen mit den Segmentbronchien jedoch auch der rechte Oberlappen- und linke Unterlappen bronchus, so daß bindende Schlüsse aus den einleuchtenden Überlegungen nicht zu ziehen sind. ANACKER gelangt deshalb selbst zu der Feststellung, daß „Loklisation und Entstehung eines Krebses eben doch nicht nur ein anatomisch-celluläres und mechanisch-dynamisches Problem" sei.

Die sog. Narbenkrebse der Lunge, für die ätiologisch eine chronische Regeneration im Narbenbereich angeschuldigt wird, seien in diesem Zusammenhang kurz erwähnt. LÜDERS und THEMEL haben in erster Linie tuberkulöse Narben für ihre Entstehung verantwortlich gemacht.

Sekundäre Lungengeschwülste kommen praktisch aus allen Organen an diesem Ort vor, auch wenn sie meist nur mikroskopisch nachweisbaren Charakter besitzen, was mit der Stellung der Lunge im Blutkreislauf zusammenhängt, eine Beziehung, auf die WALTHER in seiner Monographie (1948) besonders hingewiesen hat. Nach seiner Auffassung „muß in jedem Fall bei sog. Fernmetastasen auch eine sekundäre Erkrankung der Lunge in irgendeiner Form nachgewiesen werden können". Neben Absiedelungen von Mammacarcinomen, die an 923 Fällen 110mal beteiligt waren, kommen Metastasen von Krebsen des Magens, der Speiseröhre, Nieren und Gebärmutter am häufigsten vor.

Die sog. **Lungenadenomatosen** gehen wahrscheinlich auf Alveolarepithelien zurück (KAHLAU u. a.), obwohl sie vielfach als Krebse der bronchioli terminales angesprochen werden (v. ALBERTINI). In dieser Beziehung muß man KAHLAU folgen, der sie aus verschiedenen Gründen (Häufigkeit, Alters- und Geschlechtsverteilung, die den Beobachtungen bei Bronchialcarcinomen diametral entgegengesetzte Verhältnisse zeigen) sowie auch nach ihrem morphologischen Verhalten von dem Bronchialcarcinom abgetrennt wissen will. Sie seien nur deshalb hier erwähnt, weil sie differentialdiagnostisch in Erwägung gezogen werden müssen, wenn sie in ihrer diffusen Form vorliegen, wobei ein ganzer Lungenlappen von Krebsgewebe durchsetzt sein kann und somit eine Abgrenzung gegen Bronchialcarcinome gewisser Erscheinungsformen notwendig wird. Die knotige Form macht dagegen in dieser Hinsicht weniger Schwierigkeiten; sie kann allerdings eher für sekundäre Geschwulstabsiedlungen in der Lunge aus anderen Organen gehalten werden. Im ganzen genommen machen die Lungenadenomatosen nur wenig klinische Erscheinungen, bevor Metastasen auftreten (MOYER und ACKERMANN). Was die Häufigkeit anbetrifft, verzeichneten WATSON und SMITH unter 1585 malignen Lungengeschwülsten 33mal die von den Amerikanern alveolar-cell-Tumor benannte Lungenadenomatose.

Sarkome der Bronchien sind gegenüber den Carcinomen ungleich seltener. In der Regel haben sie ihren Sitz in der Mitte eines der Lungenlappen (WESSLING). Durch CASSWELL jr. und KRAFT ist ein histologisch verifiziertes Fibrosarkom bei einem jungen Mann beobachtet worden, bei dem ähnliche Symptome wie beim Bronchialcarcinom zu verzeichnen waren: Husten, Brustschmerzen, Kurzatmigkeit und Gewichtsverlust.

Noch viel seltener sind bösartige Gewächse der Binde- und Stützsubstanzen in der Trachea, wovon unter anderen der Fall von LEGLER mit einem Lymphosarkom der Trachea bekannt ist.

Die Beobachtung von LÜDERS und THEMEL, die neben einem Plattenepithelcarcinom der Lunge auch ein polymorphzelliges Sarkom im gleichen Organ sahen, spricht für das gelegentliche Vorkommen solcher Geschwülste in der Lunge. Die Verbindung von bösartigen Geschwulstanteilen aus Mesenchym und Epithel sind nach KAHLAU als primäre **Carcinomsarkome** ebenfalls außerordentlich selten, so daß es genügt, auf die von ihm zitierten Fälle von FRIEDRICH WEBER und die in dieser Arbeit aufgeführten 4 früheren ähnlichen Beobachtungen sowie auf die Tatsache zu verweisen, daß BERGMANN, ACKERMANN und KEMLER neuerdings unter 258 chirurgisch entfernten bronchopulmonalen Tumoren nur 2 Carcinomsarkome fanden (zit. nach KAHLAU).

Literatur.

ACUNA, R. T.: Endoscopic aspects of bronchial skleroma (Rhinoskleroma). Ann. of Otol. **57**, 894 (1948). — ALBERTINI, A. v.: Pathologisch-anatomisches Kurzreferat zum Thema Lungenkrebs. Schweiz. med. Wschr. **1951**, 659. — ANACKER, H.: Lungenkrebs und Bronchographie. Stuttgart:

Georg Thieme 1955. — APITZ, K.: Neue Anschauungen vom Plasmocytom, dem sogenannten multiplen Myelom. Klin .Wschr. 1940, 1025. — AROLD, C.: Über bronchoskopische Erfahrungen bei der Tuberkulose. Arch. Ohr- usw. Heilk. 161, 240 (1952). — ASK-UPMARK, E.: Die Häufigkeit der primären bösartigen Lungengeschwülste. Acta path. scand. (København.) 9, 159 (1932). — ASKANAZY, M.: Über die Veränderungen der oberen Luftwege bei der Influenza. Korresp.bl. Schweiz. Ärzte 15, 465 (1919).

BABLICK, L.: Zur Diagnose und Therapie der Bronchusadenome. Mschr. Ohrenheilk. 86, 1 (1952). — BARIÉTY, M., J. DELARUE et J. PAILLAS: Les formes anatomo-cliniques des cancers à petites cellules grosses bronches. Ann. Méd. 50, 216 (1949). ~ Correlations entre les aspects anatomique et les formes cliniques des cancers bronchiques. J. franc. Méd. et Chir. thorac. 4, 169 (1950). — BARRETT, I. H.: Broncholithiasis. Arch. of Otolaryng. 44, 574 (1946). — BARTH, H.: Zur Kasuistik der Trachealtumoren. Z. Hals- usw. Heilk. 30, 583 (1932); 35, 194 (1933). — BEDONI, C.: Primitives Adenocarcinom der Trachea. Arch. ital. Otol. 61, 1950. Ref. Zbl. Hals- usw. Heilk. 44, 350. — BERGMANN, M., L. V. ACKERMANN and R. L. KEMLER: Carcinosarcoma of the lung. Cancer (N.Y.) 4, 919 (1951). — BJÖRK, H.: Inflammatory bronchial polypus. Acta oto-laryng. (Stockh.) 42, 131 (1952). — BJÖRK, V. O.: Bronchiogenic carcinoma. Acta chir. scand. (Stockh.) 95, Suppl. 125 (1947). — BLADES, B.: Ann. Surg. 123, 755 (1946). Zit. nach E. WILHELM, Intrathorakale neurogene Tumoren. Thoraxchirurgie 1, 315 (1953). — BORGSCHULTE, F.: Über das Vorkommen von primären Tumoren der Trachea. Arch. Ohr- usw. Heilk. 162, 432 (1953). — BRANDT, M.: Über Regenerationserscheinungen in der Lunge und ihre Beziehungen zum primären Lungenkrebs. Virchows Arch. 262, 211 (1926). — BREDT, H.: Grenzfälle gutartiger Bronchialtumoren. Arch. Geschwulstforsch. 2, 301 (1951). — BRUNNER, A.: Der Lungenkrebs. Schweiz. med. Wschr. 1951, 653.

CASSWELL jr. and N. H. KRAFT: Fibrosarkoma of the bronchus. J. Thorac. Surg. 19, 117 (1950).

DEMME: Beiträge zur Kenntnis der Tracheostenosis per compressionem nebst Bemerkungen über Tracheostenosis im allgemeinen. Würzburg. med. Z. 1861. Zit. nach C. HART u. E. MAYER, Kehlkopf, Luftröhre und Bronchien. In Handbuch der speziellen pathologischen Anatomie und Histologie, Bd. III/1, herausgeg. von HENKE-LUBARSCH. Berlin: Springer 1928. — DIXON, T.: Skleroma of trachea. Arch. of Otolaryng. 36, 937 (1942).

EBERT: Über den Durchbruch käsiger Bronchialdrüsen in benachbarte Organe. Inaug.-Diss. Halle 1908. Zit. nach E. KAUFMANN, Lehrbuch der speziellen pathologischen Anatomie. Berlin u. Leipzig: W. de Gruyter & Co. 1929. EICKEN, C. v.: Brochoskopische Mitteilungen. Verh. Verein Süddtsch. Laryngologen 1907, S. 410. — EMMINGER, E., u. W. EINFALT: Über die Zunahme des Bronchialcarcinoms im bayrischen Sektionsmaterial. Z. Krebsforsch. 56, 556 (1950). — ENRICO, L.: Gutta cosidetta metaplasia del epitelio bronchiale in relazione al progenesi del epitelioma pulmonare bronchiogeno. Minerva chir. (Torino) 1950, 270. Ref. Zbl. Hals- usw. Heilk. 42, 123. — ESCHBACH, H.: Der PANCOAST-Tumor, ein Sonderfall des Bronchuskrebses. Z. inn. Med. 3, 35 (1948). — EWALD: Über Trachealkompression durch Struma und ihre Folgen. Vjschr. gerichtl. Med., 3. F. 8, Suppl. 2, 33 (1894). Zit. nach C. HART u. E. MAYER, Kehlkopf, Luftröhre und Bronchien. In Handbuch der speziellen pathologischen Anatomie und Histologie, Bd. III/1, herausgeg. von HENKE-LUBARSCH. Berlin: Springer 1928.

FELLER, A.: Über ein lipomartiges Hamartom der Lunge. Virchows Arch. 236, 470 (1922). — FISCHER, W.: Gewächse der Lunge und des Brustfells. In Handbuch der speziellen pathologischen Anatomie und Histologie, Bd. III/3, herausgeg. von HENKE-LUBARSCH. Berlin: Springer 1931. ~ Der Lungenkrebs. Zbl. Path. 85, 193 (1949). — FORBUS: Reaction to surgery. Baltimore: Williams & Wilkins Company 1943. — FRÄNKEL, E.: Über Luftröhrensyphilis. Münch. med. Wschr. 1925, 335.

GILBERT, J. G., B. KAUFMANN and L. A. MAZZARELLA: Tracheal tumors in infants and children. J. of Pediatr. 35, 63 (1949). — GOLDMAN, A.: Malignant nature of bronchial adenoma. J. Thorac. Surg. 18, 137 (1949). — GSELL, O.: Bronchialcarcinom und Tabak. Schweiz. med. Wschr. 1951, 662. — GUTTMANN, M. R., M. U. SIMON and CH. B. NITKA: Primary carcinoma of the trachea. Arch. of Otolaryng. 52, 172 (1950).

HAGER, A.: Die Lymphogranulomatose der Trachea. Mschr. Ohrenheilk. 85, 113 (1951). — HAMPERL, H.: Über gutartige Bronchialtumoren. Virchows Arch. 300, 46 (1937). ~ Die pathologische Anatomie der Lungentumoren. Wien. klin. Wschr. 1950, 109—113. — HARRILL, J. A., and N. C. WINSTON-SALEM: Adenoma of the trachea. Arch. of Otolaryng. 41, 74 (1945). — HART, C., u. E. MAYER: Kehlkopf, Luftröhre und Bronchien. In Handbuch der speziellen pathologischen Anatomie und Histologie, Bd. III/1, herausgeg. von HENKE-LUBARSCH. Berlin: Springer 1928. — HAZEL, W. v., P. H. HOLINGER and R. J. JENSIK: Adenoma and cylindroma of the bronchus. Dis. Chest. 16, 146 (1949). — HEATLY, C. A.: Localized pulmonal HODGKIN's disease. Ann. of Otol. 59, 705 (1950). — HOFER, G.: Syphilis des Kehlkopfes, der Luftröhre und der Bronchien. In Handbuch der Hals-, Nasen- und Ohrenheilkunde, Bd. IV, S. 282, herausgeg. von DENKER-KAHLER. Berlin: Springer 1928. — HOFFMANN, L.: Haemangiom der Trachea. Z. Hals- usw. Heilk. 44, 435 (1938) — HOLINGER, P. H.: Über die Klinik der Bronchialtumoren. Pract. otol. etc. (Basel) 12, 236 (1950). — HOLINGER, P. H., K. C. JOHNSTON and G. C. ANNISON: Papiloma of the larynx. Ann. of Otol. 59, 547 (1950). — HOLINGER, P. H., K. C. JOHNSTON and C. E. BASINGER: Benign stenosis of the trachea. Ann. of Otol. **59**, 837 (1950). — HOLINGER, P. H., F. J. NOVAK and K. C. JOHNSTON: Tumors of the trachea. Laryngoscope **60**, 1086 (1950). — HONIG, A.: Lipomartiges Gebilde des linken Stammbronchus. Mschr. Ohrenheilk. **68**, 155 (1934). — HUEBSCHMANN, P.: Die pathologische Anatomie der Tuberkulose. Die Tuberkulose und ihre Grenzgebiete in Einzeldarstellungen. Berlin: Springer 1928. — HUECK, W.: Kurzer Bericht über Ergebnisse anatomischer Untersuchungen in Schneeberg. Z. Krebsforsch. **49**, 312 (1940). — HUET, P. C.: A propos d'un chondrom bronchique. Ann. d'Oto-Laryng. **66**, 93 (1949). — HUNT: Lipom der Trachea. Lond. Laryng. Ges. 1907. Zit. nach C. HART u. E. MAYER, Kehlkopf, Luftröhre und Bronchien. In Handbuch der speziellen pathologischen Anatomie und Histologie, Bd. III/1, herausgeg. von HENKE-LUBARSCH. Berlin: Springer 1928.

JACKSON, CH., and CH. L. JACKSON: Benign tumors of trachea and bronchi with especial reference to tumor formation of inflammatory origin. J. Amer. Med. Assoc. **99**, 1747 (1932). ∼ Diseases of the nose, throat and ear. Philadelphia u. London: W. B. Saunders Company 1945. — JENNY, R. H.: Ist das Bronchialadenom ein gutartiger Tumor. Schweiz. med. Wschr. **1949**, 604. — JUDD, A. R.: Syphilitic „tumor" of the right bronchus. Ann. of Otol. **57**, 858 (1948). ∼ Die Anwendung von Streptomycin bei tuberkulöser Bronchitis. Ann. of Otol. **60**, 828 (1951).

KAHLAU, G.: Der Lungenkrebs. In Ergebnisse der Pathologie, Bd. **37**, S. 258. Berlin: Springer 1954. KAHLER, O.: Verlegung der Luftröhre und Bronchien. Kompressionsstenosen. In Handbuch der Hals-, Nasen- und Ohrenheilkunde, Bd. III, S. 1133, herausgeg. von DENKER-KAHLER. Berlin: Springer 1928. — KAPPERT, A.: Das Krankheitsbild und die Differentialdiagnose des Bronchialadenoms. Schweiz. med. Wschr. **1948**, 26. — KAUFMANN, E.: Lehrbuch der speziellen pathologischen Anatomie. Berlin u. Leipzig: W. de Gruyter & Co. 1929. — KERNAN, J. D.: Congenital papilloma of the trachea. Ann. of Otol. **45**, 865 (1936). — KNORR, G.: Zur Kenntnis des Lungencarcinoms. Erscheinungsbild und Pathologie bestimmter extrapulmonal vordringender Lungencarcinome. Z. inn. Med. **5**, 275 (1950). — KROENLEIN: Klinische Untersuchungen über Kropf, Kropfoperation und Kropftod. Bruns' Beitr. **9** (1892).

LEGLER, U.: Über ein als atypisches „Asthma bronchiale" verlaufendes primäres Lymphosarkom der Trachea. Beih. Hals- usw. Heilk. z. Z. Hals- usw. Heilk. **1**, 365 (1949). — LELL, W. A.: Bronchiolithiasis. Ann. of Otol. **56**, 1064 (1947). ∼ Report of a case of fibrolipoma of right main bronchus; bronchoscopic removal. Ann. of Otol. **58**, 1124 (1949). — LICKINT, F.: Der Bronchialkrebs der Nichtraucher. Münch. med. Wschr. **1954**, 1366. — LINDBERG, K.: Über die Histologie des primären Lungenkrebses. Arb. path. Inst. Helsingfors **8**, 225 (1935). ∼ Über die formale Genese des Lungenkrebses. Arb. path. Inst. Helsingfors **9** (1935). — LINK, R.: Zur Lymphogranulomatose der Bronchien. Beih. Hals- usw. Heilk. z. Z. Hals- usw. Heilk. **4**, 273 (1954). — LÜDERS, C. J., u. K. G. THEMEL: Die Narbenkrebse der Lunge als Beitrag zur Pathogenese des peripheren Lungencarcinoms. Virchows Arch. **325**, 499 (1954). — LYON, E.: Zur Frage der Erkrankungen der Lunge und Bronchien in der Frühperiode der Syphilis. Med. Klin. **1925**, 403.

MAURER, K.: Die Lymphogranulomatose der Bronchien. Inaug.-Diss. Frankfurt a. M. 1954. — MEESSEN, H.: Morphologische Beiträge zum Problem des Lungenkrebses. Ärztl. Forsch. **1954**, 481. — MEYERSON, M. D.: Benign neoplasms. Amer. J. Sci. **176**, 720 (1929). — MINNIGERODE, W.: Die Geschwülste der Luftröhre und Bronchien. In Handbuch der Hals-, Nasen- und Ohrenheilkunde, Bd. V, S. 543, herausgeg. von DENKER-KAHLER. Berlin: Springer 1929. — MIRZOEV, G. F.: Ein Fall von primärem Luftröhrenkrebs. Vestn. Otol. i t.d. **13**, 71 (1951). Ref. Zbl. Hals- usw. Heilk. **44**, 350. — MOOLTON, S.E.: HODGKIN's disease of the lung. Amer. J. Canc. **21**, 253 (1934). — MOYER, I. H., and A. J. ACKERMANN: Bronchogenic carcinoma as a differential diagnostic problem in pulmonary disease. III. Peripherial type: Carcinoma airsing from the minor bronchi and bronchioles. Amer. Rev. Tbc. **63**, 399 (1951).

NAVARRO-GUTIERREZ, R. u. Mitarb.: Formas anatomiclinicas de la tuberculosis bronchical. Consejo Gen. Col. Méd. españ. **9**, 13 (1950). — NORRIS, CH. M.: Tracheal obstruction. Laryngoscope **69**, 595 (1949).

OPPIKOFER, E.: Paraffin-Wachsausgüsse von Larynx und Trachea. Arch. f. Laryng. **26** (1913).

PELLNITZ, D.: Neue Erkenntnisse für Diagnostik und Therapie der Bronchus und Lungentuberkulose durch systematische Anwendung bronchoskopischer Methoden. Habil.-Schr. Freie Univ. Berlin 1953. — PENTA, A.: Perforation of both main stem bronchi by a large bronchiolith located in the subcarinal region. Ann. of Otol. **58**, 1135 (1949). — PERONI: Inflammatory tumors of the bronchi. Arch. of Otolaryng. **19**, 1 (1934). — POHL, R.: Die Unterteilung der Bronchuscarcinome. Z. Krebsforsch. **50**, 407 (1940). — POLLAK, V. S., S. COHEN and A. GNASSI: Inflammatory tumors. Arch. of Otolaryng. **27**, 425 (1938). — PROBST, R.: Die Häufigkeit des Lungencarcinoms. Statistische Untersuchungen am Material des Path. Inst. der Univ. Zürich f. Krebsforsch. **25**, 431 (1927). — PUSATERI, S.: Caso di fibroma sessile tracheale. Ref. Zbl. Hals- usw. Heilk. **44**, 212.

RABIN, C. B., and H. NEUHOF: A topographic classification of primary cancer of the lung. Its application to the operative indication and treatment. J. Thorac. Surg. **4**, 147 (1934). — RASQUIN, P.: Tumeur thyroidicenne intra tracheale. Ann. d'Oto-Laryng. **67**, 493 (1950). — REIMANN, KONKY and EKLUND: Primary amyloidosis limited to tissue of mesodermal origin. Amer. J. Path. **11**, 977 (1935). — REINGOLD, I. M., R. E. OTTOMAN and B. E. KONWALER: Bronchogenic carcinoma: A study of 60 necropsies. Amer. J. Clin. Path. 20, 515 (1950). — REYNOLDS, G. S. Mc., and R. E. PARRISCH: Adenoma of the Bronchus. Ann. of Otol. 56, 766 (1947). — RÖSSLE, R.: Die pathologisch-anatomischen Grundlagen der Epituberkulose. Virchows Arch. 296, 1 (1936). ~ Über die Metastasierung bösartiger Geschwülste auf dem Schleimhautwege und die Bedeutung für das Problem der Malignität. Virchows Arch. 316, 501 (1949). — RÜTER, E.: Die intratracheale Struma. Arch. Ohrusw. Heilk. 126, 224 (1930).

SALZER, G.: Vorschlag einer Einteilung des Bronchuscarcinoms nach pathologisch-anatomisch-klinischen Gesichtspunkten. Wien. med. Wschr. 1951, 102. — SALZER, G., M. WENZL, H. JENNY u. A. STANGL: Das Bronchuscarcinom. Wien: Springer 1952. — SCHMORL, G.: Über die Beziehungen antrakotischer bronchialer Lymphknoten zu Bronchialerkrankungen und Bronchitis deformans. Münch. med. Wschr. 1925, 9. — SCHUNK, J.: Frühsyphilis der Lunge. Klin. Wschr. 1947, 820. — SCHWARTZ, PH.: Die automatische endogene lymphadeno-bronchogene Reinfektion in der Initialperiode der Tuberkulose. Folia Pathologica, Mitteilungen aus dem Patholog. Inst. der Univ. Istanbul. Istanbul: Kernan Matbasi 1948. — SCHWEIZER, G.: Häufigkeit, Art, Ursache und Klinik der gutartigen Stimmbandgeschwülste bei Erwachsenen an Hand des Krankengutes der Hals-Nasen-Ohrenklinik der Freien Universität Berlin. Inaug.-Diss. Freie Univ. Berlin 1953. — SECRÉTAN, J. P., u. P. ZUIDEMA: Pathogenie de la tuberculose tracheo bronchique. Pract. otol. etc. (Basel) 10, 359 (1948). — SHORP, H. S.: Haemangioma of the trachea in an infant. J. Laryng. a. Otol. 63, 413 (1949). — SMITH, M.: Adenoma of the trachea. Arch. of Otolaryng. 43, 405 (1947). — SOULAS, A. et MOUNIER-KUHN: Bronchologie. Paris: Masson & Cie. 1949. — SPAIN, D. M., and V. PARSONNET: Multiple origin of minute bronchiolargenic carcinomas. Cancer (N.Y.) 4, 277—285 (1951). — STADLER, L.: Das Carcinoid des Bronchialbaumes. Z. klin. Med. 146, 338 (1950). — STAEHELIN, R.: Handbuch der inneren Medizin, Bd. II/1. Berlin: Springer 1930. Zit. nach E. KAUFMANN, Lehrbuch der speziellen pathologischen Anatomie. Berlin u. Leipzig: W. de Gruyter & Co. 1929. — STARK, B., and B. NEW GORDON: Amyloid tumors of the larynx, trachea and bronchi. Ann. of Otol. 58, 117 (1947). — STARK, D. B., and J. R. McDONALD: Amyloid tumors of the trachea and bronchi. Amer. J. Clin. Path. 18, 778 (1948). — STREIT, H.: Das Sklerom. In Handbuch der Hals-, Nasen- und Ohrenheilkunde, Bd. IV, S. 348, herausgeg. von DENKER-KAHLER. Berlin: Springer 1928.

THEISS, E.: Über Beziehungen zwischen dem anatomischen Bau des Bronchialcarcinoms und seinem klinischen Verhalten. Inaug.-Diss. Frankfurt a. M. 1951. — THOMSON, ST., and V. NEGUS: Disease of the nose and throat, 4. Aufl. New York: Appelton Century Crofts 1937. — TUTTLE, W. McC., and N. A. WOMACK: Bronchiogenic carcinoma: A classification in relation to treatment and prognosis. J. Thorac. Surg. 4, 125 (1934).

UEHLINGER, E.: Die pathologische Anatomie der Bronchustuberkulose. Bronchus und Pulmo, S. 31. Basel u. New York: S. Karger 1950.

VERSÈ, M.: Die Lymphogranulomatose der Lunge und des Brustfells. In Handbuch der speziellen Pathologie und Histologie, Bd. III/3, S. 280, herausgeg. von HENKE-LUBARSCH. Berlin: Springer 1931.

WAHLEN, E.: Lipoma of the bronchus. Ann. of Otol. 56, 811 (1947). — WALTHER, H. E.: Krebsmetastasen. Basel: Benno Schwabe & Co. 1948. — WATSON, W. L., and R. R. SMITH: Terminal bronchiolar or „alveolar cell" cancer of the lung. J. Amer. Med. Assoc. 147, 7 (1951). — WATTS, C. F., O. T. CLAGETT and J. R. McDONALD: Lipoma of the bronchus. Arch. of Otolaryng. 35, 868 (1942). — WEBER, F.: Ein Karzinosarkom der Lunge. Zbl. Path. 72, 113 (1939). — WEBER, K., u. G. NOLL: Über die Zunahme des Bronchialcarcinoms im Sektionsmaterial des Frankfurter Pathologischen Institutes von 1932—1951. Z. Krebsforsch. 58, 364—373 (1952). — WEGELIN, C.: Der Bronchial- und Lungenkrebs. Schweiz. med. Wschr. 1942, 1053. — WEICHSELBAUMER, W.: Einige Fälle von Bronchustumor. Mschr. Ohrenheilk. 85, 76 (1951). — WERTH, V.: Beitr. path. Anat. 1908, 43. Zit. nach E. KAUFMANN, Lehrbuch der speziellen pathologischen Anatomie. Berlin u. Leipzig: W. de Gruyter & Co. 1929. — WESSLING, G.: Bronchoskopie zur Frühdiagnose von Lungentumor. Sv. Läkartidn. 44, 1977 (1947). Ref. Zbl. Hals- usw. Heilk. 38, 88. — WILHELM, E.: Intrathorakale neurogene Tumoren. Thoraxchirurgie 1, 315 (1953). — WITTEKIND, D., u. R. STRUEDER: Beitrag zur Histogenese des Bronchialcarcinoms. Frankf. Z. Path. 64, 294 (1953). — WYNDER, E. L., and E. A. GRAHAM: Etiologic factors in bronchiogenic carcinoma with special reference to industrial exposures. Report of 857 cases. Arch. of Industr. Hyg. 4, 221 (1951). — WYSZNACKA u. Mitarb.: Ein Fall von operativ geheiltem Bronchialfibrom. Ref. Zbl. Hals- usw. Heilk. 44, 212 (1952).

IV. Klinik der Bronchialtumoren.

Das Bronchialcarcinom galt fast bis vor 20 Jahren noch als unheilbar, obzwar schon früher erfolgreiche Resektionen von Lungengewebe durchgeführt worden waren [TUFFIER (1887), HEIDENHAIN (1900), SAUERBRUCH (1915)]. Erst mit NISSEN (1931), LEZIUS (1932), HAIGHT und WINDSBERG (1932), GRAHAM und SINGER (1933), RIENHOFF (1933) und OVERHOLT (1940) beginnt die chirurgische Ära, in der durch Pneumonektomie bzw. Lobektomie das Bronchuscarcinom erfolgreich angegangen wird. Die chirurgischen Voraussetzungen hierfür waren bereits von SAUERBRUCH erarbeitet. Eine ebenso wichtige Voraussetzung, besonders für die Entfernung von Segmenten, war die klare Definition des Lungensegmentes als Einheit vom pathologisch-anatomischen Standpunkt aus, wofür sich EDWARD (1889), BACHMANN (1924), MELNIKOFF (1929) und HERRNHEISER (1934) sehr verdient machten. Eine weitere wesentliche Verbesserung der Operationsresultate brachten die Chemotherapeutica und Antibiotica. Schließlich waren es die Neuerungen auf dem Gebiete der Anaesthesie, der Vorbehandlung und der zielstrebigen Nachbehandlung der Kranken, die die Indikation zur Operation nicht nur erweitern, sondern auch die postoperative Mortalität senken halfen.

Trotz dieser Fortschritte bleibt die chirurgische Behandlung des Bronchialcarcinoms nur auf jene Fälle beschränkt, die einer Operation noch zugänglich sind. Für inoperable Fälle ist die beste Operationstechnik nutzlos. Eine prozentuelle Steigerung der operablen Fälle und damit eine Verbesserung der Aussichten auf Dauerheilung kann nur durch eine *frühzeitig* gestellte Diagnose erreicht werden. Eine zu spät gestellte Diagnose wirkt sich bei keinem anderen Patienten so verhängnisvoll aus wie bei einem an Lungenkrebs Erkrankten.

Vielfach liegt die Schuld beim Kranken selbst, wenn er sich unter anderem durch pharmazeutische Patenterzeugnisse, durch Heilpraktiker oder durch Wundermittel, die oft mit skrupelloser Reklame angepriesen werden, täuschen läßt und den Arzt nicht konsultiert. Mitunter ist der Patient auch unberechenbar und sucht, wenn die erste ärztliche Beratung nicht gleich eine Besserung bringt, den nächsten Arzt auf, oder er entzieht sich der ärztlichen Beobachtung. Wie aus Statistiken amerikanischer Autoren (HOLLINGSWORTH, A. W. LELL) hervorgeht, warten 50—60% der Bronchialcarcinomfälle 2—3 Monate, ehe sie den Arzt aufsuchen. Eine diesbezügliche Nachforschung bei unserem Krankengut ergab ein noch erschütternderes Ergebnis. Die Mehrzahl der Kranken gelangte hier erst 3—4 Monate nach Beginn der Erscheinungen in die Hände des Arztes. Die gesundheitliche Erziehung und die Zusammenarbeit von ärztlichen und Laien-Organisationen scheinen demnach in Amerika doch besser zu sein und sollten bei uns mehr gepflegt werden.

Bedauerlicherweise ist der Zeitverlust, der entsteht, ehe sich der Patient entschließt, den Arzt aufzusuchen, nicht der einzige und nicht der geringste. Noch größer ist das Zeitintervall, das vom Beginn der subjektiven Beschwerden bis zur gestellten Diagnose bzw. bis zur Zuweisung des Patienten zur Operation verstreicht. Dieser schwerwiegende, ja oft entscheidende Zeitverlust beträgt nach den Berechnungen von CARLISLE, MCDONALD, MOERSCH, MCBURNEY 7,2 Monate, BJÖRK 8,5 Monate, OVERHOLT 6—9 Monate, SALZER 6,2, von uns 11 Monate, SELLORS 12 Monate. Bei 50% aller Fälle verstreichen nach unseren Feststellungen und jenen der meisten obigen Autoren mehr als 6 kostbare Monate, bevor die Diagnose gesichert und der Patient zur Operation eingewiesen werden kann. Durch *die Schuld des Arztes geht demnach fast doppelt soviel Zeit verloren als durch Verschulden des Patienten* selbst.

Die Hauptverantwortung für die frühzeitige Klärung trägt unseres Erachtens der Hausarzt, zum Teil auch der Internist, da ja diese beiden Arztgruppen die Patienten zuerst zur Sicht bekommen (der Patient sucht bekanntlich nicht gleich den Thoraxchirurgen auf), und zwar sehen diese mindestens 80% von ihnen im Stadium der Früh-symptome (LELL). Der praktische Arzt und der Fachinternist haben somit zwei *dia-gnostische Grundsätze* zu erfüllen:

1. Bei Patienten im krebsgefährdeten Alter (ab 40.—45. Lebensjahr), die über, wenn auch geringfügige, aber längerdauernde Lungenbeschwerden klagen, immer an die Mög-lichkeit des Vorliegens einer Bronchusgeschwulst zu denken und nicht erst abzuwarten, bis der Patient kachektisch aussieht. (Bei einer Tuberkulose wartet man auch nicht, bis er „tuberkulös" aussieht.) Die ersten, meist nicht sehr schweren Krankheitszeichen dürfen auf keinen Fall übersehen oder bagatellisiert werden. Die Lungenkrebskranken befinden sich häufig selbst bereits im inoperablen Zustand in einem scheinbar günstigen Allgemeinzustand, bis dann plötzlich der sehr rasch ablaufende schwere Verfall einsetzt.

2. Alle zur Verfügung stehenden diagnostischen Hilfsmittel sollen rasch und er-schöpfend angewendet werden und bei verstärktem Verdacht muß ohne Zeitverlust der Patient den entsprechenden Spezialuntersuchungen zugeführt werden.

Unter den Spezialärzten tragen die Hauptverantwortung bei der Früherfassung der Lungentumoren: die Fachröntgenologen, die röntgenologisch tätigen Internisten und die Lungenfachärzte, aber auch die Bronchologen und Pathologen. In der Ära der Thorax-chirurgie hat der Röntgenologe durch die Möglichkeit der kritischen Kontrolle der Röntgen-befunde während des operativen Eingriffes gelernt, bisher als unverdächtig angesprochene Lungenveränderungen entsprechend zu werten und damit Lungenveränderungen schon als tumorverdächtig anzusprechen, denen er vorher in Unkenntnis keine Bedeutung bei-gemessen hatte, und durch langfristige Kontrolluntersuchungen in das Stadium der In-operabilität verschleppte.

Die Bedeutung der Cytodiagnostik und Bronchoskopie bei der Früherfassung von Bronchialgeschwülsten (s. S. 55) wird sehr eindrucksvoll durch folgenden Fall, über den WIERMAN, McDONALD und CLAGETT berichteten) gezeigt:

Es handelte sich um einen 58jährigen Patienten, der seit einigen Jahren an chronischem Husten litt. Keine Hämoptoen. Auskultatorisch: Rasselgeräusche, besonders links. Die röntgenologische Untersuchung der Brustorgane war negativ. Bei cytologischer Untersuchung des Sputums entdeckte man jedoch maligne Zellen. Bei der Bronchoskopie fand sich am Abgang des linken Oberlappen-bronchus zwar eine verdächtige Stelle, doch wurde keine Probeexcision gemacht. Das abgesaugte Bronchialsekret aus dem linken Oberlappenbronchus enthielt wiederum maligne Zellen, so daß doch auf das Vorhandensein eines interbronchialen Neoplasmas geschlossen werden mußte. Mit erheb-licher Verzögerung wurde nun der Patient zur Probethorakotomie eingewiesen. Die Inspektion und Palpation der Lunge bei eröffnetem Thorax ergab jedoch keinen abnormalen Befund. Es wurde eine Lobektomie des linken Oberlappens durchgeführt. Bei der pathologischen Untersuchung konnten ebenfalls keine bronchialen Veränderungen nachgewiesen werden. Zwei Wochen nach der Operation zeigte die cytologische Untersuchung jedoch wiederum das Vorhandensein von malignen Zellen, des-gleichen nach 2¹/₂ Monaten. Die neuerlich durchgeführte Bronchoskopie ergab nun einen großen Tumor an dem Stumpf des linken Oberlappenbronchus und es mußte eine linksseitige Pneumonektomie vorgenommen werden. Dabei wurde am Stumpf des linken Oberlappenbronchus ein Epidermoid-Ca. gefunden, das 1,8 × 1,5 × 1,5 cm maß und bereits in die Lymphknoten der Bronchialwand und des Hilus metastasiert war.

1. Symptomatologie.

Die klinischen Erscheinungen der Bronchialtumoren werden durch die Veränderung der Bronchialwand (reflektorische Störungen der Motilität, der Sekretion und Exkretion), durch den Verschluß der Luftwege (Tumor, Schleimhautschwellung und Sekretstauung), durch die Sekundärinfektion des gestauten Sekretes, durch Einbrüche in die Blutgefäße und durch Metastasierung in die benachbarten oder entfernteren Organe verursacht.

Die Frühdiagnose wird vor allem deshalb erschwert, weil charakteristische klinische Symptome für das Bronchialcarcinom fehlen. Seine Erscheinungen decken und ver-stecken sich meist hinter jene anderer Erkrankungen der Atmungswege. Anamnestisch wird meist eine Erkältung, ein grippaler Infekt oder eine Bronchitis angegeben, nach der es zu keiner Erholung mehr kam. Ein Husten sei seither bestehen geblieben, der zunächst trocken war, dann immer mehr Schleim, später Eiter und schließlich Blutbeimengungen zeigte. Die Blutung veranlaßt schließlich den Kranken den Arzt aufzusuchen. Gerade der Umstand, daß sich das Bronchialcarcinom arm an eigenen, pathognomonischen, aber dafür um so reicher an uncharakteristischen, verschiedenartigsten Symptomen zu entwickeln pflegt, zwingt uns, alle dabei auftretenden Symptome zu einer näheren Betrachtung heranzuziehen, ihre Häufigkeit herauszustellen sowie den Zeitpunkt, zu welchem sie zu erwarten sind, zu eruieren.

Von 205 Patienten mit gesichertem[1] Bronchialcarcinom wurden folgende Beschwerden angegeben:

	Anzahl der Fälle		
	insgesamt	als erstes Zeichen	als Spätzeichen
Lokale Symptome:			
Husten	115 (56,1%)	75 (36,6%)	40 (19,5%)
Auswurf	110 (53,6%)	28 (13,6%)	82 (40%)
Grippaler Infekt, pneumon. Symptome, Fieber, Schmerzen u. dgl.	94 (45,8%)	54 (26,3%)	40 (19,5%)
Dyspnoe	87 (42,4%)	38 (18,5%)	49 (23,9%)
Blut im Sputum	54 (26,3%)	—	54 (26,3%)
Fernsymptome:			
Abgeschlagenheit, Gewichtsabnahme	175 (85,4%)	27 13,3%)	148 (72,1%)
Schmerzen in Kopf, Extremitäten, Rücken, Schulter	47 (22,9%)	4 (1,9%)	43 (21,0%)
Appetitlosigkeit, Erbrechen, Magenbeschwerden	45 (21,9%)	10 (4,8%)	35 (17,1%)
Heiserkeit	16 (7,8%)	—	16 (7,8%)
Herzbeschwerden	14 (6,8%)	1 (0,8%)	13 (6,0%)

Diese Ergebnisse stimmen mit denen anderer Autoren wie ANDERSEN, BROCK, MCBURNEY and MCDONALD, O. E. ANDERSON, SALZER u. a. weitgehend überein. Auch bei ihnen stehen die Angaben über Husten, Auswurf, Schmerzen in der Brust, Atemnot, grippaler Infekt an erster Stelle.

Der *Husten* ist wohl das am häufigsten auftretende Symptom des Bronchialcarcinoms (bei Fehlen von Husten muß nachdrücklich danach gefragt werden, ob früher Hustenperioden oder eine Bronchitis bestand). Wir konnten es bei 56,1% unserer Bronchialcarcinomkranken feststellen, ANDERSON bei 38%, BROCK, MCBURNEY, JOHN und MCDONALD bei 64,4%, CHURCHILL bei über 50% (bei fortgeschrittenem Carcinom 90%), HENKE bei 55%, LELL bei 86%, OVERHOLT bei 80% und SALZER bei 75,8% der Fälle. Darüber hinaus scheint es auch das häufigste subjektive *Erst*symptom des Bronchialcarcinoms zu sein (36,6%, HOLINGER 28,6%, SALZER 61%). Jede Bronchusstenose führt zunächst zu Husten. Meist beginnt dieser als trockener, manchmal bellender Reizhusten ohne Expektoration, infolge Schädigung der sensiblen Nervenendigungen in der Bronchialschleimhaut. Es ist suspekt, wenn der gewohnheitsmäßige Winterhusten im Sommer nicht verschwindet, sondern mit anderen Symptomen sich vergesellschaftet. Ein unerklärbarer Husten sollte daher sorgfältig erforscht und immer für ein Symptom eines möglichen Lungencarcinoms gehalten werden. Etwas später tritt ein zunächst schleimiger, dann schleimig-eitriger *Auswurf* auf. Der schleimige Auswurf ist als Veränderung der Bronchialschleimhaut durch den Tumor aufzufassen, während Schleimeiter auf eine durch Verlegung der Luftwege, distal vom Tumor sekundär entstandene Lungenveränderung schließen läßt. Die durch die Bronchusstenose bedingte Sekretstauung infiziert sich leicht. Klinisch treten dann Erscheinungen einer *Pneumonie* auf mit segmentaler oder lobärer Ausdehnung, vielfach eitriger Natur. Meist werden dann diese Symptome der sekundären Infektion, die häufig mit *Fieber* einhergehen, als *fieberhafte Bronchitis, Pleuritis, grippaler Infekt, Infektpneumonie* oder *Exsudatbildung* bei *Pleuritis* angesprochen. Im allgemeinen reagieren diese Sekundärinfektionen gut auf Chemothera-

[1] Durch Probeexcision, Operationspräparat, Probethorakotomie oder Sektion gesicherte Fälle.

peutica und Antibiotica, und gerne wird das Verschwinden der Symptome und Beschwerden als Zeichen einer Heilung angesehen. Auch der *Lungenabsceß* nach dem 45. Lebensjahr muß stets an einen Tumor denken lassen. In diesem Alter ist bei einer Verhältniszahl von 1:3 die Wahrscheinlichkeit, daß ein primärer Lungenabsceß vorliegt, gering, und ein solcher ist dann meist infolge eines Bronchusneoplasmas entstanden. Entweder bildet sich der Absceß direkt aus den zerfallenden Tumormassen oder aber innerhalb der nekrotisierenden Pneumonie oder Atelektase distal der Bronchusstenose.

Die *Brustschmerzen*, die mitunter bei bösartigen Lungengeschwülsten bestehen, stammen meist von einer vorhandenen Begleitpleuritis. Es handelt sich dann vorwiegend um einen dumpfen Schmerz oder um einen Druck auf der Brust, mitunter sind es mehr ziehende Schmerzen in der betroffenen Brustseite. Pleuraschmerz pflegt bei zentralen Tumoren meist ein Spätzeichen zu sein, bei peripheren (Manteltumoren) jedoch relativ früh aufzutreten. Bei benignen Tumoren fehlen diese Beschwerden meist vollkommen. Sehr häufig (42,4%) tritt beim Lungenkrebs *Dyspnoe* auf. Sie wird bedingt durch die größere Beanspruchung der Respirationsmuskulatur oder durch Anoxämie bei der Bronchialstenose mit dahinterliegenden Veränderungen des Lungengewebes. Eine Dyspnoe kann aber auch im Anfangsstadium eines Bronchialcarcinoms auftreten, zu einer Zeit also, wo noch keine ausgeprägte Verengung der Luftwege mit obigem Folgezustand besteht. Nach HUIZINGA wird sie hier möglicherweise durch den BREUERschen Streckreflex der Lunge hervorgerufen. Die Atemnot muß jedoch nicht immer durch eine Verlegung des Bronchialbaumes bedingt sein, sondern kann bisweilen auch mit einer Kompression der Mediastinalorgane oder mit einem Einbruch in die Gefäße in Zusammenhang stehen. Zuweilen tritt ein Stridor auf, der mit Änderung der Körperlage wechseln kann. Eines der wichtigsten Merkmale ist die *Hämoptysis*, auch wenn sie nur als rosarote Verfärbung des Sputums in Erscheinung tritt. Sie ist neben dem Husten das *häufigste Frühsymptom der benignen Tumoren*, vor allem der *Adenome*. Bei malignen Bronchustumoren allerdings tritt eine Hämoptoe relativ spät, zur Verwertung als Frühsymptom im allgemeinen zu spät, auf. Dauernde, tägliche, blutige Verfärbungen des Sputums (Himbeergelee-Sputum), wenn es monatelang anhält, sind nahezu diagnosebeweisend. Sie werden in den meisten Fällen durch Zerfall oder Einbruch des Tumors in ein Gefäß hervorgerufen.

Neben diesen örtlichen Beschwerden, die meist von der sekundären Infektion verursacht werden, bestimmen in manchen Fällen die Metastasen das klinische Bild. Bei älteren Personen pflegen sehr häufig *Allgemeinsymptome* wie Gewichtsverlust, Mattigkeit und leichte Anämie, häufig als Folge einer beginnenden Intoxikation, aufzutreten, während eine starke Anämie (Knochenmetastasen, langanhaltende Lungenblutungen) selten besteht. Häufig tritt dabei auch noch Appetitlosigkeit und Erbrechen auf, so daß dann diese allmähliche Verschlechterung des Allgemeinzustandes den Verdacht eines Magencarcinoms erweckt. Nach FEYRTER handelt es sich hier um peptische Geschwürsbildungen im Magen und Zwölffingerdarm, die bei Lungenkrebskranken auffallend oft (27,2—43,3%), nach KAHLAU 15% auf dem Sektionstisch zu beobachten sind und zu Lebzeiten meist die Symptome des Bronchialcarcinoms verwischen bzw. überdecken. Der Lungenkrebs wird dann meist erst zufällig im Röntgenbild entdeckt. *Schmerzen* in Extremitäten, Schulter, Rücken und dergleichen werden meist durch Metastasen (meist Knochenmetastasen) verursacht. Mitunter entwickelt sich der Tumor peripher in der Lungenspitze, wird zunächst oft für einen tuberkulösen Prozeß gehalten und erst erkannt, wenn er die Brustwand durchwächst und in den Wirbelsäulen-Rippenwinkel und in die Fossa supraclavicularis eindringt. Es tritt dann ein bestimmtes röntgenologisch und klinisch bekanntes und bereits ausgiebig diskutiertes Krankheitsbild, das *Pancoastsyndrom*, auf, das gekennzeichnet ist durch Arm- und Schulterschmerz, Atrophie der Handmuskulatur (Schädigung des Plexus nervi brachialis), HORNERs Syndrom (Irritation des cervicalen sympathischen Grenzstranges) und röntgenologische Verschattung der Lungenspitze. Solch ein zentrifugales Tumorwachstum kann jedoch auch an anderen Thoraxabschnitten auftreten und mit Neuralgien der betroffenen Intercostalnerven und Rippendestruktion einhergehen.

Bei *Kopfschmerzen* und Symptomen, die auf einen endokraniellen Prozeß im Sinne eines Hirntumors hindeuten, sollte immer eine röntgenologische Lungenuntersuchung vorgenommen werden, da nach BRUNNER 38% aller vorkommenden Hirnmetastasen von primären Lungentumoren stammen und umgekehrt bei 28% aller Lungentumoren sich Metastasen im Gehirn finden. Nicht selten metastasieren Lungenkrebse nur ins Gehirn, ohne andere Metastasen zu setzen. Dies scheint mit dem Lipoidreichtum und der hohen Sauerstoffsättigung des Gehirns ursächlich zusammenzuhängen (GOOD). Das im Zentrum des Gasaustausches und der Sauerstoffaufnahme wachsende Gewebe des Lungenkrebses ist offenbar auf eine reichliche Sauerstoffversorgung angewiesen. Es ist verständlich, daß auch seine Metastasen im Zentralnervensystem, dem Organ höchster Sauerstoffsättigung (EHRLICH), besser gedeihen als anderswo. Es ist heute die Regel geworden, in jedem Falle eines unklaren cerebralen Prozesses in erster Linie eine genaue röntgenologische Untersuchung der Lunge vorzunehmen. Ein ziemlich sicheres Zeichen für das Vorliegen einer malignen Lungengeschwulst ist eine auftretende *Heiserkeit*. Leider ist dieses Symptom für eine Frühdiagnose nicht mehr verwertbar, da eine Recurrenslähmung (links häufiger als rechts, s. S. 17) infolge Lymphknoteninfiltration in der Regel ein Zeichen der Inoperabilität ist. Schließlich werden mitunter, insbesondere bei Tumoren des Mittellappens oder der Lingula, drückende oder beengende *Schmerzen* in der *Herzgegend* angegeben. Sie verleiten häufig zur Fehldiagnose: Coronarinsuffizinz. KAHLAU sezierte einen 58jährigen Mann, der unter dem Bild eines Herzmuskelschadens bzw. Herzversagens ad exitum gekommen war. Die Sektion ergab eine blutige Herzbeuteltamponade durch metastatische Carcinosis pericardii, die die einzige Metastase eines Bronchialcarcinoms darstellte. Der Primärtumor hatte einen Durchmesser von 5 mm.

Das Krankheitsbild des „akuten Oberbauches", meist unter dem Bild der akuten Gallenblasenentzündung, des subphrenischen Abscesses rechts, die Symptome eines penetrierenden Ulcus duodeni usw., können mitunter die Folgen eines akuten Bronchusverschlusses in den basalen Partien der rechten Lunge sein und ein akutes Geschehen im Abdomen vortäuschen.

Literatur.

ANDERSON, O. E.: The early diagnosis of primary carcinoma of the lung. Ann. of Otol. **1949**.

BJOERK, V. O.: Bronchiogenic carcinoma. Acta chir. scand. (Stockh.) **95**, Suppl. 123 (1947). — BROCK, R. C.: The early diagnosis of bronchial carcinoma. Brit. Med. J. **1950**, 116.

CARLISLE, J. C., J. R. McDONALD and ST. W. HARRINGTON: Bronchogenic squamous-cell carcinoma. J. Thorac. Surg. **1951**. — CHURCHILL, E. D.: Primary carcinoma of the lung. J. Amer. Med. Assoc. **37**, 455 (1948).

EHRLICH, P.: Das Sauerstoffbedürfnis des Organismus. Berlin 1895.

FEYRTER, F.: Diskussionsbemerkung. Verh. dtsch. Ges. Path. **1952**, 394.

GOOD, J.: Diskussionsbemerkung. Verh. dtsch. Ges. inn. Med. **1951**.

HENKE, V.: Zur Diagnostik des Bronchialcarcinoms. Münch. Wschr. **1953**, 1254. — HOLINGER, P. H., H. J. HARA and E. F. HIRSCH: Bronchogenic carcinoma. Ann. of Otol. **54**, 5—36 (1947). — HOLLINGSWORTH, R. K.: Bronchogenic carcinoma, Analysis of 343 cases. Ann. Int. Med. **26**, 377 bis 385 (1947). — HUIZINGA, E.: Bronchostenosis and Dyspnoe. Pract. otol. etc. (Basel) **16** (1954).

KAHLAU, G.: Der Lungenkrebs. In Ergebnisse der allgemeinen Pathologie und pathologischen Anatomie. Berlin: Springer 1954.

LELL, W. A.: The role of the bronchoskopist as an aid in the early differential diagnosis of pulmonary disease. Trans. Amer. Broncho-Esophagol. Assoc. **1950**, 44—61.

McBURNEY, P., R. JOHN and O. McDONALD: Bronchogenic small-cell carcinoma. J. Thorac. Surg. **1951**. — MOERSCH, H. J.: Diagnostic aspects of bronchogenic carcinoma. Proc. Staff Neet. Mayo Clin. **19**, 357—361 (1944).

OVERHOLT, R. H.: Curability of primary carcinoma of the lung, early recognition and management. Surg. etc. **70**, 479 (1940).

SALZER, G., M. WENZL, H. JENNY u. A. STANGL: Das Bronchuscarcinom. Wien: Springer 1952. — SELLORS, T. H.: Carcinoma of the lung. Lancet **1947**, 119.

TISELIUS, A.: A new apparatus for electrophoretic analysis of colloidal mixtures. Trans. Faraday Soc. **33**, 524 (1937).

WIERMAN, W. H., R. J. McDONALD and O. T. CLAGETT: Occult carcinoma of the major bronchi. Surgery **35**, No 3 (1954).

2. Klinische und Laboratoriumsuntersuchungen.

Die physikalische Untersuchung (Askultation, Perkussion) ist nur bei einem positiven Ergebnis, das dann weiter geklärt werden muß, verwertbar, während ein negativer Befund nichtsbedeutend ist. Trotzdem aber sollte sie häufiger, als dies bislang geschieht, durchgeführt werden. Eine absolute Schalldämpfung, soweit sie nicht durch Flüssigkeitsansammlung im Thorax bedingt wird, ist tumorverdächtig; insbesondere weist eine intensive infraclaviculäre Schallverkürzung auf einen Tumor im Oberlappen (mit Atelektase) hin. Auch der bronchiale Stridor, der manchmal von der Lagerung des Patienten abhängig ist, kann ein wichtiges, physikalisches Symptom eines Bronchialtumors sein, das mehr Beachtung finden sollte.

Die *Venendruckerhöhungen* (WAGNER und BUCHHOLZ) entstehen bei Ummauerung der oberen großen Hohlvenen durch Metastasen. Bei primären Lungentumoren sind Venendruckerhöhungen als Zeichen der Inoperabilität zu deuten. Normale Venendrucke haben keine Bedeutung für Diagnose und Operationsaussichten.

Die *Angiopneumographie* (WEISS und WITZ) ist für die primäre Diagnostik eines Bronchialcarcinoms ebenfalls weniger wichtig. Sie gibt aber Auskunft über die Operabilität. Sichere Kontraindikationen gegen die Operation, die sich aus dem Angiogramm ergeben, sind die Erfassung der V. cava oder ihrer zuführenden Äste durch den Tumor oder durch Metastasen und die Erfassung der A. pulmonalis derart, daß eine Ligatur bei der Pneumektomie nicht mehr möglich ist.

Die *Reihen-Röntgenuntersuchung* (Schirmbildverfahren) gefährdeter Bevölkerungsgruppen, deren Aufbau in manchen Ländern zur Verbesserung der Frühdiagnose des Bronchuscarcinoms erwogen wird, erscheint vorerst wenig erfolgversprechend. Dies ist in der besonderen Eigenart dieser Neoplasmen begründet. Ihre Wachstumsformen im Frühstadium lassen sich auf diese Weise meist nicht erfassen; auch können sich schnell wachsende Tumoren zwischen 2 Untersuchungsterminen entwickeln. Schließlich bleiben bei dem Schirmbildverfahren die sich zentral entwickelnden Tumoren unerkannt, und nur die peripheren können mit der einfachen Röntgenuntersuchung erkannt werden. Um mit einer größeren Wahrscheinlichkeit auch die zentralen Tumoren röntgenologisch zu erfassen, müßten bei den Reihenuntersuchungen mindestens 2 Aufnahmen gemacht werden, und zwar eine im p.a. und eine im frontalen Strahlengang (R. KRAUS). Bei dem bisher geübten Schirmbildverfahren wird selten ein positiver Befund im Frühstadium erhoben werden können[1], und ein negativer Untersuchungsbefund ist nicht verwertbar, ja er birgt die Gefahr in sich, daß bestehende klinische Anfangssymptome bagatellisiert werden.

Die *Laboratoriumsuntersuchungen* sind sehr mannigfaltiger Art und weisen durch ihre große Zahl schon darauf hin, daß es keine spezifische Methode, keinen sicheren „Carcinomtest" gibt.

Die *elektrophoretische Analyse des Bluteiweißbildes:* Schwere, die Stoffwechselvorgänge wichtiger Organe verändernde Erkrankungen (Lungencarcinom, Krebskachexie durch Carcinome anderer Organe, Entzündungsvorgänge, degenerative Nierenerkrankungen) greifen die Eiweißdepots an und führen zu einer Verminderung des Gesamteiweißes im Blutserum. Darüber hinaus erfolgt, insbesondere auch beim Bronchuscarcinom, eine Verschiebung der Albumin-Globulinfraktionen (normal 60% und 40%) im Sinne einer starken Verminderung der Albumine (Hypalbuminämie) und einer entsprechenden Vermehrung der Globuline und pathologischer Verschiebung der Globulinfraktionen. Während im allgemeinen eine erhöhte α_2-Globulinfraktion für einen exsudativen Prozeß spricht, deutet sie bei einem bestehenden Bronchialcarcinom auf eine Zerfallsneigung des Tumors hin. Dabei läßt sich elektrophoretisch bisher noch nicht entscheiden, ob die vermehrten Globuline Antikörper oder carcinomeigene Paraglobuline darstellen, wofür die Erhöhung der α_2-Fraktion beim Tumorzerfall sprechen würde (LINDENSCHMIDT und HERRNING).

---

[1] Weitere Einzelheiten s. Kapitel IV, 4, S. 60.

Wegen der Hypalbuminämie, die bei malignen Bronchialtumoren fast immer besteht, wird vor, während und nach der Operation eine ausreichende Eiweißsubstitutionstherapie notwendig. Gelingt es dabei nicht, die veränderten Albuminwerte im Blut zu normalisieren, so ist dies nicht nur für den chirurgischen Eingriff, sondern für das ganze Krankheitsgeschehen eine schlechte Prognose. Damit kommt der Elektrophorese zumindest für die Prognose der Erkrankung und die Verbreitung zum operativen Eingriff eine gewisse Bedeutung zu. Darüber hinaus aber mißt Lezius der elektrophoretischen Analyse des Bluteiweißbildes einen differentialdiagnostischen Wert bei. Zur Bestimmung blutchemischer Veränderungen bei Lungenkrebsen bediente er sich gravimetrischer, vor allem aber kataphoretischer Methoden nach Tiselius und Antweiler, sowie der verschiedensten Eiweißfällungsreaktionen, besonders der von Mancke-Sommer und Gros, bei der sich die stärksten positiven Ausschläge fanden. Nach Lezius vermag ein Lungenkrebs, zum Unterschied von Carcinomen anderer Organe, schon zu einer Zeit, zu der röntgenologisch oder bronchoskopisch noch kein Tumorbefund erhoben werden kann, also bereits im Frühstadium, deutliche Veränderungen des Bluteiweißbildes hervorzurufen. Und zwar handelt es sich beim Bronchialcarcinom nicht um eine reaktive Veränderung der Bluteiweißkörper, wie bei einem entzündlichen Prozeß, sondern um eine irreversible Veränderung. Während nämlich bei entzündlichen Infiltrationen schon kurze Zeit nach erfolgreicher Behandlung sich die Albumin-Globulinfraktionen normalisieren, tritt eine Besserung oder gar Normalisierung dieser Dysproteinämie niemals auf, solange das Carcinom noch vorhanden ist. Nach den Beobachtungen von Lezius muß mit einer Metastasierung oder einem Rezidiv gerechnet werden, wenn sich die blutchemische Veränderung nach operativer Entfernung des Tumors nicht innerhalb von 4—6 Monaten normalisiert. Diese Untersuchungen bedürfen aber noch zahlreicher Nachprüfungen. Sie sind noch zu sehr unspezifisch, um differentialdiagnostisch verläßlich genug zu sein.

Auch die *nephelometrische Serumeiweißkurve* nach *Bluttransfusion* ist für ein Carcinom keineswegs pathognomisch. Die Methode beruht darauf, daß der Bluteiweißspiegel vor, einige Stunden und mehrere Tage nach einer Bluttransfusion kontrolliert wird. Der Albuminanstieg, der bei benignen Tumoren festzustellen ist, bleibt beim Bronchuscarcinom aus. Er bleibt aber auch bei exsudativer Tuberkulose und bei Carcinomen anderer Organe aus, so daß auch diese Art von Serumeiweißkörperreaktion zu unspezifisch ist, um differentialdiagnostisch verwertbar zu sein.

Dem *Fibringehalt des Blutplasmas* billigen Schulz und Wagner eine größere Bedeutung für die Frühdiagnose zu. Sie konnten beobachten, daß beim Bronchuscarcinom der Fibringehalt schon im frühesten Krankheitsstadium hohe Werte zeigte, die erst kurz vor dem Tode abfallen, während bei anderen Lungenerkrankungen der Fibrinwert zwar ebenfalls ansteigt, aber dann bald wieder abfällt. Schulz und Wagner bestimmen mit Hilfe einer modifizierten kjeldahlometrischen Methode nach Cullen und van Slyke als Fibrin jene Eiweißmenge, die beim Gerinnungsvorgang in vitro aus Fibrinogen in Fibrin übergeht.

Witting gibt eine *serologische Carcinomreaktion* an, die bei malignen Tumoren in 95% der Fälle positiv ausfallen soll. Mit unspezifischen Reaktionen ist bei Fieber, bei vorgeschrittener Gravidität, auf der Höhe der Verdauung, nach Aderlässen und Bluttransfusionen, bei Hormon- und Strahlenbehandlung und bei Nephrosen zu rechnen.

Bolen fand 1942, daß sich die *Erythrocyten* in *groben, unregelmäßigen Mustern* anordneten, wenn er Blutstropfen Carcinomkranker auf einem Objektträger gerinnen ließ. Die Erythrocyten Gesunder oder nicht Carcinomkranker verteilten sich gleichmäßig in einem engen Maschenwerk von Fibrin in Geldrollenbildung und zeigten in ihrer Anordnung ein lückenloses Mosaik. — Von Bolen selbst wird ein positiver Ausfall des Testes bei akutem rheumatischem Fieber, Arthritis rheumatica, aktiver Tuberkulose, Gravidität, perniziöser Anämie und Erkrankung der Coronargefäße angegeben.

Schmidt-Überreiter fand bei Carcinomen mit bedeutender Bindegewebsbeteiligung einen negativen Bolen-Test. Positiv fiel der Test, außer bei den von Bolen selbst zitierten Fällen, bei allen, mit stärkeren Eiweißresorptionen einhergehenden Erkrankungen aus. — Bei klinisch völlig negativem Befund kann ein positives BOLEN-Präparat aber ein Alarmzeichen sein und die ständige Kontrolle des Patienten erforderlich machen.

HECHT teilte eine Methode zur Gewinnung eines neuen *Krebs-Antigens* mit, das er aus von Fett und Bindegewebe gereinigtem Krebsgewebe herstellt. Es gelang ihm jedoch nicht, ein sicher spezifisches Antigen zur Serodiagnose des Krebses herzustellen.

MASAOMI OZAKI fand bei Carcinompatienten einen weit höheren *Serumspiegel* an *Hyaluronidase-Hemmstoffen* als bei graviden und normalen Frauen. Er konnte eine Parallelbezeichnung zwischen Zunahme des Serumspiegels an Hyaluronidase-Hemmstoffen und Fortschreiten des Carcinoms feststellen.

CLARA J. FONTI berichtet über eine *hämatologische Diagnose* des Krebses. Sie stellt Blutausstrichpräparate her, die einer bestimmten Färbemethode unterzogen werden. Als für maligne Tumoren charakteristisch wird das Vorhandensein von gut anfärbbaren, scharf umschriebenen, polymorphen Gebilden, die in und außerhalb der Erythrocyten liegen, angesehen. Diese Methode hat sich bei 20000 Blutausstrichen bewährt und wurde von SCHÖNBAUER in 2 Untersuchungsreihen überprüft. Bei der 1. Reihe wurden 20% und in der 2. Untersuchungsreihe 3% Fehldiagnosen gefunden.

SCHULZ und KERRINES untersuchten die Häufigkeit des Symptoms Neutrophilie mit fehlender Linksverschiebung und Monocytopenie bei hoher Blutsenkungsgeschwindigkeit und infiltrativen Lungenveränderungen im Hinblick auf seine differentialdiagnostische Bedeutung. Sie fanden ein solches peripheres weißes Blutbild in 38% der Fälle von Bronchialcarcinom, bei 7% von exsudativer Tuberkulose und bei 4% von produktiver Tuberkulose. Die Bronchialcarcinome, die diese Zeichen aufwiesen, zeigten durchweg keine Komplikationen, während die übrigen meist durch röntgenologisch verifizierte Entzündungen kompliziert waren. — SCHULZE und KERRINES messen diesem Symptom eine gewisse Bedeutung für die Abgrenzung carcinomatöser gegen entzündliche Erkrankungen bei.

Für die Ursache einer mehr oder weniger ausgeprägten *Eosinophilie* (über 4%) bei malignen Tumoren, werden von GREWE und SCHLITTER 3 Faktoren in Betracht gezogen:
1. die toxische Schädigung,
2. die Sekundärinfektion des zerfallenen Tumorgewebes und
3. die Metastasierung in Lymphknoten und Knochenmark.

SCHMIDT-ÜBERREITER stellte Untersuchungen mit *Harnfällungspräparaten* (Acetonfällung) an und fand dabei zwei extreme Formtypen; ein einer Kristalldruse ähnliches Gebilde und ein schollenartiges Gebilde. Chemisch handelt es sich dabei um Phosphate. Drusen wurden bei Carcinomkranken vor der Operation oder Bestrahlung gefunden. Nach Radikaloperation oder erfolgreichen Bestrahlungen traten allmählich Schollenformen auf. Diese Methode ist jedoch auch nicht spezifisch.

BRILMAYER, KOHLER und MACK untersuchten mit Hilfe des Spektralphotometers nach BECKMANN die *Ausscheidung von Acridinderivaten* bei Gesunden und Tumorkranken. Sie verwendeten dazu Atebrin, Eosin und Trypaflavin. Die Ausscheidungszeiten und -mengen sind bei den Stoffen verschieden. Tumorträger haben entweder eine verkürzte Ausscheidungszeit, eine geringere Ausscheidungsmenge bzw. scheiden von diesen Stoffen gar nichts aus.

BECKER und STORCK machten die gleiche Beobachtung nach intramuskulärer Injektion von 1 cm³ einer 10%igen wäßrigen Lösung von Atebrindimethansulfat. Infolge verstärkter Ablagerung im Geschwulstgewebe ist die Ausscheidung im Urin bei Tumorträgern nur 4—6 Std lang nachweisbar, bei Gesunden jedoch 48—72 Std. Die zur qualitativen Bestimmung der im Harn erscheinenden Atebrinbase angegebene Methode läßt sich auch im Vollblut und im Gewebe anwenden.

CRAMER und BRILMAYER haben die von MOORE, SHAPIRO und LANDING festgestellte *Speicherung von Na-Fluorescein* in Tumoren nachgeprüft und bestätigt. Da die fluorescenzauslösende ultraviolette Strahlung nur bis zu 1 mm Tiefe in das Gewebe eindringt, ist sie als Hilfsmittel zur Diagnostik nur bei oberflächlich liegenden Tumoren verwertbar. Eine selektive Na-Fluoresceinspeicherung im Tumorgewebe bedingt eine verzögerte Ausscheidung im Harn. Bei Gesunden ist die Ausscheidung bereits nach 50 Std abgeschlossen. Als Grenzwert einer normalen Ausscheidung werden 80 Std angegeben. Bei klinisch nachgewiesenen Tumorträgern ergab sich eine Ausscheidungsverzögerung bis zu 1000 Std. Eine Verzögerung der Ausscheidung wurde auch bei Morbus Hodgkin, lymphatischer Leukämie und bei Kranken mit Ödemen und Ergüssen beobachtet.

Die *Verwendung* von *Isotopen* gehört zu den noch in Entwicklung begriffenen Verfahren.

Radioaktiver Phosphor (P^{32}) wird in schnell wachsendem Gewebe stärker gespeichert als in ruhendem (eine Tumorspezifität besteht nicht). Beim Bronchialcarcinom gestalten sich derartige Messungen technisch schwierig, da das Zählrohr bis auf 8 mm an die tumorverdächtige Stelle gebracht werden muß. CRAMER versuchte, mit besonderen, in Magenschläuchen eingebauten, flexiblen Miniaturzählrohren in die verschiedenen Körperhöhlen vorzudringen und zu messen. Die Methode bedarf jedoch noch eines weiteren Ausbaus, ehe sie zu routinemäßigen Untersuchungen herangezogen werden kann.

Literatur.

ANTWEILER, H. J.: Die quantitative Elektrophorese in der Medizin. Berlin 1952.

BECKER, T., u. E. W. STORCK: Über den Nachweis fluorescierender Farbstoffe im menschlichen Harn und Serum zur Frühdiagnose bösartiger Geschwülste. Zbl. Chir. 77, 2384—2388 (1952). — BOLEN, H. L.: The blood pattern as a clue to the diagnosis of malignant disease. J. Labor. a. Clin. Med. 27, 1522 (1942). — BRILMAYER, C., A. KOHLER u. A. MACK: Trypaflavinbestimmung im Harn und ihre Anwendung neben Atebrin und Eosin in der Tumordiagnose. Z. exper. Med. 122, 549—563 (1954).

CRAMER, H.: Tumordiagnostik mit radioaktivem Phosphor (P^{32}). Verh. dtsch. Ges. inn. Med. 1951, 304. — CRAMER, H., u. C. BRILMAYER: Verwendbarkeit von Fluorescin-Natrium und Atebrin in der Tumordiagnostik. — Münch. med. Wschr. 1951, 2234—2238.

FONTI, C. J.: Die hämatologische Diagnose des Krebses. Krebsarzt (Wien) 1954, 930—935.

GREWE, H. E., u. H. H. SCHLITTER: Beitrag zur Frage der Bluteosinophilie bei malignen Tumoren. Klin. Wschr. 1954, 118—119. — GROS, W.: Eine neue einfache Flockungsreaktion mit HAYEMscher Lösung. Klin. Wschr. 1939, 781.

HECHT, H.: Ein neues Antigen zur Serodiagnose des Krebses. Schweiz. med. Wschr. 1952, 1058 bis 1060.

KRAUS, R.: Zur Diagnostik der Bronchustumoren. Sitzgsber. der Oto-laryngolog. Ges. zu Berlin 6. Mai 1955.

LEZIUS, A.: Die Lungenresektionen. Stuttgart: Georg Thieme 1953. — LINDENSCHMIDT, TH. O., u. G. HERRNING: Elektrophorese-Studien bei chirurgischen Lungenerkrankungen. Verh. dtsch. Ges. inn. Med. 1951.

MANCKE, R., u. J. SOMMER: Die abgestufte Takata-Reaktion im Serum zur Diagnose von Leberkrankheiten. Münch. med. Wschr. 1936, 1707. — MASAOMI OZAKI: Malignant tumors and the spreading factor. Kumamoto Med. J. 4, 119—126 (1952). — MOORE, G. E.: Fluorescin as an agent in the differentiation of normal and malignant tissues. Science (Lancaster, Pa.) 106, 130 (1947). ~ Use of radioaktive dijodfluorescine in the diagnosis and localisation of braintumors. Science (Lancaster, Pa.) 107, 509 (1948).

SCHMIDT-ÜBERREITER, E.: Was leistet die Untersuchung des Bluttropfens (nach der Methode von BOLEN) in der Krebsdiagnostik. Med. Klin. 1953, 138—141. — SCHULZ, F. H., u. E. KERRINES: Das periphere weiße Blutbild beim Bronchialzarkinom. Z. inn. Med. 8, 798—803 (1953). — SCHULZ, F. H., u. H. WAGNER: Zur Frühdiagnose des Bronchuscarcinoms. Verh. dtsch. Ges. inn. Med. 1951, 375. — SHAPIRO, D. M., and M. LANDING: Significance of distribution of fluoresceine in sarcoma 1801. Science (Lancaster, Pa.) 108, 304 (1948).

TISELIUS, A.: Lit. s. S. 44.

WAGNER, R., u. W. BUCHHOLZ: Zur Frage der diagnostischen Bedeutung des peripheren Venendrucks bei intrathorakalen Tumoren. Dtsch. med. Wschr. 1952, 837—840. — WEISS, A. G., et J. WITZ: Etude angiopneumographique de 60 cas de cancer bronchique. Diagnostic, Opérabilité. Semaine Hôp. 1951, 3834—3839. — WITTING, F. W.: Serologische Carcinom-Frühdiagnose. Eine Funktionsprüfung des Mesenchyms. Ärztl. Forsch. 7, I/372—I/381 (1953).

3. Die Cytodiagnostik.

Das Vorkommen sichtbarer Geschwulststückchen im Sputum von Kranken mit Lungencarcinom ist schon vor vielen Jahren beobachtet worden. Bereits 1895 berichtete BETSCHART über einen solchen Fall und zitierte drei frühere Berichte über derartige Fälle aus der Literatur. Obwohl ein solches Vorkommen selten ist und gewöhnlich auf ein sehr weit fortgeschrittenes Stadium der Erkrankung hinweist, konnte auf diese Art das Material jedoch eingebettet, geschnitten und so die Gelegenheitsdiagnose eines Bronchialcarcinoms gestellt werden. Auf derartigen „Sputumschnitten" basieren auch ähnliche Diagnosen von BEZANÇON und DE JONG 1913 und anderen Autoren.

Die ersten Versuche einer Cytodiagnostik liegen jedoch noch viel weiter zurück. Schon 1845 erschien von DONNÉ ein Atlas mit Bildern von Normal- und Krebszellen aus Abstrichpräparaten. 1853 beschrieb DONALDSON sehr treffend derartige Zellbilder von Abstrichen. 1860 konnte BEALE bei einem Pharynxcarcinom Krebszellen im Sputum finden, und 1887 gelang es HAMPELN erstmalig, bei einem Patienten mit Bronchuscarcinom Krebszellen im Sputum nachzuweisen. 1918 konnte er über 25 Patienten mit Bronchialcarcinom berichten, bei denen er in 13 Fällen Tumorzellen im Sputum gefunden hatte. HAMPELN untersuchte ungefärbte und nicht fixierte Sputumausstriche auf atypische Epithelzellen, von denen er annahm, daß sie von einem Bronchialcarcinom abstammten. Trotz der Einfachheit blieb die Methode HAMPELNS wenig beachtet. Eine wirkliche Verbreitung fand die Cytodiagnostik erst durch PAPANICOLAOU, der 1928 erstmalig über seinen systematisch ausgewerteten Nachweis von abgestoßenen Tumorzellen im Genitalsekret bei Uteruscarcinomen berichtete. PAPANICOLAOU vertritt die Ansicht, daß alle Geschwülste, die eine freie Oberfläche besitzen, Zellen abschilfern und daß Krebszellen, auch wenn sie aus ihrem geweblichen Zusammenhang gelöst sind, charakteristische Merkmale behalten, auf Grund derer man sie als solche diagnostizieren kann. PAPANICOLAOU versuchte, den diagnostischen Wert seiner Methode durch eine besondere Färbemethode, die auf dem Prinzip der MASSONschen Trichomfärbung beruht, aber keineswegs spezifisch für Krebszellen ist, zu verbessern. Angeregt und ermutigt von den Erfolgen PAPANICOLAOUS begannen sich nun immer mehr Autoren mit cytologischen Untersuchungen von Vaginalsekret und darüber hinaus auch von Magensaft, Urin und Punktatflüssigkeiten zu beschäftigen. 1927 griffen schließlich DUDGEON und WRIGLEY den Gedanken HAMPELNS wieder auf und untersuchten Sputum auf das Vorhandensein von Tumorzellen. Nach 8jähriger Versuchszeit gelang es ihnen, bei 58 Fällen mit Lungencarcinom in 68% eine positive cytologische Diagnose zu stellen.

Seither gewann diese Untersuchungsmethode, insbesondere durch den dringlichen Bedarf eines geeigneten Hilfsmittels zur Sicherung der Frühdiagnose des immer häufiger auftretenden Bronchialkrebses, an praktischer Bedeutung. Sie wurde an vielen Kliniken zur routinemäßigen Untersuchung des Bronchialsekretes ausgebaut, wie aus zahlreichen Veröffentlichungen der letzten Jahre hervorgeht: WANDALL (1944), CLERF und HERBUT (1946, 1950), WOOLNER und MCDONALD (1949), FELD (1949), CROSS, COOPER, LANDIS (1949), FARBER und Mitarbeiter (1949, 1950), PETERSON (1949), WATSON (1949), CROMWELL (1949), ANDERSON (1949), CAHAN und HOLLON (1950), GRAHAM (1950), O'KEEFE (1950), HENGSTMANN und WITTEKIND (1950), FRIEDMANN (1951), ESCHER und STRUPLER (1951), JACKSON, BERTOLI, ACKERMANN (1951), DIJKSTRA (1951), KISSLING (1951), LIBERSAT (1951), HJELT (1952), HECKNER (1952), MOHR, TOEBBEN (1952), DIETZEL (1952), BEICKERT und ROSSKOPF (1952), LINK (1952), NAUMANN (1952), HARTMANN, GREVEN, DEWES (1953), PROBST und PFALTZ (1953).

a) Untersuchungstechnik.

Entnahme des Materials.

Als Untersuchungsmaterial für die Cytodiagnostik des Bronchialcarcinoms dienen im allgemeinen Sputum und Bronchialsekret. Auch das Material von gezielten, unter Durchleuchtungskontrolle durchgeführten Lungenpunktionen (BRANDT, CRAVER und BINKLEY, GODLOWSKI, HORNYKIEWYTSCH und LORENZ u. a.) findet hierzu Verwendung. Die perthorakalen Lungenpunktionen sind jedoch nicht ungefährlich (nach ROSEMOND 2% Todesfälle) und sollten nur angewandt werden, wenn alle anderen diagnostischen Maßnahmen versagten. Die Pleurapunktionen sind leichter durchführbar, die Auswertung des Exsudates jedoch gestaltet sich wegen der schon normalerweise erheblichen Polymorphie der Pleuraendothelien mitunter recht schwierig. Bei entsprechender Erfahrung des Untersuchers kann aber auch hier eine hohe Treffsicherheit erzielt werden (GRAHAM, GRUNZE, SAPHIR). Cytologische Untersuchungen von Thoraxwand-, Lymphknoten- und Skeletpunktaten kommen für eine Frühdiagnose von Bronchialtumoren zu spät.

Sputumuntersuchungen sind für den Patienten zwar schonend und können beliebig oft wiederholt werden, sie sind aber mit mehr Unsicherheitsfaktoren belastet als die

Untersuchungen von Bronchialsekret. Vor allem erschwert die oft große Zahl von desquamierten Epithelien der Mundschleimhaut die Suche nach Tumorzellen. Außerdem ist das im Sputum enthaltene Zellmaterial häufig stark alteriert. Wie noch zu zeigen sein wird, ist die cytologische Sputumuntersuchung aber trotzdem gut geeignet, die diagnostischen Möglichkeiten zur Erkennung eines Bronchialcarcinoms wesentlich zu erweitern. Wegen ihrer einfachen Handhabe — Einsenden des Sputums an den nächsten Pathologen — und dadurch, daß sie dem Patienten ohne weiteres zumutbar ist, kann sie beliebig oft wiederholt werden und führt dann auch zu verläßlicheren und besseren Ergebnissen. Die guten Ergebnisse amerikanischer Autoren (FARBER, BENIOFF, McGRATH, ROSENTHAL u. a.) beziehen sich auf das Endresultat einer fünfmaligen Untersuchung. Jedenfalls sollte vor allem der Praktiker von dieser Untersuchungsmöglichkeit mehr Gebrauch machen als bisher.

Eine noch bessere Ausbeute, allerdings für den Patienten auch eine größere Belastung, bringt die direkte Sekretentnahme aus dem entsprechenden Bronchus, bei der das Untersuchungsmaterial tumornahe, fast isoliert, d. h. frei von anderen zelligen Bestandteilen, die die Untersuchung stören, gewonnen werden kann. Vor allem aber ermöglicht sie eine cytologische Untersuchung auch bei Kranken, bei denen eine Sputumuntersuchung nicht durchgeführt werden kann, weil sie nicht expectorieren. Zur Gewinnung von Bronchialsekret dienen verschiedene Methoden: Abtupfen oder direkter Abstrich, gezielte Sekretaspiration hinter dem Röntgenschirm mittels Blasenkatheter, Spülung des tumorverdächtigen Bronchus mit physiologischer Kochsalzlösung unter Verwendung eines Bronchusblockers, eines Katheters mit aufblasbarer zirkulärer Gummimanschette, während der Bronchoskopie. Jede dieser Methoden hat gewisse Vor- und Nachteile. Am geeignetsten erscheint es uns, das Sekret während der Bronchoskopie mittels Saugrohr, das mit einem gutsitzenden, etwa 2 cm langen, flexiblen Gummiröhrchen versehen ist, zu aspirieren. (PROBST und PFALTZ legen in das freie Ende dieses halbflexiblen Gummiröhrchens einen trockenen Wattebausch ein und bestreichen dann mit dieser Watte, in der sich Schleim und Zellmaterial angesammelt haben, direkt den Objektträger.) Durch den Sog am Tumor oder in dessen unmittelbarer Nähe werden mitunter ganze Zellverbände von der Geschwulst losgerissen, die erst eine sichere Tumor-, zuweilen dann auch Tumortypendiagnose gestatten.

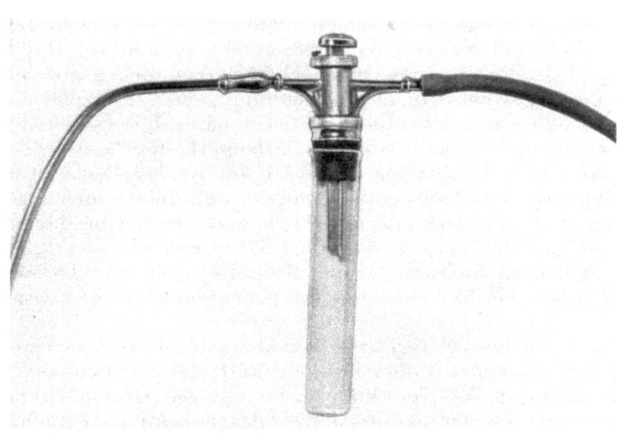

Abb. 9.

Zur einwandfreien technischen Durchführung einer gezielten Sekretaspiration haben wir ein Auffanggerät konstruiert, das zwischen Absaugrohr und Absaugflasche eingesetzt wird und gleichzeitig als Handgriff dient (Abb. 9). Durch einen leichten Druck mit dem Daumen auf den oben angebrachten Knopf wird der Sekretstrom zur Absaugflasche unterbrochen und in ein Reagensglas geleitet. Das zu untersuchende Bronchialsekret kann dadurch getrennt und isoliert von dem übrigen Sekret aus Hypopharynx, Larynx und Trachea aspiriert werden. Die dazu verwendeten handelsüblichen Reagensgläser lassen sich rasch auswechseln. Auf diese Weise ist es möglich, innerhalb kurzer Zeit das Sekret von mehreren Bronchialästen isoliert der Untersuchung zuzuführen. Dabei empfiehlt es sich, das Absaugrohr immer mit physiologischer NaCl-Lösung nachzuspülen, um möglichst viel Material zu gewinnen und um eine Vermischung mit dem Sekret des nachfolgenden Bronchus zu verhindern.

Diese während der Bronchoskopie vorgenommene Sekretentnahme scheint uns am geeignetsten zu sein, da dabei unter direkter Sicht das Sekret aus dem verdächtigen

Bronchus abgesaugt wird, und zwar auch dort, wo der Tumor selbst nicht mehr zu sehen ist. Die Gewinnung des Materials durch direkten Abstrich versagt in den Fällen, wo der Tumor sich dem Sichtbereich des Bronchoskops entzieht und einem gestielten Watte- tupfer nicht zugängig ist.

Fixation und Färbung.

Bei der weiteren Verarbeitung des entnommenen Materials müssen:
1. der ganze Bestand an Zellen im Wattebausch oder in der Flüssigkeit erfaßt und
2. für das Auge sichtbar gemacht werden.

Während die Sekretentnahme in die Hände des Bronchologen gehört, sollte die eigentliche cytologische Untersuchung dem Pathologen überlassen werden. Unsere große diagnostische Treffsicherheit verdanken wir zum großen Teil dieser Zusammenarbeit.

Wattcabstriche werden sofort auf mehrere Objektträger ausgestrichen und in einem 95%igen Alkohol-Äthergemisch fixiert. Die rasche Fixierung ist eine Voraussetzung für das Erhaltenbleiben der Zellform; sie gewährleistet eine einwandfreie Färbbarkeit. Auch das abgesetzte Material der unteren Flüssigkeitsschichten wird von manchen Autoren nach vorherigem Zentrifugieren und Anreichern auf Objektträger gestrichen. Diese Ausstreichmethode bietet jedoch keine Gewähr dafür, daß alle vorhandenen Tumorzellen erfaßt werden. Außerdem kann nach KAHLAU allein schon das Ausstreichen die Zellen derart mechanisch beeinträchtigen, daß sie deformiert und etwa vorhandene Zellen- verbände gelöst werden. Dagegen scheint die von KAHLAU modifizierte Methode nach L. SILVERSTOLPE, bei der das Material zentrifugiert und das Sediment eingebettet und geschnitten wird, mehr Sicherheit für das Auffinden der Zellen zu bieten:

Dem Sekret werden einzelne Tropfen DUBOINscher Flüssigkeit zugesetzt (20 cm³ gesättigte Sublimatlösung, 5 cm³ Eisessig, 1 cm³ unverdünntes Formol). Dadurch bildet sich fast stets ein milchiger Eiweißniederschlag. Bei Abwesenheit von Eiweiß setzt man 0,5 cm³ Serum hinzu und gibt noch einige Tropfen DUBOINscher Flüssigkeit nach. Dadurch erlangt das Sekret eine solche Be- schaffenheit, daß es mit gebogener Nadel in Form von Ballen in ein besonders konstru- iertes Zentri- fugenröhrchen gebracht werden kann, das nach unten verjüngt ist und hier durch einen Gummi- stopfen verschlossen wird. Der Röhrcheninhalt wird mit DUBOINscher Flüssigkeit aufgefüllt. Es wird 10 min lang zentrifugiert bei einer Umdrehungszahl von 3500/min. Danach entfernt man vorsichtig den Gummistopfen mit dem darüber befindlichen Zentrifugat, indem man gleichzeitig die obere Öffnung des Röhrchens mit dem Daumen fest verschließt, so daß die Flüssigkeit nicht nachfließen kann. Das Zentrifugat bildet einen kleinen, relativ festen Pfropfen, der in DUBOINscher Flüssigkeit fixiert wird. Darauf folgt die übliche Entwässerung in steigender Alkoholreihe, Paraffineinbettung und Schneiden parallel zur Längsachse des zylindrischen Pfropfens in weiten Stufenserien, was im allgemeinen ausreicht.

Durch den Eiweißniederschlag, der sich nach Zusatz der DUBOINschen Flüssigkeit bildet, werden die meisten zelligen Bestandteile mitgerissen. Durch das Zentrifugieren wird der Rest nach unten befördert. Das Zentrifugat enthält mit größter Wahrscheinlichkeit alle Zellen, die in der Flüssigkeit überhaupt vorhanden waren. Durch das Zentrifugieren wird häufig in dem Eiweißpfropfen eine Schichtung erreicht, durch welche die Blutzellen für sich abgesondert werden und die Tumorzellen wie in einer Zone getrennt liegen. Wenn dies auch kein diagnostisch verwertbares Merkmal ist, so stellt es doch eine Erleichterung für die spätere Mikroskopie dar. Die Paraffinschnitte kann man mit allen möglichen Methoden färben, ausgenommen die Fettfärbung.

Eine für die Tumorzellen spezifische Farbreaktion, die wahrscheinlich die cytologische Diagnostik wesentlich erleichtern würde, gibt es bis heute noch nicht. Die Methode von EBNER und STRECKER zur Darstellung der Phosphoamidase ist sehr umständlich und kompliziert und wurde bisher zur Bronchialsekretuntersuchung unseres Wissens noch nicht angewandt. Die gebräuchlichsten Färbemethoden sind die nach PAPANICOLAOU und TRAUT, Hämatoxylin-Eosin und MAY-GRÜNWALD-GIEMSA und PAPPENHEIM.

In den letzten Jahren hat neben diesen färberischen Verfahren die *Phasenkontrast- mikroskopie* nach ZERNIKE in der Cytodiagnostik eine besondere Bedeutung erlangt. Sie gestattet vor allem, die lebenden, vitalen Zellen ohne die üblichen Veränderungen infolge Fixation und Färbung zu betrachten. Zellkern und Protoplasmastrukturen sind dabei mit großer Deutlichkeit zu erkennen. Im Phasenkontrastmikroskop stellen sich vor

allem Nucleolus und Zellmembran gut dar, während in der Färbung die Chromatin-
struktur mehr hervortritt (LÜDIN).

Beim Kontrastmikroskop dringt das einfallende Licht durch eine ringförmige Kondensorblende.
In der Brennebene des Objektivs, an der Stelle des primären Bildes (das ist nach der ABBEschen Theorie
die in Haupt- und Nebenbilder zerlegte Abbildung der Lichtquelle) ist ein „Phasenring" angebracht,
der mit dem gleich großen Kondensorspaltbild zur Deckung gebracht werden muß. Die Schwingungs-
phase und die Lichtintensität der durch diesen Phasenring gehenden Lichtstrahlen des Hauptbildes
werden verändert, während die Lichtstrahlen der Nebenbilder unverändert durch das Objektiv gehen.
Durch diese zusätzlichen Interferenzerscheinungen wird in der sekundären Abbildung (eigentliche
Bildebene) ein starker Kontrast hervorgerufen, der so wirkt, als wäre das mikroskopische Objekt
gefärbt worden. Phasenkontrastobjektive und -kondensator lassen sich an jedes Normalmikroskop
anbringen.

Das zu untersuchende Material wird auf einen Objektträger gebracht, der mit einem Tropfen
physiologischer Kochsalz-, *Ringer*- oder Thyrofusinlösung (v. ALBERTINI) beschickt ist, mit einem
Deckglas versehen und kann sofort untersucht werden. Zum Schutz gegen Austrocknung empfiehlt
es sich, das Deckglas mit Paraffin oder Vaseline zu umranden.

Das Phasenkontrastverfahren ließ eine Reihe von Autoren (v. ALBERTINI, BEICKERT
und ROSSKOPF, HORNSTEIN, LÜDIN, WOOLNER und McDONALD und ZINSER) bei Tumorzellen extreme Verschiebungen in der Kernplasmarelation zugunsten des Kernes erkennen,
eine zunehmende Autonomie der Carcinomkerne bei allmählichem Verlust des Cyto-
plasmas, die sich so weit steigern kann, bis der Kern frei von einer Plasmamasse daliegt.
Nach HORNSTEIN können allerdings diese „nacktkernigen" Formen auch mechanisch
beim Zentrifugieren entstehen. HORNSTEIN sowie ZOLLINGER weisen außerdem noch
auf bestimmte biologische Kriterien hin, die mittels Phasenkontrastuntersuchung bei
Tumorzellen erkennbar sind. Sie konnten innerhalb tumorverdächtiger Zellgruppen
häufig Vitalitätsdifferenzen feststellen, die bei einwandfreien Mesothelzellen nicht zu
beobachten sind. Des weiteren zeigen maligne Zellen eine erhöhte Vulnerabilität. Dieser
Einblick in die biologischen Abartigkeiten der Tumorzellen hat jedoch mehr theoretische
als praktische Bedeutung. Die Phasenkontrastmikroskopie läßt sich einfach und rasch
durchführen und vermag, wie aus den brillanten Bildern der Arbeit von RUNGE, STOLL
und WALCH ersichtlich, besonders auch in der gynäkologischen Praxis wertvolle diagnostische Hilfe zu leisten. Leider sind die Präparate nur beschränkt haltbar, und wenn nicht
Mikroaufnahmen angefertigt werden, fehlt jede Möglichkeit des Vergleiches mit früheren
Befunden.

b) Morphologie „maligner" Zellen.

Nach Ansicht bedeutender Pathologen wie BORST (1928 und 1934), WILLIS (1948),
BÜCHNER (1951), HAMPERL (1951) besteht für maligne Tumorzellen kein einziges absolutes Charakteristikum, welches eine eindeutige morphologische oder chemische Abgrenzung gegenüber anderen Zellelementen erlaubt. Zumindest kennen wir ein solches
bis heute noch nicht. Während sich die histologische Diagnose einer malignen Geschwulst
auf das Verhalten des tumorumgebenden Gewebes (Stromareaktion), das infiltrierende
Wachstum und Metastasen von Tumorzellen stützen kann, ist die cytologische Diagnose
nur auf relative Kriterien der Zellen und ihrer Kerne angewiesen.

DUDGEON und WRIGLEY schabten zum Studium der Tumorzellen von frisch excidiertem Tumorgewebe mit einem Skalpell Material ab und fertigten von einer hieraus gewonnenen Zellsuspension
Ausstrichpräparate an, die sie dann untersuchten. Sie fixierten die Präparate mit $HgCl_2$ und färbten
sie mit Hämatoxilin-Eosin. WOOLNER und McDONALD studierten die Charakteristik der Tumorzellen
im Bronchialsekret von frischen Operationspräparaten. Übereinstimmend berichten diese Autoren
und andere, wie FARBER und Mitarbeiter, HERBUT, CLERF, STRUPLER, PETERSEN, HORNSTEIN u. a.
über folgende Kriterien, die man an Carcinomzellen und deren Kernen im Sputum oder Bronchialsekret findet:

Krebszellen sind im allgemeinen größer als normale Zellen im Sputum oder Bronchialsekret. Wenn, wie beim kleinzelligen Carcinom, die Zellgröße sich dem normalen Bereich
nähert, müssen zur Diagnose mehr die anderen atypischen Merkmale herangezogen
werden. Das Cytoplasma selbst zeigt kaum faßbare Veränderungen.

Die Kernplasmarelation ist zugunsten des Kernes verschoben. Bei wenig differenzierten Tumoren sind die großen Kerne nur von einem schmalen Cytoplasmasaum umgeben, und beim kleinzelligen Carcinom scheinen die Zellen fast nur aus einem Kern zu bestehen. Eine Ausnahme machen die verhornenden Plattenepithelcarcinome. Hier findet man sehr große Zellen, die reichlich acidophiles Cytoplasma besitzen.

Die Polymorphie und Hyperchromasie der Zellkerne ist ein besonders charakteristisches Kennzeichen, das man am besten wahrnehmen kann, wenn im Untersuchungsmaterial Zellverbände vorhanden sind. Aber auch an einer genügend großen Zahl von isolierten Tumorzellen läßt sich dieses wichtige Merkmal erkennen.

Die Kerne der Tumorzellen enthalten neben vermehrten Kernteilungsfiguren oft verschieden große hypochromatische Nucleolen.

Im allgemeinen lassen sich alle relativen Kennzeichen maligner Zellen in Gewebsschnitten an isolierten Tumorzellen im Sputum oder Bronchialsekret wiederfinden (mit Ausnahme des infiltrierenden Wachstums und der Metastasen). Das Vorhandensein von Zellverbänden erlaubt mitunter sogar eine Aussage über den histologischen Typ des Tumors, so besonders beim kleinzelligen Bronchialcarcinom und beim verhornenden Plattenepithelcarcinom. Niemals darf ein einziges atypisches Merkmal als beweisend angesehen werden. Die Diagnose stützt sich vielmehr auf das gesamte cytologische Bild, auf die Summe der Abweichungen vom Normaltypus. „Die cytologische Geschwulstdiagnostik ist" — schreibt KAHLAU — „eine vergleichende Diagnostik, die die genaue Kenntnis normaler Gewebsbilder ebenso selbstverständlich voraussetzt, wie die Kenntnis der allgemeinen und speziellen Geschwulsthistologie". Der Pathologe ist täglich mit derartigen Untersuchungen beschäftigt, er verfügt über die notwendige Erfahrung und Kritik. Ihm sollte daher ausschließlich die Beurteilung des cytologischen Bildes, die große Erfahrung und Übung voraussetzt, vorbehalten bleiben.

Die große Schwankungsbreite hinsichtlich der diagnostischen Treffsicherheit in Tabelle 1 zeigt sehr deutlich, daß das Untersuchungsergebnis nicht allein von der Untersuchungstechnik, sondern weitgehend auch von der Erfahrung des Untersuchers abhängig ist. (Im Verlaufe der Jahre konnten manche Autoren die Treffsicherheit wesentlich steigern.)

Zur kritischen Beurteilung der cytologischen Ergebnisse haben wir die Treffsicherheit der Sputum- und Bronchialsekretuntersuchungen nur an solchen Fällen geprüft, bei denen die Diagnose durch histologische Untersuchung der Probeexcision, Operationspräparate, Probethorakotomie oder Sektion gesichert war. Eine derartig eingehende Kontrolle gelang uns bei 208 von insgesamt 873 in den letzten 5 Jahren bronchoskopierten Fällen. Bei diesen 208 kontrollierten Fällen handelte es sich bei 158 um ein *sicheres* Bronchialcarcinom, während 50 Fälle sicher *keinen* Tumor aufwiesen, wie eine mehrjährige Beobachtungszeit zeigte.

Tabelle 2 gibt Aufschluß über die cytologischen und histologischen Untersuchungsergebnisse bei den vorher erwähnten 158 Patienten mit Bronchialcarcinom. Die Diagnosen beziehen sich auf eine einmalige Untersuchung des bei der Bronchoskopie gezielt abgesaugten Bronchialsekretes und der entnommenen Probeexcision und auf das Endresultat von durchschnittlich zweimaliger Sputumuntersuchung.

Bei der Beurteilung der cytologischen Befunde werden im allgemeinen die Diagnosen „sicher", „wahrscheinlich", „verdächtig" und „negativ" angewandt. Als „sicher" kann ein Befund dann bezeichnet werden, wenn am Geschwulstcharakter der Zellen kein Zweifel besteht, bzw. wenn Tumorzellverbände vorhanden sind. Isolierte Zellen dagegen erlauben gewöhnlich nur eine „Wahrscheinlichkeitsdiagnose". Das Urteil „verdächtig" wird dann gefällt, wenn wohl Zellatypien, jedoch keine Tumorelemente nachzuweisen sind. Es ist praktisch nicht verwertbar, da es nur darauf hinweist, daß eine Geschwulst vorliegen kann. Ebenso schließt das Urteil „negativ" das Vorhandensein eines Carcinoms nicht aus. Die letzten beiden Urteile machen daher regelmäßige Kontrolluntersuchungen erforderlich. Solche sind bei einer Verdachtsdiagnose besonders wichtig, um eine positive Fehldiagnose zu vermeiden.

Tabelle 1. *Die Ergebnisse der Cytodiagnostik des Bronchialcarcinoms nach Mitteilungen in der Literatur.*

Autoren	Jahr	Art des Materials	Zahl der Bronchial-carcinome	Cytologisch-positiv in %
DUDGEON und WRIGLEY	1935	Br.S. und Sp.	58	68
BARRET	1938	Br.S. und Sp.	110	68
GOWAR	1943	Br.S. und Sp.	93	64
WANDALL	1944	Br.S. und Sp.	100	84
WATSON, CROMWELL, CRAVER, PAPANICOLAOU	1945 bis 1948	Br.S. und Sp.	236	60—90
HERBUT und CLERF	1946	Br.S.	57	82,4
MCKAY, WARE	1948	Sp.	54	74
FARBER und Mitarbeiter	1948	Br.S. und Sp.	241	78
WOOLNER und MCDONALD	1949	Br.S. und Sp.	150	68
PETERSEN	1949	Br.S.	35	78
KUCSKO und PORTELE	1949	Br.S. und Sp.	124	75
HENGSTMANN und WITTEKIND . .	1950	Br.S.	22	86
O'KEEFE	1950	Br.S.	307	88
FARBER und Mitarbeiter	1950	Sp. (5mal untersucht)	130	90
BUFFMIRE	1951	Br.S.	184	73,3
JACKSON, BERTOLI und ACKERMANN	1951	Sp.	100	61
KAHLAU	1951	Sp.	71	76
HJELT	1952	Br.S.	171	79,5
HJELT	1952	Sp.	171	70,1
MOHR und TOEBBEN	1952	Br.S.	54	81,5
DIETZE	1952	Br.S.	75	69
HARTMANN, GREVEN u. DEWES . .	1953	Br.S.	160	(67,5) später 71,6
PFALTZ	1954	Br.S.	100	81

Br.S. = Bronchialsekret; Sp. = Sputum.

Aus Tabelle 2 geht hervor, daß durch die cytologische Untersuchung von Bronchialsekret und Sputum 89,2% der malignen Lungentumoren diagnostiziert werden konnten. Die positiven Ergebnisse der cytologischen Sputumuntersuchungen liegen zwar mit 75,3%

Tabelle 2. *Cytologische und histologische Ergebnisse bei 158 gesicherten[1] Bronchialcarcinomen.*

	„sicher und wahrscheinlich"	„verdächtig"	„negativ"
Bronchialsekret	135 (85,4%) [75—92%]	16 (10,1%) [4—19%]	7 (4,5%) [1—11%]
Sputum (bei durchschnittlich 2maliger Untersuchung)	119 (75,3%) [63—84%]	10 (6,3%) [2—13%]	29 (18,4%) [10,5—28,9%]
Bronchialsekret und Sputum	141 (89,2%) [81—96%]	12 (7,6%) [2—15%]	5 (3,2%) [0,5—9%]
Probeexcision	93 (58,8%) [47—71%]	negativ oder nicht durchgeführt	43 22 } = 65 (41,2%) [29—53%]

In eckiger Klammer ist jeweils die obere und untere Grenze der zugrunde liegenden Wahrscheinlichkeit (nach der KOLLERschen Tafel 4) angegeben. Nach der statistischen Wahrscheinlichkeit liegt der wirkliche Prozentsatz in der Mitte dieser Spannen, wie das auch bei unseren Ergebnissen zutrifft.

niedriger als jene der Bronchialsekretuntersuchungen, die 85,4% betragen, gemessen aber an der Treffsicherheit anderer Untersuchungsmethoden ist das Ergebnis als durchaus zufriedenstellend anzusehen.

In 7,6% der Fälle war die Diagnose „verdächtig" und in 3,2% „negativ" gestellt worden, so daß insgesamt 10,8% Versager waren. Dazu kann es kommen, wenn der

---

[1] Durch Probeexcision, Operationspräparat, Probethorakotomie oder Sektion gesicherte Fälle.

Tumor den Bronchus umwächst (ZENKER) und nur auf kleinstem Abschnitt das Lumen des Bronchus erreicht oder sich überhaupt nur intramural ausbreitet, so daß das Epithel lange Zeit intakt bleibt (s. Fall XX). Dies gilt auch für metastatische Lungentumoren, die meist über den Blutweg in das Lungenparenchym gelangen und erst spät in den Bronchus einwachsen. Auch werden peripher sitzende (pleuranahe) Tumoren im allgemeinen auch cytologisch später erfaßbar sein als hilusnahe. Darüber hinaus zeigen nicht alle Bronchusgeschwülste die gleiche Abschilferungstendenz. Das Exfoliieren ist aber eine notwendige Voraussetzung für die Cytodiagnostik. Mitunter verhindern nekrotische Massen, derbe Schwarten, die dem Tumor aufgelagert sind, daß Tumorzellen in das Bronchiallumen gelangen. Schließlich gibt es Carcinompatienten, die überhaupt keinen Auswurf haben, besonders nicht im Beginn der Erkrankung. Nur regelmäßige Kontrollen können in derart gelagerten Fällen Klärung bringen und zur Früherfassung maligner Tumoren beitragen. Nicht zu Unrecht vergleichen WOOLNER und McDONALD die Cytodiagnostik mit dem Nachweis des KOCHschen Bacillus bei der Tuberkulose. Auch hier bedeutet ein negatives Resultat keine endgültige Diagnose, und man wird sich bei klinischem Verdacht nicht mit einer einmaligen Untersuchung begnügen. Sehr häufig sind im abgesaugten Bronchialsekret säurefeste Stäbchen nachzuweisen, während die Untersuchung des Sputums wiederholt ergebnislos verläuft.

Im günstigsten Falle wird nur 1% der Untersuchungen des Bronchialsekretes ein negatives Resultat ergeben, im ungünstigsten Falle 11%. Die Häufigkeit echter Stichproben wird jeweils innerhalb dieser Wahrscheinlichkeitsgrenzen liegen. Für Sputumdiagnosen liegen diese bei Patienten mit Bronchialcarcinomen nicht so günstig. Hier kann es vorkommen, daß nur bei 63% der Fälle bei durchschnittlich zweimaliger Sputumuntersuchung der Tumor erkannt wird. Mehr als 84% positive Diagnosen wird man unter denselben Bedingungen nicht erwarten dürfen, und bei 10,5—28,9% der Patienten mit Bronchialcarcinom wird man keine Tumorzellen finden. Die Erfolgswahrscheinlichkeit einer einzigen cytologischen Bronchialsekretuntersuchung ist wesentlich höher als die einer einzigen Sputumuntersuchung! Da aber mit der Zahl der wiederholten Untersuchungen der Prozentsatz an negativen Diagnosen geringer wird, Sputumuntersuchungen bei einem Patienten leichter mehrmals durchgeführt werden können als bronchologische Untersuchungen, wird die Überlegenheit der cytologischen Bronchialsekretuntersuchung geringer.

Kombiniert man beide Untersuchungsgänge bei jedem Patienten mit Bronchialcarcinom, so darf man in 81—96% ein positives Ergebnis erwarten, 2—15% werden nur eine Verdachtsdiagnose zulassen, und 0,5—9% der Fälle werden cytologisch nicht als Carcinom erkannt werden. Diese Ergebnisse darf man als durchaus günstig ansehen. Für das histologisch positive Ergebnis der Probeexcision wurde ebenfalls die obere und untere Grenzwahrscheinlichkeit berechnet. Es ergab sich, daß 47—71% der Carcinome präoperativ histologisch diagnostiziert werden können. Die Häufigkeit der in der Literatur veröffentlichten Stichproben liegt innerhalb dieser Wahrscheinlichkeitsgrenzen. Es handelt sich dabei keineswegs um zufällige Schwankungen. Die zulässige Zufallsziffer für die Häufigkeitsziffer 93 (Probeexcision) beträgt nach den KOLLERschen Tafeln 6,6%. Die Differenz zwischen 93 und 135 (Bronchialsekret) ist jedoch bedeutend größer. Es darf damit als statistisch gesichert gelten, daß durch die cytologische Untersuchung erheblich mehr Bronchialcarcinome erkannt werden als durch die histologische Untersuchung der Probeexcision.

c) Irrtumsmöglichkeiten in der Cytodiagnostik (positive Fehldiagnosen).

Verhängnisvoller als die Versager („negativer" oder nur „verdächtiger" Befund bei bestehendem Carcinom) könnte sich für den Patienten eine falsche positive Diagnose auswirken, wenn auf ihr allein therapeutische Maßnahmen (Lobektomie oder Pneumonektomie) aufgebaut würden.

Für eine derartige Fehldiagnose gibt es zahlreiche Möglichkeiten. So kann mitunter schon die Unterscheidung der wenig differenzierten Basalzellen wegen ihrer Plasmaarmut und ihrer kompakten, sich dunkel färbenden Kerne von Zellen eines kleinzelligen Bronchialcarcinoms sehr schwer sein. Auch andere, normalerweise in den Luftwegen vorkommende Zellen können bei längerer Stagnation des Sekretes derartige Veränderungen an Plasma und Kern (Autolyse, Pyknose, Quellung u. dgl.) erleiden, so daß sie maligne Zellen vortäuschen. Darüber hinaus können sich bei allen entzündlichen, degenerativen und regenerativen Prozessen im Bronchialbereich solche pseudomalignen Zellen bilden und abstoßen. Wie bereits auf S. 3 und 33 bemerkt, finden sich bei chronischen Reizzuständen Epithelmetaplasien an Stelle des mehrreihigen Flimmerepithels vor. Nach WITTEKIND und STRÜDER entspricht die Metaplasie im Bronchialbaum morphologisch einem wenig differenzierten Plattenepithel, wobei die Zellen eine erhebliche Größe erreichen können; die Kerne können deutlich polymorph sein und das Chromatin in Klumpen zerteilt enthalten. Die Größe der Zellen, die Polymorphie und Hyperchromasie der Kerne gehören jedoch auch zu den relativen Kriterien der Geschwulstzellen; eine Verwechslung ist daher leicht möglich. Besonders schwierig kann sich die cytologische Diagnose bei bestehender Tuberkulose gestalten, wo neben Riesenzellen und Epithelmetaplasien auch Epitheloidzellen zu einer Verwechslung mit malignen Zellen führen können. Solange es eben keine für die Carcinomzelle spezifische Färbereaktion gibt, oder kein anderes absolutes Charakteristicum der malignen Tumorzelle bekannt ist, wird in der Cytodiagnostik ein gewisser Unsicherheitsfaktor bestehenbleiben und eine sichere Trennung maligner Zellen von atypischen Zellformen bei anderen Lungenerkrankungen in manchen Fällen unmöglich sein.

In Tabelle 3 sind die Ergebnisse cytologischer Untersuchungen von Bronchialsekret bei 50 gesicherten Fällen mit *nicht* carcinomatösen Lungenerkrankungen wiedergegeben. Von 33 Patienten dieser Gruppe wurde außerdem das Sputum auf das Vorhandensein von Tumorzellen geprüft.

Tabelle 3. *Cytologische Befunde bei nicht carcinomatösen Lungenerkrankungen.*

	„sicher und wahrscheinlich"	„verdächtig"	„negativ"
Bronchialsekret (von 50 Fällen) . . .	3 (6%) 0,4—23%	4 (8%) 1—26%	43 (86%)
Sputum (von 33 Fällen)	8 6,5—52%	6 3,5—45%	19

Im Bronchialsekret wurden bei 4 (von 50) Fällen atypische, jedoch keine sicheren Tumorzellen gefunden, während 3 fälschlicherweise einen cytologisch positiven Befund ergaben. Es handelte sich in einem Fall um eine Tuberkulose, im zweiten um einen chronischen Lungenabsceß mit Metaplasien und im dritten um eine Gangränhöhle. Bei der Sputumuntersuchung wurden noch weitere 5 positive Fehldiagnosen gestellt. Bei sämtlichen 5 lag eine Tuberkulose vor.

Ergänzt man nun die positiven Diagnosen der Tabelle 2 mit den 3 bzw. 8 positiven Fehldiagnosen der Tabelle 3 und geht bei der Aufschlüsselung von den positiven cytologischen Ergebnissen aus, so erhält man folgendes Ergebnis:

Tabelle 4. *Diagnostische „Treffsicherheit" cytologischer Untersuchungen.*

	Gesamtzahl der positiven Diagnosen	Carcinom	Kein Carcinom
Bronchialsekret (208 Fälle) .	138 (100%)	135 (97,8%) [91,1—100%]	3 (2.2%) [—6,7%]
Sputum (191 Fälle)	127 (100%)	119 (93,7%) [85—98,3%]	8 (6,3%) [3,2—14,9%]

Von den 138 „sicheren" und „wahrscheinlichen" Krebsdiagnosen bei den Bronchial-sekretuntersuchungen wurden 135 bestätigt, von den 127 positiven Sputumdiagnosen 119. Das bedeutet für die Bronchialsekretuntersuchungen eine „Treffsicherheit" von 97,8%, für die Sputumuntersuchungen eine solche von 93,7%.

Ein positives Ergebnis einer Bronchialsekretuntersuchung läßt mit 91,1—100%iger Wahrscheinlichkeit annehmen, daß ein Bronchialcarcinom besteht, während die Wahr-scheinlichkeit einer positiven Fehldiagnose maximal 6,7% beträgt. Bei der Sputum-untersuchung ist bei einem positiven Ergebnis die Wahrscheinlichkeitsspanne für ein bestehendes Carcinom 85—98,3%, für das Nichtbestehen eines Carcinoms 3,2—14,9%.

Demnach ist der Wert der cytologischen Untersuchung in der Diagnostik des Bronchial-carcinoms statistisch gesichert.

d) Wert der cytologischen Untersuchung für die Frühdiagnose des Bronchialcarcinoms.

Die diagnostische Treffsicherheit aller Untersuchungsmethoden pflegt im Früh-stadium der Geschwulst am geringsten zu sein und mit fortschreitendem Tumorwachstum zuzunehmen. Die Leistung der Cytodiagnostik wurde an sog. Frühfällen überprüft und ist in Tabelle 5 wiedergegeben.

Als Frühfälle werden solche bezeichnet, die primär operabel waren. Von unseren 158 Patienten mit Lungencarcinom konnten 47 lob- oder pneumonektomiert werden. 96 wurden von vornherein für inoperabel gehalten oder haben eine Operation abgelehnt. Bei 15 Fällen stellte sich die Inoperabilität bei der explorativen Thorakotomie heraus.

Tabelle 5. *Cytologische Ergebnisse bei operablen und inoperablen Bronchialcarcinomen.*

	„sicher und wahrscheinlich"	„verdächtig"	„negativ"
47 operable Fälle:			
Bronchialsekret	39 (82,9%)	6 (12,8%)	2 (4,3%)
Sputum	32 (68,0%)	6 (12,8%)	9 (19,2%)
Bronchialsekret und Sputum . .	41 (87,1%)	4 (8,6%)	2 (4,3%)
Probeexcision	27 (57,4%)	—	20 (42,6%)
111 inoperable Fälle:			
Bronchialsekret	96 (86,4%)	10 (9,0%)	5 (4,6%)
Sputum	87 (78,3%)	4 (3,7%)	20 (18,0%)
Bronchialsekret und Sputum . .	100 (90,1%)	8 (7,2%)	3 (2,7%)
Probeexcision	66 (59,4%)	—	45 (40,6%)

82,9% aller operablen Fälle hatten einen positiven cytologischen Befund im Bronchial-sekret, während von den 111 inoperablen Fällen 86,4% cytologisch sicher diagnostiziert werden konnten. Eine große Differenz zwischen der cytodiagnostischen Treffsicherheit bei operablen und inoperablen Fällen mit Bronchialcarcinom konnte also an Hand unserer Ergebnisse nicht festgestellt werden. Die positiven Ergebnisse der Sputumuntersuchungen liegen wieder entsprechend niedriger, aber auch sie zeigen keinen wesentlichen Abfall der diagnostischen Treffsicherheit bei den 47 operablen Fällen.

Wenn man die Ergebnisse der Sputum- und Bronchialsekretuntersuchungen wieder addiert, so ergibt sich, daß in der Gruppe der operablen Fälle 41 = 87,1% Bronchial-carcinome cytologisch sicher diagnostiziert wurden, 4 = 8,6% einen verdächtigen Befund ergaben und 2 = 4,3% negativ waren.

Bei den Fällen mit inoperablem Carcinom wurde 100 mal = 90,1% eine cytologisch positive Diagnose gestellt, 8mal wurden verdächtige Zellen gefunden, und bei 3 Patienten wurde ein Carcinom cytologisch nicht diagnostiziert.

Durch die bronchoskopische Probeexcision hingegen konnten von den 47 operablen Tumoren nur 27 = 57,4% erkannt werden. Bei 3 Patienten war der histologische Befund negativ, während cytologisch der Verdacht auf ein Carcinom geäußert wurde. Niemals war der cytologische Befund negativ, wenn die bronchoskopische Probeexcision histologisch ein Carcinom ergab. In 12 Fällen wurde das Carcinom allein auf Grund des cytologischen Befundes diagnostiziert. Sie konnten erfolgreich operiert werden. Hätte man gewartet, bis sie histologisch erfaßbar geworden wären, wäre wahrscheinlich mancher von ihnen bereits inoperabel gewesen. Darin liegt der große Wert der Cytodiagnostik.

Zwar ist die Entnahme eines Gewebsstückes bei der Bronchoskopie noch immer die sicherste Methode für die Diagnostik des Bronchialcarcinoms, zumal sich damit auch subepithelial wachsende Tumoren aufdecken lassen. Es gibt jedoch häufig Fälle (nach unserer Erfahrung 29—53%), bei denen die Geschwulst weit peripher oder hinter Granulationen versteckt sitzt, so daß eine Probeexcision technisch nicht möglich ist. Bei ihnen erweist sich die Cytodiagnostik besonders wertvoll, da sie uns über den Zustand aller Bereiche, soweit sie mit der Oberfläche der Luftwege in Verbindung stehen, zu informieren vermag, auch wenn sie sich der direkten Sicht bei der Bronchoskopie entziehen. Wegen ihrer einfachen und gefahrlosen Technik ist sie der Probethorakotomie und Punktion vorzuziehen. Wenn auch aus der cytologischen Diagnose allein nicht die gleichen therapeutischen Konsequenzen gezogen werden können, wie etwa aus einem bioptischen Ergebnis, so stellt sie doch, wie die röntgenologische Untersuchung, ein wertvolles, ergänzendes Hilfsmittel dar, dessen wichtige Hinweise für die Frühdiagnostik der Bronchusgeschwülste wir heute nicht mehr missen möchten.

Literatur.

ADAMS, G.: The spontaneous biopsy. J. Nat. Canc. Inst. 11, 1025 (1951). — ALBERTINI, A. v.: Zur Anwendung der Phasenkontrastmikroskopie in der Pathologischen Histologie. Schweiz. Z. Path. u. Bakter. 8, 298 (1945). — Das Malignitätsproblem in histologisch-cytologischer Betrachtung. Verh. dtsch. Ges. Path. (35. Tagg) 1951, 54. — Vergleichende histologische Geschwulstuntersuchungen mit dem Phasenkontrastverfahren. Schweiz. Z. Path. u. Bakter. 10, 4 (1947).

BARRET, N. R.: Examination of the sputum for malignant cells and particles of malignant growth. J. Thorac. Surg. 8, 169—183 (1938). — BEALE, L. S.: Results of the chemical and microscopical examination of solid organs and secretions. Arch. of Med. 2, 44—46 (1860). — BEICKERT, P., u. CHL. BECK: Zu den histologischen Verfahren in der Tumordiagnostik. Arch. Ohr- usw. Heilk. 166, 7 (1954).— BEICKERT, P., u. R. ROSSKOPF: Die Phasenkontrastmikroskopie in der bronchologischen und allgemeinen Tumordiagnostik. Arch. Ohr- usw. Heilk. 161, 279 (1952). — BORST, M.: Infektion und Geschwülste. Münch. med. Wschr. 1928, 11. — Die histologische Erfassung der Bösartigkeit von Gewächsen. Z. Krebsforsch. 40 (1934). — BRANDT, H. J. in H. GRUNZE: Klinische Cytologie der Thoraxkrankheiten. Stuttgart: Ferdinand Enke 1955. — BRUNNER, A.: Das Bronchialcarcinom. Chirurg 17/18, 425 (1947). — BÜCHNER, F.: Allgemeine Pathologie. Berlin u. München: Urban & Schwarzenberg 1951.

CAHAN, W. G., and H. W. FARR: Tracheal aspiration — an additional method for the early diagnosis of carcinoma of the lung. Cancer (N. Y.) 3, No 3. — CLERF, L. H., and P. A. HERBUT: Diagnosis of bronchogenic carcinoma by examination of bronchial Secretions. Ann. of Otol. 55, 646 (1946). ∼ The value of cytological diagnosis of pulmonary malignancy. Amer. Rev. Tbc. 61, 60 (1950). — CRAVER, L. F., and J. S. BINKLEY: Diagnosis of malignant tumors by aspiration biopsy and sputum examination. J. Thorac. Surg. 8, 436 (1939). — CROSS, K. R., T. E. CORCORAN, T. J. COOPER and S. N. LANDIS: Bronchial carcinoma. A. practical method of early diagnosis. Arch. of Path. 48, 491—502 (1949).

DIETZEL, H.: Bedeutung und Schwierigkeiten der bronchologischen Cytodiagnostik. HNO, Beih. z. Z. Hals- usw. Heilk. 4, 25 (1953). — DIJKSTRA, C., C. ENNEKING u. J. STRUYCKEN: Ergebnisse der bronchoskopischen und bronchographischen Untersuchung bei 128 Patienten mit positivem Sputum. Nederl. Tijdschr. Geneesk. 1947. — DONALDSON, F.: The practicable application of the microscope of the diagnosis of cancer. Amer. J. Med. Sci. 5, 25 (1853). — DONNÉ, A.: Cours de microscopie complémentaire des Études médicales. Chez. Paris: J.-B. Bailliére 1845. — DUDGEON, L. S., and C. H. WRIGLEY: On the Demonstration of Particles of Malignant Growth in the Sputum by Means of the Wet-film Method. J. Laryng. a. Otol. 50, 752 (1935).

ESCHER, F., u. W. STRUPLER: Zur cytologischen Krebsdiagnostik aus dem Bronchialsekret. Mschr. Ohrenheilk. 85, 96—98 (1951).

FARBER, S. M., M. A. BENIOFF, J. K. FROST, M. ROSENTHAL and G. TOBIAS: Cytologic studies of sputum and bronchial secretions in primary carcinoma of lung. Dis. Chest 14, 633 (1948). — FARBER, S. M., M. A. BENIOFF and A. K. McGRATH: Diagnosis of bronchogenic carcinoma by cytologic methods. Radiology 52, 511—518 (1949). — FARBER, S. M., M. ROSENTHAL and E. F. ALSTON: Cytologic Diagnosis of Lung Cancer. Ch. C. Thomas 1950. — FISCHER, L.: Zur Klinik der Frühdiagnose des Bronchialcarcinoms. Ärztl. Forsch. 2 (1948).

GODLOWSKI, Z. Z.: Cellular Analysis of the aspiration of the lung biopsy from normal and some patholog. conditions. England J. Clin. Path. 2, 49 (1949). — GOWAR, F. J. S.: Carcinoma of the lung; value of sputum examination in diagnosis. Brit. J. Surg. 30, 193—200 (1943). — GRAHAM, G. G., J. R. McDONALD, O. TH. CLAGETT and H. W. SCHMIDT: Examination of pleural fluid for carcinoma cells. J. Thorac. Surg. 25, 366 (1953). — GRAHAM, R. M.: The cytologic diagnosis of Cancer. Philadelphia: W. B. Saunders Company 1950. — GRUNZE, H.: Klinische Zytologie der Thoraxkrankheiten. Stuttgart: Ferdinand Enke 1955. — GUTTMANN, M. R., M. U. SIMON and CH. B. NITKA: Primary carcinoma of the trachea. Arch. of Otolaryng. 52, 172—176 (1950).

HAMPELN, P.: Zit. nach J. H. SCHAAF u. G. SUCHOVSKY, Cytologische Untersuchungen als Hilfsmittel für die Diagnose des Bronchialcarcinoms. Fortschr. Röntgenstr. 76, 711 (1952). — HAMPERL, H.: Über die Gutartigkeit und Bösartigkeit von Geschwülsten. Verh. dtsch. Ges. Path. (35. Tagg) 1951, 29. — HARTMANN, P.: Die Cytologie des Bronchialsekretes. Stuttgart: Georg Thieme 1955. — HARTMANN, P., H. GREVEN u. J. DREWES: Zur Cytodiagnostik des Bronchialcarcinoms. Z. Laryng. usw. 32 (1953). — HECKNER, F.: Cytologische Bronchialdiagnostik. Dtsch. med. Wschr. 1952, 537. — HENGSTMANN, H.: Die Cytodiagnostik des Bronchialcarcinoms mit Hilfe der gezielten Bronchialabsaugung. Verh. dtsch. Ges. inn. Med. 1951, 371. — HENGSTMANN, H., u. D. WITTEKIND: Cytologische Frühdiagnose des Bronchialcarcinoms. Dtsch. med. Wschr. 1950, 101—104. — HERBUT, P. A., and L. H. CLERF: Bronchogenic carcinoma; diagnosis by cytologic study of bronchoscopically removed secretions. J. Amer. Med. Assoc. 130, 1006—1012 (1946). — HJELT, L.: On Cytologic diagnosis of Pulmonary Cancer. Trans. of 10. Scand. Congr. of Path. a. Bact. 1952, 128. — HORNSTEIN, D.: Zur cytologischen Tumordiagnostik. Dtsch. med. Wschr. 1954, 360. — HORNYKIEWYTSCH, TH., u. W. LORENZ: Über die Bedeutung, Möglichkeiten und Ergebnisse der cytologischen Lungenkrebsdiagnostik. Ärztl. Wschr. 1951, 861. — HUIZINGA, E.: Das Bronchuskürettment. Prakt. otol. etc. (Basel) 10, 234 (1948).

JACKSON, E., L. V. ACKERMANN and F. BERTOLI: Exfoliative cytology; and adjunct in the diagnosis of bronchogenic carcinoma. J. Thorac. Surg. 21, 1 (1951).

KAHLAU, G.: Über cytologische Untersuchungen von Expectoraten und Punktionsflüssigkeiten mittels der Methode von L. SILVERSTOLPE. Klin. Wschr. 1950, 574. ~ Zur cytologischen Diagnostik des Bronchialcarcinoms aus dem Sputum. Verh. dtsch. Ges. Path. 1951. ~ Ergebnisse der Allgemeinen Pathologie und Pathologischen Anatomie. Berlin-Göttingen-Heidelberg: Springer 1954. — KOLLER, S.: Graphische Tafeln zur Beurteilung statistischer Zahlen. Dresden u. Leipzig: Theodor Steinkopff 1943. — KUCSKO, L., u. K. PORTELE: Über den Nachweis von Tumorzellen im Sputum. Krebsarzt 1949, 183.

LAPP, R.: Examen cytologique des sécrétions bronchiques dans la carcinome des bronches. Schweiz. med. Wschr. 1951, 681—682. — LINDEMANN, H.: Cytological diagnosis of bronchial carcinome. Acta oto-laryng. (Stockh.) 38, 282 (1940). — LINK, R.: Bronchialsekretfänger. HNO, Beih. z. Z. Hals-usw. Heilk. 3, 154 (1952). ~ Über den Wert der cytologischen Untersuchung des Bronchialsekrets. Arch. Ohr- usw. Heilk. u. Z. Hals- usw. Heilk. 161, 286 (1952). — LÜDIN, H.: Das Phasenkontrastverfahren in der Hämatologie. Acta haematol. (Basel) 7, 342 (1952). ~ Tumorzellennachweis in Organpunktaten mit dem Phasenkontrastverfahren. Schweiz. med. Wschr. 1948, 710.

McKAY, D. G., P. F. WARE, D. A. ATWOOD and D. E. HARKEN: The diagnosis of bronchogenic carcinoma by sineas of bronchoscopically aspiration. Cancer (N. Y.) 1, 208—222 (1948). — MENETRIER: Zit. nach G. ADAMS, The spontaneous biopsy. J. Nat. Canc. Inst. 11, 1025 (1951). — MOHR, H. J., u. A. TOEBBEN: Bedeutet die Cytodiagnostik einen Fortschritt für die Früherkennung maligner Tumoren, insbesondere im Hinblick auf das Carcinom? Dtsch. med. Wschr. 1952.

NAUMANN, H. H.: Zur cytologischen Diagnostik im Bereich des Tracheo-Bronchial-Systems. Arch. Ohr- usw. Heilk. u. Z. Hals- usw. Heilk. 161, 290 (1952).

O'KEEFE, J. J.: The cytologic diagnosis of primary bronchogenic carcinoma. Laryngoscope 60, 931 (1950).

PAPANICOLAOU, G. N.: Diagnostic Value of Efoliated Cells from Cancerous Tissue. J. Amer. Med. Assoc. 131, 372 (1946). — PETERSEN, M. D.: Cytohistologic examination of bronchial secretions in the diagnosis of bronchogenic carcinoma. The Portland Clinic Bulletin, S. 1216, 1949. — PFALTZ, C. R.: Die Bedeutung der Zytodiagnostik für die Früherfassung des Bronchialcarcinoms. Pract. otol. etc. (Basel) 1954. — PROBST, R., u. C. R. PFALTZ: Über cytologische Diagnostik in der Oto-Rhino-Laryngologie. Arch. Ohr- usw. Heilk. u. Z. Hals- usw. Heilk. 164 (1953).

RIECKER, O.: Diagnostische Möglichkeiten im Bereich des Oberlappenbronchus. Z. Laryng. usw. 30, 99—104 (1951). ~ Die Bronchologie. Ihre Arbeitsmethoden und Möglichkeiten. Arch. Ohr-usw. Heilk. u. Z. Hals- usw. Heilk. 161, 1—72 (1952). — ROSEMOND, G. P., W. E. BURNETT and J. H. HALL: Value and limitations of aspiration biopsy for lung lesions. Radiology 52, 506 (1949). — RUNGE, H., P. STOLL u. E. WALCH: Das Phasenmikroskop in der gynäkologischen Poliklinik. Zeiss-Werkzeitschrift 15. Jan. 1955.

SAPHIR, O.: Cytologic diagnosis of cancer from pleural and peritonial fluids. Amer. J. Clin. Path. 19, 309 (1949). — SHATZ, B. A., D. J. FLANCE and M. BERGMANN: Apical pulmonary carcinoma and Tuberculosis, value of sputum cell study in differential diagnosis. J. Amer. Med. Assoc. 138 (798—801 (1948). — SILVERSTOLPE, L.: Cytological findings in exsudates and transudates. By G. Wihman. Acta path. scand. (København.) 25, 87 (1948). — STRÜDER, R., u. D. WITTEKIND: Ein Beitrag zur Histogenese des Bronchialcarcinoms. Frankf. Z. Path. 64, 405 (1953). — STRUPLER, W.: Cytologische Krebsdiagnose aus dem Bronchialsekret. Prakt. otol. etc. (Basel) 1950, 257.

WANDALL, H. H.: A Study on Neoplastik Cells in Sputum as a Contribution to the Diagnosis of Primary Lung cancer. Acta chir. scand. (Stockh.) 91, Suppl. 93, 1—143 (1944). — WATSON, W. L., H. CROMWELL, L. F. CRAVER and G. N. PAPANICOLAOU: Cytology of bronchial secretions. J. Thorac. Surg. 18, 113—122 (1949). — WILLIS, R. A.: Pathology of tumors. London: Butterworth & Co. 1948. — WOOLNER, L. B., and J. R. MCDONALD: Carcinoma Cells in Sputum and Bronchial Secretions, a Study of 150 Consecutive Cases in which Results were Positive. Surg. etc. 88, 273—290 (1949). ~ Cytologic diagnosis of bronchogenic carcinoma. Dis. Chest 17, No 1 (1950). ~ Cytology of sputum and bronchial secretions Studies on 588 patients with miscellaneus pulmonary lesions. Ann. Int. Med. 33 (1950).

ZENKER, R.: Die operative Behandlung des Lungencarcinoms und ihre Ergebnisse. Strahlenther. 86, 391 (1952). — ZERNIKE, F.: Das Phasenkontrastverfahren bei der mikroskopischen Betrachtung. Z. techn. Physik 16, 454 (1935). — ZOLLINGER, H. U.: Cytologic studies with phase microscope. Amer. J. Path. 24, 545—567 (1948).

4. Röntgendiagnostik.

Die größte Verantwortung in der Diagnostik und Differentialdiagnostik raumbeschränkender Prozesse im Bereich des Tracheobronchialsystems trägt heute der Röntgenologe. Ihm fällt die Aufgabe zu, Veränderungen im Lungenfeld, am Hilus und im Mediastinum schon im Zuge der einfachen röntgenologischen Thoraxuntersuchung (röntgenologische Nativuntersuchung) in ihrer ätiologischen Bedeutung zu differenzieren. Mittels Spezialuntersuchungsmethoden hat er die Möglichkeit, das Tracheobronchialsystem direkt zur Darstellung zu bringen und so die Auswirkung eines Prozesses im luftführenden System zu erfassen.

Damit ist aber auch ausgesprochen, daß der röntgenologischen Lungendiagnostik hinsichtlich der Früherfassung der bösartigen Lungen- bzw. Bronchialtumoren die entscheidende Bedeutung zukommt. Dieser Tatsache muß sich der Röntgendiagnostiker heute in der Aera der wohl ausgebauten Thoraxchirurgie und bei der erschreckenden Zunahme der bösartigen Bronchialtumoren stets bewußt sein und in jeder nachgewiesenen Lungenveränderung nach Kriterien suchen, die eventuell hinweisend auf einen bronchusbedingten Prozeß sein könnten. Waren es in der voroperativen Ära die metastatischen Veränderungen am Hilus und im Mediastinum, die ihm jeweils die Sicherung eines bösartigen Tumors erbrachten, muß er heute versuchen, diesem Ereignis möglichst zuvorzukommen. Diese damit wesentlich geänderte Fragestellung an den Röntgenologen erfordert mehr denn je die systematische Anwendung aller ihm zur Verfügung stehenden röntgendiagnostischen Verfahren im Thoraxraum. In diesem Sinne ist auch die Aufgabe der Schirmbildreihenuntersuchung zu verstehen als einem Suchverfahren, das größere Bevölkerungskreise erfaßt; in jüngster Zeit mehren sich auch die Mitteilungen im In- und Ausland über die Bedeutung der Schirmbildmethode bei der Früherfassung von Bronchialneoplasmen (K. LIEBSCHNER, H. VIETEN und K. WILLMANN, A. KALTHOFEN, R. KRAUS u. a.). R. KRAUS schlägt vor, die krebsgefährdeten Jahrgänge besonders der männlichen Bevölkerung durch kurzfristig angesetzte Kontrolluntersuchungen zu überwachen und fordert bei klinisch suspekten Fällen die prinzipielle Anfertigung einer Schirmbildseitenaufnahme, um auch die Prozesse zu erfassen, die eventuell durch den Herzschatten gedeckt auf dem Standardbild nicht zur Darstellung kommen, nicht zuletzt um bestehende Veränderungen entsprechend im Thoraxraum lokalisieren zu können. KALTHOVEN sah doch häufiger ein Lungencarcinom bei völliger klinischer Symptomlosigkeit.

Nachstehend aufgeführte tabellarische Übersicht zeigt den Ablauf einer röntgenologischen Thoraxanalyse mit dem Ziele der Erfassung bzw. des Ausschlusses eines vom

Tracheobronchialsystem ausgehenden oder dieses beeinflussenden krankhaften Geschehens, wobei sich die skizzierte Reihenfolge im Einsatz der einzelnen röntgendiagnostischen Methoden uns besonders bewährt hat.

1. Genaue Thoraxdurchleuchtung.

2. Anfertigung einer ideal zentrierten Thoraxübersichtsaufnahme.

3. Anfertigung einer rein seitlichen Aufnahme des Thorax (entweder als gezielte Aufnahme im Zuge der Thoraxdurchleuchtung oder als Standardfernaufnahme), zusätzliche Aufnahmen während des Durchleuchtungsvorganges (je nach Lage des Befundes im jeweils günstigsten Strahlengang).

4. Prinzipielle Kontrastmitteldarstellung der Speiseröhre.

5. Analyse bestehender Thorax- und Mediastinalveränderungen mittels überbelichteter Blendenaufnahmen (im Sinne ESCHBACHs) oder mittels Hartstrahlenaufnahmen. Die Trachea wird prinzipiell mittels überbelichteter Blendenaufnahme (Buckyaufnahme) analysiert.

6. Schichtbildmethoden.

7. Bronchographie.

8. Analyse des Mediastinalraumes (unter anderem Oesophaguskymographie nach STRNAD).

Im Kapitel der röntgenologischen Mediastinalanalyse wird aufgezeigt, welch verstärktes Interesse in den letzten Jahren dem Mediastinalraum entgegengebracht wird, um die Differentialdiagnostik raumbeschränkender Prozesse im Mittelfellraum selbst oder solcher, die von der Lunge her das Mediastinum beeinflussen, voranzutreiben. Fast alle Methoden verfolgen das Ziel, Kriterien zu erarbeiten, die dem Thoraxchirurgen die Fragen der Operabilität eines Tumors beantworten können.

Zum besseren Verständnis der im Zuge der röntgenologischen Thoraxuntersuchung (Nativuntersuchung) erfaßbaren Symptomatologie eines krankhaften Prozesses im Tracheobronchialsystem soll im folgenden etwas ausführlicher auf die röntgenologische Bildanalyse einer Lungenaufnahme eingegangen werden, wobei dieser Abschnitt gleichzeitig als Ergänzung zum Kapitel „Normale Anatomie" des Tracheobronchialsystems aufzufassen ist.

a) Röntgenanatomische Analyse der Lungenaufnahme.

Erst in den letzten Jahren wird in den neueren Auflagen der Lehrbücher für röntgenologische Diagnostik und Differentialdiagnostik der Thoraxorgane in Verwertung der neuesten, aber auch älteren, bisher leider nicht allgemein bekannt gewordenen Arbeiten die Wichtigkeit erkannt, „die Lungendiagnostik auf den Boden anatomischer Grundlagen zu stellen", wie dies ESSER in seiner 1951 erschienenen Monographie „Topographische Ausdeutung der Bronchien im Röntgenbild" gefordert hat. All die Jahre vorher wurde allgemein Lungendiagnostik betrieben ohne sich im klaren zu sein, durch welche anatomischen Gebilde eigentlich die im Röntgenbild erfaßbaren Schatten, die sog. „Lungenzeichnung", bedingt sind. So klagte vor 20 Jahren HERRNHEISER, daß die Röntgenologen „von normaler Lungenzeichnung" sprechen würden, ohne zu wissen, warum diese eigentlich normal sei und nicht genau wissen, welches das anatomische Substrat derselben darstelle, und fordert, durch röntgenanatomische Studien die Grundlagen einer gesicherten Thoraxdiagnostik zu schaffen. HERRNHEISER beginnt mit seinen Lungengefäßstudien, von vielen noch mißverstanden, jenen Weg einzuschlagen, der heute in der Ära der Thoraxchirurgie sich als wirklich prophetisch vorausschauend erwiesen hat. Wir wissen heute, daß die Arbeiten HERRNHEISERs als wesentlicher Beitrag zu der im Jahre 1949 auf internationaler Basis erfolgten Klassifizierung der Gefäß- und Bronchusanatomie anzusehen sind.

Es würde den Rahmen dieses Atlas der Bronchologie überschreiten, wollte man hier in kritischer Würdigung die im Ausland und Inland erfolgten Studien des Bronchus- und Gefäßverlaufes der Lungen besprechen und es muß auf die großen röntgendiagnostischen Standardwerke wie das Lehrbuch von SCHINZ-BAENSCH-FRIEDL-UEHLINGER (1952) und auf den vor 4 Jahren (1952) erschienenen Thoraxband von TESCHENDORF hingewiesen werden. In seiner eben zitierten Monographie setzt sich ESSER mit den im Weltschrifttum erfolgten anatomischen Studien der Lungenstruktur, insbesondere der Bronchusanatomie, auseinander. Im jüngsten Werk von STUTZ und VIETEN (1955) wird ebenfalls in Verwertung des neuesten Schrifttums die Aufgabe und der Wert der bronchographischen Untersuchungsmethode unter gleichem Blickwinkel diskutiert.

Röntgenanatomie des Tracheobronchialsystems. Für unsere Zwecke der Röntgendiagnostik des Tracheobronchialsystems bleibt zu betonen, daß das normale Lungenbild
bezüglich des normalen, d. h. nicht krankhaft veränderten Bronchialsystems kaum
wesentliche Aufschlüsse bringt. Wenn ESSER betont, daß bei einiger Übung kleinere
Abschnitte auch peripher gelegener Bronchien auf der normalen Lungenaufnahme sichtbar
werden, so ist dies für den Bronchialdiagnostiker von keiner besonderen Bedeutung, da
das Tracheobronchialsystem in Aufbau und Struktur für den Röntgenologen mit Ausnahme der proximalen Abschnitte derselben (Trachea, Hauptbronchien, Stammbronchus
oder Zwischenbronchus genannt) im Röntgenbilde ohne Zuhilfenahme von bestimmten
Spezialuntersuchungsmethoden nicht zu erfassen ist. Die *Thoraxübersichtsaufnahme*
bekommt ihre sichtbaren Details, die sog. *Lungenzeichnung*, nämlich nicht vom Bronchialsystem her, sondern fast allein von den schattengebenden Blutgefäßen, d. h. von den

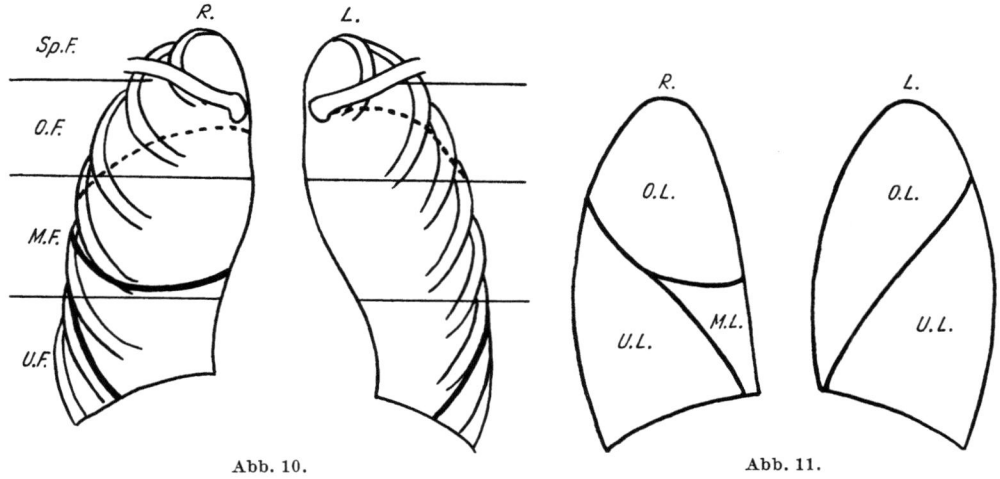

Abb. 10.   Abb. 11.

Abb. 10. Skizze einer röntgenologischen Lungenaufnahme mit dem Verlauf der Interlobärspalten im p.-a.-Strahlen-
gang. Die Einteilung in die Lungenfelder ist eingezeichnet.

Abb. 11. Skizze der rechten und linken Lunge im seitlichen Strahlengang mit Einzeichnung der Interlobärspalten.

Lungenarterien sowie Lungenvenen, also von anatomischen Gebilden, welche die sich
verzweigenden Bronchien begleiten. Die luftgefüllten Bronchialäste selbst sind auf einer
normalen Lungenaufnahme unsichtbar, d. h. sie gehen mit ihrer Luftfüllung in der allgemeinen Schwärzung des luftgefüllten Lungenparenchyms unter. Nur die ortho-
röntgenograd verlaufenden Bronchien in Hilusnähe stellen sich als rundliche, scharf
konturierte Aufhellungen mit verschieden breiten Rändern dar.

Die anatomisch bekannte Gliederung des Lungenparenchyms als Endaufzweigung
der Bronchialäste in die einzelnen *Lungenlappen* ist bei guter Aufnahmetechnik und unter
Zuhilfenahme von Seitenaufnahmen bzw. Schrägaufnahmen für den Röntgenologen in
den meisten Fällen darstellbar, wodurch die Abgrenzung der einzelnen Lappen röntgenologisch möglich wird. Den Verlauf der Interlobärspalten und damit die Lage der einzelnen
Lappen zeigen Abb. 10 und 11. Die weitere Unterteilung des Lungenparenchyms in die
einzelnen Lungensegmente (Versorgungsgebiet eines primären Bronchusastes, sind für
den Röntgenologen dagegen normalerweise nicht darstellbar (s. Abb. 12a—l). *Es ist inter-
essant und den meisten Röntgendiagnostikern nicht bewußt, daß die normale Anatomie
des Tracheobronchialsystems auf der normalen Lungenaufnahme fast nicht in Erscheinung
tritt, daß aber im Moment eines pathologischen Geschehens im Bereich desselben der anatomische Aufbau der Einheit Trachea-Bronchus-Lappenparenchym in seltener Klarheit und
anatomischer Übersichtlichkeit sich dem Wissenden präsentiert.*

Normales Lungenfeld (s. Abb. 10). Bei der Betrachtung einer normalen Thoraxaufnahme muß sich der Röntgenologe klar werden, daß das *Spitzen-* und *Oberfeld* einer

Thoraxübersichtsaufnahme beiderseits vom *Oberlappen* gebildet wird. In verschieden großen Anteilen kann jedoch der apicale Abschnitt des *Unterlappens* beiderseits in das

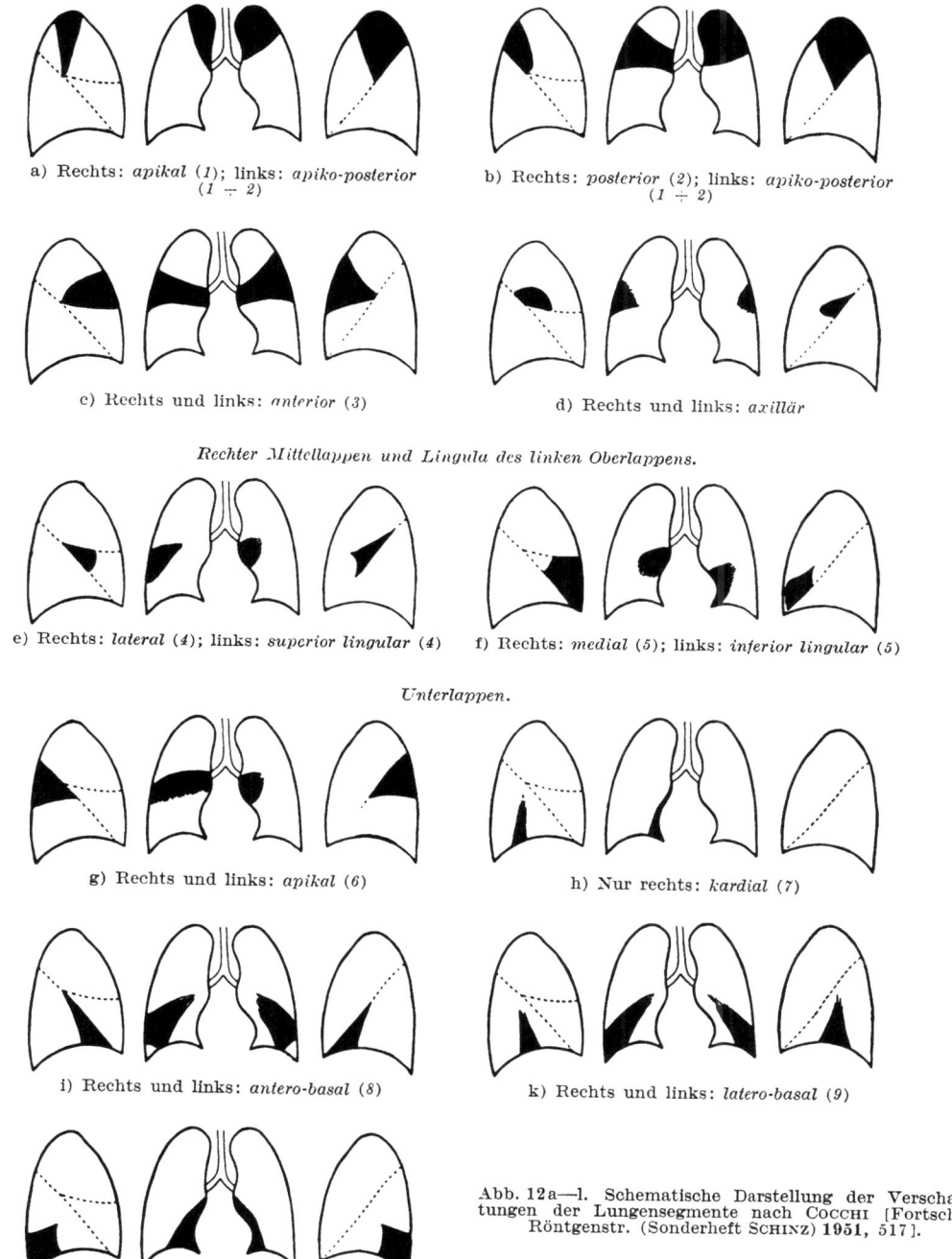

a) Rechts: *apikal (1)*; links: *apiko-posterior (1 ÷ 2)*

b) Rechts: *posterior (2)*; links: *apiko-posterior (1 ÷ 2)*

c) Rechts und links: *anterior (3)*

d) Rechts und links: *axillär*

Rechter Mittellappen und Lingula des linken Oberlappens.

e) Rechts: *lateral (4)*; links: *superior lingular (4)*

f) Rechts: *medial (5)*; links: *inferior lingular (5)*

Unterlappen.

g) Rechts und links: *apikal (6)*

h) Nur rechts: *kardial (7)*

i) Rechts und links: *antero-basal (8)*

k) Rechts und links: *latero-basal (9)*

Abb. 12a—l. Schematische Darstellung der Verschattungen der Lungensegmente nach COCCHI [Fortschr. Röntgenstr. (Sonderheft SCHINZ) **1951**, 517].

l) Rechts und links: *postero-basal (10)*

Oberfeld miteinbezogen sein. Somit sind krankhafte Prozesse, die rechts oder links im *Oberfeld* mehr dorsal gelegen sind, dem *Unterlappen* zugehörend, dagegen mehr zur Mitte oder nach ventral zu gelegene dem *Oberlappen* zugehörend. Im *Mittel-* und *Unterfeld* ist es beiderseits der *Unterlappen*, der das Gros der Fläche bildet. Im *Mittelfeld* rechts zeichnet sich zu verschieden großen Anteilen der *Mittellappen* und basale Teile des *Oberlappens* ab, während im *Unterfeld* rechts nur der *Unter-* oder der *Mittellappen* zur Erfassung kommt. Links dagegen ist die *Lingula* (ein Teil des *Oberlappens*) sowohl im *Mittel-* wie im *Unterfeld* neben dem *Unterlappen* raumfüllend.

Es ist somit im *Mittelfeld* der rechten Seite ganz dorsal allein der *Unterlappen* der Sitz eines pathologischen Geschehens, während in der Mitte der *Mittellappen* und ganz vorne, d. h. ventral, der *Oberlappen* beteiligt sein kann. Im rechten *Unterfeld* kann dagegen eine krankhafte Veränderung, die im mittleren Anteil des Thoraxraumes gelegen ist, sowohl dem *Unterlappen* als auch dem *Mittellappen* zugehören, während für die ventral oder dorsal gelegene jeweils der *Mittel-* bzw. der *Unterlappen* allein maßgebend ist.

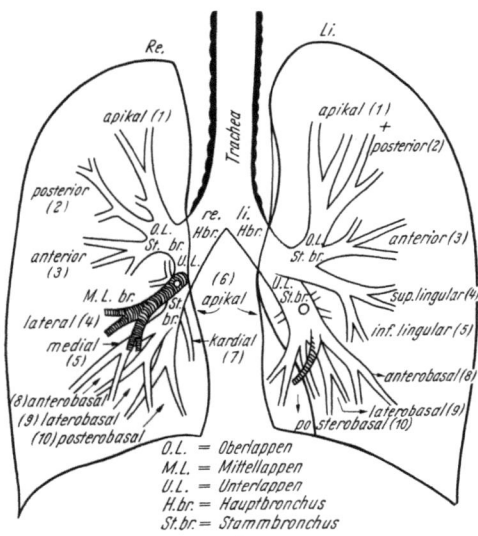

Links ist es im Unterfeld wesentlich einfacher, als krankhafte Prozesse, in den unteren und hinteren Abschnitten gelegen, dem *Unterlappen* zugehören und nur der ganz ventral gelegene Prozeß den unteren Partien des *Oberlappens* entspricht, d. h. den basalen

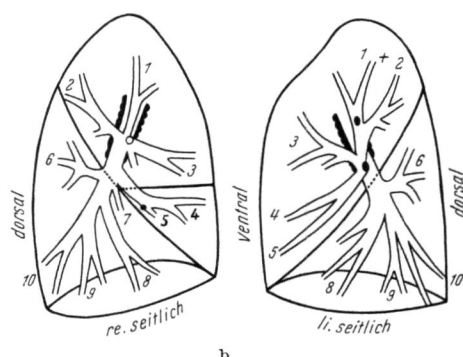

Abb. 13a u. b. Skizze der Verzweigung des Tracheobronchialbaumes mit Vermerk der international festgelegten Nomenklatur [entnommen aus Strnad und Bernhard, Beitr. klin. Chir. 186 (1953)].

Abschnitten der *Lingula*. Die Lappensegmente[1], die heute im Vordergrund des Interesses stehen, sind in Abb. 12 in schematischer Darstellung wiedergegeben, Abb. 13a u. b zeigt ebenfalls in einem Schema die Aufzweigung der Bronchien im Bereich der Lungen im d.v. und im seitlichen Strahlengang. Beide Schemata entsprechen der international geregelten Nomenklatur.

Die Kenntnis der Lage der Lungenlappen und Lappensegmente im Thoraxraum und damit die Projektion dieser Lappenanteile in die Lungenfläche einer Thoraxübersichtsaufnahme sind heute die erste und wichtigste Voraussetzung für die Analyse eines pathologischen Geschehens des Tracheobronchialsystems, wobei es wichtig ist zu betonen, daß die röntgenologische Analyse der Lunge nicht nur in einer Ebene zu erfolgen hat (p.-a.-Strahlengang bei der Durchleuchtung und Anfertigung einer Thoraxaufnahme), sondern daß die zweite Ebene (dextro- oder sinistrolateral) immer erforderlich ist, um die Lokalisation einer krankhaften Veränderung in die einzelnen Lappen, und hier anatomisch genauer in die Lappensegmente, eventuell in die Subsegmente vornehmen bzw. die vorliegenden Veränderungen als ,,nicht dem Lappen zugehörend'' ansprechen zu können. Zusätzliche Aufnahmen im schrägen Strahlengang ermöglichen darüber hinaus noch eine weitere genauere Lagebestimmung, wobei die Aufnahme in Kreuzhohlstellung bei fast apicobasalem Strahlengang als besonders wertvolle Ergänzungsaufnahme herangezogen werden kann.

---

[1] Es handelt sich geometrisch nicht um Segmente und nach Herrnheiser wäre die Bezeichnung ,,Sektor'' richtiger.

Die Beurteilung einer Lungenaufnahme wäre jedoch unvollständig, wollte man sein Augenmerk nur dem Lungenfeld zuwenden. Die *Hilusgegend* beiderseits, der *Mediastinalschatten* und der *Zwerchfellschatten* mit seinen beiden Zwerchfellhälften müssen im Zuge einer genauen Thoraxanalyse mitberücksichtigt werden.

Der Hilusschatten.

Die röntgenologische Beurteilung der Hilusregion gehört mit zu den schwierigsten diagnostischen Handlungen. An keiner anderen Stelle im Thoraxraum werden so viel diagnostische Fehler begangen, wie gerade bei der Beurteilung einer Hilusveränderung. Man sieht immer wieder, daß Prozesse der Lungenlappen, die weit ab von der Lungenwurzel, meist ganz ventral oder dorsal gelegen, sich auf den Hilusschatten projizieren, als primäre Hilusveränderungen fehlgedeutet werden. Oft wird auch der rechte Lungenhilus, der normalerweise vom Herzschatten weniger überlagert wird als der linke, meist als pathologisch angesprochen und in Fällen, in denen der linke Hilusschatten mehr als sonst vom Herzschatten freiprojiziert ist — mitunter infolge einer ungewollten Schrägprojektion der Thoraxorgane —, wird dieser dann als pathologisch angesprochen. Um solchen Irrtümern zu entgehen, ist es notwendig, auch die Hilusregion sowohl im sagittalen Bild wie auch im Seiten- und im Schrägbild zu beurteilen, und zwar im Durchleuchtungslicht wie auch auf der zusätzlich angefertigten Röntgenaufnahme, wobei besonders die Beobachtung bei „fließender Rotation" während der Durchleuchtung sich als wertvoll herausgestellt hat. *Im allgemeinen sollte man es unterlassen, die Hilusregion auf Grund eines einzigen Sagittalbildes (typische Thoraxübersichtsaufnahme) beurteilen zu wollen.*

Röntgenanatomische Strukturanalyse des Hilusschattens. Die schattengebenden Wände der Bronchien, die blutgefüllten Lungenarterien und Venen vereinen sich beiderseits neben dem Mediastinalschatten zum sog. Hilusschatten. Dieses Gebiet ist gleichzeitig Sitz zahlreicher Lymphknoten im Zusammenfluß der Lymphgefäße des Lungenparenchyms und der Lappenbronchien, röntgenologisch somit ein komplexes Schattengebilde. Anatomisch wird der Hilusschatten nach HERRNHEISER von den Lappenwurzeln zusammen mit dem Lungenstiel gebildet.

Zum besseren Verständnis muß an dieser Stelle eine kleine Diskussion über die röntgenanatomische Strukturanalyse der Lunge im allgemeinen eingeschaltet werden, basierend auf den Forschungsergebnissen HERRNHEISERs. Der Autor unterstreicht die Bedeutung der vielfach noch nicht erkannten Einteilung der Lungenlappen nach FELIX, die von ihm im Jahre 1934 anläßlich des internationalen Röntgenologenkongresses in *Zürich* zur allgemeinen Annahme empfohlen wurde. Nach FELIX besteht jeder Lungenlappen

1. aus der Lappenwurzel,
2. aus dem Lappenkern,
3. aus dem Lappenmantel.

Nach HERRNHEISER vereinigen sich die Lappenwurzeln zum sog. *Lungenstiel*, alle zusammen bilden das anatomische Substrat des Hilusschattens, wobei letzterer als das Bild der Lungenwurzel anzusprechen ist. Die röntgenologische Abtrennungsmöglichkeit der Lungenwurzel ist eben nur dadurch möglich, daß hier eine Anhäufung von schattengebenden Elementen auf kleinem Raum stattfindet. Vor Eintritt in den Lappen wird durch die Ansammlung der Bronchialgefäße, Nerven, Lymphbahnen, Lymphknoten und durch das viele Bindegewebe ein ganz kurzer Lappenstiel gebildet. Knapp vor oder hinter dem Eintritt in den Lappen erfolgt die Teilung in die Äste erster Ordnung, somit noch auf ganz engem Raum. Auch die Teilung in die Äste zweiter Ordnung zeigt noch keine wesentliche Anhäufung von belüftetem Lungengewebe, ein Gebiet, das nach FELIX als Lappenwurzel bezeichnet wird und nach HERRNHEISER „kompakt wie ein Wurzelstock in das Lungenparenchym eintritt". Erst nach der Teilung in die Äste dritter Ordnung

beginnen die Gefäße und Bronchien stärker zu divergieren und rudimentäre Lungenläppchen lagern sich ein, und in Höhe der Teilung vierter und fünfter Ordnung sind die
Arterien und Bronchien derart divergent, daß hier vollausgebildete Lungenläppchen
(lobuli) sich ordnungsgemäß gruppieren können.

Nach der FELIXschen Einteilung bezeichnet man den Raum der rudimentären Läppchen
als den Lappenkern (von den Ästen zweiter bis dritter bzw. vierter Ordnung) und dieser
Lappenkern wird anatomisch vom Lappenmantel eingehüllt, der nur aus vollentwickelten
Lobulusgebilden zusammengesetzt ist.
Abb. 14 zeigt die FELIXsche Gliederung des
Lungenlappens in einem Schema nach
HERRNHEISER. Zwei anatomische Präparate nach HERRNHEISER (Abb. 15 und 16)
sollen veranschaulichen, welche große Zahl
von Gefäßen und Bronchien auf engem
Raum im Wurzel- und Kerngebiet die Ein-
lagerung von lufthaltigem Lungengewebe
nicht zuläßt, und daß das lufthaltige Lungengewebe lediglich von außen umgreifend
gelagert ist. Die Projektion dieser anatomischen Gebilde der Lappenwurzel,
des Kernes und des Lappenmantels in
das Lungenbild wird in 2 Skizzen für die
rechte Lunge von HERRNHEISER besonders
anschaulich gezeigt (Abb. 17 und 18). Wir
sehen, daß die periphere Lappenmantelzone im Mittelfeld einer Lungenaufnahme
beiderseits sich vom Interlobärspalt bis
an die Lappenwurzel heranschiebt, und
daß medial im Oberfeld und Unterfeld,
d. h. paramediastinal ebenfalls die periphere Lappenmantelzone sich zwischen
Mediastinum und Lunge einlagert. Besonders anschaulich zeigt die Skizze des Seitenbildes, wie das Gebiet der Lappenkerne
von der Lappenmantelzone umgeben ist.

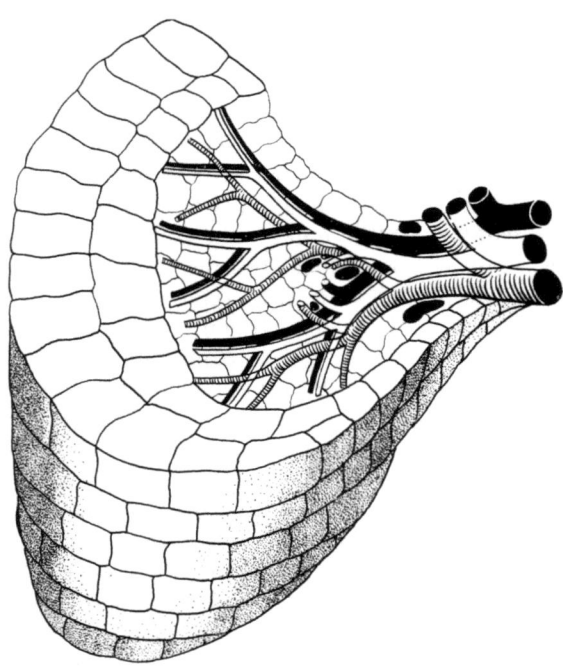

Abb. 14. Schema der FELIXschen Gliederung des Lungenlappens [entnommen aus HERRNHEISER, Röntgenanatomie
der Lunge, Fortschr. Röntgenstr. 74, 638 (1951)]. Dargestellt sind Lappenhilus, Lappenkern und -mantelschicht mit
skizzenhafter Darstellung der Anordnung der Kern- und
Mantellobuli (Arterien dunkel, Venen gestreift, Bronchien
hell, Lymphknoten schwarz).

Die Kenntnis dieser FELIXschen Gliederung, die von HERRNHEISER vertreten, weiter
ausgebaut und in das röntgenologische Lungenbild eingebaut wurde, ist heute in der Ära
der modernen Thoraxchirurgie für die röntgenanatomische Analyse des Hilusschattens und
damit der Lungenstruktur unerläßlich geworden, weswegen im Rahmen dieses Buches
besonders bei der Besprechung des Hilusschattens näher auf diese Arbeiten, die leider
noch nicht allgemeines Wissensgut geworden sind, eingegangen wurde. Nicht zuletzt
erfolgte diese Diskussion der Feinstruktur im Lungenbild, um zu zeigen, wie fehlerhaft
es ist, z. B. im Hilusbereich von perihilären Verschattungen zu sprechen, ohne sich zu
überlegen, daß der pathologische Schatten in Wirklichkeit einem Substrat entspricht,
welches nicht der Lungenwurzel oder dem Lappenkern angehört, sondern der Mantelzone
und damit an der Oberfläche eines Lungenlappens sich abspielt. In dieser feinen Differenzierung der Lokalisation eines pathologischen Geschehens bezüglich Lappenwurzel,
-kern und -mantel sieht HERRNHEISER den wesentlichen Vorteil der Anerkennung der
FELIXschen Gliederung und ist der Überzeugung, daß der Lappenmantel und Lappenkern
sich auch funktionell verschieden, pathologisch-anatomisch ungleich verhalten, was auch
ENGEL vor kurzem bestätigt hat. Viele Prozesse sind oft primär nur in der Lappenmantelzone lokalisiert wie z. B. spezifische Primärherde oder Reinfektionsinfiltrate. Andere
Prozesse liegen primär in der Kernzone, in der sog. „Zentralarea" nach ENGEL wie z. B.

interstitielle Prozesse und primäre Hiluscarcinome. Reine Kernprozesse des Lappens erzeugen im Röntgenbild die im deutschen Schrifttum noch sehr unbekannten Schmetter-

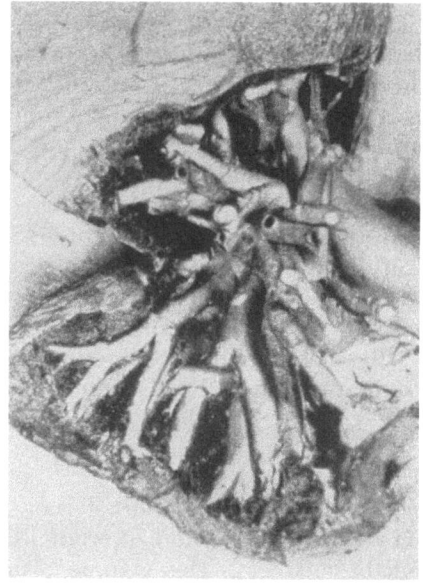

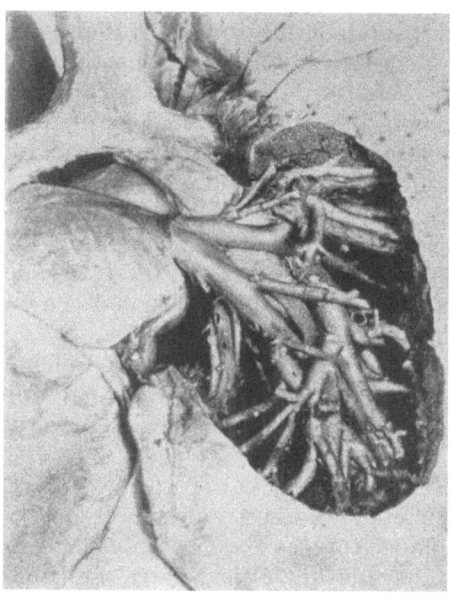

Abb. 15.   Abb. 16.

Abb. 15. Lappenwurzel und Kern des rechten Oberlappens und Mittellappens von vorne gesehen [entnommen aus HERRNHEISER, Röntgenanatomie der Lunge, Fortschr. Röntgenstr. **174**. 638 (1951)].

Abb. 16. Lappenwurzel und Kern des rechten Unterlappens von hinten gesehen [entnommen aus HERRNHEISER, Röntgenanatomie der Lunge, Fortschr. Röntgenstr. **174**. 638 (1951)].

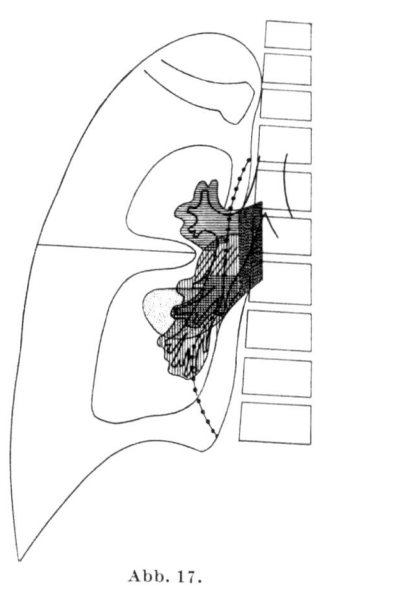

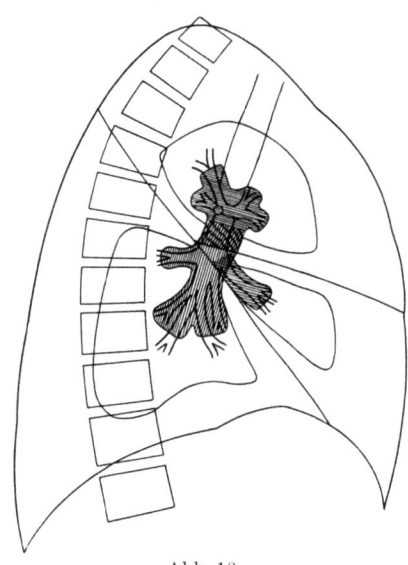

Abb. 17.   Abb. 18.

Abb. 17. Projektion von Lappenmantel, -kern und -wurzel der rechten Lunge im Sagittalbild [entnommen aus HERRNHEISER, Röntgenanatomie der Lunge, Fortschr. Röntgenstr. **174**. 638 (1951)].

Abb. 18. Projektion von Lappenmantel, -kern und -wurzel im Seitenbild [entnommen aus HERRNHEISER, Röntgenanatomie der Lunge, Fortschr. Röntgenstr. **174**. 638 (1951)].

lingsflügelschatten (BATWING-SHADOW), die ein wirklicher Hinweis auf das unterschied-liche funktionelle Verhalten der Kernzone des Lappens sind.

Der Mediastinalschatten.

Im Zuge der röntgenanatomischen Analyse der Lunge erfolgt auch eine genaue Beurteilung des Mediastinalschattens (sog. Mittelschatten), der als komplexes Schattengebilde durch ganz unterschiedliche Organe bzw. Organteile gebildet wird. Das Gros der Fläche wird vom Herzschatten und den großen Gefäßen eingenommen. Daneben wirken schattenbildend die schattengebenden Anteile der Trachea und der großen Bronchien, der ausgedehnte Lymphapparat in der Nachbarschaft des Tracheobronchialsystems, ferner die Speiseröhre, die im Mediastinum verlaufenden Nerven und nicht zuletzt das Sternum und der entsprechende Anteil der Brustwirbelsäule als vordere bzw. hintere Begrenzung des Mediastinalraumes. Im oberen Abschnitt des Mediastinums sind die Thyreoidea schattengebend und im jugendlichen Alter noch der Thymus. Schon physiologischerweise treten diese Organe bzw. Organteile, auf kleinstem Raum gelagert, in engnachbarschaftliche Beziehungen zur Trachea und zu den im Mediastinum liegenden Abschnitten der Hauptbronchien. Bezüglich der röntgenologischen Symptomatologie des normalen Mediastinalschattens, welche ja heute Allgemeingut der röntgenologischen Differentialdiagnostik geworden ist, muß auf die entsprechenden Kapitel in den oben zitierten Lehrbüchern hingewiesen werden.

Der Zwerchfellschatten.

Zur vollständigen röntgenanatomischen Beurteilung der Lunge gehört ferner noch die genaue Analyse des Zwerchfellschattens mit seiner rechten und linken Zwerchfellhälfte (meistens fälschlich als rechtes und linkes Zwerchfell bezeichnet). Das genaue Studium der Zwerchfellfunktion erfolgt während der Thoraxdurchleuchtung, da die Thoraxübersichtsaufnahme nur den jeweiligen Stand des Zwerchfellschattens aufzeigt.

Daß ferner stets eine Mitbeurteilung des knöchernen Skeletts des Thorax und der sichtbaren Weichteilschatten zu erfolgen hat, soll nur am Rande vermerkt werden.

Zusammenfassend sei nochmals festgestellt: Die Röntgenaufnahme einer normalen Lunge mit ihrem Reichtum an Details wird für den Röntgenologen, der den anatomischen Aufbau der einzelnen Lungenlappen und den wohlgeordneten Verlauf der Bronchien und Gefäße kennt und berücksichtigt, zu einem wirklichen Schattenbild der normalen Lungenanatomie. Die Projektion der einzelnen Lappen bzw. Lappenteile in die Fläche der Lungenaufnahme und die prinzipielle Beurteilung der Lunge im Seitenbild bzw. in entsprechenden Schrägbildern erleichtert wesentlich das Erkennen der normalanatomischen Verhältnisse im Thoraxraum.

b) Bemerkungen zur Symptomatologie der Bronchialtumoren im röntgenologischen Nativbild der Lunge.

Um den Rahmen dieses Buches nicht zu überschreiten, soll im folgenden versucht werden, zur Symptomatologie raumbeschränkender Prozesse des Bronchialsystems im Lungenbild nur einige Momente besonders zu unterstreichen, deren differentialdiagnostische Bedeutung im Rahmen des klinischen Gesamtbildes unseres Erachtens nicht immer genügend berücksichtigt wird, deren Beachtung jedoch oft schlagartig den Verdacht auf einen bronchusbedingten Lungenprozeß aufkommen läßt, wodurch sicher in manchen Fällen die Frühdiagnose der malignen Bronchialtumoren ermöglicht wird.

Im übrigen wird auf die ausgezeichneten Lehrbücher der medizinischen Strahlendiagnostik hingewiesen, in denen die Symptomatologie der Lungen bzw. Bronchialtumoren hinsichtlich ihrer differentialdiagnostischen Wertigkeit ausführlich besprochen und durch entsprechende Abbildungen einschlägiger Fälle aufgezeigt ist.

Ganz allgemein hat der Röntgenologe bei der Beurteilung eines röntgenologischen Lungenbefundes mit dem Ziele der Erfassung pathognomonischer Zeichen eines raumbeschränkenden Prozesses im Bronchialsystem folgende Aufgaben zu erfüllen:

1. Die genaue morphologische Analyse der grobfaßbaren Veränderungen, so vor allem von Verschattungen im Lungenfeld und die Lokalisation dieser Prozesse in den Thoraxraum.

2. Die Beachtung der nicht immer leicht erkennbaren Veränderungen in den angrenzenden Lungenfeldern, in erster Linie im Hinblick auf den Luftgehalt und die Gefäßzeichnung. Es ist eine oft diffizile Analyse der Feinststruktur im Lungenfeld, welche stets auch bei Fehlen jeglicher Verschattungsbezirke erfolgen sollte.

3. Die genaue Beachtung der Hiluskonfiguration der gleichnamigen Lungenseite und der Vergleich mit der Gegenseite.

4. Beachtung eventuell bestehender pathologischer Mediastinalbewegungen als Ausdruck der gestörten dynamischen Kräfte im Thoraxraum.

Auf Grund unserer Erfahrungen liegt der Schlüssel für die Agnoszierung eines Verdichtungsprozesses der Lunge gerade in der genauesten Mitbeurteilung der Umgebung eines solchen. Hier können sich mitunter die Zeichen einer Ventilationsstörung im Gefolge eines bronchusstenosierenden Prozesses schon viel früher und deutlicher dokumentieren als im Verschattungsbezirk selbst.

Die *morphologische Analyse* einer *Lungenverschattung* unter dem Blickwinkel der frühzeitigen Erfassung von Kriterien, die auf einen Prozeß im Bronchialgebiet hinweisen, wird uns durch die Forschungsergebnisse der letzten Jahre, wie bereits im Kapitel „Röntgenanatomische Bildanalyse" auseinandergesetzt, wesentlich erleichtert. Die an einem Verdichtungsprozeß ablesbaren strahlenphysikalisch bedingten Qualitäten wie Größe, Form, Struktur und Begrenzung eines Schattens werden unter Berücksichtigung des segmental gegliederten Lappenaufbaues und in Kenntnis der Projektion dieser Segmente in die Fläche eines Lungenbildes zu wertvollen Bausteinen in der Differentialdiagnostik bronchusbedingter Prozesse (Abb. 12 a—l). Mit Hilfe von Seitenaufnahmen und gezielten Schrägbildern, die im Zuge der Durchleuchtung angefertigt werden, erfolgt die Lokalisation in den Thoraxraum und damit die Einordnung in den anatomisch gegliederten Lungenaufbau. Die von HERRNHEISER geforderte Berücksichtigung der erstmalig von FELIX aufgezeigten Einteilung der Lungenlappen in eine Lappenkern- und eine Lappenmantelzone sowie in den Lappenhilus ist eine in ihrer Bedeutung leider nicht allgemein gewürdigte Differenzierungsmöglichkeit pathologischer Lungenverschattungen, so vor allem hinsichtlich der Ätiologie.

Das Bild der homogenen und dichten, ein ganzes Lappenareal einnehmenden Verschattung als Ausdruck einer kompletten Atelektase eines Lappens ist heute Allgemeingut der röntgenologischen Differentialdiagnostik geworden. Dies gilt vor allem für die charakteristische Atelektase beider Oberlappen. Eine reine Mittellappenatelektase bzw. Atelektase der Lingula kann sehr oft zur Verwechslung mit einem interlobären Prozeß (Erguß, Schwarte usw.) (Fall XXX) führen, besonders wenn eine starke Verkleinerung der Atelektase eingetreten ist. Hierin liegt die Ursache, daß ganz allgemein die Verkleinerungstendenz der Lappenatelektasen und die charakteristische Verlagerung derselben sehr oft fehlgedeutet werden. Besonders die Verlagerung der Unterlappen beiderseits nach medial und hinten veranlassen den Untersucher, an mediastinale Schwartenbildungen zu denken (ESSER, STRNAD und KUTTING u.a.). Auf der linken Seite kann eine Unterlappen- oder Lingulaatelektase, durch den Herzschatten gedeckt, lange Zeit unerkannt bleiben. Die starke Verkleinerung eines atelektatischen linken Oberlappens wird sehr oft als paramediastinale Schwarte fehlgedeutet. Die genaue Beurteilung des Seitenbildes sowie gezielter Schrägbilder und damit das Aufsuchen der meist gut erkennbaren, entsprechend verlagerten Interlobärspalten lassen jedoch sehr bald den Schatten im Sinne einer Atelektase agnoszieren. Auch zeigen Atelektasen ganz allgemein scharf konturierte konkavbogige Grenzflächen, eben als Ausdruck der Verkleinerungstendenz einer *Resorptionsatelektase*. Der geradlinige Verlauf der Grenzfläche, mitunter ein mehr konvexbogiger Verlauf, kann der Hinweis auf das Bestehen einer *Obstruktionspneumonitis* sein, wenn sich im poststenotischen Lappenareal entzündliche Prozesse einstellen. Bei längerer Beobachtung wird dann dieses Bild sehr oft abgelöst von dem typischen Stadium der schrumpfenden Atelektase, doch kann sich der konvexbogige Verlauf der Grenzfläche infolge der expansiven Wachstumstendenz der Tumorinfiltration selbst verstärken.

Scharfrandige Konturen fehlen auch bei den Segmentatelektasen fast nie; im Falle einer bis zum Lappenrand reichenden Segmentatelektase ist die scharfe Konturierung deutlich. In vielen Fällen gelingt jedoch der Nachweis dieses charakteristischen Symptoms erst im Seitenbild oder auf Schrägbildern, die im optimalen Strahlengang gezielt eingestellt sind. Innerhalb eines an sich völlig uncharakteristischen Verdichtungsprozesses kann dieses Symptom der scharfrandigen Konturierung sehr oft der einzige Hinweis auf einen im Lappensegment gelegenen Verdichtungsprozeß und damit der einzige und wichtigste Hinweis auf das Bronchialsystem sein.

Die Schattendichte einer Segmentatelektase ist jedoch nach der Projektionsrichtung, in der sie getroffen ist, unterschiedlich. Mitunter zeigt die Thoraxübersichtsaufnahme das Bild eines wenig dichten, mehr inhomogenen Schattens, der aus mehreren Verdichtungsherden zu confluieren scheint, während das Seitenbild oder das gezielte Schrägbild die typische Dreieckform eines homogenen und dichten Schattens aufweisen. Man sieht in diesen Fällen den typischen Verlauf der Spitze dieses Dreieckschattens in Richtung des Hilus verlaufen, wobei die Stelle der bestehenden Bronchusstenose direkt angezeigt wird. Sehr oft läßt sich daneben ein im Lappenkern- oder Hilusgebiet gelegener Kernschatten erkennen, der dann der Ausdruck des direkten Tumorwachstums, ja in vielen Fällen der bereits bestehenden Metastasen an der Lungenwurzel ist.

Mit der bisher skizzierten Symptomatologie im Nativbild der Lunge soll jedoch nicht ausgesagt sein, daß in jeder durch einen bronchusstenosierenden Prozeß bedingten Belüftungsstörung eines Lappens oder Lappensegmentes primär scharf konturierte Grenzflächen als Ausdruck einer Atelektase vorhanden sein müssen. Es gibt Fälle, in denen dieses charakteristische und damit führende Symptom sich erst sehr spät markiert. Dadurch werden oft uncharakteristische inhomogene Verdichtungsherde erstmals als Ausdruck eines entzündlichen Parenchymprozesses gewertet, während in Wirklichkeit schon streng segmental gelagerte Veränderungen als Folge einer bereits bestehenden Bronchusstenose vorliegen (Fall XXXIII). Die Konstanz der Nachweisbarkeit oder das Wiederauftreten solcher Herdschatten nach vorausgegangener Rückbildung bei kurzfristigen Kontrolluntersuchungen immer wieder im Areal eines Segmentes oder eines ganzen Lappens müssen stets an die Möglichkeit eines beginnenden Stadiums einer Bronchusstenose denken lassen und den frühzeitigen Einsatz der röntgenologisch-klinischen Spezialuntersuchungsmethoden des Tracheobronchialsystems fordern. Bronchusadenome sowie polypös wachsende Bronchialcarcinome, gestielte Tumoren usw. äußern sich sehr häufig in geschilderter Weise im Lungenfeld. Auch eine zirkuläre, durch Schwellungszustände hervorgerufene variable Stenose oder wechselnde Zustände von zusätzlicher Sekretverstopfung können in den Anfangsstadien ähnliche Bilder erzeugen. Wir sind überzeugt, daß es gerade die Fälle sind, die leider sehr oft fehlgedeutet werden. Die richtige Diagnose eines Folgezustandes einer Bronchusstenose in diesen Stadien könnte ein wesentliches Moment der Früherfassung der Bronchialneoplasmen bedeuten.

Auf jeden Fall kann die bisher aufgezeigte Symptomatologie von Lungenverschattungen der charakteristische Ausdruck eines im Lappenkerngebiet gelegenen Bronchialprozesses sein, demnach im Teilungsgebiet der Lappen- bzw. Segmentbronchien als der Lieblingslokalisation der Bronchialcarcinome. Zwei Drittel der Bronchialcarcinome nehmen bekanntlich von hier ihren Ausgang. Wir glauben, daß durch die Beachtung dieser hinweisenden Symptome eine Steigerung der Zahl der frühdiagnostizierten Fälle der bösartigen Bronchialtumoren zu erreichen ist.

Das Problem der Lappenmanteltumoren, die im Schrifttum allgemein als periphere Tumoren bezeichnet werden, stellt den Röntgenologen am Nativbild der Lunge sehr oft vor die größten differentialdiagnostischen Schwierigkeiten. Die Abgrenzung von entzündlichen Infiltraten oder von raumbeschränkenden Prozessen anderer Ätiologie ist in den Anfangsstadien kaum möglich. Die Seiten- und Schrägbilder zeigen uns die Lage dieser Prozesse im Lappenmantelgebiet auf, auch wenn auf der Standardübersichtsaufnahme sich diese in das Lappenkern- bzw. Hilusgebiet projizieren (Abb. 17 und 18). Es fällt jedoch auf, daß auch periphere Lappencarcinome im Falle einer lappenrandnahen Lokalisation oft scharf begrenzte, mitunter konkav eingezogene Konturen aufweisen, wodurch sie sehr rasch von Infiltrationsprozessen entzündlicher Ätiologie differenzierbar werden. Entsprechend der meist zentripetal gerichteten Wachstumstendenz der Lappenmanteltumoren treten im Stadium des Übergreifens auf proximale Bronchialabschnitte zum ursprünglichen Verdichtungsprozeß des Lappenparenchyms die sekundären Folgeerscheinungen der Belüftungsstörung, wodurch sie sich dann ziemlich rasch als Bronchialprozeß manifestieren. Auf das Problem des Übergreifens besonders der Lappenmanteltumoren auf den knöchernen Thorax (Pancoast-Syndrom, Ausbrecherform nach ESCHBACH) soll hier nicht näher eingegangen werden.

Die Agnoszierung eines Verdichtungsprozesses in der Lunge als besondere röntgenologische Ausdrucksform eines pathologischen Geschehens im Bronchialsystem wird wesentlich erleichtert, wenn auch die angrenzenden Lungenfelder einer genauen röntgenologischen Analyse unterzogen werden. Es liegt nämlich in der funktionellen Einheit von Lungenparenchym und Bronchialsystem begründet, daß die Zeichen einer *Belüftungsstörung* im *Gefolge bronchusstenosierender Prozesse* nicht nur im Gebiet der weitgehenden Hemmung der Luftpassage nachweisbar werden, sondern mitunter früher und deutlicher in den angrenzenden belüfteten Parenchymabschnitten, und zwar durch das Symptom der Überbelüftung. Damit gewinnt das röntgenologische Bild des Emphysems eine ganz besondere, auf das Bronchialsystem hinweisende Bedeutung. Hierbei muß jedoch betont werden, daß auch im Gefolge entzündlicher Veränderungen, ganz besonders jedoch als Folge fibrös-schrumpfender Prozesse, sich fast regelmäßig ausgeprägte Zeichen von Emphysembildung einstellen. Vielleicht liegt gerade hier die Begründung dafür, daß bei der Differentialdiagnose von Bronchialtumoren diesem Symptom ganz allgemein nicht die ihr gebührende Bedeutung zuerkannt wird. Wir haben uns bei Nachuntersuchungen mehrfach davon überzeugt, daß die Voruntersucher, an diesem hinweisenden Symptom vorbeigehend, dadurch sehr oft eine verspätete Klärung eines ursächlichen Bronchialtumors verursacht haben, weil sie den Wert dieses hinweisenden Symptoms nicht erkannten.

Ohne hier auf das pathologisch-anatomische und funktionelle Problem der Emphysembildung genauer eingehen zu wollen, können wir uns die Entstehung einer Überbelüftung im Gefolge eines bronchusstenosierenden Prozesses ganz allgemein folgendermaßen vorstellen:

Im Zuge der Verkleinerung atelektatischer Lungenbezirke wird dem angrenzenden Lungengewebe bekanntlich die Möglichkeit der Raumbesetzung (Raumausgleich) gegeben, wobei jedoch ausgeprägte Pleuraverwachsungen bisweilen diesen Vorgang der vicariierenden Emphysembildung verhindern können. Besonders deutlich sehen wir dieses Symptom der Raumbesetzung im Gefolge von Lappenatelektasen, wobei infolge hochgradiger Verkleinerung eines atelektatischen Lappens durch die Ausdehnung der Restlunge sogar ein normales Lungenfeld vorgetäuscht werden kann, wenn man die Zeichen des bestehenden Emphysems übersieht. Die umschriebene vicariierende Emphysembildung als Begleitsymptom von Segmentatelektasen ist mitunter sehr auffallend. Wir glauben daher, daß gerade in dem Nachweis einer umschriebenen Zone von verstärkter Schwärzung des Lungenfeldes in engster Nachbarschaft von kleineren Verschattungszonen, auch wenn sie nicht immer konkav und scharf konturierte Grenzflächen aufweisen, ein wirklich hinweisendes Symptom auf einen bronchusstenosierenden Prozeß vorliegt. Stets sollte uns das Nebeneinander von Verschattung und umschriebener auffallender Strahlendurchlässigkeit des Lungenfeldes in erster Linie an die Möglichkeit des Bestehens eines Prozesses im Bronchialgebiet denken lassen und rasche Klärung mittels der Spezialuntersuchungsmethoden veranlassen (Fall II, VI, XXII, XXXIII).

Eine weitere Form der Emphysembildung im Gefolge bronchusstenosierender Prozesse kommt im poststenotischen Parenchymbereich bei einer Bronchusstenose mit Ventilwirkung zur Ausbildung und zwar meist als vorübergehender Zustand vor Ausbildung einer kompletten Stenose mit der typischen Atelektase als Folge. Dieser Mechanismus

einer Ventilstenose führt zum Symptom des Emphysems infolge der erschwerten Ent-
lüftung des Parenchyms hinter einem stenosierten Bronchialabschnitt bei meist unge-
störtem Lufteintritt in dieses Gebiet. Dadurch resultieren sehr oft ausgeprägte Emphysem-
zustände im Lungenfeld (Fall VIII). Sicher gibt es Fälle, in denen eine Kombination
beider geschilderter Möglichkeiten eines Emphysems eine Verstärkung dieses Symptoms
verursacht. Wieweit hier nervalgesteuerte funktionelle Momente im Sinne A. STURMs
u. a. eine Rolle spielen, soll nicht näher erörtert werden.

In den Abb. 19—21, die dem Buch der Bronchologie von JACKSON und JACKSON
entnommen sind, wird an Hand von endoskopisch genau studierten Fällen der Mechanismus einer Ventilstenose aufgezeigt. Abb. 19 zeigt eine zunehmende ringförmige Bronchusstenose, die anfangs noch eine relativ freie In- und Exspiration gestattet, wobei
klinisch lediglich das Symptom des Stridors vorlag, jedoch mit zunehmendem Verschluß

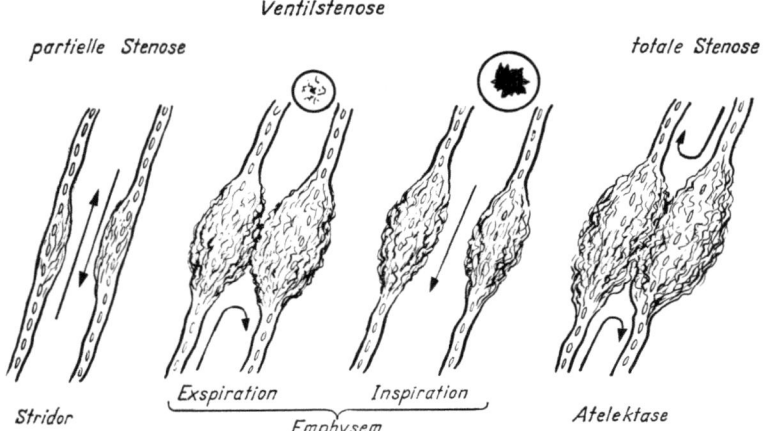

Abb. 19. Ausbildung einer zirkulären Bronchusstenose. (JACKSON und JACKSON.)

den Mechanismus der exspiratorischen Ventilstenose auslöst und im weiteren Verlauf durch Totalverschluß zur Atelektase führt. Abb. 20 illustriert die Belüftungsstörung bei einem polypös wachsenden Tumor, der anfänglich noch kein Passagehindernis bedeutet, da er nur etwa ein Drittel des Bronchuslumens blokkiert. Drei Monate später war der endophytisch wachsende Tumor größer geworden und pendelte

bei der Inspiration gegen den Unterlappenbronchus, um bei der Exspiration gering nach
oben zurückzupendeln. Es kommt zu einer inspiratorischen Hemmung des Lufteintrittes
und zur zunehmenden Atelektasebildung im Unterlappen. Bei der Exspiration ist der
Luftaustritt ohne weiteres möglich. Im Verlaufe der weiteren Beobachtung kann die Ausbildung der Totalatelektase des Unterlappens festgestellt werden. Eine ganz seltene Form
des Ventilmechanismus zeigt Abb. 21. Ein kleines Teratom am unteren Rande des linken
Oberlappenbronchus, welches physikalisch die Zeichen eines Emphysems im linken Oberlappen erzeugte, verursachte im Moment der Inspiration einen Ventilverschluß des Unterlappenbronchus, im Moment der Exspiration einen Verschluß des Oberlappens. Dadurch
kam es im Oberlappen zu einer exspiratorischen Ventilstenose mit ausgeprägter Emphysembildung, im Unterlappen verstärkte sich die Atelektase durch die glatte Passagemöglich-
keit der Luft im Moment der Exspiration.

Die an den 3 Fällen von JACKSON und JACKSON geschilderten unterschiedlichen
Mechanismen einer Ventilstenose mit Emphysem und Atelektase als Folge unterstreichen
die Bedeutung, die dem Symptom der Belüftungsstörung eines Lappens oder Lappensegmentes zukommt. Wir sind der Überzeugung, daß die Frühdiagnostik der Bronchialtumoren in der Beachtung der Zeichen von Emphysembildung beruht, wobei uns schon
die kleinste Zone einer auffallend umschriebenen Helligkeitssteigerung im Lungenfeld den
Verdacht auf einen ursächlichen Bronchialprozeß aufkommen lassen sollte, vorausgesetzt,
daß wir nicht einer aufnahmetechnisch bedingten Täuschungsmöglichkeit unterliegen.
Stets muß die ungewollte Schrägprojektion einer Thoraxaufnahme sowie die ungleiche
Ausbildung der Pectoralismuskulatur berücksichtigt werden (Linkshänder), wodurch be-
kanntlich eine unterschiedliche Schwärzung der Lungenfelder und damit eine vicariierende
Emphysembildung vorgetäuscht werden kann. Auch die einseitige Kontraktion der Pec-

toralismuskulatur kann auf der Gegenseite zu einer verstärkten Schwärzung führen. Solche Täuschungsmöglichkeiten müssen durch Anfertigung ideal eingestellter Thoraxaufnahmen bzw. durch deren Wiederholung stets verhindert werden.

Ein äußerst wichtiger Faktor bei der Differenzierung von Lungenveränderungen im Hinblick auf eventuelle Folgezustände pathologischer Prozesse im Bronchialsystem besitzen wir in der *Analyse* der *Lungenzeichnung*, d. h. in der Feststellung der Abweichung vom Normalbild. Bekanntlich sind es die Schattengebilde der Lungenarterien und -venen, die, vom Hilusschatten ausgehend peripherwärts sich verzweigend, das typische Bild der Lungenzeichnung ergeben, vorausgesetzt, daß eine gesunde Lunge normal belüftet ist und daß eine physiologische Blutfüllung der Gefäße besteht.

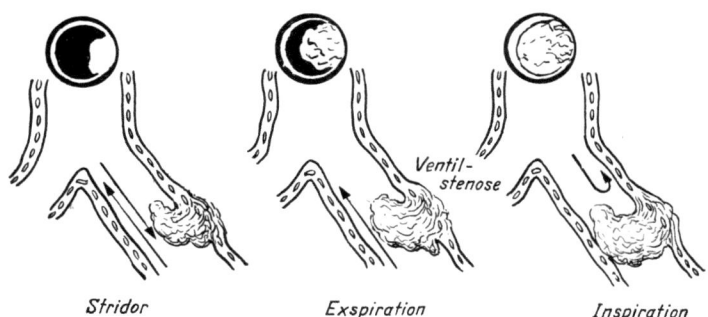

Abb. 20. Polypöse Bronchusstenose. (Nach JACKSON und JACKSON.)

Im Rahmen der Fragestellung dieses Buches interessiert, inwieweit ein bestimmtes pathologisches Bild der Lungenzeichnung als pathognomonisches Zeichen für das Vorliegen eines Bronchialprozesses verwertet werden kann, eingedenk der Tatsache, daß die oben diskutierten Folgeerscheinungen eines solchen im Sinne einer Parenchymverlagerung im Thoraxraum mit einer entsprechenden Verlagerung der Gefäße einhergehen und daß das Übergreifen eines Tumors auf die hilusnahen Gefäße entsprechende Füllungsausfälle bzw. Stauungszustände in den peripheren, im Lungenfeld sichtbaren Gefäßästen bedingt. Die von SCHÖNMACKERS und VIETEN im postmortalen Angiogramm von pathologischen Lungenprozessen aufgezeigten Abweichungen von der normalen Angioarchitektonik der Lunge lassen sich oft auffallend übersichtlich auf einer ideal eingestellten Thoraxübersichtsaufnahme erkennen und sind damit in differentialdiagnostischer Hinsicht verwertbar.

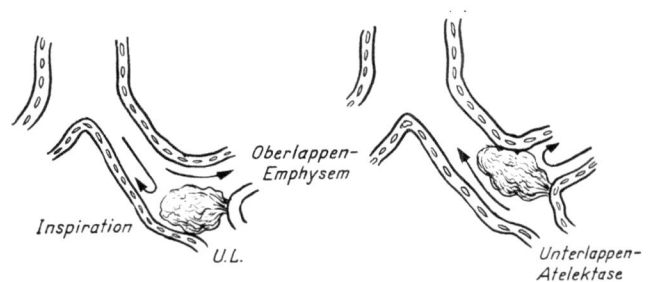

Abb. 21. Mechanismus einer Ventilstenose. (Nach JACKSON und JACKSON.)

So ist das Lungenemphysem charakterisiert durch das Bild der Gefäßstreckung, der stärkeren Divergenz der Gefäßschatten, der Verbreiterung eventuell sichtbarer Teilungswinkel der Gefäße, vor allem aber durch das Bild der ausgeprägten Verdünnung der Schattenkaliber der Gefäße gegen die Peripherie zu. Ein charakteristisches Zeichen im vicariierend emphysematösen Lungenparenchym ist das Symptom der Gefäßverlagerung entsprechend dem Grad einer eingetretenen, raumbesetzenden bzw. raumausgleichenden Parenchymverschiebung, so vor allem infolge von Lappenatelektasen und größeren Segmentatelektasen. Hier fällt der völlig atypische Abgang der großen Gefäßstämme aus dem Hilusschatten auf.

Ausgeprägte Bilder einer pathologischen Umformung der Lungenzeichnung sind sehr oft als Folge einer Ventilstenose nachweisbar. Bei relativ kleinen Verdichtungsherden, meist im Lappenkerngebiet, sehen wir das Bild einer ausgeprägten Divergenz und Verdünnung der Gefäßschatten im umgebenden Lungenfeld, wodurch sehr oft der Gesamteindruck einer Gefäßarmut im überbelüfteten Parenchym resultiert, wobei das Bild der Gefäßarmut sicher durch das Moment der Überstrahlung im stark geschwärzten Lungenbild zusätzlich verstärkt wird, aber auch das Gegenteil kann der Fall sein. Sehr oft sieht man das Bild der Gefäßraffung im peripheren noch belüfteten Lungenfeld bei hilusnahen bzw. im Lappenkerngebiet gelegenen Schattengebilden, wobei dann die Gefäßband- schatten unregelmäßig konturiert und verbreitert sein können (perivasculäre Infiltration, Stauungszustände usw.). Diese auffallend streifige Struktur in der Umgebung eines ziemlich zentral gelegenen Schattens wurde gerne als das Symptom der „Krebsfüßchen'' bezeichnet.

Das Bild einer ausgeprägten Überbelüftung einer ganzen Thoraxseite als Folge einer Ventilstenose (Bronchusadenome bzw. polypös wachsende Carcinome im Hauptbronchus äußern sich sehr oft in dieser Form) wird bei oberflächlicher Betrachtung meist nicht erkannt, wenn die geschilderte Symptomatologie an der Gefäßzeichnung nicht beachtet wird. Die Verlagerung der Gefäße als Folge der Lungenblähung kann mitunter so hoch- gradig sein, daß z. B. die paramediastinal verlaufenden Gefäßschatten des Oberlappens in den Mittelschatten verlagert werden, wodurch eine völlig atypische, aber ganz cha- rakteristische Gefäßzeichnung zur Darstellung kommt. Ein durch die Raumbesetzung ausgeweiteter Oberlappen zeigt sehr oft die Verlagerung der gegen das Spitzenoberfeld verlaufenden Gefäßäste zum Mittelfeld hin derart deutlich, daß man schon aus diesem Symptom des atypischen Gefäßverlaufes eine im Mittel- oder Unterfeld der Lunge ge- legene Verschattung als atelektatische Veränderung ansprechen kann, selbst wenn weitere hinweisende Symptome fehlen (Fall V, Abb. 1, Fall VI, Abb. 1, Fall XXXV, Abb. 2).

Die Möglichkeit, entsprechende Schlüsse auf Prozesse im Tracheobronchialsystem durch das hier nur andeutungsweise skizzierte Symptom der geänderten Lungenzeichnung im röntgenologischen Nativbild ziehen zu können, unterstreicht die Wichtigkeit, stets die Lungenzeichnung genauestens zu beachten. Ein verändertes Gefäßbild auch ohne nach- weisbare Lungenverschattung muß die frühzeitige direkte Analyse des Bronchialsystems veranlassen, dagegen wird aber eine nicht veränderte Lungenzeichnung im Gefolge eines bestehenden Verdichtungsprozesses diesen eher im Sinne einer reinen Parenchyminfil- tration ohne Mitbeteiligung des Bronchialsystems deuten lassen. Die in jüngster Zeit im Ausbau begriffene thorakale Angiographie wird sicher dazu beitragen, bestimmte patho- logische Gefäßbilder im Röntgennativbild besser analysieren und vor allem verstehen zu können. Als eine wertvolle Methode der übersichtlichen Gefäßdarstellung im Lungen- feld und an der Lungenwurzel gilt die Schnittbildmethode (HORNYKIEWITSCH und STEN- DER u. a.).

Die besondere differentialdiagnostische Bedeutung, die der *Analyse* von *Hilusver- änderungen* beim Problem der Bronchialtumoren zukommt, erklärt sich einmal aus der Tatsache, daß im Bereich der Lappenwurzeln, welche ja in ihrer Gesamtheit das Bild des Hilusschattens ergeben, eine Konzentration des Lymphgefäßsystems der Lungenlappen erfolgt, und daß metastatische Veränderungen in Form der charakteristischen Hilus- lymphknotenvergrößerung ein typisches Bild der Hilusschattenverdichtung und Ver- größerung hervorrufen; zum anderen sind es die Lappenkernzonen in engster Nachbar- schaft des Hilusschattens, wo sich die Lappenbronchien und ihre Teilungsstellen in die Segmentbronchien als bekannte Stellen der Lieblingslokalisation des Bronchialcarcinoms (75% der Fälle) auf relativ kleinem umschriebenen Raum befinden. Verschattungszonen im Lappenkerngebiet werden somit als Vergrößerung des Hilusschattens imponieren. Damit wird das Bild der Hilusschattenvergrößerung und -verdichtung in der Differential- diagnostik pathologischer Bronchialprozesse insbesondere bösartiger Bronchialtumoren zum führenden Symptom.

Das Bild der Umformung des Hilusschattens durch Verlagerung bzw. Umgruppierung der großen Hilusgefäße dagegen, so z. B. im Gefolge ausgeprägten Nachrückens emphyse- matös geblähter Lungenlappen, ganz besonders jedoch bei bestehender Ventilstenose einer Lungenhälfte, wird trotz des Eindruckes der auffallenden Verkleinerung des Hilusschattens meist nicht richtig gedeutet. Wir haben uns immer wieder davon über- zeugt, daß dann in solchen Fällen der normal große Hilusschatten der gesunden Thorax- seite als pathologisch vergrößert angesprochen wird. Macht man es sich prinzipiell zur

Aufgabe, in allen Fällen bestehender pathologischer Lungenveränderungen auch den Hilusschatten hinsichtlich seiner Gefäßstruktur zu betrachten und nicht nur auf das Symptom der Vergrößerung des Hilus zu achten, kann das Bild der Umgruppierung der großen Gefäße im Hilusschatten ein wertvoller Hinweis auf Prozesse im Bronchialsystem werden.

Die bisher in groben Umrissen aufgezeigte Symptomatologie raumbeschränkender Prozesse im Bronchialsystem betraf die rein morphologisch faßbaren Veränderungen im Lungenfeld und am Hilus anläßlich der Nativuntersuchung der Lunge mit besonderer Herausstellung der für einen Bronchialprozeß sprechenden pathognomonischen Zeichen, ohne näher auf das Problem der gestörten dynamischen Kräfte im Thoraxraum einzugehen.

Die *Beurteilung der dynamischen Verhältnisse* im Thoraxraum erfolgt mit Hilfe der Lungendurchleuchtung. Neben einer genauen Beurteilung der Zwerchfellbeweglichkeit wird der Mediastinalschatten auf eventuelle pathologische Bewegungsphänomene als Folge der gestörten dynamischen Kräfte hin genau geprüft und zwar in den verschiedenen Respirationsphasen. Als das markanteste Symptom einer bestehenden Bronchusstenose gilt das Mediastinalpendeln. Die inspiratorische Verlagerung des Mediastinums in die Thoraxseite, welche Sitz eines krankhaften Geschehens ist (HOLZKNECHT-JACOBSONsches Phänomen), wird bei höhergradigen Bronchusstenosen regelmäßig beobachtet. Es besteht in dem inspiratorischen Pendeln in die kranke Seite, während in der Exspirationsphase das Mediastinum geringgradig zurückpendelt. Im Gefolge ausgeprägter Atelektasen findet sich ferner ein Zwerchfellhochstand bzw. ein völliger Stillstand, bisweilen auch angedeutete paradoxe Verschieblichkeit desselben. Entsprechend der veränderten Belüftung ist die befallene Thoraxseite abgeflacht, die gesunde Gegenseite kompensatorisch überbelüftet. Die graduelle Nachweisbarkeit des HOLZKNECHT-JACOBSONschen Phänomens wechselt mit dem Ausmaß der bereits bestehenden Bronchusstenose. Durch die Anwendung des HITZENBERGERschen Schnupfversuches, bestehend aus mehreren kurz aufeinanderfolgenden Inspirationsbewegungen, wird das Symptom des Mediastinalpendelns besonders deutlich gestaltet und kann damit auch in beginnenden Fällen von Bronchusstenosen oft nachweisbar werden. Die Kontrastmittelfüllung des Oesophagus erleichtert wesentlich die Registrierung dieser pathologischen Bewegungsphänomene. Ein auffallendes inspiratorisches Pendeln in die gesunde Thoraxseite kann als Ausdruck einer Ventilstenose im Bronchialsystem der Gegenseite gewertet werden. Das Bild der sog. *Dauerdeviation* des Mediastinums, meist im Gefolge von Totalatelektasen einer Thoraxseite, darf nicht mit dem Bilde der Verziehung des Mediastinums bei einer Schwartenbildung verwechselt werden ((Fall V, XXXVIII).

Die bisherige Diskussion zeigte die entscheidende Bedeutung der einfachen röntgenologischen Nativuntersuchung der Lunge beim Problem der Bronchialtumoren mit dem Ziele der Erfassung von pathognomonischen Zeichen eines raumbeschränkenden Prozesses des Bronchialsystems im Lungenfeld, am Hilus und im Mediastinum. Der Zeitpunkt des Einsatzes der direkten röntgenologischen Analyse des Bronchialsystems hängt wesentlich von der Genauigkeit der Bildanalyse ab. Kurzfristig angesetzte Kontrolluntersuchungen sollten stets darauf ausgerichtet sein, festgestellte Veränderungen in ihrer hinweisenden Bedeutung auf ein bronchusbedingtes Geschehen zu prüfen, wobei uns der negative Lungenbefund bei begründetem klinischen Verdacht ganz besonders die Verpflichtung der röntgenologischen Überwachung auferlegt. Die wenigen Hinweise auf morphologisch faßbare Veränderungen im Lungenfeld bei Bronchusprozessen zeigen uns die Wichtigkeit der Mitbeurteilung der Lungenzeichnung und des Luftgehaltes der Lungenfelder bei bestehenden Verschattungszonen auf, wobei wir gerade dieser genauen Analyse im „nichtverschatteten" Lungenfeld den größten differentialdiagnostischen Wert bei bronchusstenosierenden Prozessen beimessen. Die Polymorphie der Veränderungen, die ein Prozeß im luftführenden System der Bronchien und des Lungenparenchyms verursacht, ist nur einigermaßen zu verstehen, wenn wir uns bei der Analyse desselben den konstruktiven Lungenaufbau als funktionelle Einheit vergegenwärtigen und jeden erhobenen

Befund im Rahmen des klinischen Gesamtbildes in seiner Wertigkeit abwägend entsprechend einordnen, stets mit dem Ziele, diesen durch eine genaue Analyse des Bronchialsystems direkt zu klären. Nur so kann es gelingen, in Zusammenarbeit mit dem Kliniker die Zahl der Frühdiagnosen maligner Bronchialtumoren entscheidend zu steigern.

c) Das Röntgenschichtverfahren.

In der Diagnostik raumbeschränkender Prozesse im Tracheobronchialsystem, insbesondere des Bronchialcarcinoms, gewinnt das Röntgenschichtverfahren immer mehr an Bedeutung. Dabei liegt jedoch der Schwerpunkt des diagnostischen Einsatzes nicht so sehr in der Analyse von Lungenverschattungen, als vielmehr in dem Bestreben der direkten Erfassung der Tracheal- bzw. Bronchiallichtung im Schichtbild und damit in der Feststellung der örtlichen Auswirkung eines pathologischen Prozesses. Beim Studium des Schrifttums gewinnt man den Eindruck, daß heute von vielen Autoren die Schichtbildtechnik als ein der Bronchographie gleichwertiges Untersuchungsverfahren, das aber weniger eingreifend ist, gewertet wird. Manche glauben, auf die Bronchographie mitunter ganz verzichten zu können (SALZER, WENZL, JENNY, STANGL, BLAHA, MILANI und viele andere).

Die Methodik des Schichtverfahrens soll im Rahmen dieses Buches nur soweit angedeutet werden, als dies für das Verständnis der Diskussion über die Grenzen dieses Untersuchungsverfahrens bei Prozessen im Tracheobronchialsystem notwendig erscheint. Die allgemeinen Probleme sind in ausgezeichneten Abhandlungen besprochen (GREINEDER u. a.), und erst jüngst haben GRIESBACH und KEMPER die theoretischen Grundlagen auf Grund einer umfassenden Sichtung des in- und ausländischen Schrifttums zusammengestellt, wobei GRIESBACH die klinische Indikation des Schichtbildverfahrens einer kritischen Prüfung unterzieht.

Allgemein unterscheidet man 1. *die Vertikalmethode*, 2. *die Horizontalmethode*. Mit Hilfe der vertikalen Schichttechnik gewinnt man a) Frontalschichten im sagittalen Strahlengang (Standardmethode) und b) Sagittalschichten im frontalen Strahlengang (Seitenansicht). Der Patient kann im Liegen oder im Stehen untersucht werden. Der Strahleneinfall erfolgt dorsoventral oder ventrodorsal respektive seitlich oder schräg. Die meisten der uns heute zur Verfügung stehenden Schichtbildgeräte lassen die Einstellung des zu erfassenden Gebietes unter Durchleuchtungskontrolle zu mit dem großen Vorteil der gezielten Untersuchung, eine Möglichkeit, die besonders die Anfertigung der Schrägbilder erleichtert. Die in allerjüngster Zeit konstruierte Simultanschichtkassette verspricht eine wesentliche Verbesserung der Schichtbildtechnik, insbesondere des Tracheobronchialsystems zu bringen (GAJEWSKY und LIESE).

Das Verfahren, das schon vor über 20 Jahren von ZIEDSES DES PLANTES theoretisch erarbeitet wurde, besteht in der Möglichkeit, in einem Arbeitsgang mehrere Körperschichten gleichzeitig anzufertigen. In einer Kassette, die in jedes gebräuchliche Schichtbildgerät eingebaut werden kann, sind mehrere Filme in entsprechenden Abständen parallel zueinander liegend untergebracht, wodurch die Darstellung mehrerer Körperschichten, entsprechend dem Abstand der Filme zueinander, gleichzeitig möglich wird. Bei der Schichtbilduntersuchung des Bronchialgebietes ermöglicht die Simultanmethode die Erreichung sehr engliegender Schichten (Abstand 0,5—1 cm). Als besonderer Vorteil wird die wesentliche Senkung der Strahlenbelastung der Kranken gewertet, die ja bei Anwendung der Normaltechnik, aber auch bei der in letzter Zeit erarbeiteten Schirmbildschichttechnik mitunter sehr hoch werden kann, wenn sich die Notwendigkeit der Anfertigung mehrerer Schichtaufnahmen zur genaueren Analyse eines Prozesses ergibt.

Die *Horizontalmethode*, die erst jüngst von GEBAUER und SCHANEN in einer Monographie bearbeitet wurde, liefert uns *Transversalschichten* bei einem Strahlengang, der senkrecht oder schräg zur Körperlängsachse verläuft. Die Transversalschichtmethode trägt wesentlich zur Klärung der Lagebeziehung von Lungenprozessen zur Lungenwurzel bzw. zu den Organen im Mediastinalraum bei, wodurch mancher Prozeß hinsichtlich seiner Ätiologie und Ausdehnung schneller und sicherer geklärt werden kann, als es bisher der Fall war.

Das Prinzip der röntgenographischen Darstellung des Tracheobronchialsystems im Vertikalschichtbild beruht in der aufhellenden Wirkung der Luftfüllung von Trachea und Bronchien im Schattenmilieu normalanatomischer Gebilde bzw. schattengebender pathologischer Prozesse.

Bemerkungen zur Symptomatologie raumbeschränkender Prozesse des Tracheobronchialsystems im Schichtbild.

Entsprechend der örtlichen Auswirkung eines krankhaften Prozesses im luftführenden System gelingt die Darstellung von Form- und Lageveränderungen des Luftfüllungsbildes. Damit wird es möglich, verschieden geformte Stenosen, ferner totale Luftfüllungsabbrüche als Ausdruck einer kompletten Stenosierung des Lumens im Schichtbild zu erfassen. Auch in das Lumen der Trachea oder der Bronchien sich vorwölbende Schattengebilde und damit das Bild eines endophytischen Wachstums eines Tumors, können erfaßt werden. Umschriebene Dellenbildungen von Trachea und Bronchus im Gefolge extratrachealer bzw. extrabronchialer Gebilde mit oder ohne Verlagerung des Tracheobronchialsystems sind im Schichtbild darstellbar.

Die **diagnostische Bedeutung** eines erhobenen Befundes ist jedoch ganz wesentlich davon abhängig, ob der dargestellte Abschnitt des Bronchialsystems tatsächlich in der eingestellten Schichtebene erfaßt ist. Im Falle eines schrägen, also nichtparallelen Verlaufes zur Schichtebene tritt der zu erfassende Abschnitt aus der Bildebene heraus, wodurch Pseudoeffekte resultieren. So kann ein Luftfüllungsabbruch und damit eine Stenose oder eine Bronchusdeformierung sowie auch eine Verlagerung vorgetäuscht werden.

Im allgemeinen wird das *Schichtverfahren bei Trachealprozessen* nur sehr selten verwendet, da die Routinemethoden der röntgenologischen Mediastinalanalyse, die Buckyaufnahme oder die gezielte Aufnahme im seitlichen Strahlengang oder in den schrägen Durchmessern zur Analyse von Trachealprozessen meistens ausreichen. Die Glottis und der subglottische Raum sind im Schichtbild oft auffallend gut zu überblicken und der erhobene Befund kann mitunter eine wertvolle Ergänzung der endoskopischen Diagnostik bedeuten (Fall IV und XXXVI). Im Gegensatz zu den Summationsverfahren (Buckyaufnahme, gezielte Blendenaufnahme usw.) kann jedoch das Schichtbild der Trachea mitunter umschriebene Prozesse wie endotracheale raumbeschränkende oder extratracheale imprimierende Tumoren in ihrer Morphologie deutlicher erfassen lassen, wodurch eine Klärung der ätiologischen Faktoren unter Umständen sicherer möglich wird.

In auffallender Klarheit und Übersichtlichkeit stellen sich bei der Schichtbilduntersuchung des Bronchialsystems im Frontalschichtbild die Bifurkation mit der Carina und die Hauptbronchien dar. Die Abgangsstellen der Lappenbronchien mit Ausnahme des Mittellappenbronchus sind oft schon in der gleichen Schichtebene miterfaßt. Auch die Segmentbronchien, so vor allem die apikalen Anteile, können sehr oft übersichtlich eingesehen werden. Die meisten der Segmentbronchien müssen jedoch auf Grund ihrer dreidimensionalen Aufteilung in den Lungenlappen zusätzlich durch Schräg- und Seitenschichten analysiert werden, wozu sich besonders die gezielte Methodik eignet.

Neben dieser direkten Darstellungsmöglichkeit des luftführenden Systems liegt der besondere Vorteil des Schichtbildverfahrens in der morphologischen Analyse der in der Schichtbildebene miterfaßten Schattengebilde der Umgebung. Damit wird es möglich, eine festgestellte Form- oder Lageveränderung eines Bronchialabschnittes in ihrer ätiologischen Bedeutung oft besser zu verstehen. Multiple, raumbeschränkende Gebilde im Tracheobronchialgebiet in Form polycyclisch konturierter Schatten sind meist leicht als vergrößerte Lymphknotenpakete zu agnoszieren, besonders wenn diese zur Impression der Bronchien oder zur Ausweitung der Bronchialteilungswinkel führen. Ein homogener und dichter, im Schichtbild strukturloser Schatten ist leicht als Ausdruck einer Atelektase zu erkennen, während die inhomogene Strukturierung von einem Infiltrationsgeschehen anderer Ätiologie nicht zu unterscheiden ist. Morphologisch differenzierbare Kernschatten, die dann meist peribronchial gelegen sind, können mit Reserve als Ausdruck der direkten Tumordarstellung im Schichtbild gewertet werden.

Schon die Diskussion über die technische Durchführung und die unterschiedliche röntgenographische Darstellbarkeit der einzelnen Abschnitte des Tracheobronchialsystems zeigt uns bestimmte Grenzen der Methode auf. Es ist auch ohne weiteres verständlich, daß in den weitlumigen Abschnitten, d. h. in der Trachea und den proximalen Bronchusgebieten die erfaßbare Symptomatologie sicherer zu analysieren ist als in den englumigen, peripheren Abschnitten. Vom bildtechnischen Standpunkt gesehen ist die Schichtbildaufnahme eine unscharf konturierte Bewegungsaufnahme und damit für eine morphologische Detaildiagnostik nur im weitlumigen Milieu noch geeignet. Damit ist aber auch der Wert des Schichtbildes im Hinblick auf die Frühdiagnostik der Bronchialcarcinome weitgehend eingeengt, da gerade die Abgangsstellen der Segmentbronchien als der häufigste initiale Sitz des Bronchuscarcinoms im Schichtbild nicht immer eindeutig überblickbar sind und sich initiale Veränderungen dem Nachweis entziehen können. Auch kann es nicht Aufgabe des Schichtbildverfahrens sein, eindeutige Charakteristica der Entzündung oder der Auswirkung eines bösartigen Tumors zu erarbeiten. Der jeweils erhobene Befund im luftführenden Tracheobronchialsystem im Verein mit der morphologischen Analyse der Schattengebilde der Umgebung bedeutet uns einen sehr wesentlichen Baustein für die Differentialdiagnostik, doch gewinnt der jeweilige Schichtbildbefund erst im Rahmen des röntgenologischen wie auch des klinischen Gesamtbildes seine entsprechende Bedeutung. Wer das Schichtbildverfahren unter diesem Blickwinkel betrachtet, wird so *vor jeglicher Überwertung der Methode bewahrt bleiben. Schichtbildbefunde sollten deshalb, soweit wie möglich, mit Hilfe der Bronchographie gesichert werden, gegebenenfalls im weiteren Verlauf der Untersuchung mit Probeexcision nach direkter Betrachtung im Bronchoskop.*

Auf Grund unserer eigenen Erfahrung sehen wir in der Standardschichtmethode eine wertvolle Möglichkeit der Diagnostik vor allem im proximalen Bronchialgebiet, wobei wir bei eindeutigen Befunden, die, im Rahmen des klinischen Gesamtbildes betrachtet, schon eine weitgehende Sicherung der Diagnose bedeuten, mitunter auf die bronchographische Untersuchung verzichten. In diesen Fällen fordern wir jedoch stets die bronchoskopische Sicherung des Befundes, eventuell die Probeexcision, besonders, wenn die Ergebnises der cytologischen Untersuchung des Sputums nicht eindeutig zur Klärung beitragen konnten. Alle unklaren Ergebnisse des Schichtbildes, besonders in den peripheren Bronchialästen, werden stets mit Hilfe der Bronchographie zu sichern versucht. Bei unklaren Lungenprozessen und bei fehlenden Zeichen einer Stenose im proximalen Bronchialgebiet legen wir besonderen Wert auf die Feststellung eventueller Verlagerungen der einzelnen Lappenbronchien. So kann z. B. ein atypisch horizontal oder schräg nach unten gerichteter Abgang der Oberlappenbronchien der Ausdruck des raumbesetzenden Nachrückens eines emphysematös erweiterten Oberlappens bei atelektatischem Prozeß im Unterlappen sein. In allen Fällen des Fehlens von Lungenverschattungen bei begründetem klinischen Verdacht auf Bronchialveränderungen (Hämoptoe, chronischer Reizhusten usw.) sollte stets das Tracheobronchialsystem im mediastinalen Abschnitt mit Hilfe des Schichtverfahrens analysiert werden, um dadurch eventuell polypöse raumbeschränkende Prozesse wie z. B. Adenome, polypös wachsende Carcinome, Fremdkörper usw., die noch zu keinen sekundären Folgeerscheinungen im Lungenfeld geführt haben, frühzeitig erfassen zu können. Wir glauben, daß aus der Diskussion über die Bedeutung des Schichtbildverfahrens in der Diagnostik raumbeschränkender Prozesse des *Tracheobronchialsystems klar hervorgeht, daß das Schichtbild keinen Ersatz der Bronchographie darstellen kann, sondern eine wichtige Methode der röntgenologischen Tracheobronchialanalyse bedeutet, die trotz ihrer heutigen technischen Vollkommenheit sehr oft der Ergänzung durch die direkte Kontrastmitteldarstellung des Tracheobronchialsystems bedarf.*

d) Die Bronchographie.

Technik der Bronchographie.

Die im Kapitel Bronchoskopie ausführlich begründete Notwendigkeit der allgemeinen und medikamentösen Vorbereitung der Kranken vor dem endoskopischen Eingriff ist auch für die glatte Durchführung der Bronchographie unentbehrlich. Da wir mit wenigen Ausnahmen die Bronchographie allgemein in Lokalanaesthesie durchführen, erleichtert uns das Moment der erzielten zentralen Dämpfung wesentlich den Vorgang der Anaesthesie. Mit dem Grad der erreichten psychischen Beruhigung des Patienten sinkt entscheidend die nötige Menge des Anaestheticums, wodurch wieder die Gefahr eines Anaesthesiezwischenfalles entsprechend verringert ist. Ein weiteres Ziel der medikamentösen Vorbehandlung ist die Herabsetzung der Schleimsekretion und eine weitgehende Ausschaltung des Hustenreflexes.

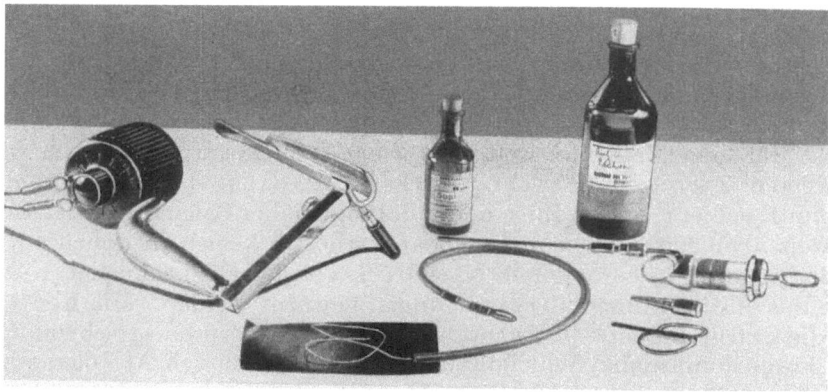

Abb. 22. Bronchographiebesteck: Beleuchtete Intubationsschiene (NEGUS) mit Transformator, Zweiringspritze mit geradem Kehlkopfzerstäuberansatz (s. Bajonettverschluß). 2 Ansatzstücke. 1 Fläschchen 1 %iges Pantocain, 1 Fläschchen Suprarenin-Stammlösung 1:1000 (Cave Suprarenin nicht in Fläschchen benützen, sondern stets vor der Anaesthesie einer Ampulle zu 1 cm³ frisch entnehmen, den Rest der Ampulle nicht mehr verwenden!), STRNADsche Sonde.

Eigene Methode der Prämedikation.

2—3 Tage jeweils am Abend eine Tablette Phanodorm oder 0,1 g Luminal. Bei besonders erregten Patienten wird die gleiche Gabe auch jeweils morgens erforderlich. Am Tage der Untersuchung vorher ebenfalls Phanodorm oder Luminal oder Atosil. Der Kranke kommt nüchtern zur Untersuchung und bekommt 15—20 min vor Beginn der Anaesthesie $^1/_4$—$^1/_2$ mg Atropin. sulfuric. subcutan und 0,015 Dicodid subcutan. STUTZ und VIETEN warnen jedoch auch vor den kleinsten Dosen von Dicodid und schlagen als Ersatz die Prämedikation mit Ticardahustentropfen (Höchst) oder Romilar (Hoffmann la Roche) vor. An dieser Stelle muß auf ein Gefahrenmoment hingewiesen werden, das unseres Erachtens nicht genügend berücksichtigt wird (STRNAD und BERNHARD): Bei zu starker Atropinwirkung im Sinne der Lähmung der Sekretionsfasern der Schleimdrüsen kommt es zu einer auffällig trockenen und glänzenden Schleimhautoberfläche mit sichtbarer Erweiterung der Schleimhautgefäße. Diese können somit der Anlaß allzu schneller Resorption des Anaestheticums mit den entsprechenden Intoxikationsfolgen sein. In solchen Fällen muß das Abklingen der Lähmung abgewartet oder zu einem anderen Zeitpunkt die Vorbehandlung mit wesentlich geringerer Atropindosierung vorgenommen werden.

Lokalanaesthesie des Tracheobronchialsystems.

Die Technik der indirekten Laryngoskopie ist im Rahmen eines frequenten Röntgenbetriebes sehr zeitraubend. Aus diesem Grunde verwenden wir das kleine Laryngoskop (beleuchtete Intubationsschiene nach NEGUS) mit einer 5 cm³ fassenden Zweiringspritze mit geradem Kehlkopfzerstäuberansatz, der jedoch durch Bajonettverschluß vor der Gefahr des Abgleitens in die Trachea gesichert sein muß (Abb. 22). Mit dem beleuchteten Laryngoskop und der Zweiringspritze werden Rachenring und Rachenhinterwand, Zungengrund, Uvula und Epiglottis tropfenweise gezielt anaesthesiert, wozu meist schon wenige Tropfen genügen, da sich das Anaestheticum auf der feuchten (jedoch nicht auf der trockenen) Schleimhautoberfläche durch Kohärenz gleichmäßig verteilt. Durch diese Applikationsart ist eine weitgehende Reduktion der Menge bei genauer Dosierung ermöglicht. Bei der

Anaesthesie des Kehlkopfes ist besonderer Wert auf die Anaesthesie der Tubercula arythenoidea, die Incisura arythenoidea (fossa interarythenoidea) und die aryepiglottischen Falten zu legen. Hier befinden sich die empfindlichsten Stellen des Kehlkopfes. Weniger empfindlich sind die Stimmbänder und die Trachealwand, die meist durch entsprechend weites Rückwärtsbeugen des Kopfes bei mäßig vorgeneigtem Oberkörper und Hervorholen des Zungengrundes und der Epiglottis mit der Intubationsschiene, bei direkter Beleuchtung in Sicht eingestellt, mit wenigen Tropfen anaesthesiert werden. Im weiteren Verlauf werden einige Tropfen in die Trachea direkt eingespritzt. Bei Wirkungseintritt der Anaesthesie, wozu man einige Minuten warten muß, wird die vorher angefeuchtete Bronchialsonde in die Trachea eingelegt und nunmehr bei Durchleuchtungskontrolle vor dem Röntgenschirm bis kurz über die Bifurkation vorgeschoben. Die Carina des Bifurkationswinkels stellt eine äußerst empfindliche Stelle dar und bedarf einer sicheren gezielten Anaesthesie durch die liegende Sonde. Bei nicht ausreichender Anaesthesie dieses Gebietes kommt es zu unangenehmen plötzlichen Hustenstößen, welche die Sondierung in die Peripherie äußerst stören. Im weiteren Verlauf werden die Lappenbronchien einzeln sondiert und gezielt anaesthesiert, wobei es ratsam ist, auch die gesunden Abschnitte der Lunge ausreichend mit zu anaesthesieren.

Anaestheticum.

Als Anaestheticum verwenden wir fast ausschließlich 1%iges Pantocain mit Zusatz von einem Tropfen Suprareninstammlösung 1:1000/cm^3 Pantocain[1]. Mit der beschriebenen Anaesthesietechnik kann man im allgemeinen mit 3—6 cm^3 Anaestheticum auskommen. Bei einer Zahl von weit über 2500 Bronchographien haben wir nie einen bemerkenswerten Zwischenfall erlebt. Auch RADENBACH, der sich der gleichen Anaesthesietechnik bedient, hat im Zuge der endobronchialen Behandlung der Lungentuberkulose bei weit über 2000 Tracheobronchialanaesthesien keinen Zwischenfall beobachtet. An dieser Stelle muß mit besonderem Nachdruck vor der allzu schnellen Instillation des Anaestheticums in die Bronchialverzweigungen gewarnt werden. Mit Recht weist auch STUTZ auf diese grundlegende Tatsache hin, daß die Resorptionsgeschwindigkeit innerhalb der in Frage kommenden Schleimhautabschnitte bis zu den Alveolen stark variiert. Intakte normale Schleimhaut absorbiert das mit Suprarenin versetzte Anaestheticum langsam, eine entzündlich erkrankte Schleimhaut resorbiert dagegen wesentlich schneller und die intraalveoläre Applikation kommt der Resorptionsgeschwindigkeit der intravenösen Injektion gleich. Im allgemeinen soll der Anaesthesierungsvorgang mindestens 10—15 min in Anspruch nehmen. Bei bestehenden partiellen Bronchusstenosen muß man stets darauf achten, daß nicht allzu viel Anaestheticum hinter die Stenose instilliert wird.

Bei Berücksichtigung der Vorteile des langsamen, schrittweisen Vorgehens und bei Beachtung eventueller Atropinüberempfindlichkeit haben wir nie einen Anaesthesiezwischenfall erlebt. Auch erreichten wir bei genauer Dosierung von 1%igem Pantocain mit Suprareninzusatz stets eine bessere Anaesthesie als ohne Zusatz. Unseres Erachtens liegen die im Schrifttum diskutierten Zwischenfälle vor allem in der Technik der allzu schnellen Instillation des Anaestheticums und ganz besonders in der unkontrollierten Verwendung von hochprozentigen Anaesthetica. *Nicht die großen Institute, in denen sehr viel anaesthesiert wird, haben Zwischenfälle zu verzeichnen, sondern die kleinen, in denen nicht jeden Tag bronchographiert wird, und damit die entsprechenden Erfahrungen noch nicht vorliegen.* Die im Schrifttum erfaßten Anaesthesiezwischenfälle waren fast immer mit Maximaldosen eines der bekannten Anaesthetica verursacht worden.

Therapeutische Intervention bei Anaesthesiezwischenfällen.

Wenn wir auch persönlich keinerlei Erfahrungen bezüglich der zu ergreifenden Maßnahmen besitzen, sei auf Grund der Schrifttumangaben folgendes vorgeschlagen:

Bei Zwischenfällen durch Suprarenineinwirkung (EICHHOLTZ) kommt es zu Herzklopfen und Gefäßstörungen und schließlich zur Ohnmacht. Die Behandlung erfolgt durch Darreichung von Nitriten,

---

[1] Die Suprareninstammlösung wird jedesmal vor der Anaesthesie einer Ampulle zu 1 cm^3 frisch entnommen. Der Rest der Ampulle wird nicht mehr verwendet, da Suprarenin nach Luftzutritt nach kurzer Zeit unwirksam wird.

besonders Amylnitrit (Rp. Amylnitrit 10,0. D. S. 1—3 Tropfen auf die Hand schütten und einatmen lassen). Basedow- und Herzkranke können einen schweren toxischen Adrenalinschock bekommen, besonders, wenn man zufällig in eine Vene spritzt.

Zwischenfälle durch Pantocain sind meist gekennzeichnet durch zentral bedingte Krampfwirkung (Krampfgiftcharakter des Pantocains). Bald darauf erfolgt zentrale Lähmung. Der Tod tritt unter dem Bilde der Atemlähmung und des Kreislaufkollapses ein. Es ergeben sich folgende *therapeutische Konsequenzen*:

Bereitstellung eines Kurznarkoticums in Form des Evipannatriums für Aufregungs- und Krampfzustände, im Notfall werden 0,1—0,5 g Evipannatrium in 10%iger Lösung langsam intravenös gegeben (1 cm³/min). In seltenen Fällen soll das Krampfstadium ausbleiben und gleich die Atemlähmung eintreten. Setzt trotz Darreichung von Evipannatrium die Atmung aus, so muß sofort intubiert werden und die künstliche Sauerstoffatmung bei Kopftieflage erfolgen. Analeptica sind in solchen Fällen zwecklos und sogar kontraindiziert, da sie zentral erregend wirken. Patienten mit Pantocainzwischenfällen befinden sich nach Beseitigung des Krampfstadiums noch stundenlang in der Gefahr des Wiederauftretens der Krämpfe und müssen daher genau beobachtet werden.

Bronchographie in Narkose[1].

Nur in Ausnahmefällen bronchographieren wir in Allgemeinnarkose. Als absolute Indikation sehen wir alle Fälle an, bei denen die Bronchographie in Lokalanaesthesie mehrfach mißlungen ist, ferner bei Patienten mit starker Atemnot, ausgeprägten Asthmazuständen und bei stark herabgesetzter Lungenfunktion. Auch Bronchiektatiker mit unbeeinflußbarem Husten und dadurch erschwerter Lokalanaesthesie werden von uns bisweilen in Allgemeinnarkose untersucht. In letzter Zeit befürwortet LEB sehr stark die Verwendung der Penthotal-Lystenon-Kurznarkose zur Bronchographie, indem er auf wesentliche Vorteile dieser Methode hinweist. Neben der Vermeidung der nicht ganz gefahrlosen Lokalanaesthesie des Tracheobronchialsystems besteht die Möglichkeit Übersichtsbronchogramme nicht nur einer, sondern auch beider Lungenseiten in einem Untersuchungsgang anzufertigen. Bei praller Füllung stellen sich in den relaxierten Bronchien auch kleinste Wandveränderungen oft auffallend deutlich dar. Die Übersichtsbronchogramme bieten wertvolle Hinweise auf die Gesamtausdehnung eines Prozesses und seine Lagebeziehung zur Umgebung. Das Kontrastmittel wird nach erfolgter Auffüllung fast restlos abgesaugt und die Patienten sind in keiner Weise belastet. Es fehlen jegliche Nachwirkungen. Als besonders nachteilig für die diagnostische Ausbeute sehen wir die Überlagerung der Bronchien beider Lungen bei Betrachtung von Seitenbildern an, ein Umstand, den man durch Anfertigung von Schrägbildern bisweilen kompensieren kann.

Kontrastmittel.

Im allgemeinen werden heute nur noch wasserlösliche, resorbierbare Mittel verwendet. Die öligen Kontrastmittel (Lipiodol, Jodipin u. a.), mit denen bekanntlich die gesamte bronchographische Differentialdiagnostik erarbeitet wurde, werden heute abgelehnt, da es sich doch herausgestellt hat, daß mitunter schwere Gewebsschäden (Jodölgranulome, Lungenfibrose, Atelektasen, Exacerbationen tuberkulöser Prozesse) als Retentionsfolgen in der Lunge eingetreten sind. Besonders in schlecht belüfteten Lungenabschnitten war dies nach längerer Verweildauer der Fall. Durch die von den Jodölresten ausgehende verstärkte Streustrahlung (JAKOB und WACHSMANN) kann eine geplante Strahlenbehandlung eines Bronchialtumors unmöglich gemacht werden. Im Zuge der Kurzwellenbehandlung führen Jodölreste mitunter zur Gewebsverbrennung. Nicht zuletzt stören schattengebende Jodölreste bei röntgenologischen Kontrolluntersuchungen. Als Vorteil empfand man jedoch stets die geringe Schleimhautreizung der Jodöle, wodurch die Anaesthesie oberflächlicher gehalten werden konnte, ganz besonders jedoch die scharfe Konturierung des Füllungsbildes mit der Möglichkeit der Detaildiagnostik auch feinster Veränderungen bei intensivem Kontrast. Die letztgenannten Vorteile besitzen die wasserlöslichen Kontrastmittel nicht. Das Moment der schnellen Resorption wirkt sich auf die Konturschärfe und damit auf die Kontrastverhältnisse und die Detaildiagnostik ungünstig

---

[1] Das Untersuchungsgerät universeller Verwendbarkeit (U G X, C. H. F. Müller, Hamburg), welches die mühelose Einstellung der Kopftieflage gestattet, eignet sich besonders für die bronchographische Untersuchung in Narkose und ganz besonders für die Sondierung der spitzenwärts verlaufenden Bronchien (Oberlappen beiderseits und apikale Segmentbronchien der Unterlappen). Die Untersuchung kann ohne Beschwerden für den Kranken auch in Seitenlage und entsprechend der Kopftieflage erfolgen mit dem großen Vorteil, daß die Gegenseite kontrastmittelfrei zu halten ist.

aus. Die Notwendigkeit der höheren Dosierung der Anaesthetica beim verstärkten Reiz der Schleimhaut erhöht die Gefahr der Anaesthesiezwischenfälle. Die Vorteile liegen in dem Wegfall störender Schattenreste in der Lunge bei eventuellen Kontrolluntersuchungen und in der Möglichkeit des Abhustens fast der gesamten Menge des Kontrastmittels infolge der starken Viscosität desselben. Leider hat es sich aber gezeigt, daß der Viscositätsträger der wasserlöslichen Kontrastmittel (Carboxylmethylcellulose) auch nicht ganz indifferent ist und ebenfalls zur Granulombildung führen kann. Somit ist das Kontrastmittelproblem auch heute noch nicht ganz gelöst. Ein absolut unschädliches Mittel, das eine ideale Viscosität und Kontrastreichtum in sich vereinigt, besitzen wir auch heute noch nicht.

Die gebräuchlichsten Kontrastmittel, die wir wechselweise benützen, sind das „Perabrodil Br. viscös" und „Joduron B". Als ein isotonisches und damit weniger die Schleimhaut reizendes Kontrastmittel wird in letzter Zeit „Dionosil" empfohlen. Es ist in der Resorption wesentlich langsamer, wodurch die Konturunschärfen nicht so sehr im Vordergrund stehen. „Propyliodon" (Cilag) wird in allerletzter Zeit als isotonisch-wäßrige Kontrastmittelsuspension für die Bronchographie empfohlen, mit den gleichen Eigenschaften der langsamen Resorption und auffallend geringen Reizwirkung gegenüber den Schleimhäuten. Im Schrifttum wird darauf hingewiesen, daß gerade dieses Kontrastmittel die Vorteile der öligen Mittel, aber nicht die Nachteile derselben zeigt.

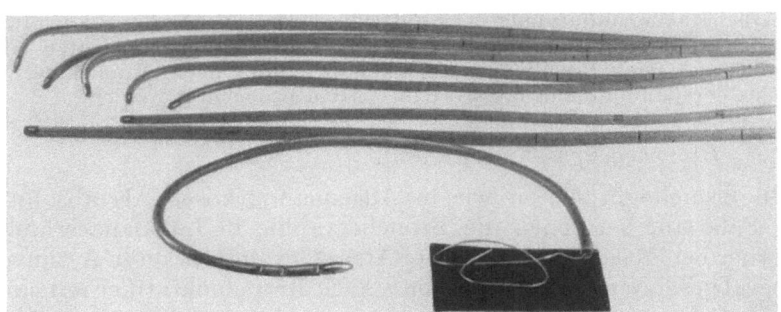

Abb. 23. Ein Satz MÉTHRAS-Katheter, STRNADsche Sonde.

Im Grund genommen erfüllen alle wasserlöslichen resorbierbaren Kontrastmittel ihre Aufgabe bei der Differentialdiagnose im Bronchialbaum, doch kommt es im wesentlichen auf die Schnelligkeit der Durchführung der Untersuchung an und diese ist wiederum abhängig von der Art und Weise, wie das Kontrastmittel an den Sitz der pathologischen Veränderungen herangebracht wird.

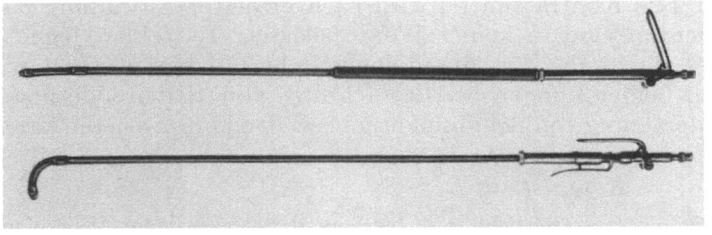

Abb. 24. STRNADsche Sonde umkonstruiert durch Fa. Ulrich, Ulm a. d. Donau.

Bronchographiesonden.

Die Applikationsmethoden der Kontrastmittel erfuhren im Laufe der Entwicklung der Bronchographie einen entscheidenden Wandel. Aus der anfangs geübten ungezielten Applikation in Form der einfachen Instillation in die Trachea und der Verteilung des Kontrastmittels durch entsprechende Neigung und Lagerung des Kranken entwickelte sich die Methode der gezielten Applikation. Mit Hilfe der Sonden werden beliebig wählbare Abschnitte des Bronchialsystems aufgefüllt. Eine gezielte Sondierung und Auffüllung der einzelnen Lappenbronchien, so vor allem der Oberlappen beiderseits, wurde jedoch erst zuverlässig möglich, als es gelang eine im Bronchialsystem lenkbare, von außen steuerbare Sonde (STRNADsche Sonde) zu konstruieren (Abb. 23).

Das Prinzip dieser Sonde ist kurz folgendes: An einem Ende eines halbstarren Gummikatheters von etwa 45 cm Länge ist eine dem physiologischen Krümmungsradius des Gummischlauches angepaßte, abgewinkelte, konisch zugespitzte Metallolive angebracht. Zwischen Olive und Katheter ist ein Zwischenstück von etwa 2,5 cm Länge aus weichem Paragummi geschaltet. Ein Perlonfaden, der am Ende der Olive geknüpft ist, verläuft im Sondenlumen entlang der „kleinen Kurvatur" nach außen. Durch Zug an dem Faden kann der Winkel des Sondenknopfes zur Längsachse der Sonde beliebig verstellt werden. Das Zwischenstück wirkt als elastisches Gelenk. Mit Hilfe dieser lenkbaren Sonde und durch entsprechende Lagerung des Kranken gelingt es mühelos, alle Lappenbronchien, mitunter auch die Segmentbronchien zu sondieren, wobei sogar die Sondierung der apikalen Bronchien der Unterlappen mit entsprechend kleinerer Olive ohne weiteres möglich wird.

Als besonderer Vorteil der STRNADschen Sonde wird die Tatsache empfunden, daß der Sondenknopf jeweils das sondierte Bronchuslumen allseitig abschließt, so daß meist ein Vollfüllungsbild erreicht werden kann, was ja bei der Diagnostik im peripheren Bronchialgebiet stets ausschlaggebend ist. Gerade dieses Moment der Vollfüllung erreichen die heute ganz allgemein benützten MÉTHRAS-Katheter nicht, da sie sehr viel Kontrastmittel nach rückwärts ablaufen lassen, wodurch sehr oft nur eine inkomplette Darstellung erreicht wird. MÉTHRAS-Katheter sind bekanntlich halbstarre Sonden mit verschiedenartiger, dem Verlauf der Bronchialäste angepaßter Krümmung und schattengebender Spitze (Abb. 23). Für die Sondierung der apikalen Äste des Unterlappens sind Sonden mit Krümmungen in zwei Ebenen konstruiert worden. Die Notwendigkeit des Austausches der MÉTHRAS-Katheter, wenn die Krümmung der liegenden Sonde für das Eingehen in einen anderen Lappenbronchus ungeeignet ist, bedeutet eine gewisse Belastung des Kranken, besonders wenn die Untersuchung in Lokalanaesthesie durchgeführt wird. Die Einführung der MÉTHRAS-Katheter mittels Mandrin bringt die Gefahr der Bronchialschleimhautverletzung mit sich. Die Firma Ulrich, Ulm/Donau, hat soeben eine Umkonstruktion der STRNADschen Sonde vorgenommen, indem sie den halbstarren Katheter der STRNADschen Sonde durch eine Spiralfeder verstärkt. Eine besondere Arretierungsvorrichtung fixiert die gewollte Abwinkelung des Sondenknopfes. Der Perlonfaden ist durch einen Stahldraht ersetzt (Abb. 24).

e) Bemerkungen zur Symptomatologie raumbeschränkender Prozesse des Tracheobronchialsystems im Bronchogramm.

Waren die Ergebnisse des Schichtbildverfahrens in ihrer diagnostischen Ausbeute durch die oben auseinandergesetzten, in der Methodik begründeten Faktoren mitunter empfindlich eingeengt, ist es der entschiedene Vorteil der Bronchographie, daß der jeweilige Prozeß in seinem morphologischen Verhalten durch das eingebrachte Kontrastmittel wesentlich genauer analysiert werden kann. Neben der Möglichkeit der übersichtlichen Gesamtdarstellung des Bronchialsystems, der einzelnen Lappen oder einer ganzen Lungenhälfte (in neuerer Zeit sogar beider Lungen — LEB — Bronchographie in Narkose) ist es gerade der Bronchographie vorbehalten, mit Hilfe der Technik der gezielten Methode direkt am Herd bisweilen eine wirkliche Detaildiagnostik an umschriebener Stelle im Bronchialsystem zu betreiben. Im Falle einer inkompletten Bronchusstenose gelingt es mit Hilfe der Bronchographie, auch den poststenotischen Bronchusabschnitt meist ausreichend darzustellen, wodurch wertvolle Hinweise auf die Natur des ursächlichen Prozesses zu erhalten sind.

Wir sehen somit zwei wesentliche Momente in der Bronchographie erfüllt. Neben der Feststellung der lokalen Auswirkung eines pathologischen Prozesses im jeweiligen Bronchialabschnitt (Bronchusstenose, kompletter Bronchusverschluß, polypöser oder pseudopolypöser Bronchusverschluß, Bronchusdeformierung usw.) wird es möglich, durch die Darstellung der Nachbarabschnitte den vorliegenden Prozeß in seiner Ausdehnung, d. h. in seiner Beziehung zur Umgebung abzugrenzen, wodurch bisweilen wertvolle Hinweise auf seine Wachstumsform wie auch auf seine pathologisch-anatomische Natur zu erarbeiten sind.

Es ist das Verdienst von STUTZ und VIETEN, daß sie in ihrem Buche „Die Bronchographie" das Problem der Diagnose und Differentialdiagnose bronchographisch erfaßbarer Lungen- bzw. Bronchialprozesse zusammenfassend dargelegt haben, und zwar in Verwertung der älteren Schrifttumangaben wie auch des im Zuge der sich entwickelnden Thoraxchirurgie fast unübersehbar gewordenen neueren in- und ausländischen Schrifttums. In neuerer Zeit hat ferner ANACKER das Problem des Bronchialcarcinoms unter dem Blickwinkel der bronchographischen Diagnostik bearbeitet, aufbauend auf Untersuchungen über den Ursprung und die Ursprungsbedingungen des Bronchialcarcinoms.

Mit dem Hinweis auf diese zusammenfassenden Abhandlungen soll im Rahmen unseres Atlasses der Bronchologie nur die Frage der Differenzierungsmöglichkeit gutartiger und bösartiger Bronchialprozesse und die Abgrenzung dieser von entzündlichen Veränderungen im Bronchogramm etwas näher diskutiert werden.

Es ist besonders zu begrüßen, daß ANACKER unter Verwendung der FELIXschen Lungeneinteilung (s. S. 64) die bisher ungenaue topographische Bezeichnung der Bronchialcarcinome als „zentrale" oder „Hiluscarcinome" sowie „periphere" oder „Parenchymcarcinome" dahin abändert, daß er das Carcinom im Haupt-, Lappen- und Segmentbronchus als „Carcinom in der Lungenwurzel" bezeichnet, während er unter dem Begriff des „Carcinoms im Lappenmantel" die von den Bronchiolen, respektive Alveolarepithelien ausgehenden Carcinome zusammenfaßt. Wie richtig dieses Einteilungsprinzip ist, zeigen wenige Beispiele. So ist z. B. ein vom Lappenparenchym des apikalen Segmentgebietes des rechten Oberlappens ausgehendes Carcinom, das im sagittalen Strahlengang in Projektion auf den oberen Hiluspol nachweisbar wird, in Wirklichkeit ein sog. peripheres Carcinom, das jedoch nach der alten Nomenklatur immer noch als Hiluscarcinom und damit als ein zentrales Geschehen bezeichnet wird. Ein im apikalen Segment des rechten Unterlappens gelegenes Parenchymcarcinom liegt wesentlich zentraler als z. B. ein von den Bronchien 3. Ordnung ausgehendes Carcinom der laterobasalen Segmentgruppe des rechten Unterlappens. Mit Recht weist ANACKER darauf hin, daß mit der von ihm vorgeschlagenen Änderung der Bezeichnung den wirklichen topographischen Verhältnissen wesentlich eher Rechnung getragen ist, als mit der bisher angewandten Nomenklatur. Die von BEUTEL (1934) und von BEUTEL und STRNAD im Jahre 1937 zusammengefaßte, im Bronchogramm feststellbare Symptomatologie raumbeschränkender Prozesse des Bronchialsystems mit der Unterteilung in intra- und extrabronchial gelagerte, entweder expansiv oder destruktiv wachsende Prozesse, ferner in intrapulmonale oder der Thoraxwand anliegende Prozesse, ebenfalls entweder expansiver oder destruktiver Natur — eine Symptomatologie, die unter Verwendung von öligen Kontrastmitteln seinerzeit zusammengestellt wurde —, hat auch heute in der Ära der Verwendung der resorbierbaren wasserlöslichen Kontrastmittel noch Gültigkeit. So weisen STUTZ und VIETEN in ihrem Buche darauf hin, daß nach ihrem Einteilungsmodus die gutartigen Bronchustumoren (Adenome, Fibrome, Lipome usw.) als vorwiegend intrabronchial obturierender oder verdrängender Prozeß, das Bronchialcarcinom meist mit einer Stenose einhergehend als die Bronchialwand destruierend, der Alveolarkrebs dagegen als intrapulmonal destruierende und das Lungensarkom vorerst als intrapulmonal bzw. intrabronchial expansiv, im weiteren Verlauf sich destruktiv auswirkende Prozesse im Bronchogramm zu bezeichnen sind.

Der Röntgenologe steht bei der Analyse einer nachgewiesenen Veränderung im Bronchogramm vor zwei Aufgaben: Neben der genauen Erfassung der morphologischen Veränderungen am Bronchusausgußbild bzw. der mit Kontrastmittel beschlagenen Bronchialwände (Luftreliefbild) wird der Versuch unternommen, eine Qualitätsdiagnose zu stellen, d. h. es erfolgt der Rückschluß auf das pathologisch-anatomische Substrat des ursächlichen Prozesses. Das bronchographisch erfaßbare Kardinalsymptom ist die Lumeneinengung des jeweiligen Bronchusabschnittes, beginnend mit den Zeichen der welligen Konturierung der Bronchialwand als Ausdruck eines z. B. submukös wuchernden Tumors oder einer rein entzündlichen Schleimhautschwellung, über das Bild der partiellen Stenose bis zur totalen Bronchusblockierung. Aus der Lage, der Form und dem Grad einer nachgewiesenen Lumeneinengung, besonders jedoch aus den Konturverhältnissen des Füllungsbildes erfolgen nun die Rückschlüsse auf den ursächlichen Prozeß und damit der Versuch einer Qualitätsdiagnose. Stets muß darauf geachtet werden, ob eine nachgewiesene Lumeneinengung bzw. ein Füllungsabbruch tatsächlich einer organisch bedingten Veränderung entspricht oder ob nur eine mangelhafte oder fehlende Bronchialfüllung vorhanden ist, eventuell auf Grund einer bestehenden Sekretverstopfung oder als Folge einer Belüftungsstörung, wobei das Fehlen des inspiratorischen Soges oft eine Stenose vortäuschen kann. Während diese Unterscheidung bei gezielter Technik und im Bronchialsystem des Lappenkerngebietes relativ leicht möglich ist, wird es in den peripheren englumigen Bronchialbezirken mitunter sehr schwierig. Hier ist es mit Hilfe von Serienbronchogrammen und auf gezielten Aufnahmen in verschiedenem Strahlengang (Seitenaufnahme, Schrägbild usw.) ebenfalls möglich, die Konstanz eines Abbruches und damit die organische Natur einer Bronchialstenose zu beweisen. Stenosen im proximalen Bronchialsystem müssen ebenfalls auf mehreren Aufnahmen und zumindest in zwei Ebenen bildmäßig erfaßt werden, denn nur so gelingt die einwandfreie Lokalisation und Detaildiagnostik der pathologischen Veränderung. Ganz allgemein muß bei der Häufigkeit der Bronchialcarcinome heute jede Lumeneinengung des Bronchialsystems, unabhängig von der Lage, Form und Ausdehnung, in erster Linie als durch einen malignen Prozeß bedingt angesehen werden und zwar so lange, als es unter Einsatz der gesamten klinischen und Laboratoriumsmethoden nicht gelungen ist, das Gegenteil zu beweisen. In manchen Fällen wird es erst durch die Probethorakotomie und die Probeexcision sowie das histologische Schnellpräparat möglich sein, eine Klärung herbeizuführen.

Die Lokalisation einer Stenose bringt hinsichtlich der Natur des ursächlichen Prozesses nur bedingte Hinweise. Die Häufung der Bronchialcarcinome in den oberen Lungenabschnitten ist heute eine feststehende Tatsache, doch können gerade auch hier entzündliche (tuberkulöse) Bronchusstenosen vorkommen, so daß man diese stets differentialdiagnostisch ausschließen muß. Auch im Bereich der Unterlappen und des Mittellappens muß man bei einer bestehenden Bronchialeinengung stets an die Möglichkeit einer entzündlichen Stenose denken (im Gefolge von Bronchiektasen, deformierende Bronchitis, unerkannte, schon längere Zeit zurückliegende aspirierte Fremdkörper usw.). Die röntgenographische Abgrenzung der carcinomatösen Bronchusstenose im Bereich eines bronchiektatisch veränderten Unterlappens kann oft sehr schwierig sein.

Die Ätiologie partieller oder kompletter Stenosen im Bereich des Mittellappenbronchus wurde in zahlreichen Arbeiten diskutiert, und man neigte lange Zeit zur Annahme, daß die anatomische Lage und der spitzwinkelig aus dem Zwischenbronchus abgehende Mittellappenbronchus vorwiegend durch vergrößerte tuberkulöse, aber auch unspezifisch entzündete Lymphknoten komprimiert wird und so zur Bronchusstenose führt. Es resultieren bekanntlich die charakteristischen Bilder der Mittellappenatelektase. Totalatelektase, Pneumonitis und sehr oft sekundäre Bronchiektasen im geschrumpften Mittellappen sind die Folgeerscheinungen, je nach dem, ob eine komplette Bronchusstenosierung oder eine inkomplette Stenose besteht. Auch Mittellappenabscesse werden mitunter im Gefolge einer Bronchusstenose beobachtet. Die oft eindrucksvolle Verkleinerung des Mittellappenareales kann häufig zur Verwechslung mit interlobären Schwartenbildungen bzw. abgekapselten Ergüssen usw. führen (ESSER u. a.). In letzter Zeit erfolgt auf Grund des Vorliegens größerer Untersuchungsreihen operativ bzw. autoptisch kontrollierter Fälle der Hinweis, daß der Mittellappen nicht selten auch der Sitz primärer Bronchial- bzw. Parenchymcarcinome sein kann und sich im Bronchogramm nicht zuverlässig von entzündlichen Stenosen abgrenzen läßt. Hinter dem von GRAHAM geprägten „Mittellappensyndrom", das der Autor für die entzündliche Ätiologie der Mittellappenbronchusstenose vorbehalten sehen wollte, kann sich somit auch ein bösartiger Tumor verbergen, so daß heute alle Fälle mittels der Bronchoskopie und genauen histologischen Untersuchung überprüft werden müssen. Im Material der Chirurg. Universitätsklinik Frankfurt a. M. sahen wir (R. KRAUS und F. STRNAD) als einen wichtigen differentialdiagnostischen Hinweis stets die frühzeitige Mitbeteiligung des Mediastinums bei dem Vorliegen eines Mittellappencarcinoms, ein Ereignis, das wir mit Hilfe der Oesophaguskymographie oft eindeutig feststellen konnten. Schon länger bestehende entzündliche Stenosen zeigten dagegen das Fehlen der Mitbeteiligung im Oesophaguskymogramm. Pathognomonisch für das Vorliegen eines Mittellappencarcinoms *ohne* mediastinale Mitbeteiligung ist, wie in der genannten Arbeit gezeigt wird, der bronchographische Füllungsabbruch mit ausgeprägter vikariierender Emphysembildung und entsprechender Gefäßverlagerung bzw. Gefäßarmut in den angrenzenden noch gesunden Lappenbezirken.

Grad und Ausdehnung einer Lumeneinengung sind hinsichtlich ihrer differentialdiagnostischen Bedeutung nicht zu verwerten, da jeder Prozeß, der zu einer Stenose des Bronchuslumens führt, sowohl zu einer partiellen, aber auch zu einer totalen Stenose führen kann. Die genaue Analyse der *Form der Stenose* bringt dagegen mitunter wertvolle

Hinweise auf die Natur des ursächlichen Prozesses. So ist z. B. bei der endobronchialen Ausbreitungsform der Bronchialcarcinome die konisch sich zuspitzende zirkuläre Stenose fast immer auf ein Carcinom verdächtig. Exzentrische Stenosen sind oft Kombinationsstenosen, häufig als Folge eines extrabronchialen expansiven mit einem destruktiven intrabronchial wachsenden Prozeß. Auch in das Lumen einbrechende vorerst rein expansiv sich auswirkende raumbeschränkende Prozesse führen zu exzentrischen Stenosen. So kann sich die Vergrößerung metastatischer Lymphknoten sehr oft unter dem Bilde multipler derartiger exzentrischer Stenosen dokumentieren. Halbkugelig in das Bronchuslumen dagegen vorspringende raumbeschränkende Prozesse, die der Bronchialwand breitbasig aufsitzen, führen ebenfalls zu dem Bilde der exzentrischen Stenose, ebenso wie ein aus dem Lappen- oder Segmentbronchus endophytisch vorwachsender Tumor das Bild der pseudopolypösen Stenose erzeugt. Gerade das Bild des polypösen Wachstums eines raumbeschränkenden Prozesses erfordert eine genaue Analyse der Feinstrukturen, um gutartige raumbeengende Prozesse (Adenome, Fibrome, Lipome usw.) von polypös oder pseudopolypös wachsenden Carcinomen differentialdiagnostisch abzugrenzen. In dieser Hinsicht kann das Symptom der Begrenzung der Bronchialwand vor der Stenose und innerhalb derselben, wenn auch mit großem Vorbehalt, gewisse Rückschlüsse zulassen. Unscharfe und zackige Konturierung spricht meist für das Vorliegen eines bösartigen raumbeschränkenden Prozesses, sei es, daß die Tumoroberfläche gezackt konturiert ist, sei es, daß der Tumor in die Bronchialwand einbricht. Die glatten Konturen eines polypösen Prozesses sprechen dagegen eher für einen gutartigen raumbeschränkenden Prozeß, wenn auch dieses Symptom ebenfalls nur mit Vorbehalt zu verwerten ist. Glatte und scharfe Konturen einer Bronchuswand im Bereich einer Stenose sind mitunter der Ausdruck eines vorerst expansiv sich auswirkenden Tumors, der mitunter gutartiger Natur sein kann, aber auch raumbeschränkende bösartige Tumoren erzeugen vor dem Moment des Einbrechens in das Bronchiallumen sehr oft glatte und scharfe Konturen. Auf die begrenzte Bedeutung der unscharfen und zackigen Konturierung einer Stenose für die Diagnose der Auswirkung eines bösartigen Tumors haben BEUTEL und PÒR schon frühzeitig hingewiesen, indem sie den Einbruch anthrakotisch indurierter Lymphknoten aufzeigten, die das Bild eines destruktiv wachsenden Tumors imitierten.

Trotz der zunehmenden Bedeutung der Bronchographie als Untersuchungsmethode bei Erkrankungen des Bronchialsystems wird sie auch heute noch relativ selten zur Differenzierung *krankhafter Prozesse der Trachea* angewandt. Man begnügt sich im allgemeinen mit den Ergebnissen der Nativuntersuchungsmethoden (überbelichtete Blendenaufnahme, Schichtbildmethode usw.), wobei es sicher in vielen Fällen gelingt, die Zeichen der Verlagerung oder der Impression des trachealen Aufhellungsbandes durch raumbeschränkende extrabronchiale Prozesse festzustellen, diese entsprechend zu lokalisieren und auch hinsichtlich der pathologisch-anatomischen Natur zu erkennen. Schwieriger wird die Erkennung intratrachealer raumbeschränkender Prozesse im Nativbild der Trachea, wie bereits erwähnt. Ein wesentlicher Grund für die seltene Anwendung der Kontrastmittelmethoden im Bereich der Trache liegt wohl in der Tatsache begründet, daß Kranke mit Verdacht auf einen Prozeß im Bereich der Luftröhre zuerst in die Hand des Laryngologen gelangen, der dann meist mit Hilfe seiner optischen Methoden die Diagnose anstrebt, auch wenn er sich bewußt ist, daß er in so manchen Fällen einer bestehenden Stenose die poststenotischen Partien meist nur unvollkommen überblicken kann (s. Fall IV). Gerade in solchen Fällen kann die Bronchographie wertvolle ergänzende Befunde erbringen und sollte öfter als bisher zur Differenzierung raumbeengender Gebilde innerhalb der Trachea herangezogen werden. Die Mitbeurteilung der Trachea im Gebiet oberhalb der Bifurkation im Zuge der Bronchographie ist besonders wichtig in allen Fällen von Bronchialcarcinomen, um sowohl das direkte Übergreifen des Bronchialneoplasmas wie auch die Auswirkung von Lymphknotenmetastasen festzustellen, welche sich bekanntlich auch auf der Gegenseite im Mediastinum, sowohl an der Trachea wie auch am Hauptbronchus, bronchographisch nachweisbar auswirken können.

Die im Tracheogramm erfaßbare Symptomatologie intra- oder extrabronchial expansiv oder destruktiv sich auswirkender Prozesse unterscheidet sich nicht von der für das weitlumige Bronchialsystem im Gebiet der Lungenwurzel bzw. im Bereich der Lappenkerne. Mit Recht hat BEUTEL schon frühzeitig auf die diagnostische Ergiebigkeit der Tracheographie hingewiesen und gefordert, im Zuge der Bronchographie stets die Trachea mit einzubeziehen. So konnte er das Krankheitsbild der Papillomatose der Trachea bei einem Kranken, der unter dem Bilde eines chronisch-asthmatischen Zustandes mit Bronchiektasen in beiden Unterlappen zur Untersuchung kam, erstmalig tracheographisch aufzeigen.

Zusammenfassend können wir somit feststellen, daß auf Grund der im Bronchogramm erfaßbaren morphologischen Veränderungen in unseren Rückschlüssen auf das jeweilige zugrundeliegende pathologisch-anatomische Substrat wohl mit ziemlicher Genauigkeit die Wachstumsform eines Prozesses eruiert werden kann, daß jedoch eine einwandfreie Qualitätsdiagnose nicht immer möglich ist. Stets muß der erarbeitete bronchographische Befund unter Heranziehung der Befunde des röntgenologischen Nativverfahrens sowie der klinischen Untersuchungsergebnisse verwertet werden. In vielen Fällen sind Schichtbildbefund und Bronchographiebefund gemeinsam betrachtet für die Qualitätsdiagnose ausschlaggebend. Dem negativen Befund im Bronchogramm kommt eine absolute Gültigkeit dann nicht zu, wenn nämlich bestehende Parenchymprozesse noch zu keinen eindeutigen Veränderungen an den Bronchien geführt haben.

f) Methoden der röntgenologischen Mediastinalanalyse. Oesophaguskymographie.

Schon in der voroperativen Ära galt beim Bronchialcarcinom der Hilusregion und dem Mediastinalraum das besondere Interesse des röntgenologischen Differentialdiagnostikers. In den meisten Fällen stellte er dann erst aus den nachweisbaren metastatischen Veränderungen die entsprechende Diagnose. Mit dem Ausbau der Thoraxchirurgie und der damit möglich gewordenen operativen Behandlung auch der bösartigen Bronchialgeschwülste steht der Röntgenologe heute mehr denn je vor der Frage, das Ausmaß der Mitbeteiligung des regionären Lymphapparates schon vor dem operativen Eingriff festzustellen.

Bekanntlich bestehen zwischen der Größe und der Lage des Primärtumors und dem Grad der regionären Metastasen keinerlei Zusammenhänge. Ein großer, zentral gelegener Tumor kann mitunter nur wenige, für den Operateur kaum nachweisbare Metastasen setzen, während ein im Lappenmantel ganz peripher gelegener kleiner Tumor schon von ausgedehnten Lymphknotenmetastasen an der Lungenwurzel und im Mediastinum begleitet sein kann. Schon R. LENK aus der Wiener Schule HOLZKNECHTs zeigte die Notwendigkeit der Mitbeurteilung aller im Mediastinum liegender Organe und Organteile auf, die durch das Übergreifen des Primärtumors bzw. durch die Metastasierung in den Lymphapparat in Mitleidenschaft gezogen werden können (Oesophagus, Trachea, Hauptbronchien usw.). Besonderer Wert wurde auch schon auf die indirekten Zeichen der mediastinalen Mitbeteiligung gelegt und schon frühzeitig auf das Bild der Schädigung des Zwerchfellnerven hingewiesen, der ja bekanntlich auf der rechten Seite auf Grund seiner besonderen anatomischen Lage früher und häufiger im Zuge eines metastatischen Geschehens oder beim direkten Übergreifen eines Tumors geschädigt sein kann als auf der linken Seite. Die Folge der Phrenicusschädigung ist der Zwerchfellhochstand und bisweilen völlige Stillstand der gleichnamigen Zwerchfellhälfte. Bei der Inspiration kommt es zur paradoxen Verschieblichkeit der Zwerchfellhälften (sog. *Waagebalkensymptom*). Dieses an sich schon markante Zeichen wird bei Anwendung des HITZENBERGERschen Schnupfversuches (kurze ruckartige Inspirationsbewegungen) eindrucksvoller gestaltet. Die *Dauerdeviation* der Mediastinalorgane in die kranke Seite, meist als Folge eines komplett stenosierenden hilusnahen Bronchusprozesses, ist fast immer auch der Ausdruck einer bereits weitgehenden Mitbeteiligung des mediastinalen Lymphapparates. Es resultiert oft eine völlige Versteifung des Mediastinums. Vorher wird das Symptom des mediastinalen Pendelns (sog. HOLZKNECHT-JAKOBSONsches Phänomen) registriert; auch dieses Zeichen wird, wie bereits erwähnt, bei Anwendung des HITZENBERGERschen Schnupfversuches anschaulich registrierbar. In den meisten Fällen ist jedoch bei beweglichem Mediastinum die Metastasierung noch nicht ausgeprägt.

Mit dem Ziele der röntgenographischen Fixierung dieser Bewegungsvorgänge versucht DAHM die *Kymographiemethode des Mediastinums* entsprechend auszubauen. Die kymographische Aufnahme wird im p-a-Strahlengang bei kontrastmittelgefüllter Speiseröhre angefertigt. Aus dem Grad der noch vorhandenen Beweglichkeit schloß er auf die Ausdehnung der Metastasen im Mediastinum. Das *Veratmungsbronchogramm* nach LIEBSCHNER und VIETEN (die Phase der Inspiration und Exspiration auf einen Film exponiert) ist ein weiterer Versuch der Beurteilung der mediastinalen Verhältnisse. An einem größeren, operativ und autoptisch kontrollierten Material konnte gezeigt werden, daß im Falle einer Versteifung des Mediastinalraumes infolge einer metastatischen Ausmauerung eine Unverschieblichkeit der Bifurkation resultiert, während das gesunde Mediastinum ein Tiefertreten der Bifurkation in der Inspiration gestattet. Aus dem Grad der noch möglichen Verschieblichkeit des Bifurkationswinkels im Veratmungsbronchogramm schlossen die Autoren auf die Operabilität des Tumors. Die Einschränkung der Beweglichkeit der Bifurkation registriert STEINMANN mit Hilfe der *Bronchoskopie.* Das *Veratmungs-Oesophagogramm* von SCHOENHEINZ und das *Veratmungs-Röntgennativbild* nach BRÜCKNER registrieren ebenfalls Bewegungsvorgänge des Mediastinums.

In der letzten Zeit findet auch die *Angiokardiographie* (gezielte *Angiopneumographie, mediastinale Vasographie*) zur Beurteilung der mediastinalen Mitbeteiligung beim Bronchialcarcinom Verwendung (DOTTER, STEINBERG und HOLLMANN, STILLER, LIESE, SCARINCI, ISRAEL, HERTZOG und PERSONNE, BOMPIANI u. a.). Das Kontrastmittel wird entweder in die Armvene injiziert oder durch einen bis in die Arteria pulmonalis der zu untersuchenden Seite vorgeschobenen Katheter eingespritzt. Mit Hilfe von Serienaufnahmen oder von Einzelaufnahmen der Lunge werden die Strombahnverhältnisse im Hilusbereich und Mediastinum studiert. Es gelingt dadurch der Nachweis des Ausfalls einzelner Gefäße, mitunter der Gefäßfüllung ganzer Lungenlappen, ferner des Symptoms der Gefäßverlagerung, eventuell pathologischer Gefäßteilungswinkel, des Bildes der Gefäßstarre durch Tumorummauerung usw. Als Zeichen der Inoperabilität eines Tumors wertet BOMPIANI bestehende Veränderungen an der Vena cava und an den großen Mediastinalgefäßen, Verschluß der Arteria pulmonalis bis etwa 1,5 cm vor ihrer Abgangsstelle sowie Einengungen der Gefäßlumina durch Lymphknotentumoren. BOMPIANI stellt das gesamte Mediastinalgefäßsystem durch doppelseitige intravenöse Injektion dar.

Das von CONDORELLI eingeführte *künstliche Pneumomediastinum* wird in der letzten Zeit verstärkt zur Mediastinalanalyse eingesetzt und damit zur Beurteilung der Ausdehnung der mediastinalen Folgeerscheinungen eines bösartigen primären Lungentumors. In Kombination mit der Schichtbildmethode gelingt es, den Raum zwischen Aorta und Oesophagus, den paravertebralen Raum sowie die großen Gefäße, demnach die Prädilektionsstellen der mediastinalen Metastasen im aufgehellten Milieu, zu überblicken. Die Insufflation von Luft oder Stickoxydul erfolgt entweder substernal bzw. retrosternal. Auch coccygeal im Zuge eines *Retropneumoperitoneums* kommt es zur Darstellung des Mediastinums infolge des Aufsteigens der Luft bzw. des Stickoxyduls. Im Schrifttum wird jedoch betont, daß letztere Methode, die an sich ungefährlich sei, besonders bei Jugendlichen jeweils eine nur ungleichmäßige Darstellung des Mediastinalraumes ermögliche. PIDONE schlug daher vor kurzem den transtrachealen Weg vor und injiziert etwa 300 cm³ Luft bzw. Gas von einem Punkt einige Millimeter hinter der Hinterwand der Trachea und 2 cm oberhalb des Aortenbogens. Nach PIDONE sei dieses Vorgehen völlig gefahrlos und ermögliche eine deutliche Darstellung des vorderen und hinteren Mediastinalraumes. BERMAN, JUDY, MORI und TOSICK schlagen zur Darstellung des Mediastinums die interstitielle Mediastinographie vor, eine Methode, die an sich schon von REHN und von v. PANNEWITZ aufgezeigt wurde. Die Umgebung des Bronchialbaumes, des Oesophagus und der Gefäße wird durch die Injektion wasserlöslicher Kontrastmittel, die innerhalb von 3 Std wieder resorbiert sind, dargestellt, wodurch pathologische Prozesse in ihrer Lagebeziehung und Ausdehnung zu den genannten Organen erfaßt werden können.

Die *Kinedensographie* als Methode der Messung von Dichtigkeitsunterschieden wird von dem Schöpfer derselben (M. MARSCHALL) zum Nachweis von Lungengeschwülsten benützt. Mit einer Fotozelle werden die Dichtigkeitsschwankungen im Lungengewebe, und zwar in ihrer Abhängigkeit von der Systole und Diastole des für das freie Auge unsichtbaren Pulsschlages der Gefäße, erfaßt. Damit wird der jeweilige Grad der Durchblutung gemessen und es konnte gezeigt werden, daß bösartige Tumoren wie auch Lungenmetastasen sich dadurch markieren, daß eine deutliche Unterdrückung des Pulsschlages als Folge der Gefäßalteration besteht. Gerade letztere Methode dürfte nach weiterem Ausbau der Technik bei der Frühdiagnose pathologischer Prozesse von besonderem Wert werden, da mitunter bei der Thoraxuntersuchung unsichtbare Tumoren sich auf diese Weise sehr frühzeitig anzeigen könnten.

Auf die besondere Bedeutung der *Transversalschichtmethode* bei der Beurteilung der Lagebezeichnung eines Tumors zu den mediastinalen Organen wurde bereits hingewiesen. Die Methode wird in letzter Zeit im verstärkten Maße zur Beurteilung der Operabilität der Bronchuscarcinome herangezogen (FORSTER, SICHEL und ROEGEL, GEBAUER und SCHANEN u. a.). Durch den weiteren Ausbau der *Elektrokymographie* dürfte in der Zukunft eine zusätzliche Möglichkeit der Mediastinalanalyse gegeben sein. Die *Darstellung der Lymphknoten und des Lymphgefäßsystems mit schattengebenden Substanzen* ist zur Zeit noch im Stadium der tierexperimentellen Forschung, doch sehen BENNETT und SHIVAS die Möglichkeit gegeben, daß bei weiterem Ausbau dieser Methode eine Erweiterung unserer Kenntnisse über die Metastasierung der bösartigen Geschwülste möglich sein könnte. Die Anwendung *radioaktiver Isotopen bei der* Differenzierung von raumbeschränkenden Gebilden im Mediastinum und in den angrenzenden Lungenpartien wird zur Zeit ebenfalls versucht (LIESE u. a.), doch ist diese Methode Spezialinstituten vorbehalten, da die Vorschriften des Strahlenschutzes genauestens eingehalten werden müssen, um eine Gefährdung der Umgebung zu verhindern.

Oesophaguskymogramm (STRNAD).

Ausgehend von der Tatsache, daß sich die pulsatorischen Bewegungen des Herzens und der Aorta auf den im hinteren Mediastinum gelegenen, der Herzhinterwand und dem Gefäßband angelagerten Oesophagus übertragen, wurde die kymographische Methode dazu benützt, diese pulsatorischen Mitbewegungen an der kontrastmitteldargestellten Speiseröhre kymographisch zu registrieren. Voraussetzung für eine ungehemmte Übertragung der Pulsation ist ein gesunder und elastischer Mediastinalraum. An den Stellen, an denen der Oesophagus mit der Herzhinterwand in direkte Berührung kommt, sind die Pulsationszacken im Kymogramm durch eine hohe Amplitude ausgezeichnet, dagegen sieht man im Gebiet der Bifurkation der Trachea eine gewisse Senkung der Amplitude, die jedoch physiologisch ist. Besonders die altersveränderte Aorta kann das Bild der Senkung der Pulsationsamplitude erzeugen, ein völliger Pulsationsausfall ist jedoch physiologischerweise an den genannten Stellen nie zu beobachten. Die kymographische Registrierung der Pulsationsmitbeteiligung gelingt am übersichtlichsten bei Einstellung des ersten schrägen Durchmessers.

Die vorerst theoretisch diskutierte Wahrscheinlichkeit, daß die Mitbeteiligung des Mediastinums im Gefolge eines Bronchial- bzw. Lungentumors, sei es durch die Metastasen im Lymphapparat (Lymphknoten und Lymphgefäßsystem) oder durch ein direktes Einbrechen des Tumors, zu einer Infiltration und damit zur Versteifung des Mediastinums führen müßte und eine Störung der Pulsationsübertragung bedingen würde, hat sich vollends bestätigt. Die Prüfung dieser Methode an einer Untersuchungsreihe ätiologisch verschiedener Prozesse hat gezeigt, daß sich die Folgezustände maligner Tumoren wesentlich anders verhalten als entzündliche oder raumbeschränkende Prozesse der Lymphknoten nicht maligner Ätiologie. In erster Linie sind es die malignen Bronchus- bzw. Lungengeschwülste mit ihren mediastinalen Metastasen, die im Oesophaguskymogramm eindeutige Zeichen der Störung der Pulsationsübertragung auf die Speiseröhre anzeigen, und zwar vom Symptom der Senkung der Pulsationsamplitude bis zum Auslöschen der Pulsationszacken unter dem Bilde der Glättung der Oesophaguskonturen. Entzündliche Lymphknoten im Mediastinum spezifischer und unspezifischer Genese, mediastinale Schwarten, Lymphknotentumoren im Gefolge des BOECKschen Sarkoids oder Lymphgranulomatose zeigten keine wesentliche Störung der Pulsationsübertragung im Kymogramm. Das Symptom des völligen Löschens auf eine längere Strecke des Oesophagus wurde ganz besonders bei Fällen mit einer ausgeprägten Lymphangiosis carcinomatosa beobachtet, während die metastatisch veränderten Lymphknoten entsprechend ihres Sitzes und ihrer Lagebeziehung zur Speiseröhre sich mehr in Form umschriebener Pulsationsausfälle äußerten.

Somit gestattet die Methode der Oesophaguskymographie nicht nur den Grad und den anatomischen Sitz von Metastasen im Mediastinum zu registrieren, sondern es wird dem Röntgenologen auch möglich, raumbeschränkende Prozesse im Mediastinum hinsichtlich ihrer Ätiologie mitunter zu differenzieren. Die Überprüfung der Wertigkeit dieser Methode an über 500 Kranken mit einem operativ oder pathologisch anatomisch bestätigten Bronchialcarcinom ergab in 84% der Fälle Übereinstimmung des Befundes im Kymogramm mit dem Operations- bzw. Sektionsbefund (GEISSENDÖRFER, R. KRAUS und STRNAD). RUCKENSTEINER sieht im Oesophaguskymogramm die derzeit sicherste Routinemethode der Mediastinalanalyse hinsichtlich der mediastinalen Mitbeteiligung beim Bronchialcarcinom.

Technik des Oesophaguskymogramms.

Im Anschluß an die Thoraxnativuntersuchung wird der kontrastmittelgefüllte Oesophagus im ersten schrägen Durchmesser kymographisch aufgenommen, wobei es ratsam ist, den Oesophagus in nicht zu praller Füllung zu erfassen. Die kymographische Aufnahme wird entweder als Fernaufnahme mit dem Originalkymographen nach STUMPF oder mit Hilfe der in letzter Zeit konstruierten Kymokassette nach STUMPF-JANUS als gezielte Aufnahme im Untersuchungsgerät angefertigt. Die Rasterablaufzeit beträgt am STUMPFschen Kymographen etwa 2,5—4 sec., in der Kymokassette ist die Ablaufzeit auf 2,5 sec konstant eingestellt.

Literatur.

ANACKER, H.: Lungenkrebs und Bronchographie. Stuttgart: Georg Thieme 1955.
BACCAGLINI, M.: Über das Pneumomediastinum auf extraperitonealem Wege. (Ist. Path. Chir. Propadeut. Klin., Univ. Padova.) J. belge Radiol. **35**, 155—158 (1952). ∼ Ref. Zbl. Radiol. **39**, 20 (1953). — BENNETT, H.S., and A.A. SHIVAS: Die Sichtbarmachung von Lymphknoten und -gefäßen durch Äthyl-Jodstearat (Angiopac) und dessen Wirkung auf das lymphatische Gewebe. Ein vorläufiger radiologischer und histologischer Bericht. J. Faculty Radiol. (London) **5**, 261—266 (1954). — BERMANN, JUDY, MORI u. TOSSIK: West. J. Surg. **63**, 169—176 (1955). — BERNHARD, P., u. K. L. RADENBACH: Gezielte endobronchiale Cavernenbehandlung. Tuberkulosearzt **5**, 125 (1951). — Münch. med. Wschr. **1952**, 94. — BEUTEL, A.: Zur bronchographischen Diagnostik der Bronchuspolypen. Fortschr. Röntgenstr. **48**, 198 (1933). ∼ Ergebnisse der Bronchographie. Neue deutsche Klinik, Erg.-Bd. 2, S. 514, 1934. ∼ Sind Bronchialcarcinoide rein bronchographisch diagnostizierbar? Med. Klin. **1952**, 1483. — BEUTEL, A., u. F. POR: Klinische und röntgenologische Erscheinungen bei der Perforation anthracotisch indurierter Lymphknoten in den Bronchus. Beitr. klin. Tbk. **81**, 659 (1932). — BEUTEL, A., u. STRNAD, F.: Die Analyse und Differentialdiagnose der raumbeschränkenden Prozesse im Bronchogramm. Fortschr. Röntgenstr. **55**, 118 (1937). — BEUTEL, A., u. A. WOLDRICH: Klinische und röntgenologische Beobachtungen über die Entwicklung des Joachimstaler Bronchialcarcinoms. Z. Krebsforsch. **34**, 109 (1931). — BEUTIN, H., u. W. M. H. WEISSWANGE: Die Darstellung der Bronchusstenose im Tomogramm und ihre Bedeutung für die Strahlenbehandlung der Bronchialcarcinome. Röntgenprax. **15**, 161 (1943). — BLAHA, H.: Über Bronchialveränderungen bei der Lungentuberkulose. Fortschr. Röntgenstr. **76**, 606 (1952). — BOMPIANI, C.: Angiokardiographische

Befunde bei Lungentumoren. Radiol. med. 41, 1—16 (1955). Ref. Zbl. Radiol. 47, 531 (1955). — BRÜCKNER, H.: Die Auswirkung des Bronchialcarcinoms auf die Atembeweglichkeit des Tracheo-bronchialbaumes, des Zwerchfelles und des Brustkorbes. Fortschr. Röntgenstr. 80, 439 (147), (1954).

COCCHI, U.: Die Lungensegmente und die Segmentpneumonien. Fortschr. Röntgenstr. 75, (Festschr. SCHINZ) (1951). ~ Der Wert der transversalen Tomographie für die Diagnose der Lungen-tumoren. Oncologica (Basel-New York) 1953, 91, H. 2. — CONDORELLI, L.: Zit. nach W. TESCHEN-DORF.

ENGEL, ST.: Die Lunge des Kindes. Stuttgart: Georg Thieme 1950. — The childs lung. London: Arnold & Co. 1947. — ESCHBACH, H.: Unmittelbarer Röntgennachweis der Bronchusstenose beim Bronchialcarcinom. Röntgenprax. 10, 224 (1938). ~ Der Pancoast-Tumor als eine Form des Bronchus-krebses. Fortschr. Röntgenstr. 71, 927 (1949). ~ Röntgengrobstrukturen des Thorax. Leipzig: VEB Georg Thieme 1953. — ESSER, C.: Die Lungensegmente bei der lobären Pneumonie. Dtsch. med. Wschr. 1948, 631. ~ Über hochgradige Schrumpfung ganzer Lungenlappen (Lappenatelektase und Lappenbronchiektasie). Fortschr. Röntgenstr. 71, 28 (1949). ~ Über Bronchialcarcinoide (Adenome). Fortschr. Röntgenstr. 71, 217 (1949). ~ Lungensegmente. Fortschr. Röntgenstr. 71, 395 (1949). ~ Topographische Ausdeutung der Bronchien im Röntgenbild. Stuttgart:: Georg Thieme 1951.

FELIX: In SAUERBRUCH, Chirurgie der Brustorgane, Bd. 1/I. Berlin: Springer 1930. — FORSTER, E., D. SICHEL, E. ROEGEL, H. WITZ et VOEGTLIN: Die transverso-axiale Tomographie und die Operabili-tätsdiagnostik beim Bronchus-Lungenncarciom. (Soc. franc. électro-radiol. méd., S. 2211, 1953). J. de Radiol. 35, 920—926 (1954). Ref. Zbl. Radiol. 45, 170 (1955). — FROMMHOLD, W.: Die Bron-chographie in Intubationsnarkose. Fortschr. Röntgenstr. 75, 419 (1951). — FROMMHOLD, W., u. W. SCHLUNGBAUM: Zur Diagnostik maskierter Bronchialcarcinome. Dtsch. med. Wschr. 1953, 13—29.

GAJEWSKI, H., u. E. LIESE: Das Simultanschichtverfahren. Fortschr. Röntgenstr. 83, 562 (1955). — GEBAUER, A., u. A. SCHANEN: Das transversale Schichtverfahren. Stuttgart: Georg Thieme 1955. — GEISSENDÖRFER, R.: Der Lungenkrebs, seine Diagnostik und seine Behandlung. Med. Wschr. 1950, Nr 7, 481. — GREINEDER, K.: Das Schichtbild der Lunge. Leipzig: Georg Thieme 1941. — GRIESBACH, R., u. F. KEMPER: Röntgenschichtaufnahmeverfahren. Stuttgart: Georg Thieme 1955.

HERRNHEISER, G.: Die Topik der Versorgungsgebiete der Lungenarterien und Bronchien erster Ordnung. Fortschr. Röntgenstr. 53, 251 (1936). ~ 3. Internat. Radiologen-Kongr., Zürich, Bd. 2, Referate. Leipzig: Georg Thieme 1943. ~ Röntgenanatomie der Lunge. Vortrag 32 der Tagg der Dtsch. Rontgenges. 1.—3. Juni 1950, Recklinghausen. Ref. Ärztl. Forsch. 4 (II), 138 (1950). ~ Rontgenanatomie der Lunge. Fortschr. Röntgenstr. 54, 622 (1951). — HERRNHEISER, G., u. A. KUBAT.: Systematische Anatomie der Lungengefäße. Z. Anat. 105, 571 (1936).

ISRAEL, R., P. HERTZOG et C. PERSONNE: Die Angipneumographie bei Krebs und bei lokalisierten chron. Pneumopathien. Unterscheidung zwischen organischer Amputation der Arterien und ein-facher funktioneller Verminderung der Lungencirculation. Bull. Soc. méd. Hôp. Paris, Sér. IV 68, 227—233 (1952). Ref. Zbl. Radiol. 38, 176 (1952).

JACKSON and JACKSON: Broncho-oesophagologie. Philadelphia u. London: W. B. Saunders Company 1951. — JAKOB, A., u. F. WACHSMANN: Über die Sekundärstrahlung von Kontrastmitteln. Klin. Wschr. 1948, 21. ~ Röntgenprax. 17, 123 (1948).

KALTHOFEN, A.: Primäres Lungencarcinom. Nederl. Tijdschr. (holl.). Ref. Zbl. Radiol. 47, 297 (1955). — KRAUS, R.: Zur Frage der Möglichkeit der Frühdiagnose eines Bronchialcarcinoms durch röntgenologische Nativuntersuchung der Lunge im Schirmbild. Med. Mschr. 4, 236 (1955). — KRAUS, R., u. F. STRNAD: Hat die Oesophaguskymographie eine präoperative Bedeutung für den Thoraxchirurgen? Thoraxchirurgie 1955, H. 4, 20. ~ Die röntgenologische Differentialdiagnose pathologischer Prozesse des Mittellappens der Lunge. Dtsch. med. Wschr. 1956, 338—356. — KRAUS, R., F. STRNAD u. A. EHRBRECHT: Der Wert der Bronchographie und Bronchoskopie bei der Diagnose und Differentialdiagnose der raumbeschränkenden Prozesse des Bronchialgebietes. Med. Mschr. 8, 225 (1954). — KUHLMANN, FR.: Durchleuchtungs- und Aufnahmetechnik, 3. Aufl. München u. Berlin: Urban & Schwarzenberg 1952.

LEB, A.: Die Röntgen-Bronchographie in Pentothal-Lysthenon-(Succinylcholin-Chlorhydrid-) Kurznarkose. Fortschr. Röntgenstr. 81, 119—126 (1954). ~ Referat, Kongr. der Dtsch. Röntgenges. München 1955. Die Medizinische 46, 1620 (1955). — LENK, R.: Die Röntgendiagnostik der intra-thoracalen Tumoren und ihre Differentialdiagnose. Wien: Springer 1929. — LIEBSCHNER, K., u. H. VIETEN: Das Veratmungsbronchogramm. Eine Möglichkeit zur Erfassung pathologischer Bifur-kationsbewegungen. Fortschr. Röntgenstr. 76, 443 (1952). — LIEBSCHNER, K., H. VIETEN u. K. A. WILLMANN: Röntgenreihenuntersuchungen in der Eisen- und Stahl-Industrie 1949—1953 (Ergebnisse jährlicher Vergleichsuntersuchungen bei Lungentuberkulose und Bronchialcarcinom). Fortschr. Röntgenstr. 80, 302—314 (1954). — LIESE, E.: Verhalten der Lungengefäße beim Bronchialcarcinom. Fortschr. Röntgenstr. Beih. z. Bd. 76, 50—51 u. Diskussion 53—54 (1952). — LOEPER, J.: Neue Methoden der Untersuchung von Mediastinum und Lunge. Dac. med. españ. 27, 926—927 (1953). Ref. Zbl. Radiol. 44, 47 (1955). — LOSSEN, H.: Kontrastmittel. München u. Berlin: J. F. Lehmann 1939.

Marschall, M.: Zit. nach A. Rang. — Mesnil de Rochemont, R. du: Zur Frühdiagnose der Bronchialcarcinome (a. Methodische Fortschritte in der Bronchographie). Strahlenther. 86, 383 bis 388 (1952). — Métras, H.: Eine Sonde für die Katheterisierung der Oberlappenbronchien. Presse méd. 1947, 198. — Milani, E.: Das primäre Lungencarcinom. Rolle des Schichtverfahrens bei der Diagnose des Lungenkrebses. (7. internat. Kongr. of Radiol., Kopenhagen, 19.—24. Juli 1953.) Acta Radiol. (Stockh.) Suppl. 160, 240—246 (1954).

Pannewitz, G. v.: Beweglichkeit und Kontrastdarstellung des Mediastinums. Fortschr. Röntgenstr. 52, 481 (1935). — Pidone, G.: Die Verteilung von Luft im Mediastinum bei verschiedenen Injektionswegen und injizierten Luftmengen. (Ist. di Pat. Spec. med., Univ. Roma et Ist. di Clin. med. Univ. Catania.) Radiol. med. 46, 349—375 (1954). Ref. Zbl. Radiol. 44, 331 (1955). — Pidone, G., e G. Cosentino: Die Untersuchung der Pleurae mediastinales des Pneumomediastinum totale und Stratigraphie. Ist. di clin. med. gen. Univ. Catania. Ann. di Radiol. diagnost. 22, 108—131 (1954). Ref. Zbl. Radiol. 45, 296 (1955).

Rang, A.: Eine neue Anwendung der Photoelektrizität auf die Physiologie und die Diagnostik des Lungenkrebses. Dac. med. españ. 26, 56—57 (1952). Ref. Zbl. Radiol. 38, 104 (1953). — Rehn, E.: Zbl. chir. Ges. 2, 907 (1931). — Ruckensteiner, E.: Referat, Kongr. der Dtsch. Röntgenges., München 1955. Die Medizinische 46, 1620 (1955).

Salzer, G., N. Wenzl, R. H. Jenny u. A. Stangl: Das Bronchuscarcinom. Wien: Springer 1952. — Scarinci, C.: Die angiopneumographische Untersuchung in der Pneumologie. Presse méd. 1952, 439—440. — Schinz, Baensch, Friedl, Uehlinger: Lehrbuch der Röntgendiagnostik. Stuttgart: Georg Thieme 1952. — Schoenheinz, W. D.: Das Veratmungsoesophagogramm, ein Hilfsmittel zum Nachweis der Bronchostenose. Fortschr. Röntgenstr. 80, 453 (1954). — Schoenmackers, J., u. H. Vieten: Atlas postmortaler Angiogramme. Stuttgart: Georg Thieme 1954. — Stecken, A.: Beitrag zur Differentialdiagnose der bandförmigen pathologischen Gefäßveränderungen in der Lunge. Fortschr. Röntgenstr. 82, 454 (1955). ~ Zur Differentialdiagnose rundlicher, ovaler Verschattungen im Übersichtsbild der Lunge, ein weiterer Beitrag zur pathologischen pulmonalen Gefäßveränderung. Fortschr. Rötgenstr. 83, 20 (1955). — Steinberg, L., and Ch. T. Dotter: Lungenkrebs. Angiokardiographische Befunde an 100 fortlaufend überprüften Fällen. Arch. Surg. 64, 10—19 (1952). — Stiller, H.: Angiographische Untersuchungen als diagnostische Maßnahme in der Thorax-Chirurgie. Fortschr. Röntgenstr. 80, 114 (1954). — Strnad, F.: Die gesteuerte Bronchographie. Fortschr. Röntgenstr. 58, (1938), Tagungsheft 135. ~ Zur Frage der Mitbeteiligung des Mediastinums beim Bronchialcarcinom. Fortschr. Röntgenstr. 80, 427 (1954). — Strnad, F.: Das neuartige Röntgen-Untersuchungsgerät Müller UGX und seine universelle Verwendbarkeit. Röntgenstrahlen, Geschichte und Gegenwart 1955, 14. C. H. F. Müller AG., Röntgenwerk Hamburg. — Strnad, F., u. P. Bernhard: Die Technik der gezielten Bronchographie mit der von außen steuerbaren Spezialsonde. Bruns' Beitr. 186, 430—443 (1953). — Strnad, F., u. A. Beutel: Die gesteuerte Bronchographie mittels einer im Bronchialsystem lenkbaren Sonde. Röntgenprax. 9, 484 (1937). — Strnad, F., u. J. Kutting: Die Bedeutung der Nativuntersuchung der Lunge für die Frühdiagnose und Differentialdiagnose des Lungenkrebses. Die Medizinische 1952, H. 1, 1. — Strupler, W.: Bronchographie mit Dionosil. Pract. otol. etc. (Basel) 15, 313—328 (1954). — Stutz, E., u. A. Vieten: Die Bronchographie. Stuttgart: Georg Thieme 1952.

Taenzer, A., u. A. Beutel: Zur tracheographischen Diagnostik der Luftröhrenkrebse. Radiol. clin. (Basel) 21, 1—10 (1952). — Teschendorf, W.: Lehrbuch der röntgenologischen Differentialdiagnostik. Bd. 1. Stuttgart: Georg Thieme 1952.

Zdansky, E.: Die Röntgendiagnostik des Lungenkrebses. Wien. med. Wschr. 1952, 65—67.

5. Bronchoskopie.

Eine ebenso wichtige Rolle wie die Röntgenuntersuchung mit all ihren Verfeinerungen spielt bei der Diagnostik der Bronchustumoren die endoskopische Untersuchung. Sie allein gestattet in der Mehrzahl der Fälle, den Krankheitsherd zu besichtigen und eine Probeexcision durchzuführen. Die histologische Untersuchung bringt Aufschluß über Herkunft und Struktur der Geschwulst und damit erst eine endgültige Sicherung der Diagnose. Außerdem ermöglicht die Bronchoskopie in den meisten Fällen, die Lokalisation und Ausdehnung des Tumors und damit die wahrscheinliche Operabilität oder die sichere Inoperabilität festzustellen. Um diesen Aufgaben gerecht zu werden, mußte die Bronchoskopie, die ursprünglich nur zur Extraktion aspirierter Fremdkörper gedacht und verwandt wurde, entsprechend ausgebaut werden.

Entwicklung der Bronchoskopie und deren Ausbau zur Bronchologie.

Die ersten Versuche, den Larynx und die Trachea am Lebenden zu untersuchen, liegen bereits mehr als 100 Jahre zurück. 1854 gelang es GARCIA, einem spanischen Gesanglehrer, der in England lebte, als erstem, am Lebenden (an sich selbst) den Kehlkopf und die Trachea mittels Planspiegel zu sehen. Seine Mitteilung fand aber zunächst keine Beachtung. So kam es, daß 3 Jahre später TÜRCK in Wien dieselbe Entdeckung vollständig unabhängig von GARCIA noch einmal machte. 1859 führte CZERMAK mit einem durch eine Tracheotomiewunde eingeführten Spiegel die untere indirekte Tracheoskopie durch. Nach ihm gelang es TÜRCK, v. SCHRÖTTER, KILLIAN u. a., mittels indirekter Methode bei bestimmter Hilfsstellung des Patienten die Trachea bis zur Bifurkatio von oben zu übersehen. 1874 wurde von VOLTONI, etwas später auch von v. SCHRÖTER und dessen Schülern sowie von PIENAZEK mit einem Trichter die direkte untere Tracheoskopie am Menschen geübt. Einige Jahre vorher (1868) war es KUSSMAUL gelungen, mit einem geraden Rohr in die Speiseröhre einzudringen und diese mit dem Auge zu inspizieren. Diese Untersuchungsmethode fand nach der Veröffentlichung „Über Gastroskopie und Oesophagoskopie" von v. MIKULICZ allgemeine Anerkennung und klinische Anwendung. Da dabei das Rohr mit einem Mandrin versehen und blind eingeführt wurde, kam es gelegentlich vor, daß es in die Luftröhre gelangte (v. HACKER und ROSENHEIM). KIRSTEIN, der dies miterlebte, versuchte nun, das gerade starre Rohr absichtlich in die Luftröhre einzuführen (1894). Dieser Versuch glückte ihm zwar, doch hielt er wegen der dicht an der Trachealwand verlaufenden Aorta, deren Pulsation er dabei deutlich sehen konnte, die Methode für so gefährlich, daß er von ihr abkam, ja sogar vor ihr warnte. Trotzdem griff sie KILLIAN (1897) wieder auf und führte sie als Untersuchungsmethode des Tracheo-Bronchialbaumes endgültig ein. Er wurde damit zum eigentlichen Begründer der Bronchoskopie, die durch seine Schüler BRÜNINGS und v. EICKEN weiter ausgebaut wurde und bald Anerkennung und klinische Anwendung fand. 1904 erschien von CHEVALIER JACKSON ein Buch über die Tracheo-Bronchoskopie in englischer Sprache, das er KILLIAN, „dem Vater der Bronchoskopie", widmete. 1910 gab W. BRÜNINGS sein „Handbuch für Technik der direkten okularen Methode" heraus. Durch v. EICKEN, der (1907) wohl als erster einen benignen Tumor endoskopisch entfernte, erfuhr die Indikationsstellung zur Bronchoskopie, die zunächst nur auf die Extraktion von Fremdkörpern beschränkt war, eine wesentliche Erweiterung. Von HOLINGER, NEGUS, ORMEROD, SOULAS und MOUNIER-KUHN u. a. wurde die Bronchoskopie in den letzten 20 Jahren schließlich in zunehmendem Maße für die Diagnostik und Therapie von Erkrankungen im Tracheo-Bronchialbaum ausgebaut.

Die neuen ungelösten Aufgaben, vor die in den letzten Jahren die Bronchoskopie gestellt wurde, erforderten aber nicht nur einen weiteren Ausbau der endoskopischen Untersuchungstechnik (Verbesserung der Anaesthesie, des Instrumentariums und dgl.) und eine Erweiterung der topographisch-anatomischen Kenntnisse, sondern darüber hinaus auch ein eingehendes Studium der normalen und der gestörten Funktion des Tracheobronchialbaumes als Voraussetzung für eine bessere Auswertung und Deutung des bronchoskopischen Bildes. Es entwickelte sich aus der Bronchoskopie allmählich die *Bronchologie*, eine Disziplin, welche sich mit der Diagnose und der Behandlung von pathologischen Zuständen des Tracheobronchialbaumes beschäftigt. Durch diesen Ausbau wiederum eröffneten sich für die Bronchoskopie neue Anwendungsmöglichkeiten. Neben dem Laryngologen, der bisher die Bronchoskopie als seine alleinige Domäne betrachtet hatte, begannen nun auch die Phthisiologen, Pädiater und die Thoraxchirurgen mit eigenen Untersuchugen. Es ist durchaus vertretbar, wenn der Phthisiologe, vor allem in einer Spezialklinik, selbst bronchoskopiert, um das Krankheitsbild besser kennenzulernen, oder wenn der Thoraxchirurg, der ja vor einem thorakalen Eingriff über die Verhältnisse in den Luftwegen orientiert sein muß, die endoskopische Untersuchung selbst durchführt. Der betreffende Untersucher muß allerdings über die nötigen Kenntnisse und Erfahrungen verfügen und in ständiger Übung sein, um Fehldiagnosen und Gefährdung der Patienten möglichst zu vermeiden. Grundsätzlich sollte die Durchführung der Bronchoskopie jeweils demjenigen überlassen werden, der sich am eingehendsten mit der Bronchoskopie befaßt hat und dadurch über die größeren Erfahrungen verfügt. Meist wird dies auch heute noch der Rhino-Laryngologe sein. Ihm ist die Untersuchungstechnik, das monokuläre Sehen ohne Schatten und Tiefenwirkung geläufig, da er sich täglich damit beschäftigt. Außerdem bilden die oberen und unteren Luftwege anatomisch, physiologisch und pathogenetisch eine Einheit, so daß nicht nur der Larynx, sondern der ganze Respirationstrakt im Interessengebiet des Rhino-Laryngologen liegt.

Sowohl die Beherrschung der endoskopischen Untersuchungstechnik, als auch die Ausdeutung der endobronchialen pathologischen Prozesse ist schwierig und setzt eine lange Übung und Erfahrung voraus. Um allen Anforderungen gerecht zu werden, sollte der ideale Bronchologe, wie RUEDI bemerkt, Rhino-Laryngologe und Pneumatologe, außerdem aber auch noch Röntgenologe und Thoraxchirurg sein — ein Verlangen, das kaum in einer Person, wohl aber durch Zusammenarbeit der daran interessierten Fachvertreter erreicht werden kann. Nur durch ein derartiges team-work können die diagnostischen Fehler, wenn auch nicht vollständig vermieden, so doch wesentlich vermindert werden.

Indikation und Kontraindikation.

Die Hauptindikationen zur Bronchoskopie sind folgende: Bei Aspiration eines *Fremdkörpers* Extraktion bzw. bei Verdacht Sicherung der Diagnose. Bei *Lungentuberkulose* asthmatoide Anfälle bzw. der Verdacht auf Schleimhauttuberkulose. Fast allgemein wird heute, um durch Bronchustuberkulose bedingte Versager zu vermeiden, die Bronchoskopie vor jeglicher aktiven Therapie einschließlich Anlage eines Pneumothorax gefordert. Schließlich veranlassen uns *tracheobronchiale Blutungen*, der *Nachweis von Atelektasen* und vor allem der *Verdacht auf ein Neoplasma* zur Endoskopie.

Um einen Tumor möglichst *frühzeitig* zu erfassen, sollte sich bereits bei Vorhandensein eines *Bronchialsyndroms* (krankhafter, unstillbarer Husten, Störungen der Motilität, der Sekretion und Exkretion), das bei allen Krankheitsformen des Tracheobronchialbaums in irgendeiner Spielart in Erscheinung tritt, die Indikation zur Bronchoskopie ergeben.

Bei Tumorverdacht hat der Bronchoskopist 3 Aufgaben zu erfüllen:

1. den Tumor zu erkennen,
2. die Diagnose durch Probeexcision und mikroskopische Untersuchung zu sichern,
3. die genaue Lokalisation und Ausdehnung des Tumors, die für die Beurteilung seiner Operabilität von großer Wichtigkeit sind, festzustellen.

Eine positive Probeexcision aus der Nähe der Carina z. B. läßt wegen submuköser Gewebsinvasion eine Operation von vornherein nutzlos erscheinen. Es sollte daher vor jeder Thorakotomie erst eine Bronchoskopie durchgeführt werden, zumal andererseits nicht selten ein Fremdkörper mit seinen Symptomen und Röntgenbild einen Tumor vortäuschen kann (s. Fall 1). Die Bronchoskopie ist in allen Fällen durchzuführen, bei denen der leiseste Verdacht auf einen Bronchustumor besteht, anstatt zu zögern, bis der Prozeß so weit fortgeschritten ist, daß jede Behandlung nutzlos ist. Leider halten viele Kollegen die Bronchoskopie für einen gefährlichen Eingriff, der mit einem schrecklichen Martyrium für den Patienten verbunden ist. Dem ist jedoch nicht so. Selbst in Lokalanaesthesie durchgeführt, lassen die Patienten oft mehrmals derartige Untersuchungen über sich ergehen, wozu sie sich bei einem Martyrium bestimmt nicht entschließen würden. Freilich muß der endoskopische Eingriff behutsam, mit zarter Hand und mit Elan ausgeführt werden. Es empfiehlt sich, die Bronchographie in der Reihenfolge der Untersuchungsmethoden *vor* die Bronchoskopie zu rangieren, weil dadurch wichtige Anhaltspunkte (in welchem Bronchus der Tumor liegt, ob zentral oder peripher u. dgl.) für die nachfolgende endoskopische Untersuchung gewonnen werden können. Bei dieser gezielten Bronchoskopie gelingt es mitunter, selbst wenn der Tumor dem Auge verborgen bleibt, durch Curettage oder durch Absaugen aus einem Segmentbronchus ein positives histologisches Resultat zu erhalten.

Besondere Vorsicht, ja Zurückhaltung ist geboten:

1. bei Kehlkopferkrankungen (tuberkulöser, luischer oder neoplasmatischer Natur), da durch traumatisierenden Eingriff eine Verschlimmerung eintreten kann,

2. bei Halsphlegmonen wegen der Gefahr eines reflektorischen Atemstillstandes. Ein solcher wurde übrigens bereits mehrfach bei Mediastinaltumoren während der Bronchoskopie beobachtet,

3. bei vorhandenem Aortenaneurysma,

4. bei dekompensiertem Herzfehler, da im Anschluß an eine Bronchoskopie ein Lungenödem entstehen kann,

5. bei chronischen Nierenerkrankungen wegen der Gefahr eines Larynxödems,

6. bei Systemerkrankungen (Diabetes, Hypertonie, floride Tuberkulose u. dgl.),

7. bei schlechtem Allgemeinzustand und Kachexie wegen der Gefahr von Anaesthesiezwischenfällen,

8. bei Tumoren, die bereits so große Verwachsungen oder Metastasen aufweisen, daß röntgenologisch kein Zweifel mehr über ihre maligne Art besteht und jede Behandlung zu spät kommt. Bei ihnen werden wir von einer Bronchoskopie meist ganz absehen.

Die Gefahr einer schwereren instrumentellen Verletzung durch das Bronchoskop ist bei Beherrschung der Technik und vorsichtigem Vorgehen relativ gering. Nach einer Zusammenstellung von GORDON kam es bei 15 000 Bronchoskopien nur in 2 Fällen zu einer Perforation der Trachea mit konsekutivem Mediastinalemphysem. Es ist jedoch damit zu rechnen, daß sich derartige Verwicklungen öfter ereignen werden, wenn die Bronchoskopie ohne genügende Vorbildung durchgeführt wird.

Die Anaesthesie.

Der Grundsatz „gut anaesthesiert ist halb operiert" gewinnt bei endoskopischen Eingriffen besondere Bedeutung. Eine für die Bronchoskopie erforderliche Schmerzausschaltung läßt sich durch *örtliche Betäubung* oder durch *Allgemeinnarkose* erreichen. Für beide Methoden unentbehrlich und von entscheidender Bedeutung für das gute und komplikationslose Gelingen des Eingriffs ist jedoch eine gründliche allgemeine und medikamentöse

Vorbereitung.

Da die Art und Menge der präoperativ anzuwendenden Medikamente vom Allgemeinzustand und der Ausgangslage des zu Untersuchenden bestimmt wird, muß zunächst mit einer *allgemeinen* und *seelischen* Vorbereitung begonnen werden.

GOEDEL konnte feststellen, daß die Ausgangslagen bei verschiedenen, aber auch bei denselben Menschen zu verschiedenen Zeiten sehr unterschiedlich sein können. Als meßbarer Wert wird der Grundumsatz angegeben. Zur Erzielung des gleichen Effektes werden bei erhöhtem Grundumsatz (Pubertät, sehr nervöse Menschen) höhere Dosen an Medikamenten benötigt als in Phasen einer Stoffwechselsenkung (Alter, Kachexie). Von gleicher Wichtigkeit ist die Kreislauflage. Bei psychisch erregten Menschen, deren Puls eine hohe Frequenz niedriger Spannung aufweist, tritt die Wirkung der Medikamente mit Erholung des Kreislaufes und dadurch oft erst nach dem erwünschten Zeitpunkt ein. Bei psychisch erregten Menschen empfiehlt es sich daher, kleine Dosen zu verabreichen. Liegt ein Kreislaufschaden vor, so müssen Tage vor dem Eingriff Cardiaca gegeben werden. Kachektische Patienten bedürfen einer ausreichenden Flüssigkeitszufuhr. Wie vor jeder anderen Operation muß auch hier für eine kräftige Entleerung gesorgt werden. Zur Vermeidung einer Aspiration wird hier darüber hinaus auch ein entleerter Magen zur Voraussetzung. Aus diesem Grund ist es vorteilhaft, die Endoskopie am Morgen durchzuführen. Der Patient kommt möglichst schon am Abend vorher zur Aufnahme. Dadurch erhält er besseren Kontakt mit der Umgebung, mit Arzt und Schwester. Gerade dieser persönliche Kontakt zwischen Patient und Arzt vermag beim Kind und auch Erwachsenen sehr zur Beruhigung, also zu günstigem Einfluß auf deren Ausgangslage beizutragen und damit die Prämedikation einfacher und wirksamer zu gestalten.

Die *Prämedikation* richtet sich nach der Art der Anaesthesie. Bei allen Anaesthesiemethoden ist, wie erwähnt, eine ruhige Ausgangslage notwendig. Diese wird am besten durch Dämpfung des vegetativen Nervensystems erreicht. Da ein guter Nachtschlaf die günstigsten Bedingungen hierzu schafft, sollte in jedem möglichen Fall eine entsprechende Medikation am Abend vorher verabreicht werden. Für den Eingriff selbst muß die Medikation auf den Allgemeinzustand und die psychische Lage des Patienten, auf die Art des Eingriffes und die Art der Anaesthesie abgestimmt werden. Von grundlegender Wichtigkeit ist die Sicherung gegen vago-vagale Reflexe vom Larynx aus auf Herz und Kreislauf.

Das *Morphin* ist als vorbereitendes Mittel für Narkosen wegen seiner die Erregbarkeit des Atemzentrums durch CO_2 herabsetzenden Wirkung stark in den Hintergrund getreten. Außerdem führt die gleichzeitige Verabreichung von Opiaten und Krampfgiften (Cocain, Pantocain u. a.) zu einer Steigerung der Krampfwirkung (EICHHOLTZ). Die Giftigkeit der Anaesthetica wird ebenfalls erhöht (KEIL und VIETEN). Nach WEBER kann das Morphin bei endolaryngealen Eingriffen zu einem Krampf der Schließmuskeln führen und einen Laryngospasmus eher fördern als hemmen.

Dagegen finden *Barbiturate* (Luminal, Veronal u. a.) immer noch gerne Anwendung als bewährte Beruhigungs- und Schlafmittel am Abend vor der Operation. Sie sind ausgesprochene Hirnstammnarkotica. Das Luminal wirkt besonders auf die im Mittelhirn vereinigten vegetativen Funktionszentren, die sich bei Übererregung in spastischen Zuständen äußern. Das Luminal gilt als stärkster Antagonist der Krampfgifte (EICHHOLTZ) und wird deshalb sehr zweckmäßig bei Verwendung von Pantocain zur Herabsetzung der Empfindlichkeit verabreicht. Die Barbiturate werden jedoch nur langsam abgebaut und wirken deshalb kumulierend. Bei Herz- und Nierenkranken sind sie deshalb nur mit Vorsicht anzuwenden!

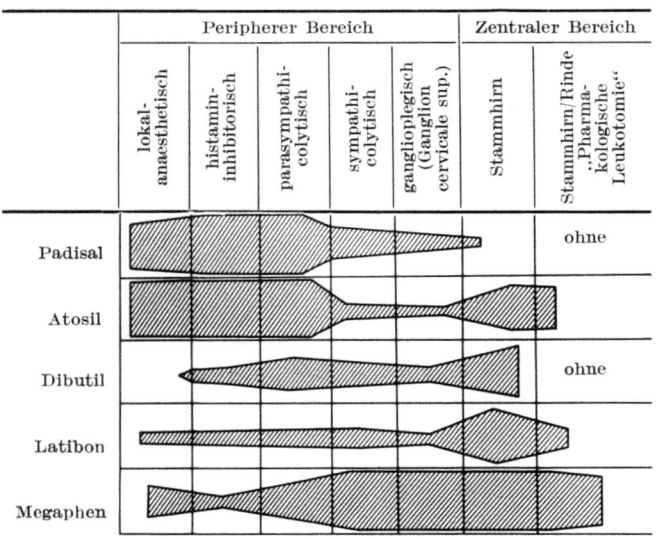

	Peripherer Bereich					Zentraler Bereich	
	lokal-anaesthetisch	histamin-inhibitorisch	parasympathicolytisch	sympathicolytisch	ganglioplegisch (Ganglion cervicale sup.)	Stammhirn	Stammhirn/Rinde „Pharmakologische Leukotomie"
Padisal							ohne
Atosil							
Dibutil							ohne
Latibon							
Megaphen							

Abb. 25. (Nach H. WEESE.)

Mit dem *Dolantin* (Piperidinabkömmling) oder *Citarin* sind uns Mittel in die Hand gegeben, die die spasmolytischen Eigenschaften des Atropins und Papaverins mit einer analgetischen Wirksamkeit von morphinähnlichem Charakter, ohne jedoch das Atemzentrum zu beeinflussen, in sich vereinigen. Wir verwenden Dolantin mit Phenothiazin als zusätzlichem Analgeticum.

Auch das Alkaloid *Atropin* ist trotz Verwendung von Phenothiazinen ein wichtiges Medikament bei Bronchoskopien geblieben. Es lähmt den Parasympathicus und wirkt bei geringer Dosierung sekretionshemmend, die Bronchiolen erweiternd, und in höherer Dosis verabreicht ($^1/_2$—1 mg) spasmolytisch.

Durch *Scopolamin* kann das Atropin wegen seiner erheblichen zentralen Wirkung nicht ohne Nachteil (die Patienten verlieren oft die Kontrolle über sich selbst) ersetzt werden.

Auch vom *Scophedal* (SEE) sind wir (vor allem deshalb, weil es sich sehr schwer steuern läßt) heute fast vollständig abgekommen.

Durch die Arbeiten von LABORIT und HUGUENARD über die *Phenothiazine* hat die medikamentöse Vorbereitung zur Bronchoskopie eine Änderung erfahren.

Auf Grund zahlreicher Versuche konnte festgestellt werden, daß die verschiedensten Modifikationen der Phenothiazine mit den bisher angewandten Pharmaka nicht nur eine additive Komponente, sondern eine erhebliche Verstärkung bis zur Potenzierung erbrachten. Neben der bekannten Antihistaminwirkung und Ruhigstellung des gesamten Vegetativums werden die Narkotica, die Analgetica und die Lokalanaesthetica erheblich verstärkt (IRMER und KOSS). Die Wirkungsbreite läßt sich am besten aus obigem Schema (Abb. 25) nach WEESE ersehen.

Nach WIRTH werden 50% der Phenothiazine in der Leber zerstört. Giftstoffe bleiben im Körper nicht zurück. Im Urin wird nur ein relativ kleiner Teil, 4—6% in 3 Tagen, ausgeschieden (WIRTH, COURVOISIER).

Wir verwenden vorwiegend die Präparate *Atosil*, Megaphen und Pacatal. Atosil entfaltet seine größte Wirkung im peripheren Bereich, während Megaphen ein mehr zentral wirkendes Medikament darstellt, das wir besonders ängstlichen und aufgeregten Patienten verabreichen. Die analgetische Wirkung läßt sich mit Dolantin, die parasympathicolytische mit Atropin gut verstärken. Dadurch (besonders mit Atosil) lassen sich Oberflächenanaesthetica (Pantocain) deutlich einsparen (NICKOL). Aus diesem Grunde verabreichen wir bei schwächlichen Patienten und Kindern bevorzugt Atosil. Als Grundschema dienen folgende Angaben:

$1^1/_2$ Std vor dem Eingriff Luminal+Megaphen oder Atosil subcutan im Verhältnis 20:1 (ZIPF und ALSTAETTER) aus grundsätzlichen wie aus forensischen Gründen (MAASSEN, und OLIGSCHLAEGER) $^1/_2$ Std vor dem Eingriff $^1/_2$ mg Atropin, bei Bedarf 50 mg Dolantin.

Dadurch werden die Patienten in einen gut ansprechbaren, jedoch desinteressierten Zustand versetzt, so daß die Untersuchung sowohl im Liegen als auch im Sitzen durchgeführt werden kann. Besonders vorteilhaft erweist sich dabei die auftretende Trockenheit im Hypopharynx, in der Trachea und in den Bronchien.

Untersuchen wir in Narkose, so bereiten wir mit Megaphen und Atosil vor. Dabei ist zu berücksichtigen, daß zwischen der intravenösen Applikation von Barbituraten und Phenothiazinen mindestens $^1/_2$ Std liegen muß, da es zu einem relativen Antagonismus kommen kann (ZIPF und ALSTAETTER). Mit dieser Vorbereitung lassen sich Muskelrelaxantien ebenfalls augenscheinlich einsparen.

Störungen in Bezug auf Orientierung und Kreislauf gegenüber der Prämedikation mit Morphin-Atropin stellten wir nicht fest. Auch andere Komplikationen (erschwerte Atmung, Übelkeit, Erbrechen und dgl.) haben wir nach dieser Vorbereitung bisher nicht beobachtet.

Zur Sicherung von Zwischenfällen haben wir ein Notfallbesteck mit Evipan gegen Krämpfe und Atemnot sowie Weckmittel (Coramin, Cardiazol, Coffein) zur spontanen Ausschaltung der Phenothiazine und ein Sauerstoffbeatmungsgerät griffbereit.

Lokalanaesthesie.

Bis vor wenigen Jahren war für endoskopische Untersuchungen und Eingriffe die Oberflächenanaesthesie die Methode der Wahl. Die Allgemeinbetäubung wurde fast nur bei Kindern, meist in Form der Äthernarkose, angewandt. Heute ist die Narkose aus der Technik der Bronchoskopie nicht mehr wegzudenken. Aber trotzdem bietet die Oberflächenanaesthesie auch immer noch gewisse Vorzüge, die sich besonders dort, wo die Mitbeteiligung der auxiliären Atemmuskulatur (bei Dyspnoe), der Hustenstoß (beim bronchoskopischen Absaugen) und dgl. erwünscht ist, als sehr vorteilhaft erweisen. Vor allem aber und im Gegensatz zur Allgemeinnarkose erfordert die Durchführung einer örtlichen Betäubung weniger Personal, sie ist einfacher und nicht an eine Klinik gebunden. Für den praktisch tätigen Arzt wird sie daher auch weiterhin empfehlenswert bleiben.

Bis vor ungefähr 20 Jahren fand das *Cocain*, das älteste Oberflächenanaestheticum, ausschließlich Verwendung. Dieses erzeugt eine ausgezeichnete Anaesthesie und Anämie. Die Zahl der durch Cocain verursachten Zwischen- oder gar Todesfälle ist, verglichen mit der Zahl entsprechender durch neuere Oberflächenanaesthetica hervorgerufener Komplikationen gering, trotz häufiger Überschreitung der Maximaldosis (50 mg) oft um das 3—4fache (MCINTOSH). Aus diesen Gründen wird es in vielen Ländern (Amerika, Rußland u. a.) auch heute noch bevorzugt. In Deutschland und in anderen, vorwiegend europäischen Ländern wurde dagegen das Cocain in den letzten beiden Jahrzehnten durch das *Pantocain* und später durch dem Pantocain ähnliche Stoffe verdrängt. Seither häuften sich aber auch die Zwischenfälle, für die von manchen Autoren die Höhe der Maximaldosis, von anderen der Adrenalinzusatz verantwortlich gemacht wurde.

Die für das Pantocain angegebene Maximaldosis von 20 mg, das sind 2 cm³ einer 1%igen Lösung, reicht erfahrungsgemäß meist nicht aus, um eine für die Bronchoskopie erforderliche Anaesthesie zu erreichen. Wir haben sie häufig um das Doppelte (mit 40 mg, manchmal auch um das 3fache) überschritten (in annähernd 1000 Fällen), ohne einen schweren Zwischenfall erlebt zu haben. Von manchen Autoren wird diese Erfahrungsdosis sogar mit 80 mg angegeben. Dagegen haben wir einen Fall während der Durchführung der Anaesthesie verloren, bei dem die Maximaldosis noch nicht erreicht worden war. Solche Fälle sind aus der Literatur mehrfach bekannt, aber noch nicht geklärt. Auch der Adrenalinzusatz, der von manchen Autoren (KEIL und VIETEN, THEER und RIESSER) für die Zwischenfälle verantwortlich gemacht wird, kann hier nicht ausschlaggebend

Tabelle 6. *Dosierung der Prämedikationsmittel.* Nach HÜGIN, MEYER-BURGDORF, NICKOL.

Alter	Körpergewicht kg	Luminal g subcutan	Luminal g oral	Evipan 10 cm³ = 1 g cm³ rectal	Evipan intravenös	Atropin 1 cm³ = 1 mg mg subcutan	Atropin intravenös	Morphin 1 cm³ = 20 mg mg subcutan	Morphin intravenös	Dolantin 1 cm³ = 50 mg mg subcutan	Dolantin intravenös	Megaphen 1 Tropfen = 1 mg mg oral	Megaphen intramuskulär	Atosil 1 Tropfen = 1 mg mg oral	Atosil intramuskulär	Pacatal 1 Tablette = 50 mg / 2 cm³ = 50 mg mg oral	Pacatal intramuskulär
2 Monate	3,5—5			1,0		0,1				5							
3 Monate	5—6			1,0		0,1				6							
4 Monate	6—7			2,0		0,1				7							
7 Monate	7—8			3,0		0,15				9							
1 Jahr	8—10		0,05	3,5		0,2		0,6		12		2—3		2—3			
1½ Jahre	10—12		0,1	4,0		0,2	0,1	0,6		16	10	3—4		3—4			
2 Jahre	12—13,5		0,1	6,0		0,25	0,1	1,0	1,5	18	12	5		5			
3 Jahre	13,5—15		0,1	8,0		0,25	0,1	1,4	1,5	20	15	5—8		5—8			
5 Jahre	15—20		0,1	9,0		0,3	0,2	1,8	2	30	20	5—10		5—10		25	
8 Jahre	20—30	0,1	0,2	10,0		0,3	0,2	2,7	2	40	30	10—15		10—15		25	
10 Jahre	30—35	0,1	0,2	10—12		0,4	0,2	3,5	3	50	35	10—15		10—15		50	
10—12 Jahre	35—40	0,1	0,2	10—14		0,4	0,3	3,6	4	60	40	10—20	10	20		50	
12—14 Jahre	40—45	0,2	0,2			0,5	0,3	5,5	4	70	50	25	15	25	25	50	
14—17 Jahre	45—55	0,2	0,2			0,5	0,3	8	6	80	60	25	25	25	25	50—75	
	55—65	0,2	0,2			0,6	0,4	10	8	100	80	25—30	25	25	25	50—100	
	65—75	0,2	0,2			0,6	0,4	12	10	100	80	25—50	25	50	50	100	
	75—85	0,2				0,7	0,5	14	12	120	100	50	50	50	50	100	
	85—95					0,8	0,6	16	14	140	120	50	50			100	

gewesen sein, da wir auch bei allen übrigen Fällen immer dem Pantocain frisches Adrenalin beizusetzen pflegen.

Über die Bedeutung des Adrenalins werden in der Literatur sehr widersprechende Ansichten vertreten. In neuester Zeit konnte BARTH an Versuchspersonen feststellen, daß durch Adrenalinzusatz die Pantocainwirkung in den oberen Abschnitten des Tracheo-Bronchialbaumes deutlich prolongiert wird. Wahrscheinlich überwiegt hier die vasoconstrictorische Wirkung des Adrenalins. In den tieferen Abschnitten dagegen, wo eine Erweiterung der kleineren Bronchien erfolgt, scheint infolge Vergrößerung der Resorptionsfläche die Toxizität des Pantocains gesteigert zu werden. Aus diesem Grund dürfte es auch nicht gleichgültig sein, ob die Anaesthesie der Trachea und der großen Bronchien durch Pinselung mit einem Watteträger erfolgt, wie wir dies zu tun gewohnt sind, oder mittels Zerstäubers. Die letztere Art der Applikation scheint besonders geeignet zu sein für die Einbringung des Anaestheticums in die kleinsten Bronchien und damit für die Auslösung von Zwischenfällen. Zur Adrenalinwirkung selbst möchten wir im übrigen mit MITTAG in Frage stellen, ob nicht doch der körpereigenen Adrenalinausschüttung, besonders bei aufgeregten Patienten, möglicherweise eine größere Bedeutung zuzumessen sei als den wenigen, dem Oberflächenanaestheticum zugesetzten Tropfen.

Im Hinblick auf die Unzulänglichkeit des Pantocains als Oberflächenanaestheticum bei Bronchoskopien wurde immer wieder versucht, bessere Präparate zu finden. Leider aber unterscheiden sich bisher die meisten dieser neuen Anaesthetica (*Novesin, Salicain* u. a.) hinsichtlich ihrer chemischen Zusammensetzung und ihrer Wirksamkeit nur unwesentlich vom Pantocain. Bei einigen Präparaten scheint aber doch die Toxicität geringer zu sein als beim Pantocain *(Bronchocain, Salicain, Xylocain)*. Nach FISCHER erfolgt bei der Kombination von Pantocain mit Xylocain (beide in $^1/_4$%iger Konzentration) ein Potenzierungseffekt, ebenso mit der Kombination Pantocain/Salicain. Wir selbst konnten, wie MITTAG bereits berichtete, bei der Kombination Salicain/Bronchocain (je 1 cm³ einer 2%igen Lösung + 6 cm³ NaCl-Lösung) nach 10 min eine gute und ausreichende Anaesthesie erzielen.

Narkose.

Bis in die jüngste Vergangenheit war die Allgemeinbetäubung mit einem viel größeren Risiko belastet als die Lokalanaesthesie und kam daher auch dementsprechend seltener zur Anwendung. Dies hat sich durch die neuen Möglichkeiten, die ihr durch die Einführung der muskelerschlaffenden Mittel eröffnet wurden und durch die Entwicklung der Beatmungsbronchoskopie grundlegend geändert. Die Narkosebronchoskopie gestaltet sich heute so, daß nach der Prämedikation durch ein Barbiturat (Evipan, Inactin, Pentothal) eine oberflächliche Narkose angestrebt und durch Muskelrelaxantien eine Erschlaffung der Kiefer-, Hals- und Kehlkopfmuskulatur herbeigeführt wird.

Curare, das erste Muskelrelaxans, ist wegen seiner langen Wirkungsdauer und Nebenwirkungen (Bronchopasmus, Blutdruckabfall) bei der Bronchoskopie durch den Bernsteinsäure-Cholinester (Lystenon, Pantolax, Succinyl) ersetzt worden. Dieser wird nach einer kurzen Wirkungsdauer in seine Bausteine (körpereigene Bernsteinsäure und Cholin) aufgespalten und hat dadurch nur eine geringe Toxicität. Da sich auch mit einem Muskelrelaxans in niedrigerer Dosierung eine Beeinträchtigung der Atmung nicht immer vermeiden läßt und vor allem störende Kehlkopfreflexe nicht sicher ausgeschaltet werden, applizieren wir eine Dosis, die zur Lähmung der Atemmuskulatur führt und sorgen für eine ausreichende Sauerstoffzufuhr. Diese kann auf dem Wege der Diffusionsatmung (BARTH, RIECKER u. a.) oder durch passive Beatmung mit einem dafür geeigneten Bronchoskop (MÜNDNICH, REINIKE) erfolgen. Nach BARTH bekommt der Patient zunächst eine Sauerstoffvorlage, d. h. er atmet vor dem Beginn der Narkose 3—5 min lang reinen Sauerstoff im halboffenen System mit dicht sitzender Maske (dadurch erfolgt eine Sauerstoffsättigung des Blutes in den Lungen). Nach Eintreten der Erschlaffung wird die Beatmung manuell fortgesetzt. Für eine längere Narkosedauer (über 15 min) scheint die Diffusionsatmung nicht geeignet zu sein, da mit einer CO_2-Anhäufung bzw. mit einem Anstieg der Kohlensäure- und H-Ionenkonzentration im arteriellen Blut zu rechnen ist (BARTH). Zweckmäßiger und vor allem sicherer ist daher das Beatmungsbronchoskop, mit dem nicht nur für eine ausreichende Sauerstoffzufuhr, sondern auch für die notwendige Kohlensäureentweichung gesorgt wird.

Wir können heute dem Wunsch nach einer Narkose bei einer erforderlichen Bronchoskopie ohne wesentliche Gefährdung des Kranken nachkommen. Angenehmes Einschlafen mit Vermeidung jedes psychischen Traumas ebenso wie das schnelle Erwachen und das Fehlen postnarkotischer Komplikationen wegen des geringen Narkoticumverbrauches sind weitere Vorzüge des Verfahrens. Aber auch für den Operateur ergeben sich Vorteile. Das leichte Einführen des Bronchoskopierohres bei Fehlen von Abwehrbewegungen infolge erschlaffter Skeletmuskulatur schont die Zähne und vor allem die Schleimhäute und verringert dadurch die Infektionsgefahr. Schließlich ermöglicht die völlige Areflexie im Tracheo-Bronchialbaum eine optimale Sicht, meist sogar einen direkten Einblick in die Oberlappenbronchien.

Zusammenfassende Darstellung unseres Vorgehens:

Grundsätzlich geben wir am Abend vor dem Eingriff 0,1—0,3 Luminal, gleichgültig, ob nun in Lokalanaesthesie oder in Narkose bronchoskopiert werden soll. Desgleichen werden 2 Std vor der Bronchoskopie Phenothiazine verabreicht und zwar bei beabsichtigter Lokalanaesthesie die mehr peripher wirkenden Atosil bzw. Pacatal (25 bis 50 mg), für die Allgemeinnarkose Megaphen (25—50 mg). Die Dosierung richtet sich nach Alter und Zustand des zu Untersuchenden. $^1/_2$ Std vor Beginn applizieren wir schließlich noch 50 mg Dolantin und $^1/_2$ mg Atropin in einer Mischspritze intramuskulär.

Zur Lokalanaesthesie verwenden wir 2—4 cm³ einer 1%igen Pantocainlösung, der wir frisches Suprarenin (3 Tropfen auf 1 cm³ Pantocain) zusetzen. Mit dieser Lösung wird dann die Schleimhaut des Pharynx, Larynx, der Trachea und Hauptbronchien mittels Watteträger langsam gepinselt, so daß nach 10—15 min eine ausreichende Anaesthesie erreicht ist.

Bei Anwendung einer allgemeinen Narkose wird auf eine örtliche Betäubung verzichtet. Wir verwenden statt Evipan heute ausschließlich das kurzwirkende Barbiturat Inactin, von dem wir 2—4 cm³ (0,1—0,2 g) zügig intravenös injizieren. Während der Injektion wird dem Patienten Sauerstoff zugeführt. 2—3 min später geben wir als Muskelrelaxans Pantolax, und zwar 3—5 cm³ (60—100 mg) intravenös. Nach kurzdauernden fibrillären Zuckungen tritt eine völlige Muskelerschlaffung ein, und der Patient wird nun 3—5 min lang passiv mit Sauerstoff beatmet. Hierauf kann mühelos das Bronchoskopierohr eingeführt und die endoskopische Untersuchung vorgenommen werden. Während der Bronchoskopie wird dem Patienten Sauerstoff zugeführt. Auf diese Weise läßt sich die Untersuchung ohne weiteres bis zu einer halben Stunde ausdehnen, wobei Inactin und Pantolax je nach Bedarf nachgespritzt werden. Die ganze Narkose läßt sich so steuern, daß nach Beendigung der Untersuchung der Patient spontan atmet und spätestens nach 1—2 Std. mit Begleitung die Klinik verlassen kann

Instrumentarium.

Während KIRSTEIN und KILLIAN noch mit dem KUSSMAULSchen Oesophagoskop, einem starren Rohr mit einer Petroleumlampe als Lichtquelle, arbeiteten, wurden bereits einige Jahre später von CH. JACKSON ein Bronchoskop mit distaler Beleuchtung und von W. BRÜNINGS und KAHLER solche mit Verlängerungsrohr und proximaler Beleuchtung konstruiert. Damit war eigentlich das technische Problem der Bronchoskopie grundsätzlich gelöst. In der Folgezeit wurden diese Instrumente lediglich weiter verbessert. So wurde das Bronchoskop von CH. JACKSON von ROBERTS, NEGUS u. a. mehrfach modifiziert, die distale Beleuchtung mit der Lichtquelle am unteren Rohrende wurde jedoch beibehalten, da sie den Vorteil hat, daß dabei das Objekt aus nächster Nähe beleuchtet wird und die äußere Öffnung des Rohres vollständig frei bleibt. Sie hat allerdings den Nachteil, daß die äußerst geringe Lichtstärke des kleinen Birnchens nur für die nächste Umgebung der Rohrmündung genügend Helligkeit spendet, aber keinerlei Übersicht gestattet. Dazu kommt noch, daß bei starker Sekretion oder Blutung das Birnchen sofort getrübt und die Sicht auch für die nächste Umgebung gestört werden kann. Die Bronchoskope von BRÜNINGS und KAHLER tragen am oberen Rohrende eine sehr lichtstarke Birne, deren Strahlen durch ein Linsensystem parallel gerichtet und durch einen kleinen Spiegel in das Rohr hinein reflektiert werden. Ihr Vorteil liegt in der großen Lichtstärke, die eine gute Übersicht gestattet. Die vor der äußeren Rohrmündung angebrachte Lichtquelle behindert jedoch etwas das glatte Einführen von Operationsinstrumenten. Sie muß vorher erst immer verschoben werden. 1930 konstruierte HASLINGER ein proximal beleuchtetes Bronchoskop ohne diese Hindernisse. Bei ihm ist die Lichtquelle so ideal angebracht, daß Verlängerungsrohr und Operationsinstrumente ohne Verschiebung des Beleuchtungsapparates eingeführt werden können. Da es infolge der bei der proximalen Beleuchtung möglichen großen Lichtstärke eine wesentlich bessere Übersicht gestattet als ein solches mit distalem Lichtträger, ist es ein ideales Instrument zur Extraktion von aspirierten (insbesondere aber von verschluckten) Fremdkörpern geworden. Diesen Zweck, den ihm HASLINGER zugedacht hatte, erfüllt das Instrument auch heute noch voll und ganz. Es leistet aber auch, wie

das BRÜNINGssche Bronchoskop, bei der Diagnostik noch wertvolle Dienste. Das kurze Rohr läßt sich leicht einführen und das weite Lumen bietet eine gute Übersicht. Es findet besonders bei Untersuchungen der Trachea, Carina und Hauptbronchien gerne Verwendung. Auch bei der Endoskopie der Oberlappenbronchien, bei der neben der Teleskopoptik oft auch noch eine Zange oder Curette durch das Rohr eingeführt werden muß, erweist es sich als sehr vorteilhaft. Sobald wir jedoch in Vollnarkose bronchoskopieren, genügen diese Bronchoskoparten den damit verbundenen Anforderungen nicht mehr. Hierfür stehen uns Bronchoskope mit distaler bzw. proximaler und distaler Beleuchtung (das von RIECKER modifizierte Bronchoskop nach NEGUS, MÜNDNICH, REINIKE u. a.) mit Beatmungseinrichtung zur Verfügung.

Die Länge und Weite des Rohres werden durch die anatomischen Verhältnisse des Tracheo-Bronchialbaumes bestimmt, die bei Kindern und Erwachsenen, Männern und Frauen verschieden sind. SOULAS und MOUNIER-KUHN haben folgende Mittelwerte angegeben:

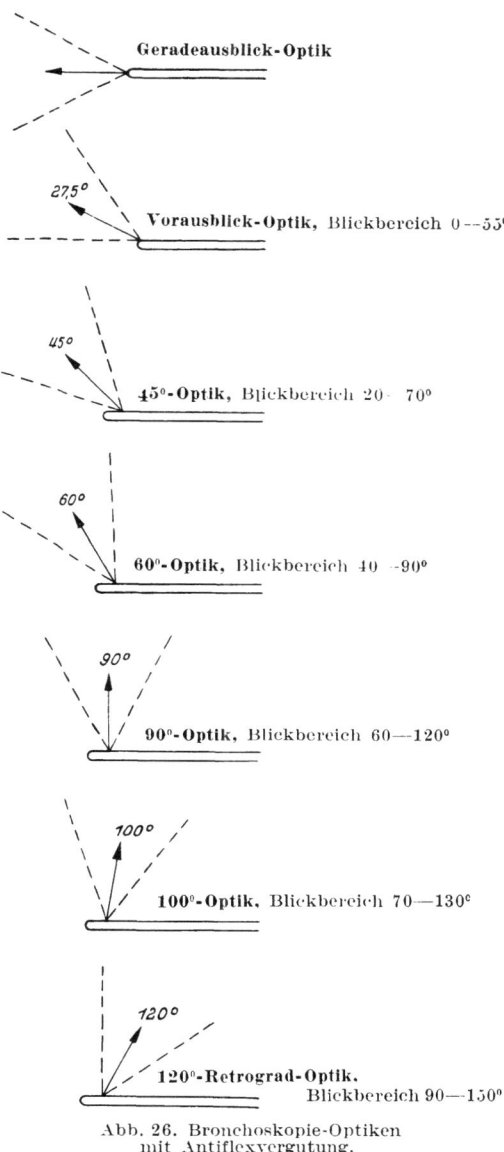

Abb. 26. Bronchoskopie-Optiken mit Antiflexvergütung.

Neugeborene und Säuglinge . . . . . 4/300 mm
Kinder von 2 Jahren . . . . —5/350 mm
Größere Kinder . . . . 6—7/400 mm
Erwachsene (Frauen) . . . . 6—7/420 mm
(Männer) . . . . 7—8/420 mm

Diese Maße sind etwas klein gehalten; es können auch Rohre mit 1—2 mm größerem Querschnitt ohne Schwierigkeiten eingeführt werden. Ein kleinkalibriges Rohr mit optimalem Licht wird jedoch immer vorgezogen werden. Seine leichte Handhabung, die ein schonendes Einführen ohne Kraftanstrengung erlaubt, ist eine wesentliche Voraussetzung zur Vermeidung von postendoskopischen Reaktionen, die, wie wir heute wissen, weit häufiger durch eine schlechte Technik als durch die Zeit, die das Rohr im Bronchus verbleibt, verursacht werden.

Die Luftwege lassen sich mit dem Bronchoskop soweit überblicken, als sie in die optische Richtung des Bronchoskops gebracht werden können. Die Reichweite umfaßt die Trachea, Carina, die beiden Haupt- und Unterlappenbronchien, sowie die Orifizien der Oberlappen- und des Mittellappenbronchus. In den meisten Fällen lassen sich auch die Abzweigungen der Segmentbronchi im Mittel- und in den Unterlappen einstellen. Der Verlauf der beiden Oberlappenbronchi weicht im allgemeinen von der kranio-caudalen Richtung zu stark ab, um in ihr Lumen vordringen zu können. Manche Autoren

Link u. Strnad, Tumoren des Bronchialsystems.   7a

haben deshalb das Anlegen eines Pneumothorax zur Verkleinerung des Abzweigungs-
winkels zwischen Haupt- und Oberlappenbronchus vorgeschlagen; doch gelingt der
erwünschte Kollaps der Lunge nur selten, weil in vielen Fällen bereits eine Atelektase
oder Pleuraverwachsungen vorliegen.

Zwar kann man unter Anwendung von Vollnarkose und Muskelrelaxantien meist
direkten Einblick mit dem Bronchoskop in die Oberlappenbronchi gewinnen (s. S. 99),

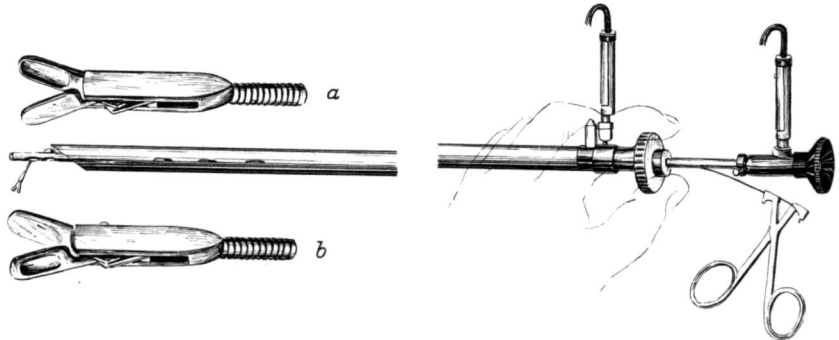

Abb. 27a u. b. Instrument zur Entnahme von Gewebsstücken aus dem Oberlappen: a flexibler Biopsiedoppellöffel;
b Cürettenzange.

Abb. 28. Optische Probeexcisionszange (nach RIECKER).

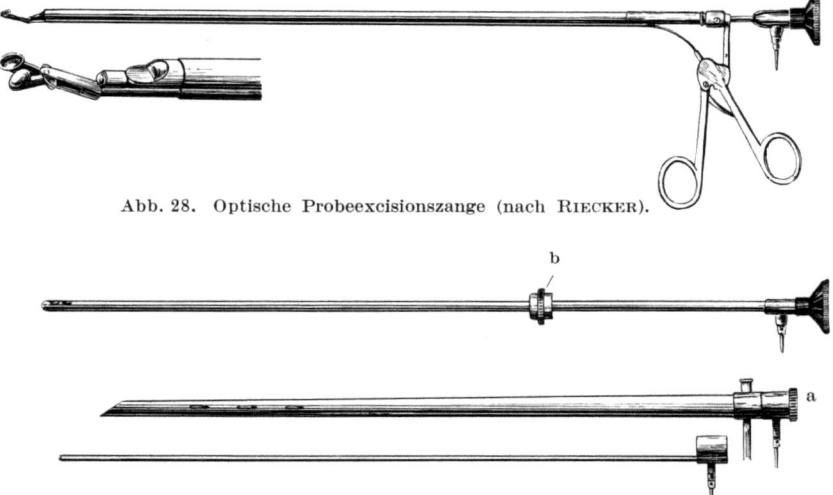

Abb. 29a u. b. Bronchoskop (STORZ) ermöglicht unter Verwendung einer Verschlußkappe mit Fenster (a) oder einer
(b) Führungskappe (bei Anwendung von Optiken) die Untersuchung auch während der Beatmung.

jedoch genügt die dadurch erzielte Sicht nicht immer, genauere Feststellungen zu treffen,
insbesondere an den Abgängen der Segmentbronchien, die eine Prädilektionsstelle für
die Entwicklung bösartiger Geschwülste darstellen. Deshalb mußte nach einer Möglichkeit
gesucht werden, den Sichtbereich zu vergrößern.

Mit der Entwicklung von *Teleskopoptiken* in den letzten Jahren wurde dieses Problem weitgehend gelöst. Es handelt sich dabei um ein lichtstarkes optisches System
mit verschiedener Achsenablenkung und zwar Geradeausblick, 45⁰ (20—70⁰), 90⁰ (65 bis
115⁰) und Retrogradoptik (90—140⁰) mit je einem Blickwinkelbereich von 50⁰. In neuester Zeit erfuhren diese Teleskopoptiken noch weitere Verbesserungen. So haben z. B.
die Optiken nach BROYLES einen größeren Blickbereich (60⁰), so daß für einen vollständigen Satz nurmehr 3 Instrumente erforderlich sind (Vorausblick [0—55⁰], 90⁰-Optik
[60—120⁰] und 120⁰-Retrogradoptik [90—150⁰]). Während die älteren Modelle nur in
einem ganz bestimmten Abstand vom Rohrende ein optimales Bild gaben, haben die

neueren bei jedem Objektabstand eine ausgezeichnete Bildschärfe. In neuester Zeit hat P. DE HAAN ein flexibles Bronchoskop konstruiert, das ohne Teleskopoptik erlaubt, in die oberen Bronchien einzusehen. Über eigene Erfahrungen verfügen wir noch nicht.

Diese optischen Zusatzgeräte gestatten, die Abzweigungsstellen sämtlicher Segmentbronchien beider Oberlappen zu sehen. (Peripherer gelegene Prozesse entziehen sich der bronchoskopischen Beurteilung.) Sie ermöglichen des weiteren, die Bronchialwände, die bei der einfachen Bronchoskopie nur in tangentialer Richtung gesehen werden können, in senkrechter Richtung (Aufsicht) abzusuchen, was besonders bei flächenhaften Prozessen und Tumorwachstum z. B. (Lymphangiosis carcinomatosa) in der Bronchialwand von großer Bedeutung ist.

Die Lagerung des Patienten.

Bis vor wenigen Jahren wurde die bronchoskopische Untersuchung beim Erwachsenen fast ausschließlich *im Sitzen* durchgeführt. Sie kann in der KILLIANschen Stellung (bei stark nach hinten gebeugtem Kopf, um die obere Zahnreihe, Glottis und Trachea möglichst in eine Gerade zu bekommen), mit dem BRÜNINGSschen Stuhl (durch dessen Rückenlehne eine Lordose der Wirbelsäule und damit eine Erleichterung der Untersuchung erreicht wird) oder in der CLAOUÉ-MANNschen Position vorgenommen werden. Bei letzterer stützt der Patient seine Ellbogen auf die Oberschenkel und streckt bei leicht nach hinten geneigtem Kopf das Kinn nach vorn. Im Gegensatz zu den beiden ersteren ist diese Stellung für den Patienten nicht so anstrengend. Er sitzt bequem, entspannt mit weit nach vorn gebeugtem Oberkörper und das Bronchoskopierohr läßt sich, nach müheloser Verdrängung des Zungengrundes, leicht in die Glottis einführen. Auch für den Untersucher ist diese Position angenehmer, da er sich, ebenfalls bequem sitzend, ganz auf den Eingriff konzentrieren kann. Wir bedienen uns fast ausnahmslos der CLAOUÉ-MANNschen Position, wenn wir im Sitzen bronchoskopieren, was jedoch heute nurmehr fallweise geschieht. Mit der Einführung der Allgemeinnarkose hat sich auch die dazu notwendige Untersuchung *am liegenden Patienten* eingebürgert. Auch hierbei werden inzwischen schon wieder mehrere Arten der Lagerung mit und ohne Kopfstütze angegeben. Sie alle aufzuzählen, würde diesen Rahmen überschreiten, außerdem haben sich die meisten von ihnen inzwischen als unzweckmäßig erwiesen und sind verlassen worden. Besonders der Mechanismus der Kopfstütze, der technisch noch keineswegs vollkommen ist, wurde mehrfach modifiziert. Es wird schließlich immer vom jeweiligen Operateur abhängen, ob er eine Kopfstütze oder einen Assistenten für die entsprechenden Kopfbewegungen des Patienten benötigt oder ob er dies selbst macht. Nach unseren Erfahrungen ist für das Gelingen der bronchoskopischen Untersuchung eben die Vorbehandlung und die Anaesthesie das Wichtigste. Ist diese unzureichend, so wird selbst ein Stab von Hilfspersonen nicht genügen, um den Kopf in die jeweils richtige Lage zu bringen. Bei guter Anaesthesie dagegen wird der Operateur die Kopf-Halspartie des Patienten mit dem Rohr und mit der anderen Hand mühelos dirigieren können, wie es die jeweilige Situation erfordert. Das gleiche gilt für

die Technik der Bronchoskopie.

Das Einführen des Bronchoskopierohres ist dabei wohl der schwierigste Teil. Um es zu erleichtern, hat BRÜNINGS schon entsprechende Spatelrohre konstruiert, die in neuerer Zeit durch seitlich offene Laryngoskope (JACKSON, NEGUS, McINTOSH u. a.) ersetzt wurden und durch die Einführung der Intubationsnarkose weite Verbreitung gefunden haben. Sie gestatten eine gute Übersicht über die Glottis und erleichtern zweifelsohne das Einführen des Bronchoskopes, das dann einfach in die Glottis vorgeschoben wird. Besonders vorteilhaft ist dies für den Anfänger, der mit den örtlichen Verhältnissen noch nicht entsprechend vertraut ist, da diesem dadurch eine bessere

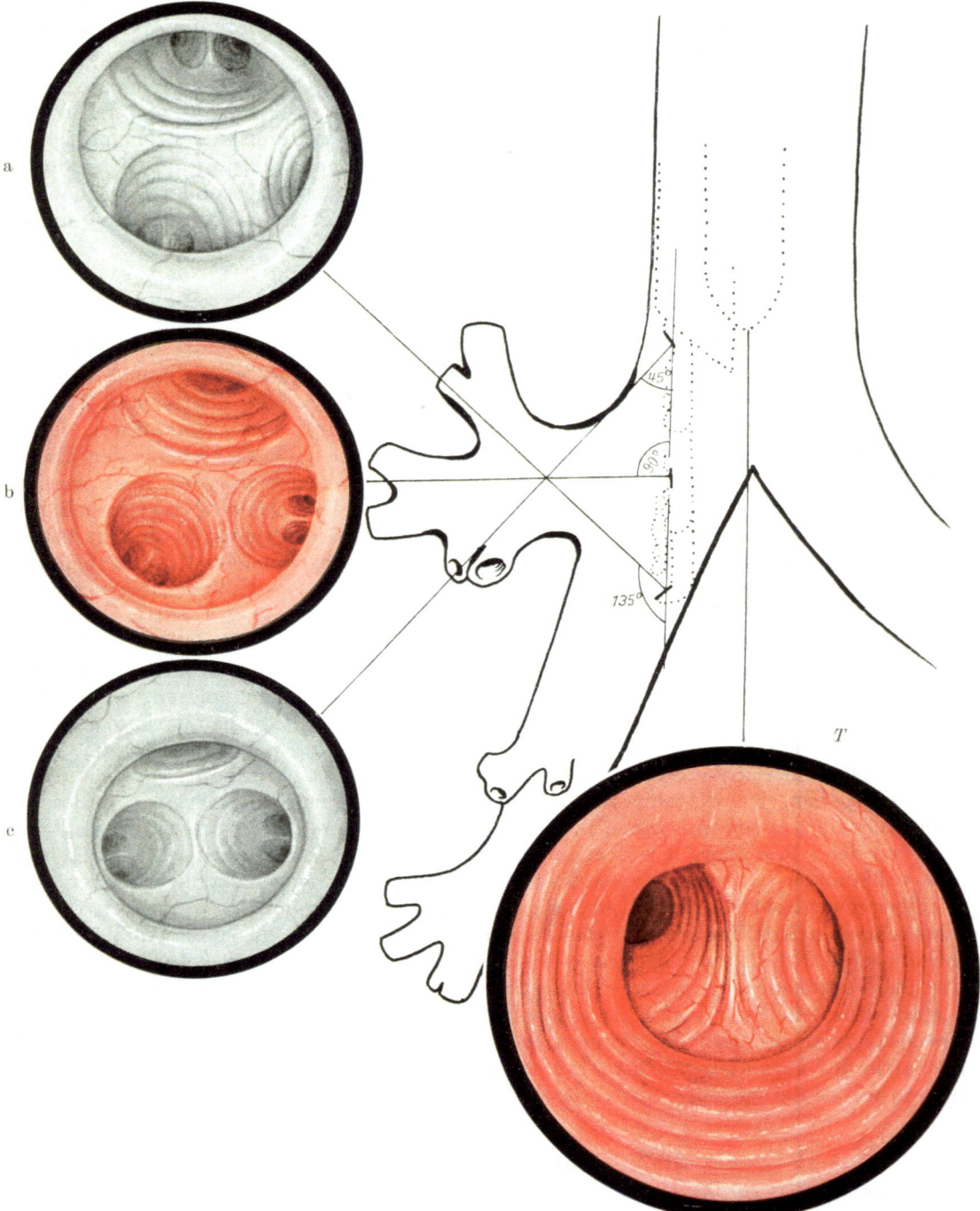

Abb. 30. *T*: Trachea und Carina tracheae mit besserem Einblick in den rechten, mehr gestreckt verlaufenden Hauptbronchus (Paries membranaceus ohne Ringknorpelzeichnung dorsal — am oberen Bildrand).

a—c Sichtbereich mit der Teleskop-Optik bei Untersuchung des rechten Oberlappenbronchus: a mit 135°-Optik:
Einblick in den apikalen Segmentbronchus (I); b mit 90°-Optik: Einblick in den posterioren Segmentbronchus (II);
c mit 45°-Optik: Einblick in den anterioren Segmentbronchus (III) und deren jeweilige Subsegmentbronchi.

Anmerkung: Die Blickrichtung ist in der Skizze der Bronchialverzweigungen bei Vorderansicht durch eine Linie
markiert, die auf das darunter wiedergegebene bronchoskopische Bild an genau entsprechender Stelle auftrifft. wenn
die Skizze nicht in der Papierebene, sondern senkrecht dazu gedacht wird, die Markierungslinie also den Mittelpunkt des
Bildkreises durchlaufen würde.

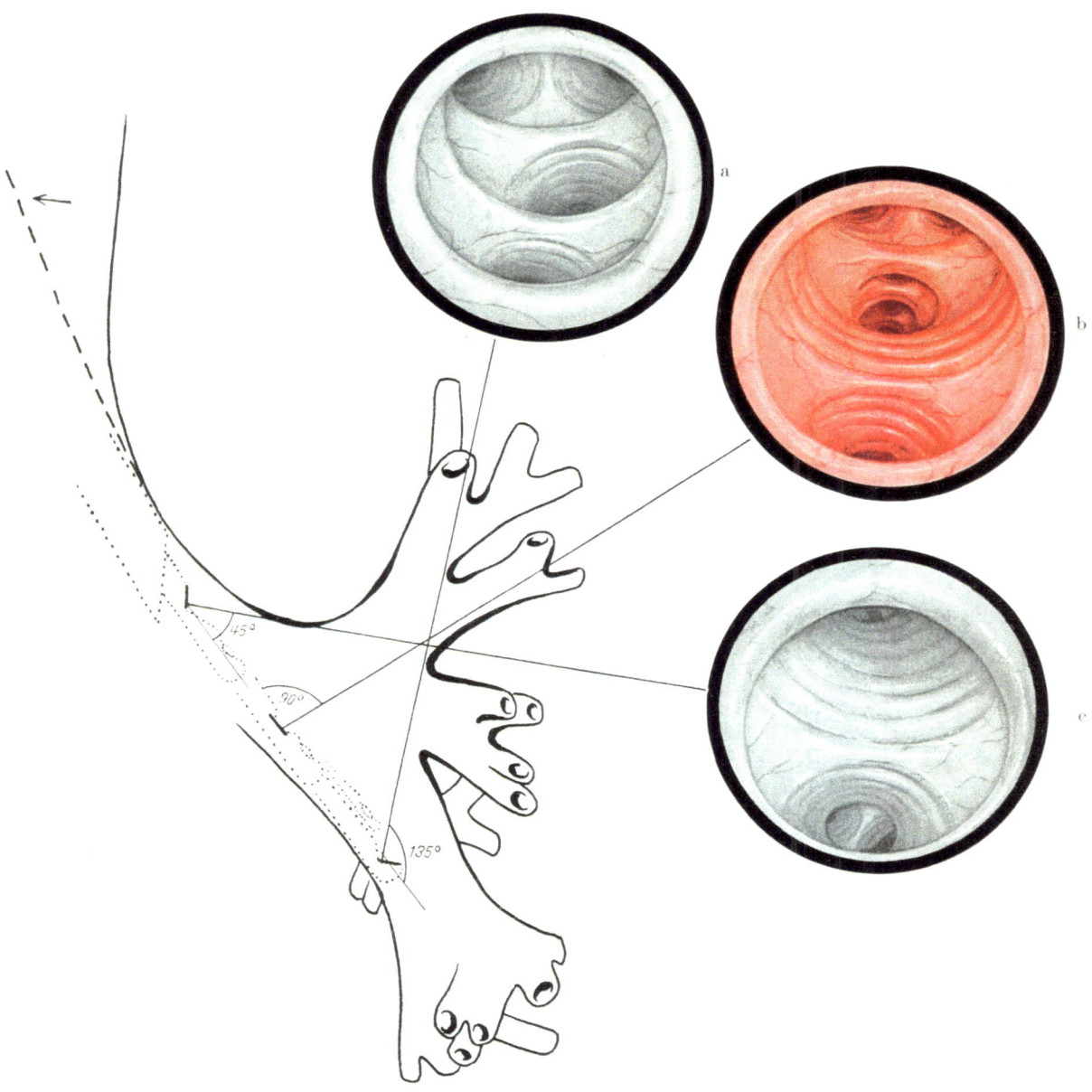

Abb. 31a—c. Sichtbereich mit der Teleskop-Optik bei Untersuchung des linken Oberlappenbronchus: a mit 135°-Optik: Darstellung des Lingulabronchus (unterer Bildrand) sowie der Oberlappensegmentbronchien I und II (apical und posterior, oberer Bildrand von links nach rechts), III (anterior — Bildmitte); b mit 90°-Optik: wie a, jedoch mit besserem Einblick in den anterioren Segmentbronchus (III) mit seinen Subsegmentbronchien; c mit 45°-Optik: Carina zwischen Segmentbronchus III (anterior) und Lingulabronchus (am unteren Bildrand) mit superiorem (IV — links) und inferiorem (V — rechts) Segmentbronchus.

Anmerkung zu Abb. 30 gilt entsprechend.

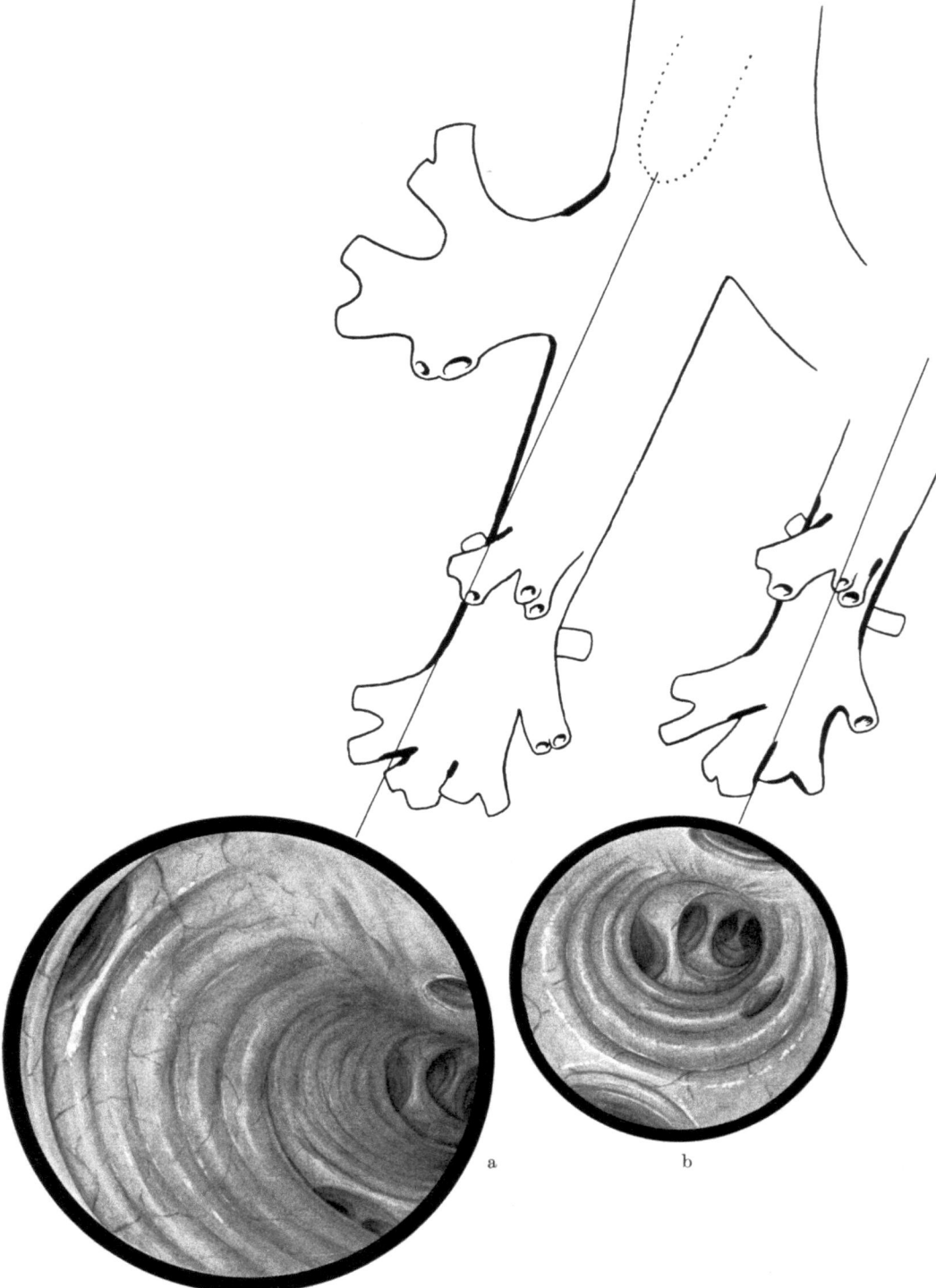

Abb. 32a u. b. Untersuchung des rechten Stamm- und Unterlappenbronchus: a Lateral (im Bild oben links) Abgang des Oberlappenbronchus tangential getroffen, dorsal (oben rechts) Abgang des apikalen (VI) Unterlappensegmentbronchus. ventral (unten rechts) Mittellappenbronchus mit lateralem (IV) und medialem (V) Segmentbronchus; dazwischen in der Tiefe (von lateral nach medial) Abgänge des antero- (VIII), latero- (IX) und postero-basalen (X) Segmentbronchus. b Weiter distal und etwas medial von a: Man erkennt ventral (unten im Bild) den Mittellappenbronchus, dorsal den apikalen (VI) Segmentbronchus des Unterlappens; dazwischen tiefer die restlichen Unterlappensegmentbronchien (von medial nach lateral): den kardialen (VII), postero-basalen (X — mit Aufteilung in 2 Subsegmentbronchien), laterobasalen (IX) und antero-basalen (VIII) Segmentbronchus.

Anmerkung zu Abb. 30 gilt entsprechend.

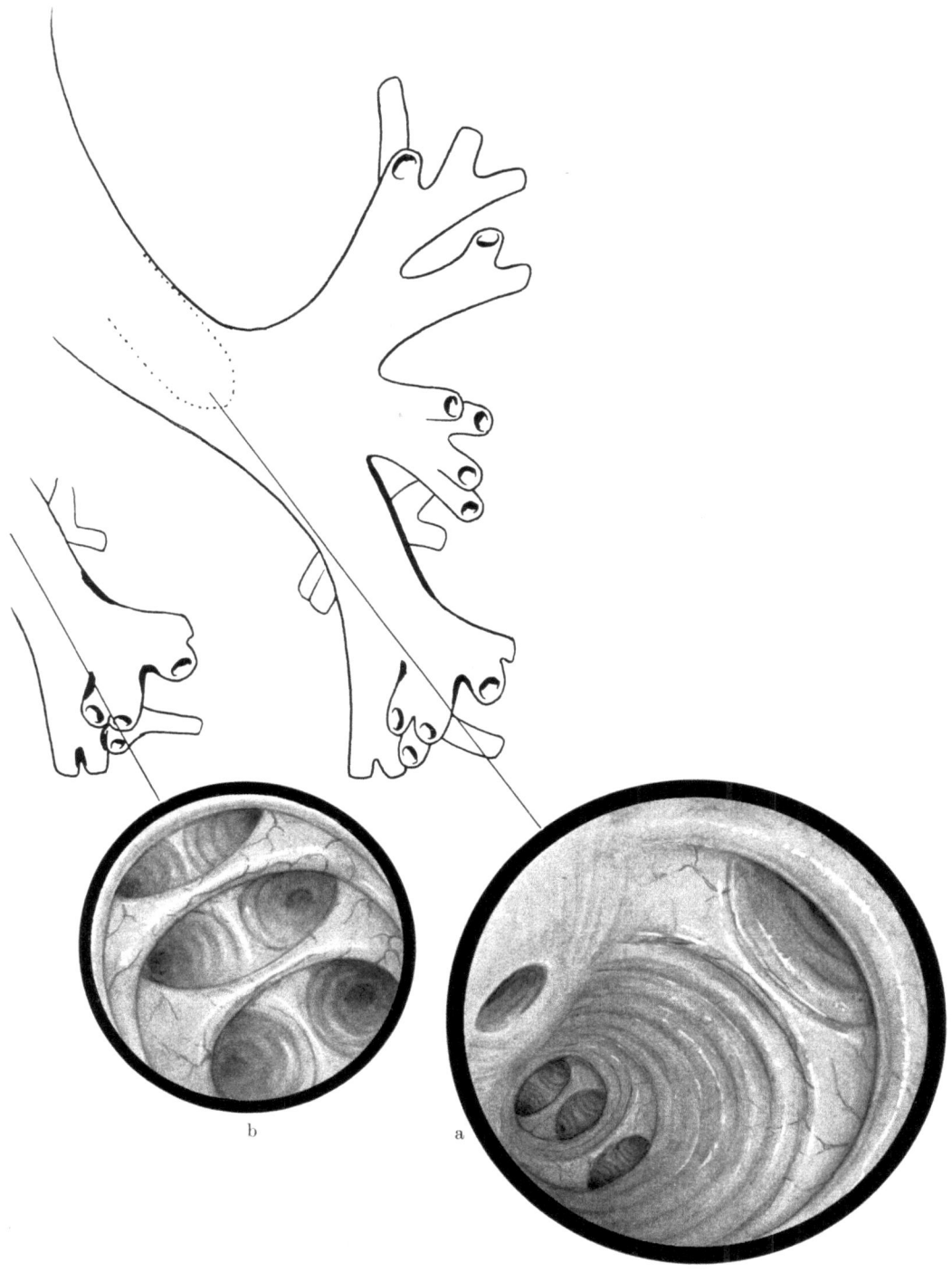

Abb. 33a u. b. Untersuchung des linken Unterlappenbronchus: a Lateral (oben rechts im Bild) Abgang des Oberlappenbronchus. Etwas weiter distal und dorsal der apikale Segmentbronchus (VI). in der Tiefe von lateral nach medial (im Bild von rechts unten nach links oben) die Segmentbronchien VIII (antero-basal), IX (latero-basal) und X (postero-basal). b (stärker vergrößert) Darstellung der beiden Carinae zwischen antero-basalem. latero-basalem und postero-basalem Segmentbronchus (im Bild von rechts unten nach links oben).

Anmerkung zu Abb. 30 gilt entsprechend.

Orientierung möglich ist. Wir verwenden diese Laryngoskope nahezu immer, wenn wir Kinder bronchoskopieren, bei denen sich Hypopharynx und Larynx im allgemeinen schwer darstellen lassen. Beim Erwachsenen verzichten wir jedoch meist darauf, weil sich dem Einführen des Rohres bei sorgfältiger Vorbereitung und Anaesthesie praktisch keine wesentlichen Hindernisse entgcgenstellen.

Bronchoskopischer Befund.

Die bronchoskopischen Bilder, unter denen die Bronchialgeschwülste in Erscheinung zu treten pflegen, sind sehr mannigfaltig. Es gibt aber doch manche Merkmale (in der Lokalisation, Oberflächenbeschaffenheit, Farbe, Konsistenz und Blutungsbereitschaft), die bei ein und derselben Tumorart immer wieder beobachtet werden können, ja gewissermaßen charakteristisch sind, so daß sie mitunter Schlüsse auf den histologischen Bau der Geschwulst erlauben. Wir konnten dies bei kritischer Beobachtung in letzter Zeit an mehr als 300 Bronchustumoren feststellen.

Das *Bronchusadenom* (Carcinoid) nimmt vorwiegend von der Abzweigung eines Lappenbronchus (Ober- oder Mittellappen) seinen Ausgang und ragt, mehr oder minder stark gestielt, in den Hauptbronchus, den es bisweilen vollständig verschließen kann. Der Tumor zeigt eine sehr verschiedene Konsistenz (weiche bis derb-harte) und eine unebene bis grobhöckrige Oberfläche, die fast immer glänzt, da die Schleimhaut darüber weitgehend intakt ist. Die deutlich vermehrten und erweiterten Gefäße geben dem Tumor eine tiefrote Farbe und bedingen die starke Blutungsneigung, die die Geschwulst bei Berührung (Probeexcision), aber auch spontan, aufweist.

Das *undifferenzierte Carcinom* zeigt, wie auch die übrigen malignen Bronchialgeschwülste, keine typische Lokalisation. Es tritt vorwiegend als grobhöckerige, dunkelrote Geschwulst, die sich von der Bronchialwand, der sie meist breitbasig aufsitzt, halbkugelig in das Bronchiallumen vorwölbt, in Erscheinung. Diese Tumoren zeigen nur selten einen intakten Schleimhautüberzug. Meist ist ihre Oberfläche von Granulationen bedeckt, mitunter lassen sich Geschwürskrater mit nekrotischem Grund beobachten. Die Konsistenz der undifferenzierten Carcinome ist fast durchweg weich, ihre Blutungsneigung groß (Spontanblutung).

Das *Plattenepithelcarcinom* zeigt im Bronchus meist ein flächenhaftes Wachstum. Es umwächst gewissermaßen das Bronchiallumen und führt auf diese Weise zur Stenose. Seine Konsistenz ist fest, seine Oberfläche meist kleinhöckerig. Da der Tumor in der Regel von einem mehrschichtigen Plattenepithel überzogen ist, das keine Gefäße führt und (im Gegensatz zum mehrreihigen Zylinderepithel) ein Durchschimmern tiefer liegender Gefäße nur teilweise gestattet, erscheint er blaßrot. Seine Blutungsneigung ist gering. Spontanblutungen kommen sehr selten vor.

Das *verhornende Plattenepithelcarcinom* stellt sich im bronchoskopischen Bild fast durchweg als grau-weißer, derber Tumor dar, der häufig in einem Hauptbronchus lokalisiert ist oder in einen solchen (von einem Oberlappenostium ausgehend) hineinragt. Seine meist kleinhöckerige Oberfläche verleiht ihm ein blumenkohlartiges Aussehen. Die Blutungsbereitschaft dieser Tumoren ist äußerst gering.

Das *kleinzellige Bronchialcarcinom* imponiert meist als dunkelroter Tumor mit glatter bis grobhöckeriger Oberfläche und auffallend weicher Konsistenz. Mit seiner Kugelform obturiert es häufig den Bronchus. Schon bei leisester Berührung pflegt es zu bluten. Auch zu Spontanblutungen kann es häufig kommen.

Besonders typisch ist das endoskopische Bild eines *Melanoms*, das sehr selten und meist als Metastase, mitunter aber auch als solitärer, primärer Tumor im Bronchus vorkommt (Fall 39). Die braunrote Farbe der Geschwulst ist derart eindrucksvoll und typisch, daß allein schon der bronchoskopische Befund kaum einen Zweifel an der Diagnose läßt.

Eine exakte Trennung der verschiedenen Tumorarten ist jedoch im endoskopischen Bild nicht möglich, da auch fließende Übergänge vorkommen, die eine Unterscheidung unmöglich machen können. Auf keinen Fall werden wir uns mit dem bronchoskopischen Befund allein begnügen, um die Diagnose zu stellen, sondern immer den histologischen Befund der Probeexcision anstreben, der als einziger eine sichere Diagnose über das vorliegende Gewebe geben kann.

Bronchoskopisch lassen sich nicht nur typische Tumoren erkennen, sondern mitunter auch indirekte Zeichen, die auf das Vorhandensein eines Tumors hinweisen. Es ist auf eine mögliche Recurrenslähmung oder eine Vorwölbung der Trachealwand zu achten, da diese von einem Tumor verursacht werden können. Die Form der Carina kann ebenfalls verändert sein. Sie erscheint sattelförmig, wenn ein Tumor oder Lymphknotenmetastasen unterhalb der Bifurkation liegen. (Akute entzündliche Lymphknotenvergrößerungen vermögen die kräftige Bronchialwand kaum zu deformieren.) Bei Einbruch des Tumors in das Mediastinum läßt der Hauptbronchus eine deutliche Motilitätseinschränkung bei der Atmung, vor allem aber beim Hustenstoß, erkennen. Als Folge des Verlustes seiner Elastizität pflegt die normalerweise unauffällige Faltenbildung des Paries membranaceus markant hervorzutreten.

Der Wert eines positiven bronchoskopischen Befundes ist bedeutend, der einer histologischen Verifizierung unbestritten. Jedoch sind der endoskopischen Untersuchung Grenzen gesetzt und ein Tumor kann sich leicht infolge seiner Kleinheit (im Anfangsstadium) oder infolge ungünstiger Lokalisation der Sicht entziehen. Ein negativer bronchoskopischer Befund berechtigt deshalb nicht, das Vorhandensein eines Tumors auszuschließen, sondern erfordert eine Wiederholung der Untersuchung.

Literatur.

BARTH, L.: Anwendung der Diffusionsatmung bei der Bronchoskopie. Anaesthesist 3, 227 (1954). ~ Die Anwendung der Allgemeinbetäubung bei der Bronchoskopie. Thoraxchirurgie 2, 23 (1954). ~ Untersuchungen über die Wirkungsdauer von Pantocainlösungen mit und ohne Adrenalinzusatz in der Tracheobronchialschleimhaut des Menschen. Fortschr. Röntgenstr. 80, 396 (1954). — BRÜNINGS, W.: Die direkte Laryngoskopie, Bronchoskopie und Oesophagoskopie. Wiesbaden: J. F. Bergmann 1910.

CLAOUÉ: Zit. nach MANN, Lehrbuch der Tracheo-Bronchoskopie. Würzburg 1914. — COURVOISIER: Zit. nach WIRTH. Arch. exper. Path. u. Pharmakol. 222 (1954).

EICHHOLTZ, F.: Lehrbuch der Pharmakologie, 7. Aufl. 1951. — EICKEN, C. v.: Bronchoskopische Mitteilungen. Verh. Verein süddeutsch. Laryngologen 1907, 410.

FISCHER, F. K.: Anaesthesieprobleme bei der Bronchographie mit wasserlöslichen, viscösen Kontrastmitteln. Fortschr. Röntgenstr. 79, 581 (1953).

GOTTSTEIN, G.: Technik und Klinik der Oesophagoskopie. Mitt. Grenzgeb. Med. u. Chir. 8, 57—152, 511—595 (1901). — GUEDEL, A. E.: Inhalation Anesthesia. New York. 61. 1937.

HAAN, DE P.: Flexible Bronchoscope. Acta Oto-Lar. 45, 280 (1955). — HACKER, N. v.: Zit. nach C. v. EICKEN, Arch. f. Laryng. 15, 371 (1904). — HOLINGER, P. H., H. J. HARA and E. F. HIRSCH: Bronchogenic carcinoma; analysis of 175 peoved cases. Ann. of Otol. 54, 5 (1945). — HÜGIN, W.: Die Grundlagen der Inhalationsnarkose. Basel: Bruno Schwabe & Co. 1951.

IRMER, W., u. F. H. KOSS: Die potenzierte Narkose. Dtsch. med. Wschr. 1953, 11.

KEIL, W., u. H. VIETEN: Ist der Zusatz von Adrenalin bei der Anasthesie des Tracheobronchialsystems für die Bronchoskopie noch zu verantworten? Fortschr. Röntgenstr. 76, 796 (1952). ~ Neue Gesichtspunkte für die Anästhesie des Tracheobronchialsystems insbes. zur Bronchographie. Fortschr. Röntgenstr. 77, 409 (1952). — KILLIAN, G.: Über direkte Bronchoskopie. Münch. med. Wschr. 1898. ~ Über die Leistungen der div. Bronchoskopie bei Fremdkörpern der Lunge. Münch. med. Wschr. 1899. ~ Die diagnostischen und therapeutischen Leistungen der modernen direkten endoskopischen Untersuchungsmethoden bei Fremdkörpern der Luft- und Speisewege. Dtsch. med. Wschr. 1902. — KIRSTEIN, A.: Die Autoskopie des Kehlkopfes und der Luftröhre (Besichtigung ohne Spiegel). Berlin: O. Coblentz 1896. ~ Autoskopie der Larynx und der Trachea. Berl. klin. Wschr. 1895, 476—478. — KUSSMAUL, A.: Zit. nach FRITZ SCHLEMMER, a. a. O. — Oesophagoskopie. In Handbuch der Hals-, Nasen- und Ohrenheilkunde v. A. DENKER u. O. KAHLER, Bd. IX, S. 36—37.

LABORIT, H.: Potenzierte Narkose und künstlicher Winterschlaf. Arch. exper. Path. u. Pharmakol. 222 (1954).

MAASSEN, W., u. G. OLIGSCHLAEGER: Die potenzierte Schleimhautanästhesie des Tracheobronchial-systems bei der Bronchographie. Tuberkulosearzt 1954, H. 11. — MANN, M.: Lehrbuch der Tracheo-Bronchoskopie. Würzburg 1914. — McINTOSH, R. R. Anaesthesie for bronchoscopie. Anaesthesie (Lond.) 9, 77 (1954). — McMILLAN: Zit. in McINTOSH u. BANNISTER, Essentials of General Anaesthesia, 3. Aufl. Oxford: Blackwell 1945. — MEYER-BURGDORF, G.: Über Anästhesiemethoden in der Säuglingschirurgie. Anaesthesist 2, H. 4 (1953). — MITTAG, G.: Anaesthesie bei Bronchoskopien. Z. Laryng. usw. 34, 654 (1955). — MÜNDNICH, K., u. G. HOFLEHNER: Die Narkose-Beatmungsbronchoskopie. Anaesthesist 2, 121 (1953).

NEGUS, V. W.: Intra-thoracic naer grow and value of bronchoskopy in diagnosis and treatment. J. Laryng. a. Otol. 48, 457 (1933). — NICKOL, H. J.: Vorbereitung für Untersuchungen und Operationen in der HNO.-Heilkunde. Berliner Gesundheitsblatt 6, 549 (1955).

ORMEROD, F. C.: Malignant disease of bronchus. J. Laryng. a. Otol. 48, 763 (1933).

REINIKE, A.: Über Beatmungsbronchoskopie in Narkose. Z. Laryng. usw. 33, 462 (1954). — RIECKER, O. E.: Neuzeitliche Anasthesiemethoden für die HNO.-Heilkunde. Z. Laryng. usw. 32, 689 (1953). ~ Die Diffusionsatmung als Hilfsmittel bei der Bronchoskopie. Z. Laryng. usw. 34, 217 (1955). — RIESSER, H., u. L. THEER: Zur Frage des Adrenalinzusatzes bei der Bronchialanästhesie mit Pantocain. Anaesthesist 2, 42 (1953). — ROSENHEIM, TH.: Über Oesophagoskopie. Berl. klin. Wschr. 1895, 247—252. — RUEDI, L.: Bemerkungen zur modernen Bronchoskopie. Bibl. Tbc. 4 (1950).

SOULAS, A., et P. MOUNIER-KUHN: Bronchologie. Paris: Masson & Co. 1949.

VOLTONI, F. E. R.: Eine Nußschale 10 Monate in der Luftröhre; ein neues Speculum für letztere; Operation. Berl. klin. Wschr. 1875, 74ff.

WEBER, M.: Über Fehler und Gefahren bei Operationen im Hals. Arch. Ohr- usw. Heilk. 1950, 158. — WEESE, H.: „Potenzierte Narkose" und „Hibernation durch Phenothiazine". Einführung in das Hauptthema. Arch. exper. Path. u. Pharmakol. 222 (1954). — WIRTH, W.: „Neuroplegie". „Potenzierte Narkose" und „Kontrollierte Hyperthermie" (zur Pharmakologie). Langenbecks Arch. u. Dtsch. Z. Chir. 279 (1954).

ZIPF, H. F., u. R. ALSTAETTER: Die Beeinflussung der hypnotischen Wirkung von Luminal und Evipan durch Kombination mit Megaphen und Phenothiazinderivaten. Arch. exper. Path. u. Pharmakol. 222 (1954).

Atlas

Klinische Daten zu den Fällen I—XL.

Fall I: M., Marie, 23. 11. 00.

Im Februar 1954 Husten mit Fieber bis 39°. Sechs Wochen lang vom Hausarzt mit Penicillin behandelt. Ende März Aufnahme in ein auswärtiges Krankenhaus. Dort wurde eine Pneumonie mit Pleuritis links festgestellt. Unter Behandlung mit Antibiotica und Neosalvarsan Abfall der Temperaturen. Die reichlichen Sputummengen blieben unverändert bestehen. Röntgenologisch kein Absceß nachweisbar. Wegen der noch vorhandenen Symptome und den deutlich sich ausbildenden Trommelschlegelfingern wird die Patientin mit der Diagnose: Bronchiektasie zur operativen Behandlung in die Chirurgische Universitätsklinik eingewiesen. Röntgenologisch finden sich ausgedehnte Bronchiektasen im linken Unterlappen und ein ovalgeformter Füllungsdefekt kurz hinter der Bifurkation im linken Hauptbronchus (aspirierter Fremdkörper? raumbeschränkender Prozeß vom Typ eines polypösen Tumors?). Bronchoskopisch im linken Hauptbronchus, von Granulationen eingebettet, ein etwa 1 cm langer Knochensplitter, der extrahiert wird. Erst jetzt erinnert sich die Patientin, daß sie Anfang Februar 1954 beim Essen etwas in die „falsche Kehle" gebracht hatte und längere Zeit husten mußte.

Fall II: T., Georg, 4. 2. 35.

Mit rechtsseitigem infiltrativen Lungen- bzw. Hilusprozeß aufgenommen. Die röntgenologische Untersuchung der Lunge und die Schichtaufnahmen ergeben den Verdacht auf Tuberkulose. Sputum mehrfach negativ. Bronchoskopisch werden Granulationen im rechten Oberlappenbronchus festgestellt, die histologisch typische Tuberkel mit Epitheloid- und (LANGHANSsche) Riesenzellen erkennen lassen. Im gezielt abgesaugten Bronchialsekret können cytologisch keine Tumorzellen festgestellt werden; auch, ob eine Tuberkulose vorliegt, läßt sich nicht entscheiden. Bakteriologisch lassen sich säurefeste Stäbchen ebenfalls nicht erkennen. Erst kulturell und durch Tierversuch werden Tuberkelbakterien nachgewiesen.

Fall III: R., Elvira, 14. 1. 08.

1922 schwere Nieren- und Rippenfellentzündung. Rippenresektion. 1924 Liegekur im Schwarzwald. Danach immer Neigung zu Husten und Auswurf. 1934 schwere Grippe, danach reichlich Auswurf. Temperaturen mit Schüttelfrost. Anschließend Phrenicusvereisung. In der folgenden Zeit immer wieder Husten und größere Auswurfmengen, übler Mundgeruch, Ausbildung von Trommelschlegelfingern. Zu dem vorhandenen Husten und dem außerordentlich starken Auswurf trat Gewichtsabnahme. Der Husten mit Auswurf wurde beim Bücken und besonders morgens beim Aufstehen beobachtet. Wenn Patientin nachts auf der rechten Seite lag, traten erhöhte Temperaturen auf. Verlegung der Patientin in die Chirurgische Universitätsklinik (1. 6. 54) zur Operation bestehender Bronchiektasen. Ein spezifischer Lungenprozeß läßt sich auf Grund des Sputumbefundes nicht nachweisen. Die Bronchographie und Bronchoskopie ergeben eine starke Einengung des rechten Hauptbronchus, die Probeexcision zeigt entzündliches Gewebe mit Narbensträngen. Am 29. 6. 54 Probethorakotomie. Kurze Zeit post operationem kommt Patientin durch ein akutes Herz- und Kreislaufversagen ad exitum.

Fall IV: Sch., Franziska, 3. 8. 06.

Seit Januar 1952 stridoröse Atmung. 20. 2. 53 Laryngoskopie: subglottische, konzentrische Schwellung und livide Verfärbung der Trachealschleimhaut. Probeexcision bei direkter Tracheoskopie: chronisch entzündlich infiltriertes Bindegewebe mit eingelagerten, homogenen, eosinophilen Massen. (24. 2. 53) Röntgen-Schichtaufnahmen in Schichttiefe 11,5, 12 und 12,5 cm: hochgradige Verschmälerung des Lumens der Trachea, zum Teil bis auf 2 mm. — Langsamer Rückgang der Schwellung auf Inhalationen und Kalmochininstillationen. Letzte Kontrolle (22. 1. 54) ergibt noch eine deutliche Vorwölbung an der Vorderwand der Trachea, die sich nach unten gut abgrenzen läßt. Atmung fast frei.

Fall V: K., Wilfried, 9. 10. 40.

Am 3. 3. 54 leichte Erkältung, am 8. 3. 54 hohes Fieber, Schüttelfrost, Husten und Schmerzen in der linken Brustseite. Behandlung durch Hausärztin mit der Diagnose: grippaler Infekt. Am 13. 3. 54 diagnostiziert Hausärztin eine Pneumonie rechts oben und eine Pleuritis links (1 200 000 OE Penicillin). Keine Besserung, Auftreten von Reizhusten. Krankenhauseinweisung. Die Röntgenuntersuchung (16. 3. 54) ergibt differentialdiagnostisch: Schwarte nach Pleuritis? oder Atelektase der linken Lunge?

Weitere Kontrolluntersuchungen ergeben eine Rückbildung der Verschattung. Am 4. 5. 54 Zeichen einer wesentlich stärkeren Belüftung der linken Thoraxseite (Zustand bei Ventilstenose?). Außerdem besteht Verdacht auf Bronchiektasen im linken Unterlappen. 5 Monate später (5. 10. 54) plötzlich wiederum eine dichte Verschattung der linken Thoraxseite wie am 16. 3. 54. Die Schichtaufnahmen der linken Hilusregion (Schichttiefe 6,5 cm) ergeben einen totalen Bronchusverschluß im linken Hauptbronchus an der Teilungsstelle in Ober- und Unterlappenbronchus (polypöser Tumor?). Bronchographie (20. 10. 54): Bild eines polypösen Prozesses im linken Hauptbronchus an der Teilungsstelle in Ober- und Unterlappenbronchus bei gleichzeitigen Bronchiektasen im linken Unterlappen.

Bronchoskopie (28. 10. 54): Linker Hauptbronchus unmittelbar oberhalb des Oberlappenabganges durch buckeligen, fleischroten, derben Tumor fast ganz verlegt. Dieser sitzt breitbasig der Hinterwand an. Er wird weitgehend abgetragen. Mäßige Blutung. Danach Ober- und Unterlappen frei. Schleimig-eitriges Sekret entleert sich.

Probeexcision: Gefäßreiches Bronchusadenom vom Typ des Carcinoids. Bronchialsekretuntersuchung (28. 10. 54) ergibt Zellen, die verdächtig sind auf eine Geschwulst, ohne daß man aber die Diagnose sicher stellen oder über die Art des Tumors nähere Aussagen machen kann.

19. 1. 55 Operation (Lobektomie): Nach Abtragung des wegen Bronchiektasen sowieso zu entfernenden Unterlappens lassen sich zum Teil noch im Hauptbronchus Reste des Adenoms erkennen, welche dann bis auf die Knorpelschicht entfernt werden. Entlassung in hausärztliche Behandlung. Zur Zeit beschwerdefrei.

Fall VI: K., Margot, 4. 1. 27.

Im Juni 1952 erstmals Bluthusten. Die damals durchgeführte Bronchoskopie ergibt einen Tumor, der anschließend bronchoskopisch entfernt wird. Im März 1953 endoskopische Entfernung eines Rezidivs. Im Juni, September und Oktober 1953 und im Januar und März 1954 erneute bronchoskopische Excision bzw. Coagulation des rezidivierenden Tumors im rechten Hauptbronchus bzw. im Stammbronchus rechts vor der Gabelung in den Mittellappenbronchus. Die histologische Untersuchung des Tumors habe Plattenepithelformationen mit darunterliegenden Schaumzellen ergeben. Eine Malignität wird abgelehnt. Anfang Mai 1954 wird Patientin jedoch in die Chirurgische Universitätsklinik zum Ausschluß eines vielleicht in den Bronchus metastasierenden Hypernephroms eingewiesen. Bronchographie: Kirschgroßer, polypös wachsender Tumor in Höhe der Abgangsstelle des Mittellappenbronchus. Im Oesophaguskymogramm keine Zeichen der Mitbeteiligung des Mediastinums nachweisbar (20. 10. 54). Bronchoskopie: Aus dem Mittellappenbronchus ragt breitstielig ein kirschgroßer Tumor von weicher Konsistenz und starker Blutungsneigung, der sich histologisch als Bronchusadenom erweist.

Fall VII: D., Else, 13. 12. 12.

1950 bei Röntgenuntersuchung in der Tbc.-Fürsorge eine „Lungenwurzelentzündung" festgestellt. Seit Pfingsten 1951 plötzlich sehr starke Rückenschmerzen, Gewichtsabnahme, Reizhusten, jedoch kein Auswurf. Im Herbst 1951 angeblich 7—8mal rotes zusammengeballtes Blut ausgehustet, dabei „habe sie eine Art Riß unter dem Brustbein und über den oberen Partien der rechten Brustkorbhälfte verspürt". Im November 1951 kurzer Kuraufenthalt in einem Odenwaldbadeort, danach asthmaähnliche Luftbeschwerden und Verschlechterung des Allgemeinzustandes. 14 Tage vor Einweisung in die Klinik letztmaliges Bluthusten. Der Hausarzt läßt eine Röntgenuntersuchung durchführen. Diese ergibt eine totale Atelektase des rechten Oberlappens mit Lymphknotenschwellung am rechten Hilus. Die nach Klinikaufnahme durchgeführte Bronchographie zeigt eine völlige Stenose im Bereich des rechten Hauptbronchus durch einen raumbeschränkenden polypös wachsenden Prozeß. Bronchoskopisch: Kirschgroße, höckerige Geschwulst, die gestielt dem rechten Oberlappenostium aufsitzt, frei in den Hauptbronchus ragt, den sie verschließt. Probeexcision: Carcinoid. Endoskopisches Abtragen des Tumors. Jetzt Lösung der Lappenatelektase. 4 Monate später jedoch neuerliche Einweisung in die Chirurgische Universitätsklinik, wiederum mit den Zeichen der vollen Atelektase des rechten Oberlappens. Die Untersuchung des Skeletes zeigt nun osteoplastische und osteolytische Veränderungen im Sinne von Metastasen. Exitus letalis nach einigen Wochen.

Fall VIII: Sch., Kurt. 7. 3. 20.

Seit 9 Jahren häufig rezidivierende Bronchitis, jedes Jahr wiederholt sich Bluthusten, der nach 2 Tagen wieder sistiert. Seit 1946 wurde jährlich mehrere Male röntgenologisch untersucht, wobei nie ein krankhafter Befund erhoben werden konnte, auch anläßlich einer Röntgenreihenuntersuchung nicht. Schließlich wurde Patient auf eigenes Betreiben einem Fachinternisten überwiesen, der trotz eines negativen Lungenbefundes eine Bronchoskopie durchführen ließ. Dabei wurde ein Prozeß im linken Hauptbronchus festgestellt. Die damals durchgeführte Probeexcision ergab einen „gutartigen Tumor". Nunmehr Einweisung in die Chirurgische Universitätsklinik. Bronchographie (11. 2. 55) ergibt im Gegensatz zu den bisherigen negativen Lungenbefunden eindeutig das Bild des „Mediastinalpendels" nach der linken Seite hin. Es besteht das Bild einer Überbelüftung der linken Lunge (Ventilstenose ?). Ferner findet sich im Schichtbild und im Bronchogramm ein breitbasig der medialen Wand des linken Hauptbronchus, knapp unterhalb der Carina, aufsitzender, das Bronchuslumen einengender, polypöser Tumor, der durch Bronchoskopie und histologische Untersuchung der Probeexcision als „Carcinoid" erkannt wird. (Die Sputumuntersuchung ergab Tumor- oder tumorverdächtige Zellen.) Operation (Prof. Dr. R. GEISSENDÖRFER): Excision des Tumors nach Eröffnung des linken Hauptbronchus. Die linke Lunge bleibt erhalten. Nach dem operativen Eingriff völliges Wohlbefinden. Zur Zeit beschwerdefrei.

Fall IX: F., Johann, 24. 6. 88.

Im Oktober 1951 Husten und Auswurf sowie Schmerzen in der Gegend der Schulterblätter, angeblich durch „Verkühlung". Deshalb in stationärer Behandlung in einem auswärtigen Krankenhaus. Nach Entlassung im Dezember 1951 erneute Krankenhausaufnahme im Januar 1952. Einweisung in die Chirurgische Universitätsklinik auf Grund eines im auswärtigen Krankenhaus im Schichtbild gefundenen bronchusstenosierenden Prozesses des rechten Unterlappens. Bronchographie: 28. 12. 51 und 10. 1. 52 totale Bronchusstenose im posterobasalen Segmentbronchus des rechten Unterlappens (Tumor ?). Bronchoskopie (22. 1. 52): Das Lumen des rechten Unterlappenbronchus ist von einem höckerigen, leicht blutenden Tumor ausgefüllt, der sich histologisch als undifferenziertes Carcinom erweist. Pneumonektomie.

Fall X: T., Florus, 5. 11. 90.

Von Dezember 1952 bis Januar 1953 hausärztliche Behandlung wegen eines starken Hustens. Damals „starke Stiche" besonders bei Witterungswechsel in der rechten mittleren Thoraxseite. Trotzdem ging er, durch die hausärztliche Behandlung etwas gebessert, seiner Arbeit nach. Im März 1953 trat zu den obengenannten Beschwerden Atemnot, die laufend zunahm. Der Hausarzt stellte einen Erguß im rechten Pleuraraum fest, den er mehrmals punktierte. Vor seiner Aufnahme in die Chirurgische Universitätsklinik wurde Patient auswärts in der Inneren Abteilung eines Krankenhauses 5 Wochen behandelt. Auf Grund des dort erhobenen Befundes, der eher für einen Tumor als eine entzündliche Veränderung sprach, wurde der Patient am 27. 4. 53 zur chirurgischen Behandlung in die Klinik eingewiesen.

Diagnose: Seropneumothorax rechts. Lungentumor ? Röntgenologische Untersuchung des Thorax (28. 4. bzw. 30. 4. 53): Mäßig deformierter Bifurkationswinkel. Luftfüllungsabbruch durch einen polypösen, raumbeschränkenden Prozeß unterhalb der Abgangsstelle des rechten Oberlappenbronchus. Bronchoskopie (5. 5. 53): Leicht höckeriger Tumor unterhalb des Oberlappenostiums rechts, der von lateral und hinten her das Stammbronchuslumen einengt. Rechter Hauptbronchus abnorm weitgestellt. Die Probeexcision ergab ein nicht verhornendes, unreifes Plattenepithelcarcinom. Wegen des reduzierten Allgemeinzustandes des Patienten wurde von einer Operation Abstand genommen und Patient zu strahlentherapeutischer Behandlung überwiesen.

Fall XI: D., Karl, 31. 7. 94.

Patient leidet in letzter Zeit unter Kurzatmigkeit und Atemnot. Seit Mai 1954 nach einer Erkältung geringe Verstärkung des Hustens. Keine größere Auswurfmenge, kein Blut im Sputum. BSG 102/126. Die 1 Monat später (15. 6. 54) wie üblich durchgeführte röntgenologische Thoraxuntersuchung ergibt bei guter Zwerchfellverschieblichkeit eine vermehrte Strahlendurchlässigkeit im linken Oberfeld bei sonst im sagittalen Strahlengang nicht faßbaren pathologischen Veränderungen. Erst die frontale Aufnahme der unteren Partien der linken Lunge zeigt einen etwa kleinapfelgroßen, inhomogenen Verdichtungsbezirk im linken Unterlappen (posterobasales Segment), der im sagittalen Strahlengang durch den Herzschatten verdeckt wird. 14 Tage später (9. 7. 54) Bronchographie: Füllungsabbruch im posterobasalen Segment des linken Unterlappens. Bei der schon wenige Tage vorher (2. 7. 54) durchgeführten Bronchoskopie fand sich ein erbsengroßer, papillomatöser Tumor. Die Probeexcision ergab histologisch ein nur „wenig differenziertes Plattenepithelcarcinom". Nach Pneumonektomie (15. 7. 54) wurde das pathologisch veränderte Gebiet der entfernten Lunge noch einmal genauestens untersucht (Prof. Dr. KAHLAU), wobei sich außer einer chronisch carnifizierten Pneumonie eine chronische Bronchitis mit Epithelmetaplasien und Proliferationen herausstellte, die zum Teil in Drüsenausführungsgänge unter Schonung der Basalmembranen eingedrungen waren (sog. „Carcinoma in situ" amerikanischer Autoren). Außerdem sieht man aber in einem großen Bronchus ein sicheres, wenn auch nur mikroskopisch kleines Plattenepithelcarcinom. *Der Pathologe bemerkte dazu, daß der Fall D. deshalb von besonderem Interesse erscheine, weil es sich hier um ein Bronchialcarcinom in frühestem Stadium handeln dürfte, das operativ entfernt werden konnte.*

Fall XII: S., Wilhelm, 15. 6. 98.

Im Herbst 1951 nach anstrengender Feldarbeit Schüttelfrost, 3 Wochen später Stechen in der linken Thoraxseite. Seit Februar 1952 laufende Gewichtsabnahme. Kein Blut im Sputum. Am 10. 7. 52 Klinikaufnahme. Röntgenologisch fand sich ein großer raumbeschränkender Prozeß vom Typ eines malignen Tumors im Bereich des linken Unterlappens mit Bronchusstenose (Bronchographie) am 11. 7. 52. Bronchoskopie (22. 7. 52): Die Hinterwand des posterobasalen Segmentbronchus im linken Unterlappen erscheint mächtig vorgewölbt. Schleimhaut intakt. Probeexcision: Nicht verhornendes Plattenepithelcarcinom. Am 30. 7. 52 Pneumonektomie. Nach Wundheilung Nachbestrahlung.

Fall XIII: K., Maria, 17. 10. 08.

Von November 1951 bis Februar 1952 Kopfschmerzen. Behandlung wegen „Neuritis". Seit Mitte Februar 1952 Atembeschwerden, anfallsweise starker Hustenreiz. Am 3. 3. 52 wegen Bronchialasthmas in ein auswärtiges Krankenhaus eingewiesen. Dort konnte das Bild röntgenologisch nicht geklärt werden. Es erfolgte am 12. 3. 52 Verlegung in die Chirurgische Universitätsklinik. Bei der Einweisung bestanden Mattigkeit, Fieber, Reizhusten und zunehmende Atemnot. Röntgenologisch fand sich ein Verdichtungsprozeß (Atelektase) in den oberen medialen Partien der rechten Lunge, der durch einen Tumor im rechten Hauptbronchus bedingt war, der den Oberlappenbronchus blockierte. Bronchoskopische Probeexcision: Plattenepithelcarcinom.

Palliativpneumonektomie wegen ausgedehnter Metastasierung im Bereich der Bifurkation und Verwachsungen des Tumors mit der Vena cava superior und dem Oesophagus. (Das Oesophaguskymogramm bot die Zeichen starker mediastinaler Mitbeteiligung.)

Fall XIV: H., Johann, 24. 4. 14.

Seit Anfang Mai 1953 Hustenreiz mit zeitweiligen Hustenanfällen, besonders beim Rauchen. In den ausgeworfenen Sputummengen hellrote Blutbeimengung. Keine Gewichtsabnahme. Patient fühlt sich nicht krank, wird aber trotzdem im Juni (5. 6. 53) in einem auswärtigen Krankenhaus röntgenologisch untersucht und von dort mit dem Verdacht auf ein Bronchialcarcinom im Bereich des rechten Unter-Mittellappens in die Chirurgische Universitätsklinik eingewiesen. Röntgenologische Analyse des Thorax (Nativuntersuchung, Schichtaufnahmen, Bronchographie und Oesophaguskymogramm): Komplett stenosierender Prozeß vom Typ eines polypösen Tumors im rechten Hauptbronchus, direkt an der Abgangsstelle des Oberlappenbronchus rechts. Die bronchoskopische Untersuchung (16. 6. 53) ergibt einen großen, höckerigen Tumor, leicht blutend im rechten Stammbronchus, wahrscheinlich aus dem rechten Mittellappen stammend(?).

Histologisch: Unreifes Carcinom. Im Bronchialsekret multiple Zellverbände einer malignen Geschwulst (wenig differenziertes Plattenepithelcarcinom). Operation (22. 6. 53): Probethorakotomie. Strahlentherapeutische Behandlung.

(Die Zeichen ausgeprägter mediastinaler Mitbeteiligung waren im Oesophaguskymogramm sichtbar.)

Fall XV: W., Arthur, 4. 12. 10.

Im Oktober 1951 grippaler Infekt mit Husten und Fieber. In der Folgezeit Schmerzen beim Atmen in der linken Thoraxseite. Atemnot, Herzklopfen. Geringer Auswurf, nicht blutig. Mäßige Gewichtsabnahme. Zum Ausschluß eines Tumors Einweisung in die Chirurgische Universitätsklinik. Röntgenologisch findet sich eine komplette Stenose an der Abgangsstelle des Oberlappenbronchus links. Bronchoskopie (20. 3. 52): Das Ostium des linken Oberlappens ist von einem kleinhöckerigen Tumor vollständig verschlossen. Probeexcision und Bronchialsekret ergeben ein wenig differenziertes Plattenepithelcarcinom. Die Oesophaguskymographie zeigt eine starke Mitbeteiligung des Mediastinums. Am 21. 3. 52 Palliativpneumonektomie. Im Anschluß an die Operation Röntgenbestrahlung.

Fall XVI: K., Ludwig. 13. 4. 98.

Seit 1 Jahr ab und zu Reizhusten, mitunter anfallsweise. 3 Monate vor der Klinikeinweisung (11. 1. 54) Auswurf mit gelegentlicher Blutbeimengung. Keine Gewichtsabnahme. Angeblich sogar in letzter Zeit Gewichtszunahme. Atemnot nur bei körperlicher Leistung (z. B. bei längerem Treppensteigen). Bei der röntgenologischen Untersuchung außerhalb Verdacht auf Lungentumor geäußert (Abb. 1 vom 16. 11. 53). Die nach der Klinikaufnahme durchgeführte bronchographische Untersuchung (23. 12. 53) zeigt eine komplette Stenose des rechten Oberlappenbronchus. Bronchoskopie (19. 1. 54): Tumor im Tracheobronchialwinkel rechts, der den rechten Oberlappenbronchus stark einengt. Probeexcision ergibt ein wenig differenziertes Carcinom. Bei dem Versuch der Pneumonektomie exitus letalis durch akutes Herz- und Kreislaufversagen.

(Das Oesophaguskymogramm zeigte deutlich die Zeichen bestehender Mitbeteiligung des Mediastinums.)

Fall XVII: K., Anna, 13. 3. 91.

Im Herbst 1951 schwere Erkältung mit starkem Husten, der bis zum Frühjahr 1952 andauerte. Nach vorübergehender Besserung im Juni 1952 neuerlicher Husten. Im Juli Blut im Auswurf, worauf erstmalig ein Arzt aufgesucht wird, der sie in die Klinik einweist. Bei der Klinikaufnahme (August 1952) ziemlich stark reduzierter Allgemeinzustand, Stridor. Die Röntgenuntersuchung (22. 8. 52) ergibt eine dichte, scharf begrenzte Verschattung (Atelektase) im rechten Unter- und Oberlappen und eine Hyperventilation der übrigen rechten Lunge. Im Bronchogramm zeigt sich ein kirschgroßer Füllungsdefekt im rechten Hauptbronchus oberhalb des Oberlappenostiums. Dieser erweist sich bei der Bronchoskopie (14. 10. 52) als grobhöckeriger Tumor, histologisch als polymorphzelliges Carcinom. Wegen zu schlechten Allgemeinzustandes Röntgenbestrahlung. 22. 4. 53 Exitus. Pleurametastasen beiderseits. Metastasen in den paratrachealen, mediastinalen, supraclaviculären und inguinalen Lymphknoten sowie in beiden Nieren und Nebennieren, ferner Leber und Peritonealmetastasen und in mehreren Wirbelkörpern.

Fall XVIII: G., Heinrich, 27. 10. 99.

Zwölf Wochen vor der Klinikaufnahme beobachtete Patient stets am Spätnachmittag ein leichtes Übelsein und mäßige Temperatursteigerung. Seit 7 Wochen allgemeine Abgeschlagenheit leichtes Zittern am ganzen Körper und ausgesprochenes Krankheitsgefühl. Patient blieb zunächst 4 Wochen zu Hause und wurde vom Hausarzt mit Tabletten und Tropfen behandelt. Als keine Besserung eintrat, erfolgte zunächst Einweisung in ein auswärtiges Krankenhaus, von dort wird er am 8. 9. 52 mit der Verdachtsdiagnose auf Bronchialcarcinom in die Chirurgische Universitätsklinik eingewiesen. Keine Vermehrung der Auswurfmenge. Während seines Krankenlagers zu Hause deutliche Gewichtsabnahme, während des Aufenthaltes im Kreiskrankenhaus angeblich Gewichtszunahme, so daß bei Aufnahme in die Chirurgische Universitätsklinik das alte Gewicht wieder erreicht ist. Patient fiel beim Treppensteigen in letzter Zeit zunehmende Atemnot auf. Die röntgenologische Untersuchung der Lunge ergab einen komplett stenosierenden Tumor im rechten Hauptbronchus knapp unterhalb der Bifurkation. Bei der Bronchoskopie fand sich eine Vorwölbung der Bronchialwand des rechten Hauptbronchus von hinten und rechts her mit starker Einengung des Lumens. Die Probeexcision ergab ein nicht verhornendes Plattenepithel-carcinom. Operation unmöglich. Bestrahlung wurde vom Patienten abgelehnt.

Fall XIX: K., Philipp, 10. 10. 85.

In frühester Jugend schon unter Atemnot gelitten (z. B. beim Sport). Bei Kälte häufig Hustenanfälle. Die Atembeschwerden verschlimmerten sich im Laufe der Jahre. Januar 1953 Grippe, seitdem ständiger Husten, hauptsächlich morgens, dabei große Auswurfmengen (gelblich-weiß). Seit 3 Wochen bemerkt der Patient Blutbeimengung. Starker Gewichtsverlust seit Anfang dieses Jahres, merklicher Gewichtsverlust seit 1952. Nachlassen der Arbeitsfähigkeit seit der überstandenen Grippe. Appetit seit einem halben Jahr schlecht. Die vor der Klinikaufnahme angefertigten Röntgenbilder ergeben den Verdacht auf einen tumorösen Prozeß im linken Unter-lappen. Zur weiteren Klärung erfolgt am 24. 3. 53 Einweisung in die Chirurgische Universitäts-klinik. Bronchographisch findet sich ein stenosierender Prozeß an der Abgangsstelle des Unter-lappenbronchus links ohne völligen Verschluß des Lumens, bronchoskopisch eine starke Ein-engung des Lumens, die distal zunimmt. Probeexcision ergibt ein nichtverhornendes Platten-epithelcarcinom. Da bereits Symptome von Hirnmetastasen bestehen, muß auf eine Operation verzichtet werden.

Fall XX: M., Johann, 2. 3. 05.

Im März 1952 Erkältung übergangen. Seit dieser Zeit wechselnd Auswurf, jedoch keine Blutbeimengung im Sputum. Seit dieser Zeit fühlt sich Patient schlapp, hat aber immer ge-arbeitet. In der letzten Zeit verspürte er ziehende Schmerzen in der rechten Thoraxseite. Atem-not beim Treppensteigen. Ende Oktober wurde eine Röntgenuntersuchung des Thorax vor-genommen, da die Beschwerden nicht nachließen. Damals wurde der Verdacht auf ein „Lungen-carcinom" geäußert. Seit März 1952 29 Pfund Gewichtsabnahme. Röntgenuntersuchung am 28., 29. und 30. 10. 52: Komplette Atelektase des rechten Oberlappens mit Abbruch des Ober-lappenbronchus und hochgradiger Einengung des Haupt- und Stammbronchus, wahrscheinlich als Ausdruck einer Stenose vom Typ eines Bronchialcarcinoms mit Verdacht auf Lymphknoten-metastasen am Hilus. Bronchoskopie (7. 11. 52): Einengung des rechten Hauptbronchus von hinten rechts her. Der Abgang des rechten Oberlappenbronchus wird dadurch verdeckt. Die Schleimhaut des Hauptbronchus ist glatt, der rechte Stammbronchus ist von unten und vorn her nach rechts und hinten verdrängt, Schleimhaut hier verdickt und gewulstet. Hier Entnahme der Probeexcision, die ein nicht verhornendes Plattenepithelcarcinom ergibt. Operation: Kleinfaust-großer Tumor am Hilus im Bereich des Oberlappens, der auf den Hilus übergegriffen hatte. Eine Pneumonektomie war nicht möglich. Röntgenbestrahlung.

Fall XXI: Sch., Heinrich, 14. 6. 05.

Seit 6 Wochen sanguinolentes Sputum und Atemnot, angeblich nach dem Spritzen seiner Obstbäume mit „Iverit". Keine Gewichtsabnahme. Leichtes Druckgefühl bei tiefer Exspiration im Bereich der linken Thoraxhälfte. Vor 4 Wochen suchte Patient den Arzt auf und ging aber nach 14tägiger erfolgloser Behandlung von sich aus zur Röntgenuntersuchung (9. 6. 54). Von dort Einweisung in die Klinik zur Klärung der Diagnose, da Verdacht auf linksseitigen Lungen-tumor besteht. Bei der röntgenologischen Untersuchung findet sich eine mäßige peribronchiale Verdichtung im linken Unterlappen ohne sonstige Zeichen einer Infiltration oder Lappen-atelektase bei auffallenden Zeichen einer bestehenden Mitbeteiligung des Mediastinums, be-sonders in Höhe des Bifurkationswinkels. Bronchographie: Komplette Stenose des Unter-lappenbronchus links (11. 6. 54). Cytologische Untersuchung: Plattenepithelcarcinom. Broncho-skopie (16. 6. 54): Tumor im linken Unterlappenbronchus, der histologisch einem nicht ver-hornenden Plattenepithelcarcinom entspricht. Probethorakotomie. Röntgenbestrahlung.

Fall XXII: H., Johann, 10. 9. 03.

November 1953 mit Husten, Schmerzen in der Brust, unabhängig vom Atmen, kurzdauerndem Fieber zwischen 38 und 39⁰ erkrankt. Hausarzt stellte Rippenfellentzündung fest. Die Er-krankung dauerte 4 Wochen. Ein geringer Schmerz in der linken Brustseite blieb zurück. Am

30. 12. 53 röntgenologische Untersuchung: Taubeneigroßer Tumor am linken Hilus. Bei Kontrolluntersuchungen am 20. 1. und 18. 2. 54 unveränderter Befund. BSG 10/30. Auf Anraten eines Lungenfacharztes erfolgte am 25. 2. 54 Einweisung des Patienten in die Medizin. Univ.-Klinik mit Verdacht auf Bronchialcarcinom. Wegen der erhöhten BSG waren auswärts am 22. 3. 54 3 Zähne extrahiert worden. Die röntgenologische Untersuchung in der Röntgenabteilung der Medizin. Univ.-Klinik (25. 2. 54) ergab den Verdacht auf eine beginnende Atelektase im anterioren Segment des linken Oberlappens infolge eines bronchusstenosierenden Prozesses. Die Bronchographie (1. 3. 54) zeigte eine Deformierung der Bronchialwand im Bereich des linken Oberlappenbronchus und an der Abgangsstelle der Segmentbronchien, insbesondere im apico-posterioren Segmentbronchus. Bronchoskopisch: Kleinmandelgroßer, bläulich verfärbter Polyp im anterioren Segmentbronchus des linken Oberlappens, der eine glatte Oberfläche aufweist. PE: Plattenepithelcarcinom. Am 9. 3. 54 Verlegung des Patienten in die Chirurgische Univ.-Klinik zur Operation.

Fall XXIII: St.. Paul, 6. 12. 87.

Seit Anfang Februar 1952 zunehmende Atemnot (seit 14 Tagen), die Brust sei wie „verschraubt". Es besteht Heiserkeit. zwischenzeitliche asthmoide Beschwerden. Seit 1945 bis heute in einem Quarzitwerk tätig. Nach kurzer Durchuntersuchung in einem auswärtigen Krankenhaus wegen Verdachts auf Bronchialcarcinom links am 26. 2. 52 Einweisung in die Chirurg. Univ.-Klinik. Bei der Sputumuntersuchung Verdacht auf Zellen einer malignen Geschwulst (Plattenepithelcarcinom). Bronchographie: Kein sicherer Anhalt für einen Kontrastmittelfüllungsabbruch, angedeutete Stenose im Abgangsbereich des anterioren Segmentbronchus des linken Oberlappens. Geringe Verlagerung des apikalen Segmentbronchus durch extrabronchial gelegenen, raumbeschränkenden Prozeß. Deutliche Zeichen der Mitbeteiligung des Mediastinums im Oesophaguskymogramm bei dem ursächlichen Lungenprozeß. Bronchoskopie (11. 3. 52): Durch eine mächtige Vorwölbung der ventralen und dorsalen Wand erscheint der linke Hauptbronchus stark eingeengt. Schleimhaut glatt. PE: Plattenepithelcarcinom. Wegen des schlechten Allgemeinzustandes Abstand von der Operation. Röntgenbestrahlung.

Fall XXIV: P., Friedrich, 29. 9. 87.

Seit Anfang Februar 1952 Druckgefühl in der linken Brustseite, zunehmende Müdigkeit und Abgeschlagenheit. Seit Jahren Auswurf. vor allem am Morgen, jedoch nie blutig. Keine Gewichtsabnahme. Hausarzt veranlaßt eine Röntgenuntersuchung und weist Patient auf Grund des Ergebnisses in die Univ.-Klinik ein (Mai 1952). Röntgen: Raumbeschränkender Prozeß im linken Oberlappen. Verdacht auf Bronchialcarcinom, der durch die histologische Untersuchung der bei der Bronchoskopie durchgeführten Probeexcision bestätigt wird. Der Patient wird nun in die Chirurg. Univ.-Klinik zur operativen Behandlung (26. 6. 52) verlegt. Die Operation ergibt einen großen raumbeschränkenden Prozeß dicht am Hilus mit starker Lymphknotenbeteiligung entlang des Gefäßbandes. Der Eingriff muß deshalb im Sinne einer Probethorakotomie beendet werden. (Die Mitbeteiligung des Mediastinums im Oesophaguskymogramm war deutlich erkennbar.) Im Anschluß Röntgentiefenbestrahlung.

Fall XXV: R., Michael, 5. 3. 88.

Am 9. April 1952 plötzliche Erkrankung auf der Arbeitsstelle. Patient fühlte sich müde und schlapp. Druck auf der linken Brustseite. Bis Mitte August in hausärztlicher Behandlung wegen Bronchitis. Zu dem Druckgefühl der linken Thoraxseite kam in letzter Zeit ein Hustenreiz mit viel weißlichem Auswurf. Blutbeimengungen wurden nicht beobachtet. Keine Atemnot. Stärkere Gewichtsabnahme. Keine Nachtschweiße. Am 24. 10. 52 Einweisung in die Chirurg. Univ.-Klinik. BSG 78/103. Röntgenologische Untersuchung des Thorax (Nativuntersuchung. Oesophaguskymogramm und Bronchographie): Oberlappenatelektase links durch einen kompletten Verschluß des linken Oberlappenbronchus an seiner Abgangsstelle aus dem Hauptbronchus infolge eines raumbeschränkenden Prozeßes vom Typ eines malignen Tumors. Deutliche Senkung der Übertragung der Pulsationsamplitude als Ausdruck einer bestehenden Mitbeteiligung des Mediastinums (Metastasen). Bronchoskopie (4. 11. 52): Linkes Oberlappenostium zirkulär eingeengt von kleinen Granulationen. Bronchialsekret und Probeexcision zeigen Zellen einer malignen Geschwulst (Plattenepithelcarcinom). Patient ging gegen ärztlichen Rat auf eigenen Wunsch nach Hause.

Fall XXVI: R., Kaspar, 6. 10. 94.

Ein halbes Jahr vor der Klinikaufnahme (etwa 6 Wochen nach einer Lungenentzündung rechts mit feuchter Rippenfellentzündung) starker Auswurf und Husten. Atemnot bei Anstrengung. 15 Pfund Gewichtsverlust seit dieser Zeit. Nach klinischer Durchuntersuchung in der Medizin. Univ.-Klinik Einweisung in die Chirurg. Univ.-Klinik wegen Bronchialcarcinoms des rechten Unterlappens. Die Oesophaguskymographie ergab eine ausgeprägte Senkung der Übertragung der Pulsationsamplitude als Ausdruck einer starken Mitbeteiligung des Mediastinums. Bei der Bronchographie fand sich ein inkomplett stenosierender Tumor des rechten Unterlappenbronchus. Bronchoskopische Probeexcision: Plattenepithel mit beginnender Verhornung. Cytologische Untersuchung: Plattenepithelcarcinom. Röntgenbestrahlung.

Fall XXVII: M., Wilhelm, 7. 10. 03.

Im September 1952 an Bronchialkatarrh mit starkem Husten und Auswurf erkrankt. Auswärts untersucht, arbeitete aber dann weiter bis zum 7. 1. 53, mußte jedoch die Arbeit wegen Atembeschwerden aufgeben und begab sich erneut in ärztliche Behandlung. Nun Lungenentzündung im linken Oberlappen festgestellt. Znuächst Behandlung mit Supronal, jedoch ohne Erfolg. Daraufhin von einem auswärtigen Arzt röntgenologisch untersucht, dabei wurde ein Lungentumor festgestellt und der Patient am 14. 2. 53 zur Durchuntersuchung und Behandlung in die Chirurg. Univ.-Klinik mit Diagnose „Bronchialcarcinom im linken Oberlappen" eingewiesen. Die röntgenologische Thoraxanalyse (Bronchographie 18. 2. 53) ergab einen bronchusstenosierenden Prozeß des linken Hauptbronchus mit deutlichen Zeichen der mediastinalen Mitbeteiligung. Bronchoskopie (20. 3. 53): Kleinhöckeriger, ziemlich harter Tumor ragt aus dem linken Oberlappenostium etwa kleinkirschgroß in den linken Hauptbronchus. Teilweise Abtragung des Tumors. Histologisch: Verhornendes Plattenepithelcarcinom. Im Sputum fanden sich einzeln oder in winzigen Verbänden liegend meist große Zellen einer malignen Geschwulst (mit größter Wahrscheinlichkeit Plattenepithelcarcinom). Am 22. 3. 53 plötzlich Blutsturz, innerhalb weniger Minuten Exitus letalis.

Fall XXVIII: K., Peter, 7. 5. 85.

Seit Mai 1953 klagt Patient über zunehmenden Hustenreiz mit etwas weißlichem, spärlichem Auswurf, keine Blutbeimengung. Hat angeblich seit frühester Kindheit Husten. Appetit schlecht. Gewichtsverlust von etwa 15 kg in dieser Zeit. Patient ist schlapp und müde und bei körperlicher Belastung kurzatmig. Klinikaufnahme (Chirurg. Univ.-Klinik) vom 1.—3. 9. 53. Wiederaufnahme am 10. 9. 53 wegen Verdachts auf Bronchialcarcinom im linken Oberlappen. Die Schichtaufnahmen der linken Hilusregion ergaben das Bild eines den linken Hauptbronchus fast völlig blockierenden polypösen Tumors. Bei der Bronchographie (14. 9. 53) findet sich ein kompletter Verschluß des linken Oberlappenbronchus durch einen polypösen raumbeschränkenden Prozeß, der auf den linken Hauptbronchus übergreift bzw. sich polypös in das Lumen des linken Hauptbronchus vorwölbt. Eine am 1. 9. 53 durchgeführte Untersuchung des Larynx ergibt einen kleinen glasigen Polyp im hinteren Drittel des linken Stimmbandes. Die bronchoskopische Untersuchung (18. 9. 53) zeigt einen fast kirschgroßen, weißlichen Tumor im linken Hauptbronchus, zum Teil das Oberlappenostium verlegend, bei der Probeexcision stark blutend. Histologisch (7. 10. 53): Unreifes Carcinom. Sputumuntersuchung (7. 10. 53): Weitgehend nekrotische Gewebsverbände einer malignen Geschwulst. Nach einzelnen erhaltenen Partikeln zu urteilen, handelt es sich um ein wenig differenziertes Plattenepithelcarcinom. 21. 9. 53 Operation: Palliativpneumonektomie (vergrößerte Hiluslymphknoten). Röntgenbestrahlung.

Fall XXIX: J., Franz, 12. 1. 84.

Seit einem Vierteljahr Verschlechterung des Allgemeinbefindens, Husten mit wenig schaumigem Auswurf. Stiche auf der rechten Brustseite. Atemnot beim Treppensteigen. Einweisung des Patienten durch den Hausarzt in die Chirurg. Univ.-Klinik mit Verdacht auf Lungentumor. Bronchographisch findet sich ein raumbeschränkender Prozeß vom Typ eines malignen polypösen Tumors im rechten Unterlappen bei Bronchiektasen im rechten Mittel- und Unterlappen. Im Oesophaguskymogramm keine Zeichen der Mitbeteiligung des Mediastinums. Bronchoskopie: Hinterwand des rechten Unterlappens von einem flächenhaft wachsenden Tumor infiltriert.

Bronchiektasien im Mittel- und Unterlappenbronchus mit eitrigem Sekret. P. E.: Plattenepithelcarcinom. Operation auf Grund der raschen Verschlechterung des Allgemeinbefindens abgelehnt. Röntgenbestrahlung.

Fall XXX: H., Fritz, 29. 3. 98.

Seit Mai 1952 Reizhusten. Schleimig zäher Auswurf, der in letzter Zeit etwas blutig ist. Im Juli, August wegen Rippenfellentzündung in stationärer Behandlung einer Privatklinik. Ab November 1952 wieder arbeitsfähig. Die Röntgenuntersuchung Ende Januar 1953 ergab Verdacht auf Bronchialcarcinom, deshalb erfolgte am 10. 2. 53 Einweisung in die Chirurg. Univ.-Klinik. Die hier durchgeführte Röntgenuntersuchung des Thorax ergibt eine homogene und dichte Verschattung der basalen Partien der rechten Lunge ganz medial, vom Mittelschatten nicht abgrenzbar. Vicariierende Emphysembildung, inspiratorische Ansaugung des Mediastinums nach rechts als Ausdruck einer bestehenden Bronchusstenose. Ausgeprägte Mitbeteiligung des Mediastinums im Oesophaguskymogramm. Bronchographisch: Stenose im rechten Stammbronbronchus unterhalb der Abgangsstelle des Oberlappenbronchus. Bronchoskopie (16. 2. 53): Rechter Stammbronchus von einem auffallend blaßroten Tumor zirkulär eingeengt. Probeexcision ergibt histologisch ein verhornendes Plattenepithelcarcinom. Die am 24. 2. 53 durchgeführte Operation muß wegen der ausgedehnten Mitbeteiligung des Mediastinums. d. h. wegen der starken Ummauerung der Vena cava superior als Probethorakotomie beendet werden (siehe Oesophaguskymogramm). Patient wird später der Röntgenbestrahlung zugeführt.

Fall XXXI: V., August. 19. 3. 83.

Seit Anfang Dezember 1952 Schmerzen auf der Brust und langsam zunehmende Beschwerden beim Schlucken von Speisen. Zur Zeit kann nur noch flüssige und breiige Kost geschluckt werden. Am 8. 1. 53 Aufnahme in die Univ.-HNO-Klinik. Röntgenologische Oesophagusuntersuchung (9. 1. 53), Chirurg. Univ.-Klinik, Röntgenabteilung: In Oesophagusmitte von Bifurkationshöhe abwärts etwa 6 cm langer raumbeschränkender Prozeß im Sinne eines malignen zirkulär wachsenden Tumors bei geringgradiger praestenotischer Dilatation des Oesophagus ohne wesentliche Zeichen einer Retention. Oesophaguskymogramm im ersten schrägen Durchmesser zeigt typische Veränderungen einer weitgehenden Infiltration des Oesophagus bzw. der Umgebung. Oesophagoskopie (8. 1. 53): Starke Einengung des Oesophagus in 30 cm Tiefe. Unterhalb dieser Vorwölbung zirkulär wachsender, granulierender. leicht blutender Tumor. Bronchoskopie: Ulcus knapp oberhalb der Bifurkatio, das von höckerigen Granulationen eingesäumt wird. Die Biopsie ergibt ein verhornendes Plattenepithelcarcinom. Bei nochmaliger Oesophagusbreipassage (13. 1. 53) läßt sich bei noch nachweisbarer maligner Stenose in Bifurkationshöhe ein Übertritt des Kontrastmittels in den rechten Hauptbronchus und in die Unterlappenbronchien rechts nachweisen. Deutliche bronchopneumonische Infiltration in den medialen Partien der rechten Lunge, besonders im hinteren, unteren Segment des rechten Unterlappens. Patient wird auf eigenen Wunsch ohne weitere Behandlung entlassen.

Fall XXXII: F., Otto, 28. 3. 92.

Vor wenigen Wochen erkrankte Patient an einem grippalen Infekt. Es bestand Husten mit Auswurf, Fieber und allgemeine Mattigkeit. Nach 14tägiger hausärztlicher Behandlung ohne wesentliche Besserung Einweisung in die Medizin. Abteilung eines auswärtigen Krankenhauses. Die dortige Untersuchung ergab den Verdacht auf ein hilusnahes Bronchialcarcinom rechts. Zur eventuellen operativen Behandlung Einweisung in die Chirurg. Univ.-Klinik (21. 11. 52, s. Abb. 1). Bronchographische Untersuchung am 21. 11. 52: Fast totale Stenose im Stammbronchus rechts, die. wie bronchoskopisch zu erkennen. durch einen höckerigen Tumor hervorgerufen wird. Probeexcision sowie Sputumbefund: Kleinzelliges Bronchialcarcinom. Palliativpneumonektomie. (Im Oesophaguskymogramm ausgeprägte Zeichen der Mitbeteiligung des Mediastinums bei deutlicher Impression des Oesophagus in Bifurkationshöhe von hinten her.)

Fall XXXIII: A.. August. 8. 4. 02.

Jahrelang Reizhusten. Weihnachten 1953 starke Erkältung. Schmerzen in der Brust und Zunahme des Hustens mit Blutbeimengung. Temperaturen bis 38°. Kurze Behandlung. danach relatives Wohlbefinden. Vom Hausarzt wurde röntgenologische Untersuchung veranlaßt. Diese ergibt nach Feststellung uncharakteristischer Verdichtungsherde im linken Oberlappen im Schichtbild am 19. 2. 54 einen kirschgroßen, polypösen, raumbeschränkenden Prozeß im Teilungsgebiet des linken Ober- und Unterlappenbronchus. Bei der Bronchoskopie am 22. 2. 54 läßt sich ein von der Abzweigung des linken Oberlappenbronchus ausgehender, gestielter Tumor erkennen, der das Lumen des Unterlappenbronchus fast obturiert. Die Probeexcision ergibt ein kleinzelliges Bronchuscarcinom. Pneumonektomie.

Fall XXXIV: B., Max, 15. 7. 04.

Im Sommer 1951 starker Husten, Auswurf, Schmerzen in der linken Thoraxseite. Auswärts röntgenologisch untersucht, dabei eine Pleuritis links festgestellt. Schmerzen seien wieder abgeklungen, ebenso der Husten. Im Januar 1952 habe Patient ein Knochenstück verschluckt. Hustet während des ganzen Jahres 1953, das Sputum zeigt Blutbeimengung, ein Umstand, den der Patient mit dieser Verletzung in Zusammenhang bringt. Leichte Schmerzen in der linken Halsseite mit Ausstrahlung in das linke Ohr. Im Mai 1952 vom Hausarzt zur Klärung der Diagnose in die Medizinische Poliklinik überwiesen, von dort in stationäre Behandlung übernommen. Die damalige bronchographische Untersuchung ergab einen stenosierenden Prozeß in einem Segmentbronchus des Lingulasegmentes. Da klinisch für ein Neoplasma kein Anhalt gewonnen werden konnte, wird dem Patient eine röntgenologische Kontrolluntersuchung im Abstand von 4 Wochen vorgeschlagen. Patient wurde dann im Jahre 1953 3—4mal kontrolliert, ohne daß dem Patienten von einem krankhaften Befund berichtet worden sei. Seit Dezember 1953 Atembeschwerden. Eine erneute Untersuchung in der Medizinischen Poliklinik führt zur Überweisung an die Hals-Nasen-Ohrenklinik zur Bronchoskopie und anschließend Einweisung in die Chirurg. Univ.-Klinik. Bronchoskopie (19. 2. 54): Glatte Vorwölbung der ventralen Wand des linken Hauptbronchus (in Höhe der Abzweigung des Oberlappenbronchus), die sich histologisch als kleinzelliges Bronchialcarcinom erweist. Bronchographisch am 2. 3. 54 ergab sich eine jetzt totale Stenose im proximalen Gebiet des linken Oberlappenbronchus. Ausgeprägte Zeichen der Mitbeteiligung des Mediastinums im Oesophaguskymogramm. Probethorakotomie. Röntgenbestrahlung.

Fall XXXV: K., Anna, 9. 1. 23.

1948 Pneumonie und Pleuritis sicca rechts. Seit Februar 1949 wiederholt kleine Hämoptysen. Im Mai 1950 stationäre Krankenhausaufnahme wegen eines Pleuraempyems rechts. Im August 1950 wegen Verdachts auf Bronchialtumor in die Univ.-Hals-Nasen-Ohrenklinik zur Bronchoskopie eingewiesen. Bronchoskopie (2. 8. 50): Rechter Unterlappenbronchus von einem glatten, kugeligen Tumor ausgefüllt, der bis in Höhe der Abzweigung des Unterlappenbronchus reicht. Die Probeexcision, bei der es zu einer starken Blutung kommt, ergibt einen kleinzelligen, malignen Rundzelltumor vom Bau des „Schneeberger Lungenkrebses". Röntgenologisch wird ein raumbeschränkender Prozeß im rechten Unterlappenbronchus festgestellt. Der Mittellappenbronchus zeigt kaum noch Stricknadelstärke. Atelektase im Mittel- und Unterlappenbronchus rechts. Lobektomie. Guter Heilverlauf.

Fall XXXVI: Sch., Lorenz, 5. 12. 94.

Seit 3—4 Wochen Heiserkeit, Atemnot, Schluckbeschwerden. 13. 10. 53 Aufnahme in die Univ.-Hals-Nasen-Ohrenklinik. Befund: Unterhalb des rechten Stimmbandes, von der Seitenwand der Trachea ausgehend, ein dunkelroter Tumor, der das Lumen der Luftröhre einengt. In- und exspiratorische Dyspnoe. Die Schichtaufnahmen (30. 10. 53) ergeben eine deutliche Einengung der oberen Abschnitte der Trachea durch einen raumbeschränkenden Prozeß, der sich von rechts her über die Medianlinie nach links vorwölbt. Tracheotomie mit Probeexcision, die ein kleinzelliges Bronchuscarcinom vom Oat-celltyp ergibt. Röntgenbestrahlung. Exitus letalis am 10. 3. 54. Sektion: Ausgedehntes Carcinom, den ganzen kranialen Teil der Trachea einnehmend, mit ausgedehnten Metastasen.

Fall XXXVII: K., Karl, 31. 3. 00.

Anfang Februar 1953 Erkrankung mit Husten und Abgeschlagenheit. War zunächst beim Hausarzt in Behandlung, der ihn dann in ein auswärtiges Krankenhaus einwies. Dort wurde der Patient durchuntersucht und dabei ein Tumor der rechten Lunge festgestellt. Überweisung in die Chirurg. Univ.-Klinik. Nativuntersuchung der Lunge am 23. 11. 53. Bronchographie am 27. 11. 53: Komplett stenosierender Prozeß vom Typ eines malignen Tumors im rechten Unterlappenbronchus (den apikalen Segmentbronchus noch freilassend). Bronchoskopie (5. 12. 53): Rechter Unterlappenbronchus zirkulär eingeengt von einem submukös wachsenden Tumor, der auch das Ostium des apikalen Unterlappensegmentbronchus sowie das des Mittellappenbronchus stark komprimiert. Probeexcision: Alveolarzellencarcinom. Pneumonektomie.

Fall XXXVIII: J., Eva, 8. 6. 34.

Seit Januar 1952 Schmerzen in der Gegend des rechten Schulterblattes. die in den rechten Arm ausstrahlen. Seit Juni des Jahres heftige Schmerzen in dieser Gegend, Schweißneigung und zunehmende Atemnot. Am 9. 7. 52 Einweisung in die Medizinische Klinik mit folgendem Befund: Nachhinken der linken Thoraxhälfte bei der Inspiration. mäßige Einziehung der Intercostalräume und der Supraclaviculargrube. Linksseitige Dämpfung über der Lunge. die röntgenologisch einer homogenen Verdichtung entspricht. Die rechte Lungenseite ist emphysematös erweitert. Im Schichtbild ist bis 2 cm distal der Bifurkation ein gegen das Bronchuslumen vorspringender, haselnußgroßer, raumbeschränkender Prozeß feststellbar und eine eben noch erkennbare Luftstraße sichtbar. Blutbild: Leukocytose von 19500 mit Linksverschiebung; BSG115/127 Am 15. 7. 52 wegen plötzlicher Asphyxie Bronchoskopie: Bifurkatio und beide Hauptbronchi sind von Granulationen ausgefüllt, die von schmierigen, membranösen Massen bedeckt sind. Nachdem die Membranen und das krümelige Gewebe mit großen Löffelzangen entfernt worden sind, wird die Atmung wieder frei. Histologisch ergeben diese Massen das Bild einer subakuten Entzündung mit zahlreichen eosinophilen Zellen. Da in der Probeexcision auch STERNBERGsche Riesenzellen gefunden werden. ist die Diagnose Lymphogranulomatose gesichert. Auf Behandlung mit Lost und Röntgentiefenbestrahlung rasche Besserung. Die Patientin konnte am 6. 2. 53 in ambulante Überwachung entlassen werden.

Fall XXXIX: Sch.. Friedrich, 22. 6. 23.

Wegen kavernöser Lungentbc. von 1947—1950 beim Lungenfacharzt in Behandlung. Nach einer Kontrolluntersuchung (9. 11. 53) durch den Lungenfacharzt mit Verdacht auf einen Tumor des rechten Unterlappens in die Klinik zur weiteren Klärung eingewiesen. Die Bronchographie (20. 11. 53) ergibt einen bronchusstenosierenden Prozeß vom Typ eines malignen Tumors knapp unterhalb der Abgangsstelle des Mittellappenbronchus in den rechten Unterlappenbronchus. Bronchoskopisch (24. 11. 53) ist ein blutender. polypöser Tumor im rechten Unterlappenbronchus sichtbar, der eine braunrote Farbe hat. Probeexcision ergibt histologisch malignes Melanom. Im Oesophaguskymogramm waren Zeichen einer bestehenden Mitbeteiligung des Mediastinums nicht fetszustellen. Pneumonektomie. Postoperativ komplikationsloser Verlauf. Exitus 7 Wochen post operationem infolge Herz- und Kreislaufversagens bei zunehmender Atemnot und Kachexie.

Fall XL: Dr. W., Georg, 14. 2. 94.

Im Frühjahr 1953 erstmalig stärkerer Husten. Im Juli auffallende Verschlechterung. weißer, schleimiger Auswurf. Danach ärztliche Behandlung. Während einer Behandlung bei einem Hals-Nasen-Ohrenarzt wurde bei einem plötzlichen Hustenanfall ein Blutpfropf und etwas flüssiges Blut abgehustet. Die röntgenologische Nativuntersuchung vom 2. 10. 53 ergab außer einer geringen Verdichtung des rechten Hilus keinen pathologischen Befund. Im Oktober subjektiv vorübergehende Besserung. Im November erneutes Bluthusten. Röntgenuntersuchung am 14. 12. 53: Zunahme der Hilusverdichtung rechts. Mit Hilfe der Schichtmethode wird am 14. 12. 53 ein raumbeschränkender polypöser Prozeß nachgewiesen, der sich aus dem stenosierten rechten Oberlappenbronchus gegen den Bifurkationswinkel hin konvex vorwölbt. Die am 18. 12. 53 durchgeführte Bronchoskopie ergibt einen polypösen Tumor an der Abgangsstelle des rechten Oberlappenbronchus, dessen histologischer Aufbau für eine Metastase eines Hypernephroms spricht. Der Tumor wird im Zuge der Bronchoskopie fast vollkommen abgetragen. Da weitere Metastasen nicht nachgewiesen werden können, wird zunächst der Primärtumor durch Nephrektomie entfernt. Die Kontrollschichtaufnahmen vom 15. 2. 54 ergeben eine abermalige Zunahme des raumbeschränkenden Prozesses im rechten Oberlappenbronchusgebiet (Rezidiv) bei gutem Allgemeinzustand des Patienten. Trotzdem Pneumonektomie. Die Mitbeteiligung des Mediastinums war im Oesophaguskymogramm deutlich nachweisbar. Auf Grund einer Herzinsuffizienz exitus letalis.

Tafeln zu den Fällen I—XL.

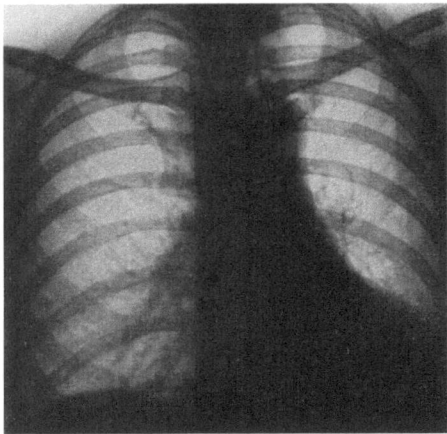

Abb. 1. *Thoraxübersichtsaufnahme im p.-a.-Strahlengang* (1.4.54). Deutliche Linksverlagerung des Herzschattens, homogene und dichte Verschattung des Unterfeldes.Wabige Struktur bei Deckung des Unterfeldes nur im Mittelfeld sichtbar (Linksverlagerung der Mediastinalorgane bei partieller Bronchusstenose ?).

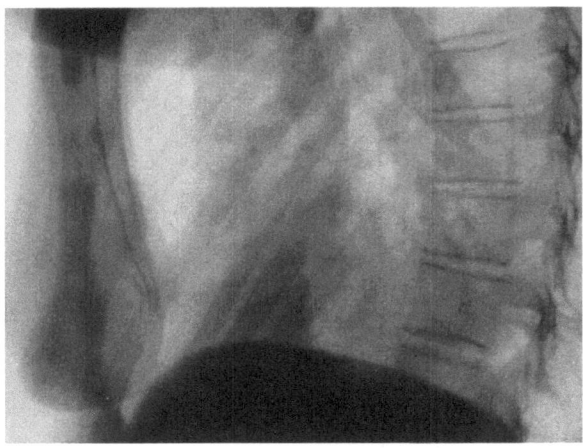

Abb. 2. *Frontale Aufnahme der linken Lunge* (1. 4. 54). Vorwiegend peribronchiale Verdichtungsherde im Bereich der Unterlappenbronchien bei Verdacht auf Bronchialerweiterung. Auffallende Luftfüllung des Gebietes des linken Oberlappens (Symptom des Nachrückens ?).

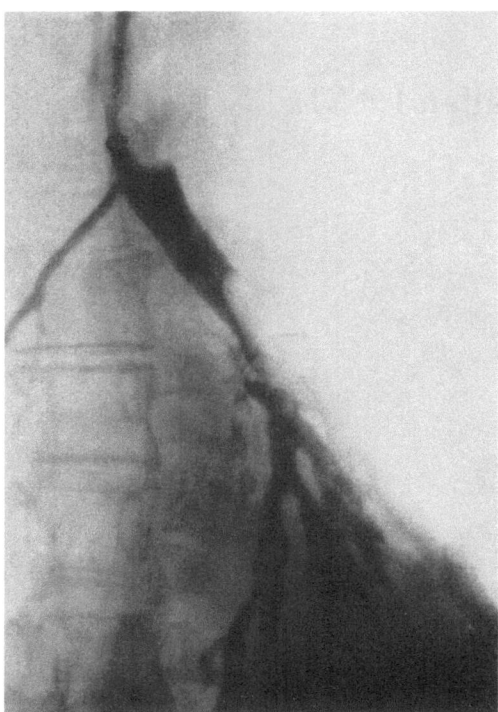

Abb. 3. *Bronchogramm im p.-a.-Strahlengang* (11.6.54). Im linken Hauptbronchus, der nicht erweitert ist, überbohnengroßer unscharf konturierter Füllungsdefekt, der sich von lateral oben her nach medial unten zu vorwölbt. Ausgeprägte Bronchiektasen im Bereich der dargestellten posterobasalen Segmentbronchien.

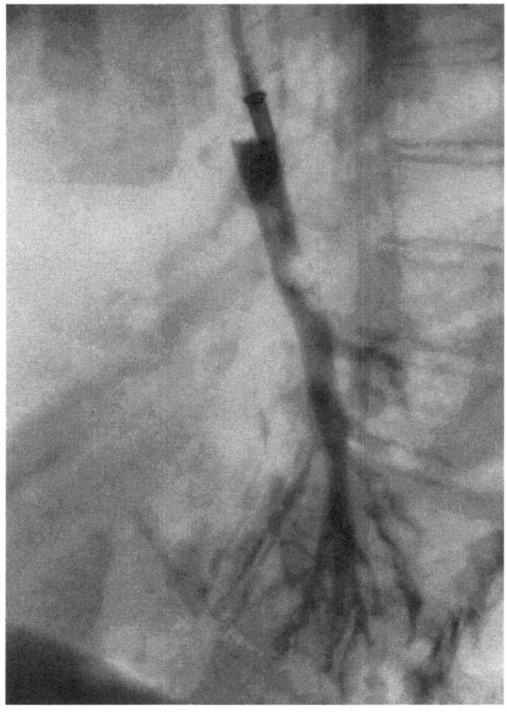

Abb. 4. *Frontale Aufnahme* (11. 6. 54). Der Füllungsdefekt sitzt breitbasig der Hinterwand auf, ist mehrfach gelappt, scharf konturiert, partielle Einengung des Bronchuslumens (großer raumbeschränkender polypöser Prozeß ?).

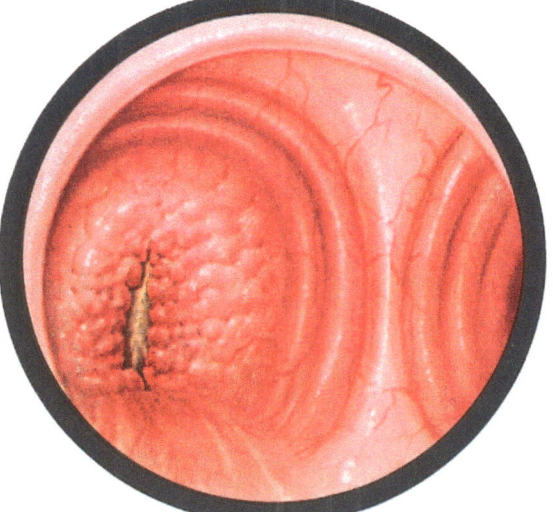

Abb. 5. 12. 6. 54. Bronchoskopisch: Im linken Hauptbronchus, etwa 2—3 cm unterhalb der Bifurcatio tracheae, steckt ein Knochenstück, das von Granulationen ummauert ist. Das Lumen ist dadurch vollständig verschlossen.

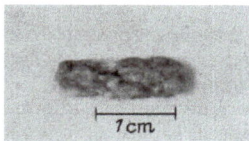

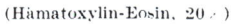

Abb. 6. Das extrahierte Knochenstück.

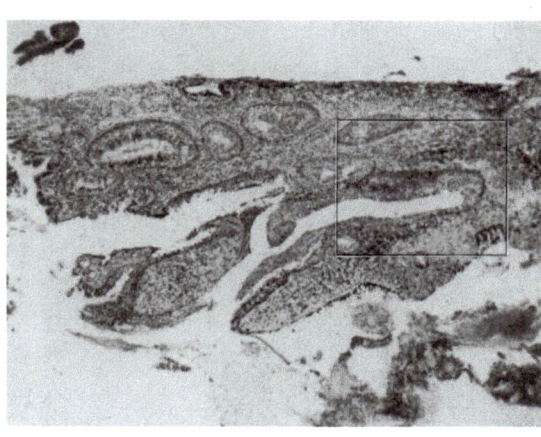

(Hämatoxylin-Eosin, 20 ×)

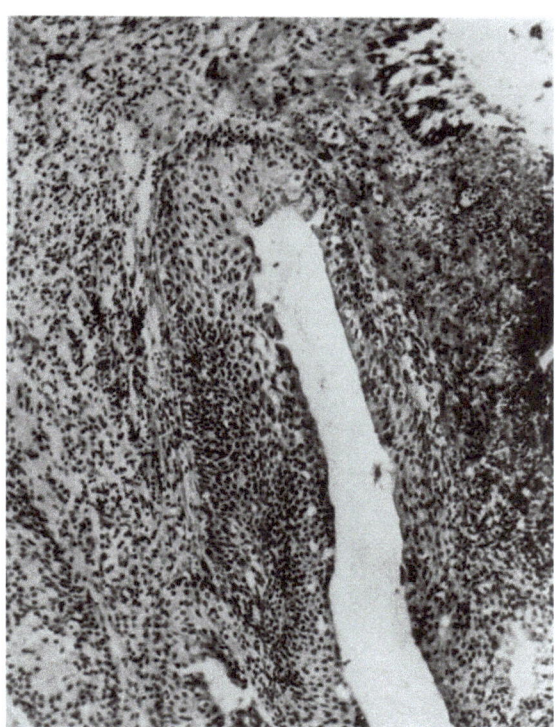

(Hämatoxylin-Eosin, 80 ×)

Abb. 7 und 8. Histologisch: Das den Fremdkörper umgebende Gewebe weist ein lockeres Stroma mit entzündlichen Infiltrationen auf. Die Oberfläche ist von einem mehrschichtigen Plattenepithel (Metaplasie) überkleidet, mit Ausnahme von einzelnen kleinen Stellen, die mehrreihiges Zylinderepithel tragen.
Diagnose: Bronchusfremdkörper.

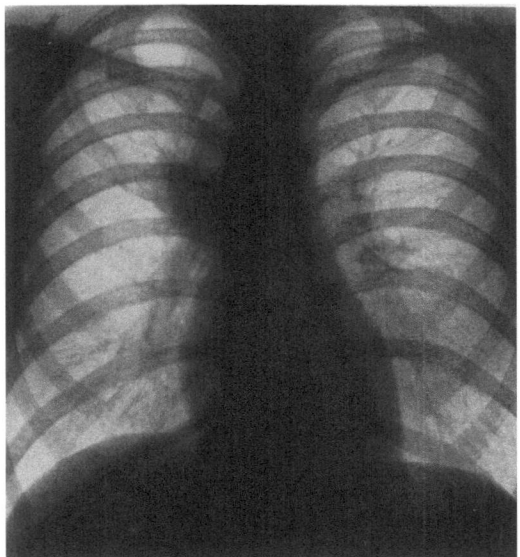

Abb. 1. *Thoraxübersichtsaufnahme im p.-a.-Strahlengang* (16. 6. 52). Etwa pflaumengroßer auffallend dichter Verschattungsbezirk auf den oberen Hiluspol rechts sich projizierend, vom Mittelschatten nicht abgrenzbar, nach oben zu in streifige Verschattungen übergehend neben knotigen zum Teil gruppierten Herden in diesem Gebiet. Auffallend umschriebenes Emphysem in den mittleren Partien der rechten Lunge und in der rechten Spitze.

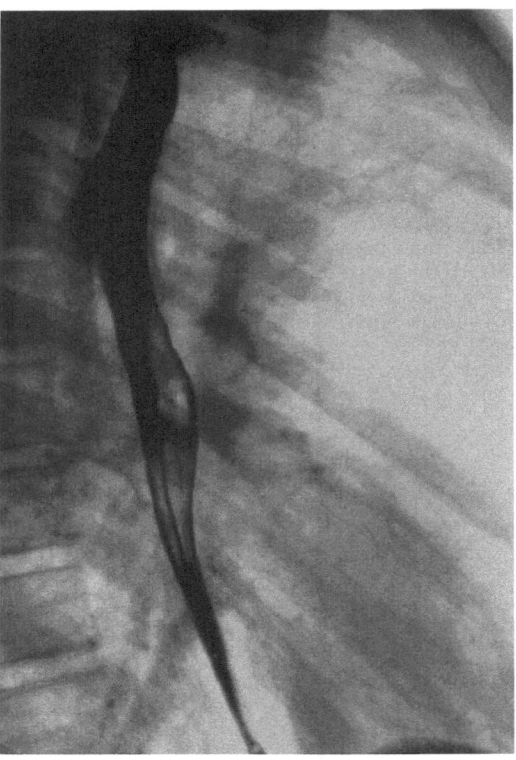

Abb. 2. *Frontale Aufnahme der rechten Lunge* (16. 6. 52). Vorwiegend knotige Veränderungen im ganzen Areal des rechten Oberlappens, der deutlich verkleinert ist, neben fibrös-schrumpfenden Veränderungen mit deutlicher Gefäßraffung in Richtung zum oberen Hiluspol (ein umschriebener Verdichtungsprozeß im Seitenbild nicht erkennbar).

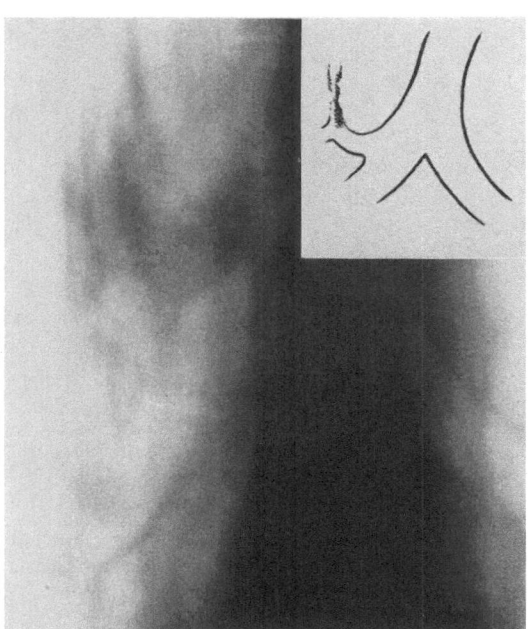

Abb. 3. *Schichtaufnahme des rechten Hilus (Schichttiefe 10 cm)*. Der Oberlappenbronchus rechts in normaler Lage und von normaler Weite. Der apikale Segmentbronchus und das Gebiet des anterioren Bronchus deutlich peribronchial infiltriert, das Lumen des apikalen Bronchus unregelmäßig wellig deformiert.

Abb. 4. 24. 6. 52. Bronchoskopisch (Optik 90⁰): Tiefrote Granulationen am oberen Rand des Ostiums vom rechten Oberlappenbronchus, sowie im apikalen Segmentbronchus, der dadurch trichterförmig eingeengt wird. Die übrige Bronchialschleimhaut erscheint auffallend blaß.

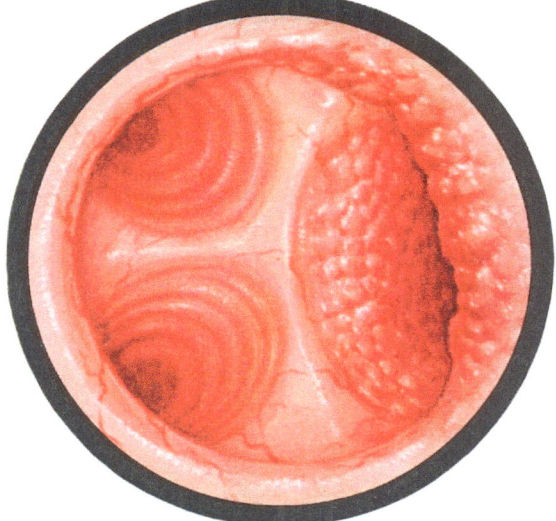

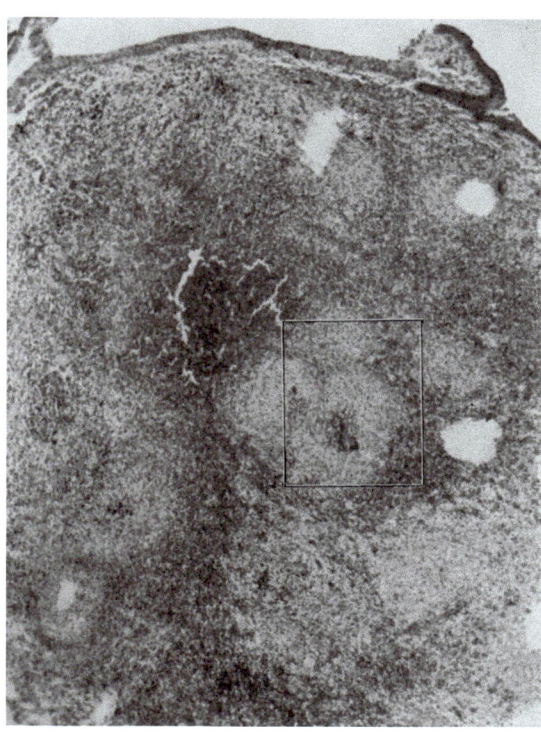

(Hämatoxylin-Eosin, 20×)

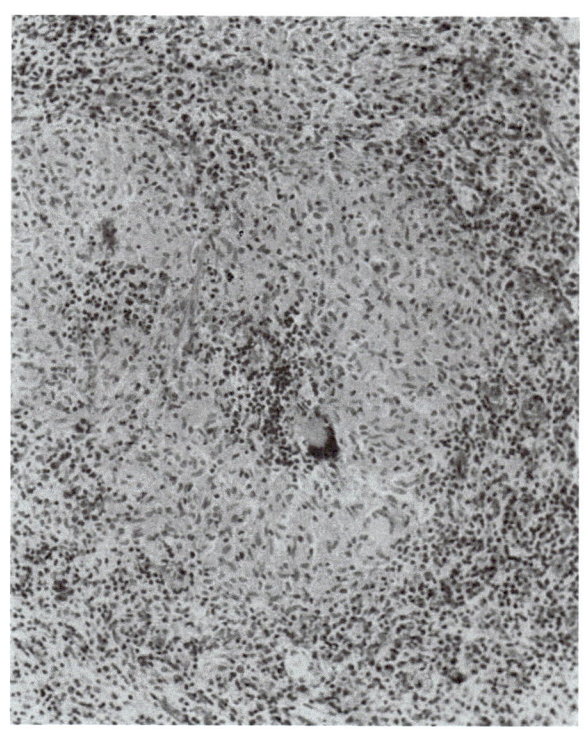

(Hämatoxylin-Eosin, 80×)

Abb. 5 und 6. Histologisch: Unter einem mehrschichtigen Plattenepithel (Metaplasie) sind in einem stark entzündlich infiltrierten Gewebe zahlreiche typische Tuberkel mit Epitheloid- und Riesenzellen (LANGHANSsche) deutlich erkennbar.

Diagnose: Bronchustuberkulose.

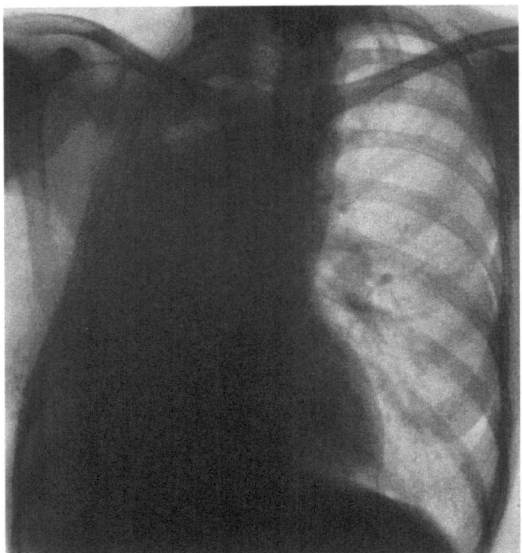

Abb. 1. *Thoraxübersichtsaufnahme im p.-a.-Strahlengang* (7. 5. 54). Ausgedehnte Verschwartung der rechten Thoraxseite mit deutlicher Schrumpfung. Verlagerung des Herzens und der übrigen Mediastinalorgane nach rechts. Deutliche Verlagerung der Trachea nach rechts. Apfelgroße Höhlenbildung rechts in Claviculahöhe mit kleiner Spiegelbildung (kavernöse Tbc. mit Schwarte).

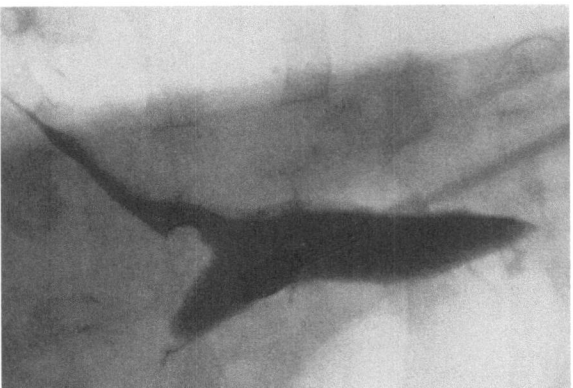

Abb. 2. *Bronchogramm (14. 6. 54). Untersuchung im Diagnostikgerät universeller Verwendbarkeit (UGX) in rechter Seitenlage, im a.-p.-Strahlengang.* Kontrastmittelansammlung mit horizontaler Spiegelbildung in der erweiterten Trachea mit Einfließen in den rechten, nach unten zu strebenden Hauptbronchus, der im Abgangsbereich erweitert sich zuspitzt und allseitig wellig konturiert ist. Im partiell gefüllten linken Hauptbronchus an der medialen Wand, gegen den Bifurkationswinkel hin, breiter randständiger Füllungsdefekt, der sich flach polypös gegen das Kontrastmittel vorwölbt.

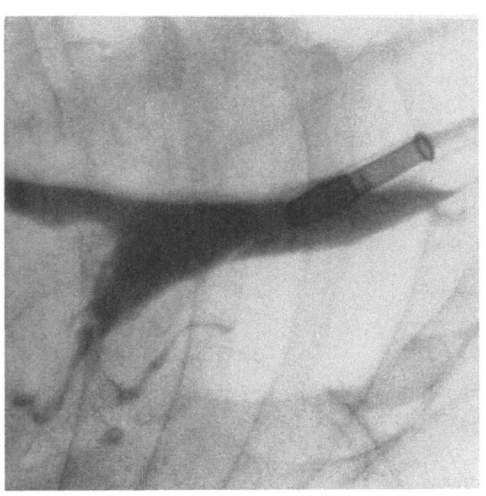

Abb. 3. *Bronchogramm (14. 6. 54).* Auffüllung mehrerer stenosierter Bronchiallumina mit Übertritt von Kontrastmittel in den Drainagebronchus der Höhlenbildung. Horizontales Flüssigkeitsniveau in dieser. Der randständige Füllungsdefekt im rechten Hauptbronchus und an der Bifurkation unverändert. Multiple randständige Füllungsdefekte entlang der Bronchialwand des rechten Hauptbronchus (entzündliche Granulation ?).

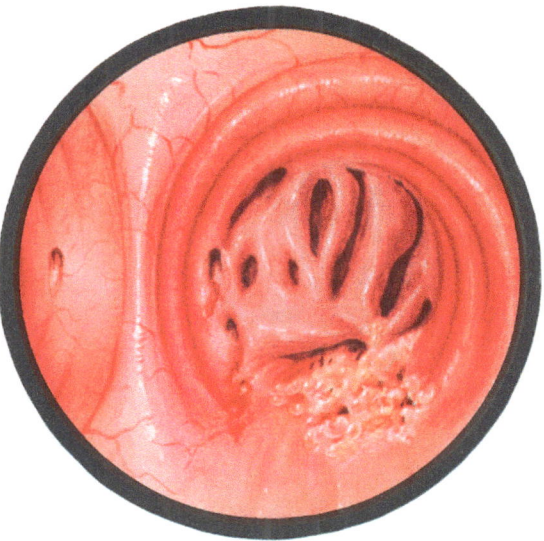

Abb. 4. 14. 6. 54. Bronchoskopisch: Die Bifurcatio erscheint beiderseits verbreitert. Im linken Hauptbronchus ist eine, im rechten sind zwei erbsengroße Perforationen sichtbar, aus denen sich blutig-seröse Flüssigkeit entleert. Der rechte Hauptbronchus ist durch mehrere Synechien fast vollständig verschlossen. Aus den dazwischen liegenden Spalten entleert sich reichlich Schleim und Eiter. Das Ostium des rechten Oberlappens ist bronchoskopisch nicht darstellbar.

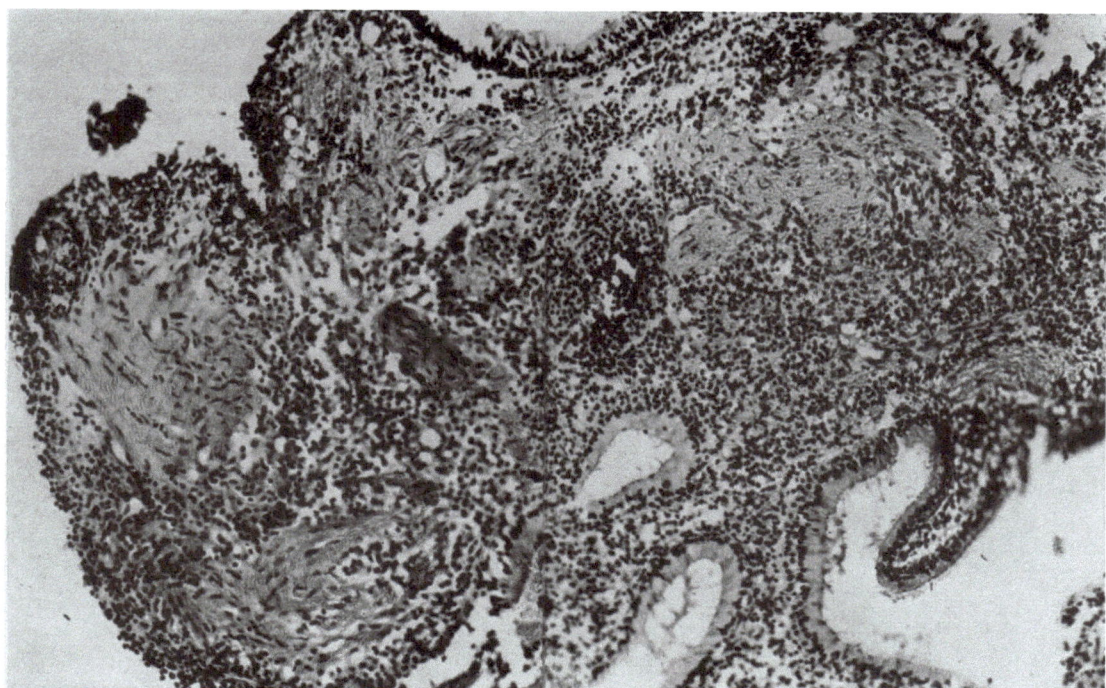

(Hämatoxylin-Eosin, 80 ×)

Abb. 5. Histologisch: Lockeres Stroma mit zahlreichen Rundzelleninfiltraten. An mehreren Stellen sind Knötchen aus jungem Bindegewebe zu finden, die sehr wahrscheinlich organisierten Tuberkeln entsprechen, da darin noch vereinzelte Epitheloidzellen liegen. Die Oberfläche ist von Cylinder-, zum Teil aber auch von Plattenepithel (Metaplasie) überzogen.

Diagnose: Narbenstränge nach Bronchustuberkulose.

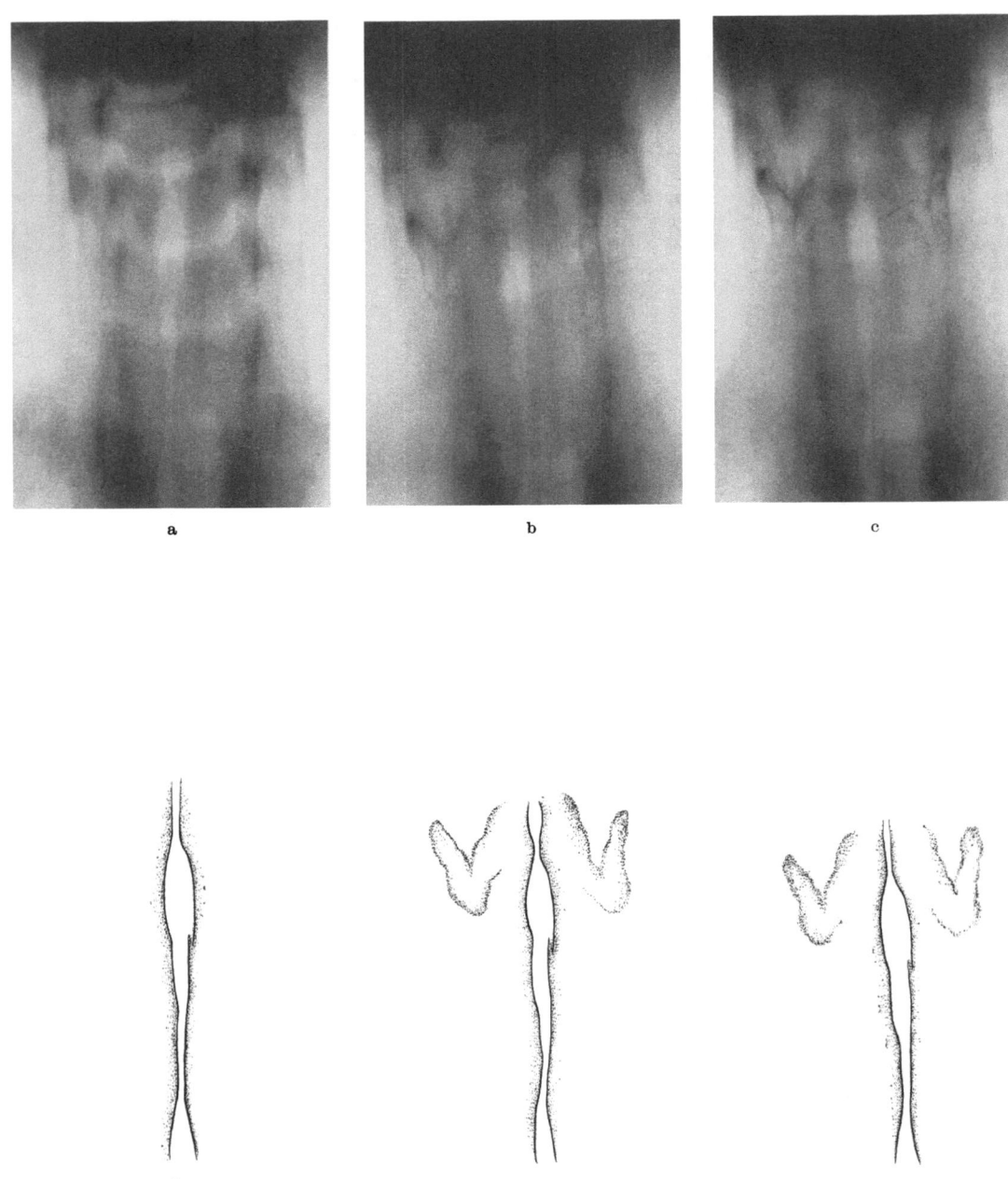

Abb. 1 a—f. *Schichtaufnahmen in Schichttiefe 11,5, 12* und *12,5 cm.* Hochgradige Verschmälerung des Lumens der Trachea in den erfaßten Tiefen. In Höhe der unteren Halswirbelsäule beträgt die Lumenweite knapp 2 mm. Ausgeprägte Weichteilverdichtung auch im subglottischen Raum, so daß das Bild der erfaßten Stimmbänder nur noch angedeutet erkennbar ist.

Abb. 2. Laryngoskopisch: Bläulich-blasser Tumor in der Trachea, kleinhöckrig und von harter Konsistenz, engt das Tracheallumen von vorne und von beiden Seiten ein. Die Stenose beginnt etwa 2 bis 3 cm unterhalb der Stimmbänder und nimmt distalwärts zu.

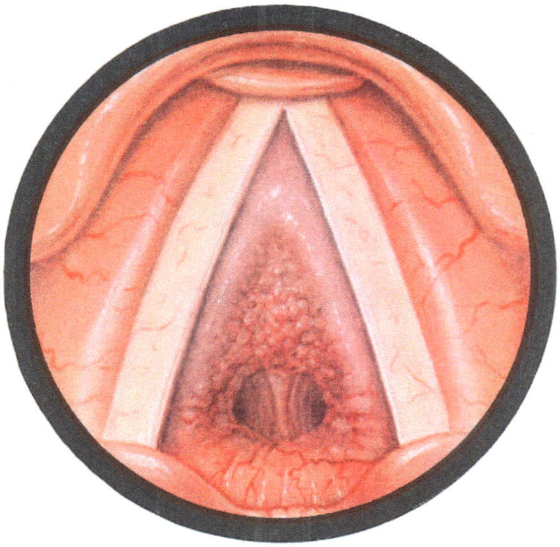

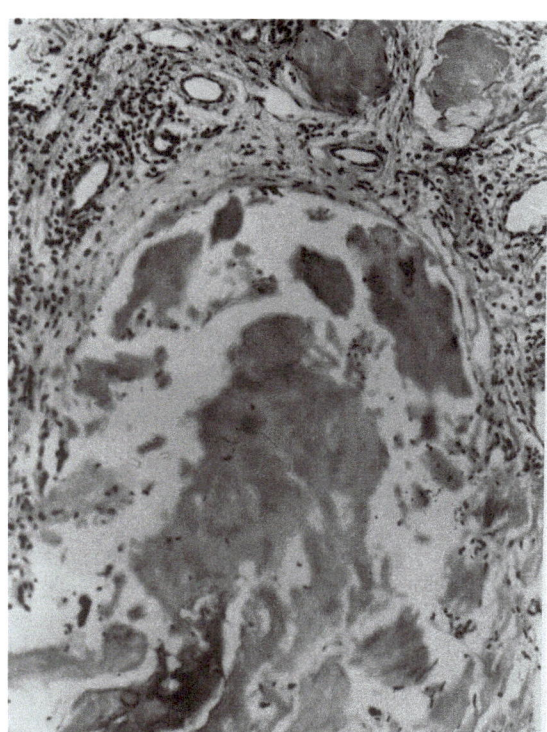

(Hämatoxylin-Eosin, 80×)

Abb. 3. Histologisch: Zwischen chronisch entzündlich infiltriertem Bindegewebe finden sich homogene eosinophile Massen, die keine nähere Differenzierung gestatten.

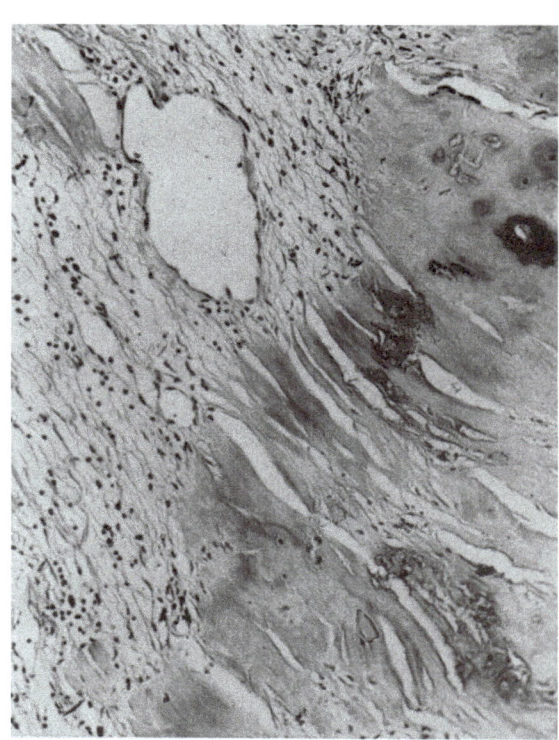

(Hämatoxylin-Eosin, 80×)

Abb. 4. Histologisch: Bindegewebsfasern erscheinen zu eosinophilen homogenen Bändern aufgequollen, die zentrale Kalkeinschlüsse aufweisen.

Diagnose: Hyalinisierter Polyp? Lokales Amyloid?

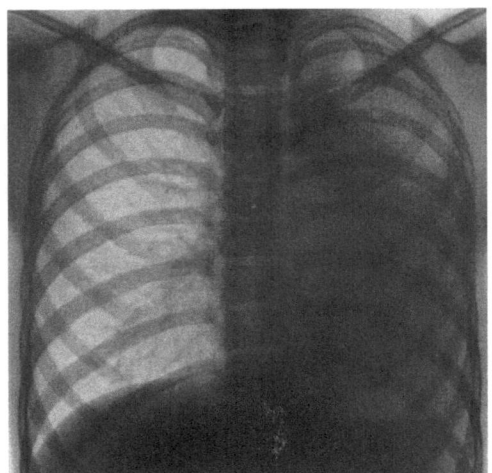

Abb. 1. *Thoraxübersichtsaufnahme im p-a.-Strahlengang* (16. 3. 54). Homogene und dichte Verschattung der linken Thoraxseite mit Ausnahme der oberen lateralen Partien und des lateralen Spitzenfeldes. Auffallende Linksverlagerung der Mediastinalorgane (Deviation des Mediastinums bei Bronchusstenose ?).

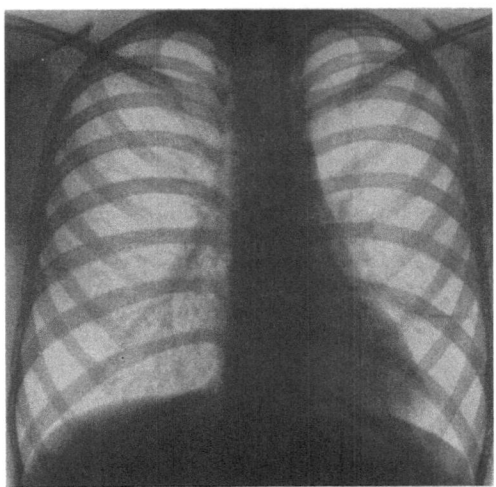

Abb. 2. *Thoraxübersichtsaufnahme im p-a.-Strahlengang* (4. 5. 54) (Kontrollaufnahme). Die Verschattung der linken Thoraxseite nicht mehr vorhanden. Zeichen der Überbelüftung (Ventilstenose ?). Zarte gerichtete Atelektase an der Grenze des linken Mittel- und Unterfeldes. Verdacht auf peribronchiale Infiltrationen der Unterlappenbronchien (vom Herzschatten gedeckt), atypische Hiluskonfiguration links (s. Seite 74).

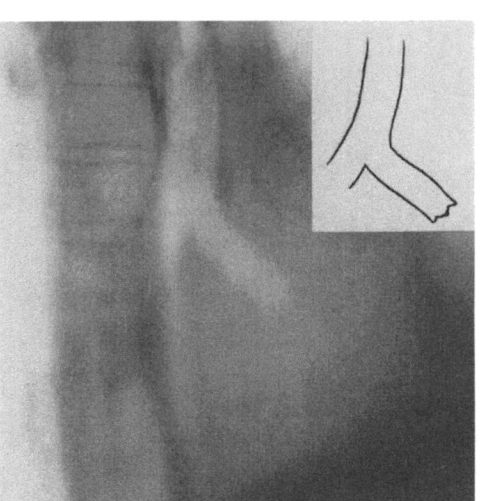

Abb. 3. *Schichtaufnahme (5. 10. 54) nach abermaligem Eintreten der Verschattung der linken Thoraxseite wie am 16. 3. 54 (Schichttiefe 6,5 cm).* Luftfüllungsabbruch im linken Hauptbronchus etwa im Teilungsbereich in die einzelnen Lappenbronchien bei linksverlagertem Tracheobronchialsystem.

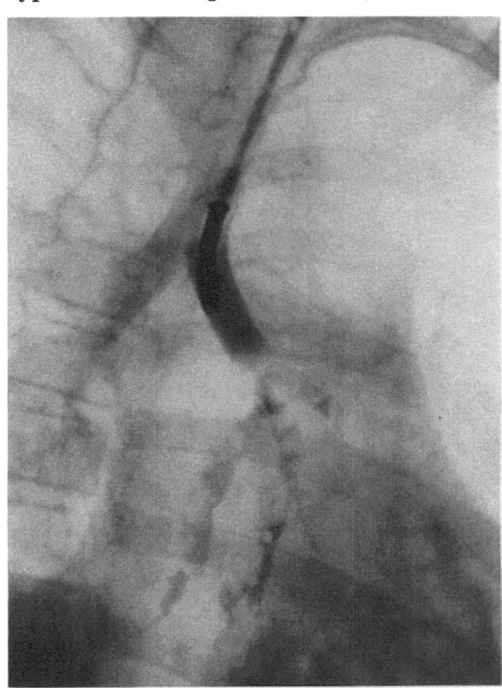

Abb. 4. *Bronchographie* (20. 10. 54). Linker Hauptbronchus nicht erweitert. Füllungsabbruch vor der Abgangsstelle des Ober- und Unterlappenbronchus. Leicht wellige Konturierung an der Abbruchstelle als Ausdruck eines hier sich vorwölbenden, gelappt konturierten, raumbeengenden Prozesses (polypöser Tumor ?, breitbasig aufsitzend ?). Deutlich erweiterte, partiell gefüllte Unterlappenbronchien (Bronchiektasie und bronchiektatische Sackbildungen sichtbar).

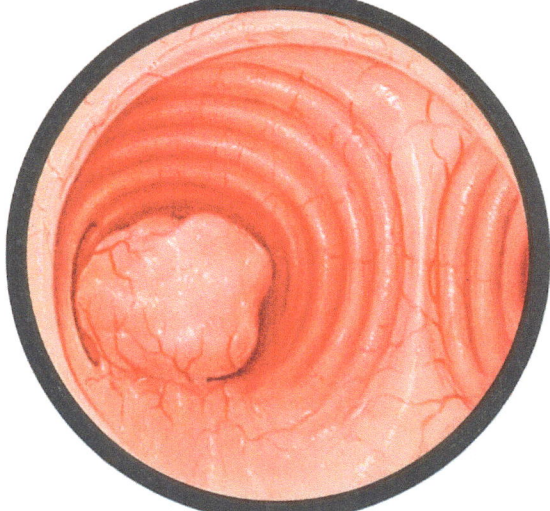

Abb. 5. 28. 10. 54. Bronchoskopisch: Kleinkirsch-
großer, leicht höckriger, blasser Tumor, der in Höhe
des linken Oberlappenostiums von der dorsolateralen
Wand des Hauptbronchus ausgeht und das Lumen
fast vollständig obturiert.

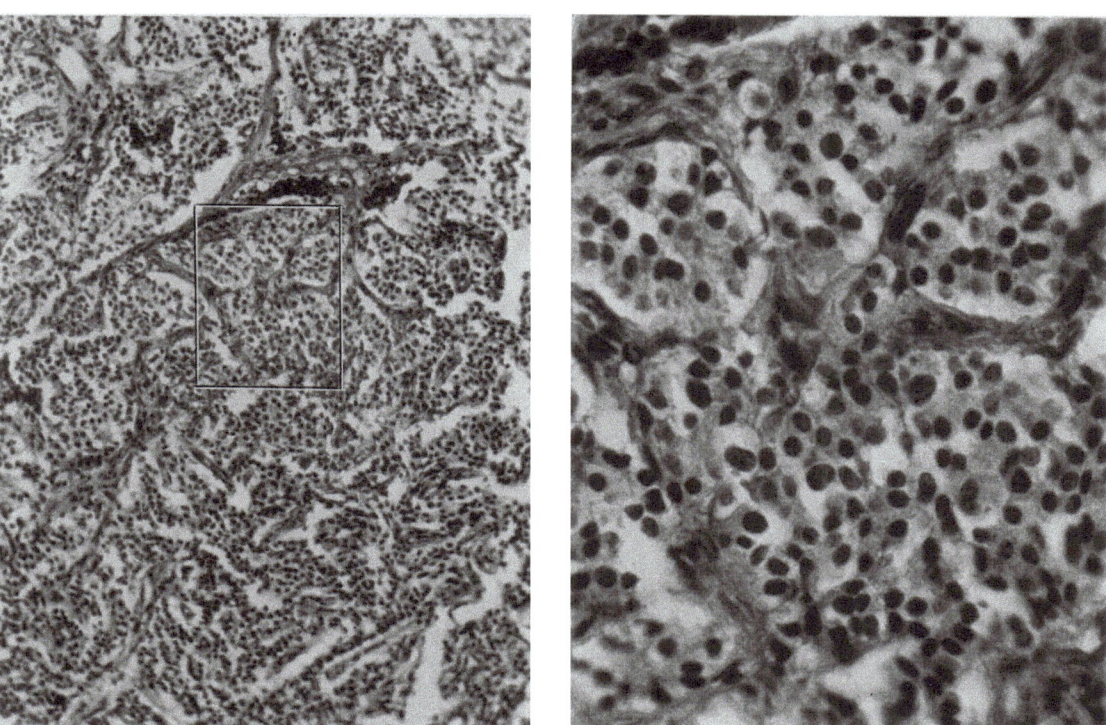

(Hämatoxylin-Eosin, 80 ×)   (Hämatoxylin-Eosin, 320 ×)

Abb. 6 und 7. Histologisch: Dünne, capillarreiche, bindegewebige Septen bilden unterschiedlich große, verschieden gestaltete Hohlräume, die mit soliden Zellverbänden ausgefüllt sind. Die Zellen sind vorwiegend
klein und polygonal, teils auch etwas länglich, haben ein deutlich erkennbares, blaßgefärbtes Cytoplasma
und runde, zum Teil ovale Kerne.

Diagnose: Gefäßreiches Bronchusadenom vom Typ des Carcinoids.

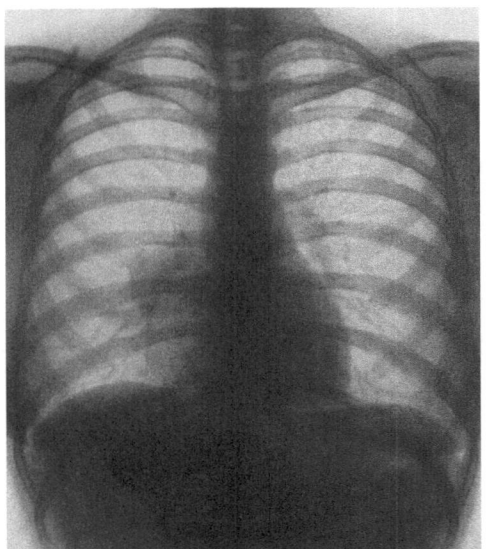

Abb. 1. *Thoraxübersichtsaufnahme im p.-a.-Strahlengang* (19. 5. 54). Apfelgroßer, scharf konturierter raumbeengender Prozeß auf den rechten Hilus sich projizierend, in einem zarten, wenig intensiven Schatten rechts parakardial sich fortsetzend. Die ganze rechte Lunge stärker belüftet. Die Gefäßstruktur des rechten Hilus atypisch (s. S. 74).

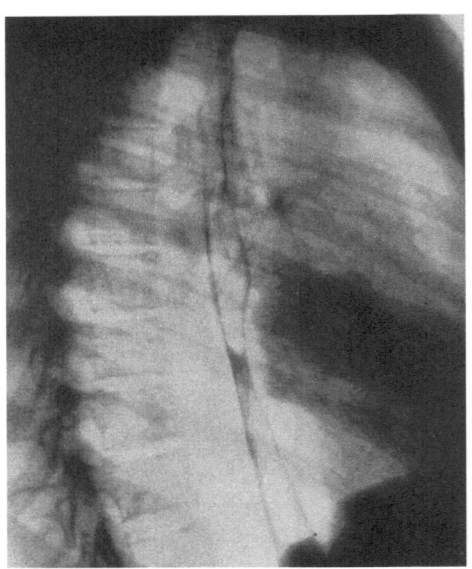

Abb. 2. *Frontale Aufnahme der rechten Lunge* (19. 5. 54). Homogene und dichte Verschattung des rechten Mittellappens. Leicht konkavbogiger Verlauf der Hinterfläche und der Unterfläche desselben. Apfelgroßes, nach oben scharf konturiertes Gebilde auf den Hilus sich projizierend.

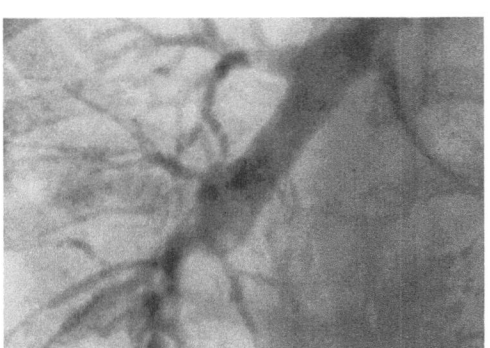

Abb. 3. *Bronchogramm* (25. 5. 54) *im 1. schrägen Durchmesser (im Diagnostikgerät universeller Verwendbarkeit — U G X —) durchgeführt.* Bei deutlicher Weitstellung des rechten Stammbronchus kirschgroßer, leicht wellig konturierter Füllungsdefekt in Höhe der Abgangsstelle des Mittellappenbronchus dieses Gebiet ausweitend.

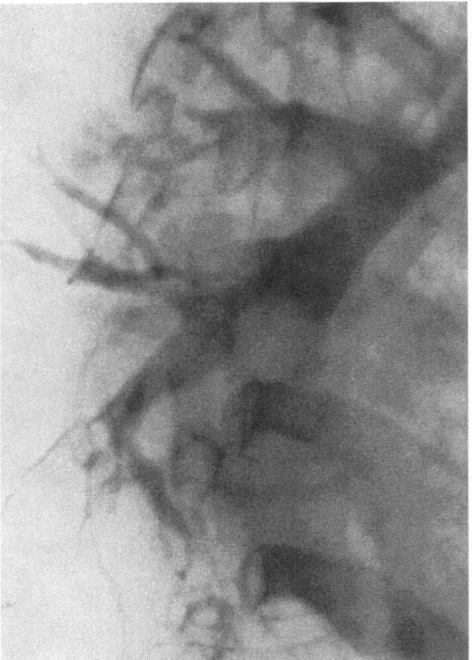

Abb. 4. *Bronchogramm* (25. 5. 54). (Fast rein frontale Aufnahme.) Der Füllungsdefekt als Ausdruck eines polypös wachsenden Tumors, breitbasig der Vorderwand im Abgangsbereich des Mittellappenbronchus aufsitzend, nach hinten und oben zu sich vorwölbend, das Lumen des Unterlappenbronchus teilweise freigebend.

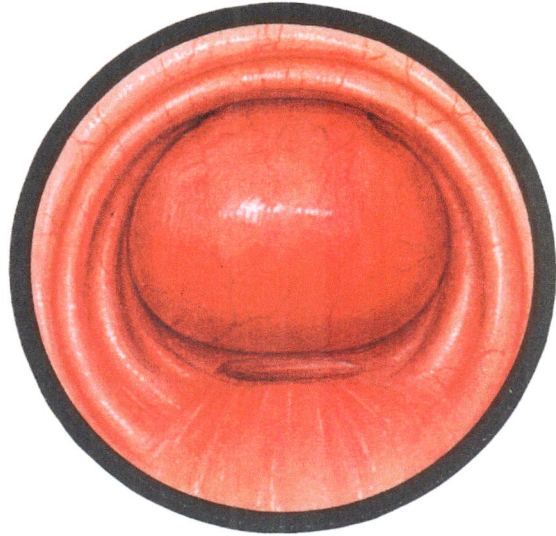

Abb. 5. 20. 5. 54. Bronchoskopisch: Das Lumen des rechten Unterlappenbronchus ist von einem kirschgroßen, leicht grobhöckrigen Tumor verlegt, der mit breitem Stiel aus dem Mittellappenbronchus ragt. Die Geschwulst hat eine auffallend weiche Konsistenz, ist von einer intakten, hyperämischen Schleimhaut überzogen und zeigt eine starke Blutungsneigung.

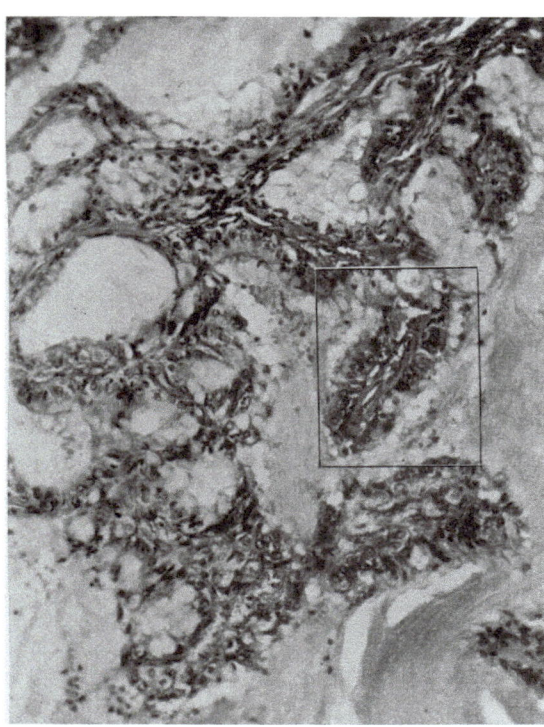

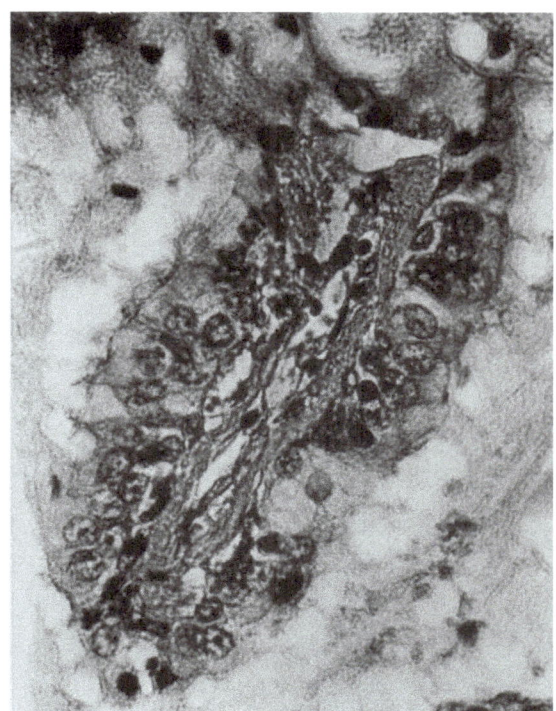

(Hämatoxylin-Eosin. 80 ×)

(Hamatoxylin-Eosin, 320 ×)

Abb. 6 und 7. Histologisch: Die Geschwulst zeigt einen adenoiden Bau und zahlreiche Blutgefäße im spärlichen Stroma (daher die Hyperämie!). Zellen und Zellkerne weisen eine auffallend regelmäßige Struktur auf. Keine Hyperchromasie oder Polymorphie.

Diagnose: Bronchusadenom (Carcinoid).

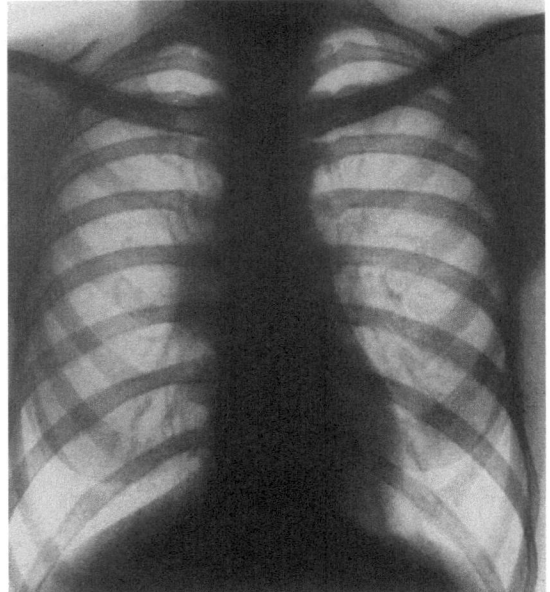

Abb. 1. *Thoraxübersichtsaufnahme im p-a-Strahlengang*
(18. 1. 52). Überpflaumengroßer Verdichtungsprozeß in
Projektion auf den mittleren und oberen Hilusanteil,
rechts in einen unscharf konturierten paramediastinal
gelegenen Schatten übergehend, bei normaler Belüftung
der übrigen Lunge rechts.

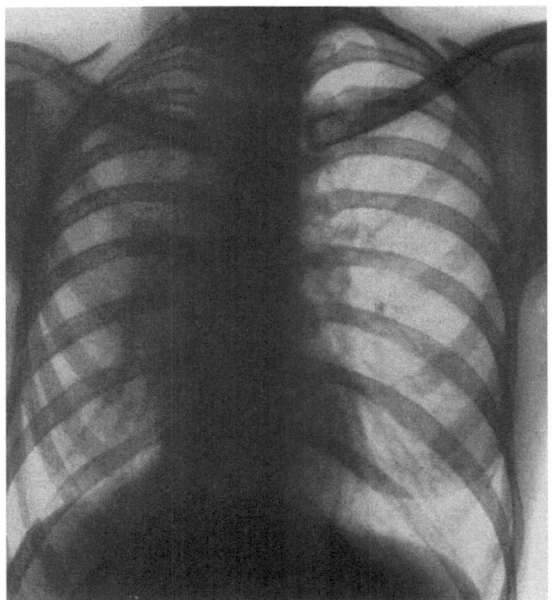

Abb. 2. *Thoraxübersichtsaufnahme im p-a-Strahlengang*
(29. 1. 52). Komplette Atelektase des rechten Oberlappens. Typische Dauerdeviation des Mediastinums in
die kranke Seite. Vikariierendes Emphysem der rechten
Restlunge.

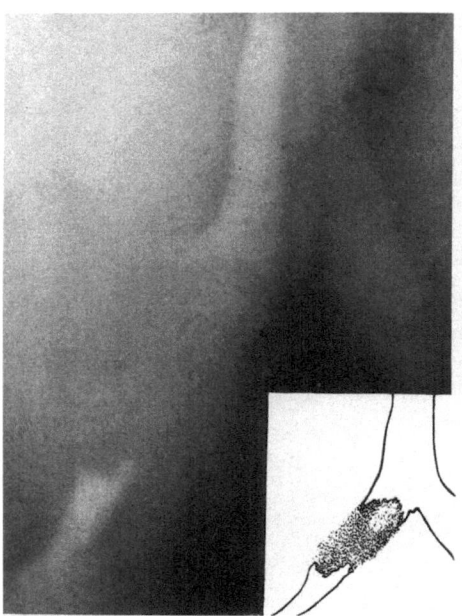

Abb. 3. *Schichtaufnahme des rechten Hilus in 9 cm Tiefe*
(29. 1. 52). Pflaumenkerngroßer, anscheinend von der
Abgangsstelle des rechten Oberlappenbronchus ausgehender, nach kranial und caudal konvexbogig sich
vorwölbender leicht höckeriger Schatten (raumbeschränkender Prozeß vom Typ eines polypösen Tumors mit
höckeriger Oberfläche ?).

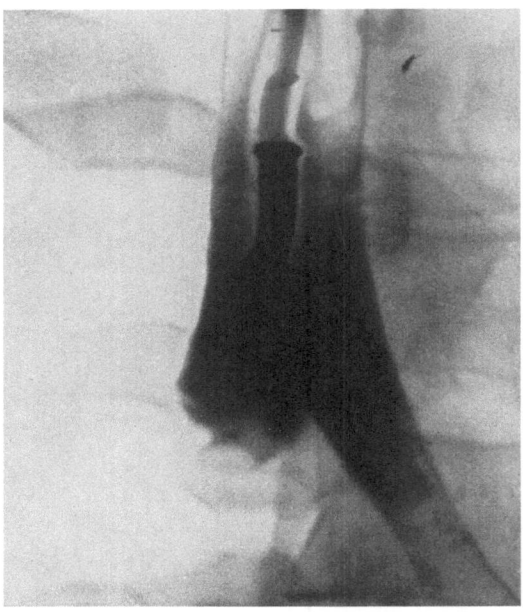

Abb. 4. *Bronchogramm* (7. 2. 52). Kompletter Füllungsabbruch im rechten Hauptbronchus. Wellige Konturierung der Abbruchstelle. Weitstellung des rechten
Hauptbronchus.

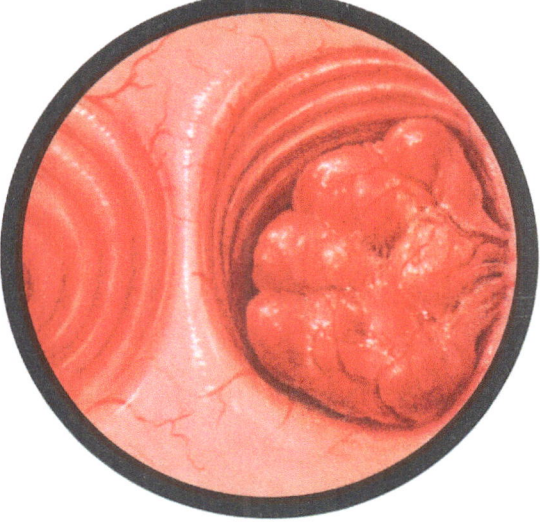

Abb. 5. 12. 2. 1952. Bronchoskopisch: Kirschgroße, leicht höckerige Geschwulst, die mit einem Stiel dem rechten Oberlappen-Ostium aufsitzt und frei in den Hauptbronchus ragt, den sie stenosiert. Sie flottiert bei der Atmung. Trotz des intakten Schleimhautüberzuges blutet sie bei der geringsten Berührung.

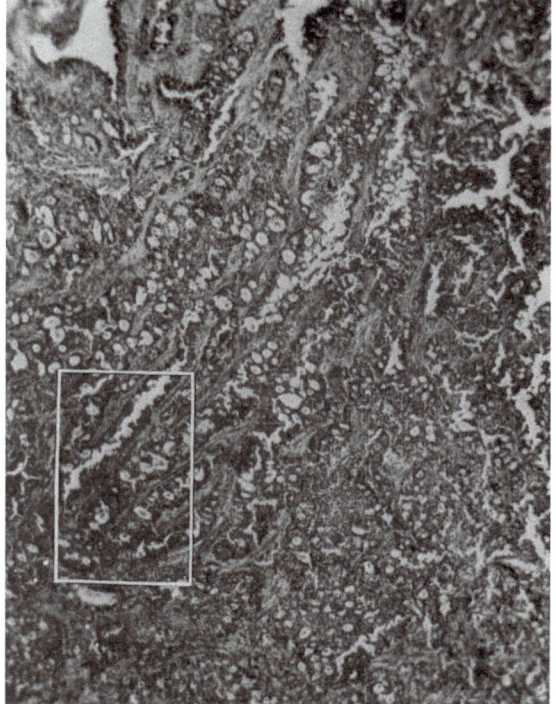

(Hämatoxylin-Eosin, 20×)

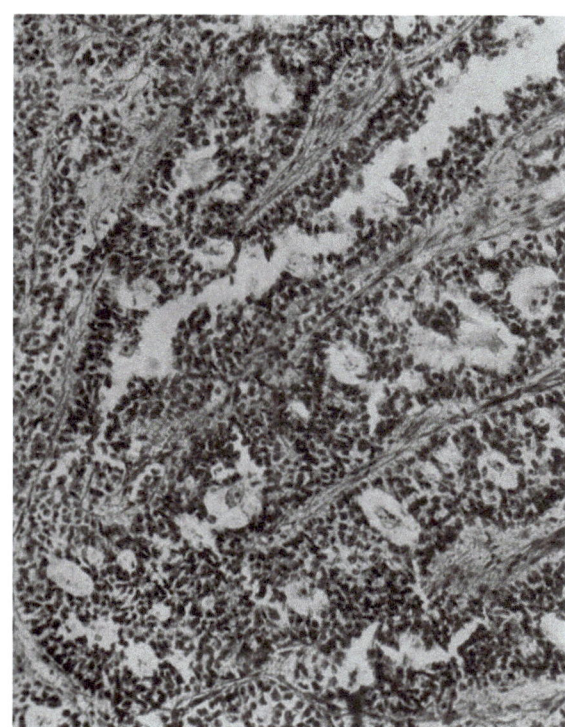

(Hämatoxylin-Eosin, 80×)

Abb. 6 und 7. Histologisch: Die kubischen oder polygonalen Zellen sind teils in kleinen Formationen angeordnet, teils bilden sie Spatien, die mit Sekret ausgefüllt sind. Die Zellkerne sind intensiv gefärbt. Die Zellstränge werden von einem gefäßreichen Stroma streng unterteilt. Keine Atypien.

Diagnose: Bronchusadenom vom Typ eines Carcinoids.

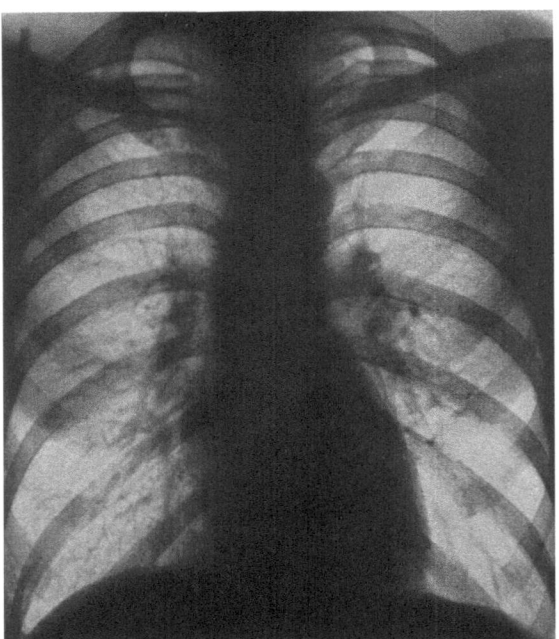

Abb. 1. *Thoraxübersichtsaufnahme im p.-a.-Strahlengang* (17. 12. 54). Geringe Vergrößerung des linken Hilusschattens bei auffallend hellem Lungenfeld links (bei der Durchleuchtung deutliche inspiratorische Ansaugung des Mediastinalschattens nach links — Bronchusstenose, Ventilstenose ?).

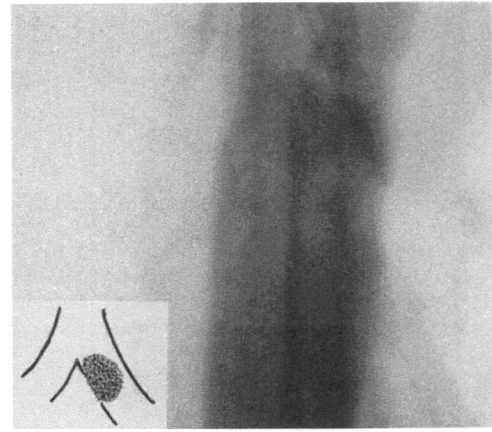

Abb. 2. *Schichtaufnahme des Bifurkationswinkels in Schichttiefe* 11$^1/_2$ cm (4. 1. 55). Im linken Hauptbronchus knapp unterhalb der Bifurkation fast kirschgroßer, der Bronchuswand aufsitzender, das Lumen fast völlig ausfüllender Schatten (breitbasig aufsitzender Polyp).

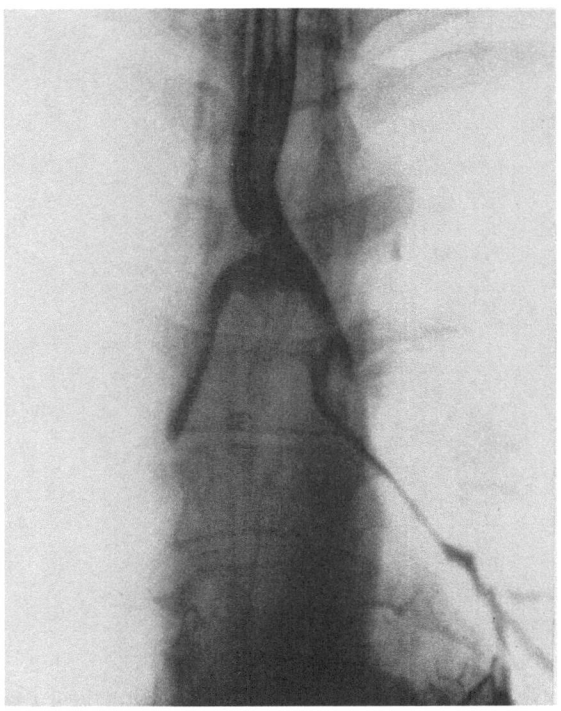

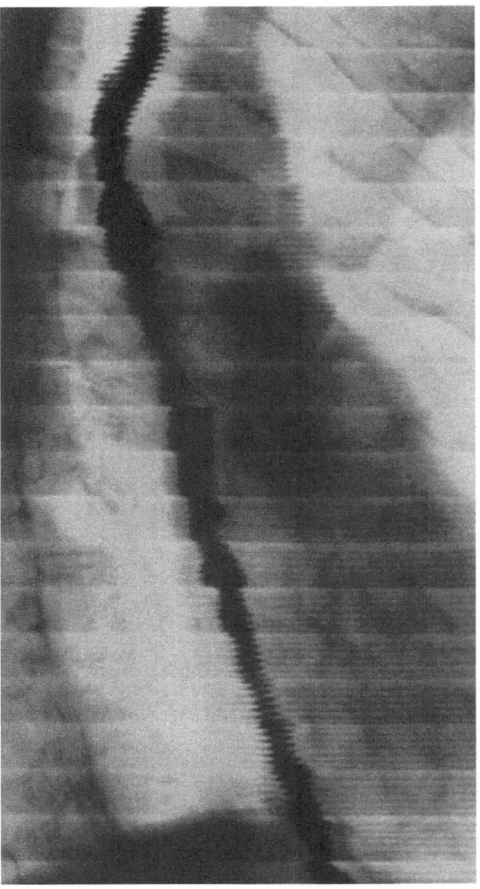

Abb. 3. *Bronchographie* (3. 2. 55). Der im Schichtbild festgestellte polypöse Tumor als breitbasig aufsitzender, leicht höckerig konturierter Füllungsdefekt dargestellt.

Abb. 4. *Oesophagus-Kymogramm* (4. 1. 55). Normale Übertragung der Pulsation des Herzens und der großen Gefäße, als Ausdruck der fehlenden Mitbeteiligung des Mediastinums. (Operativ bestätigt.)

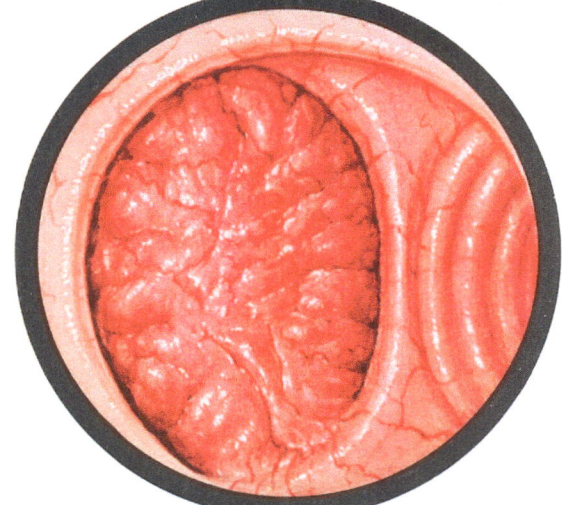

Abb. 5. 20. 12. 54. Bronchoskopisch: Das Lumen des linken Hauptbronchus ist von einem grobhöckerigen Tumor fast vollständig ausgefüllt. Die Geschwulst ist derb und zeigt eine mäßig starke Blutungsneigung.

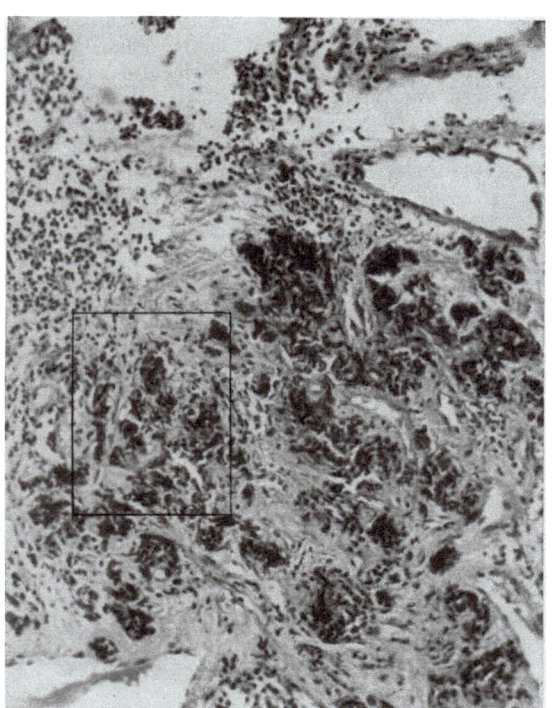

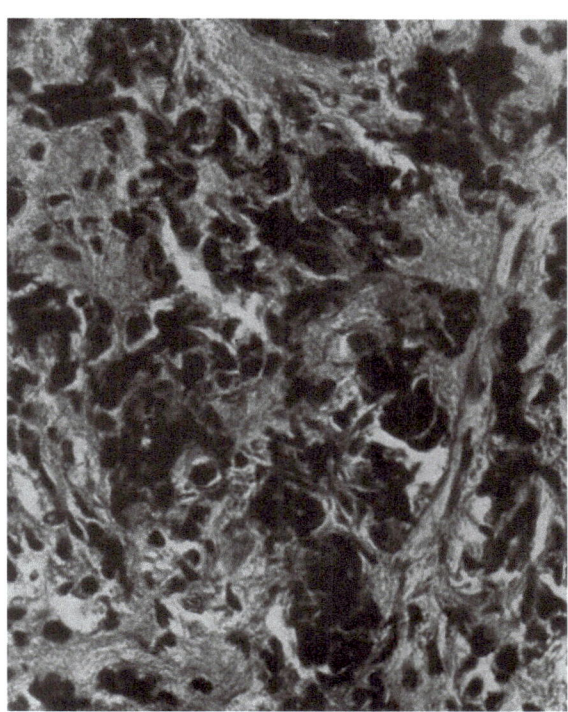

(Hämatoxylin-Eosin, 80×)   (Hämatoxylin-Eosin, 320×)

Abb. 6 und 7. Histologisch: Neben lockerem, gefäßreichem Stroma findet sich ein ziemlich derbes, gefäßarmes Bindegewebe vor, in dem Zellnester eingelagert sind. Letztere bestehen aus dicht zusammengedrängten Zellen, deren Kerne vorwiegend länglich, zum Teil auch rund sind, aber keine Atypien aufweisen.

Diagnose: Bronchialcarcinoid.

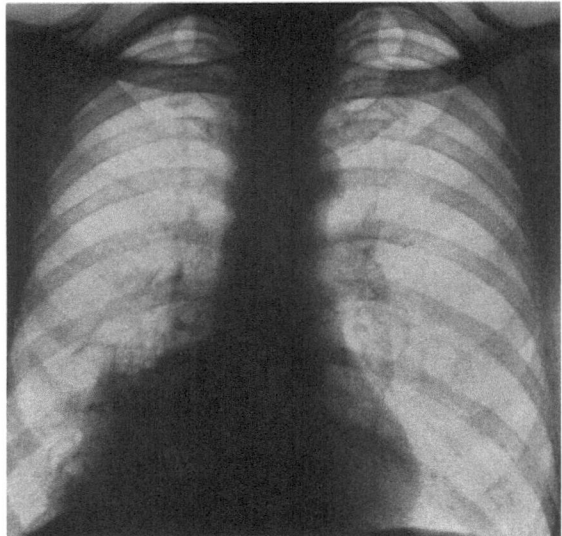

Abb. 1. *Thoraxübersichtsaufnahme im p-a-Strahlengang*
(28. 12. 51). Überhandtellergroßer Verdichtungsbezirk
von mehr pneumonischem Charakter rechts im Unterfeld paramediastinal (dem posterobasalen Segment des
rechten Unterlappens entsprechend).

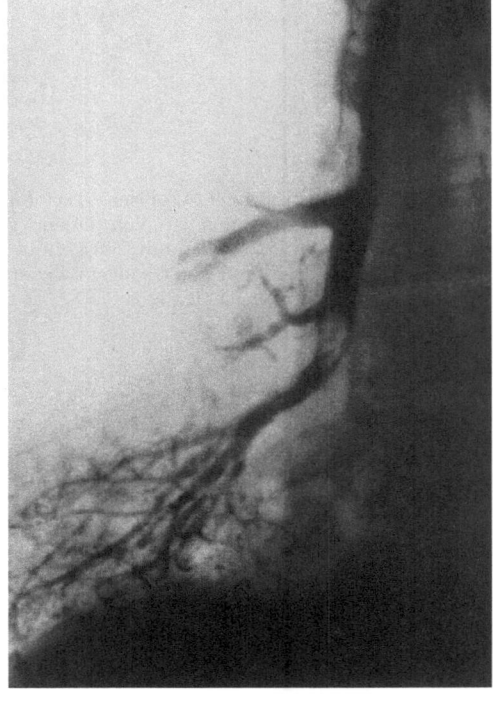

Abb. 2. *Bronchogramm* (10. 1. 52). Überbohnengroßer, wellig konturierter Füllungsdefekt im
rechten Unterlappenbronchus knapp hinter der
Abgangsstelle des apikalen Segmentbronchus.
Deutliche Auffüllung der Bronchien des antero-
und laterobasalen Segmentes des rechten Unterlappens. Fehlende Füllung des posterobasalen
Segmentes. Deutliches Nachrücken des
Oberlappenbronchus.

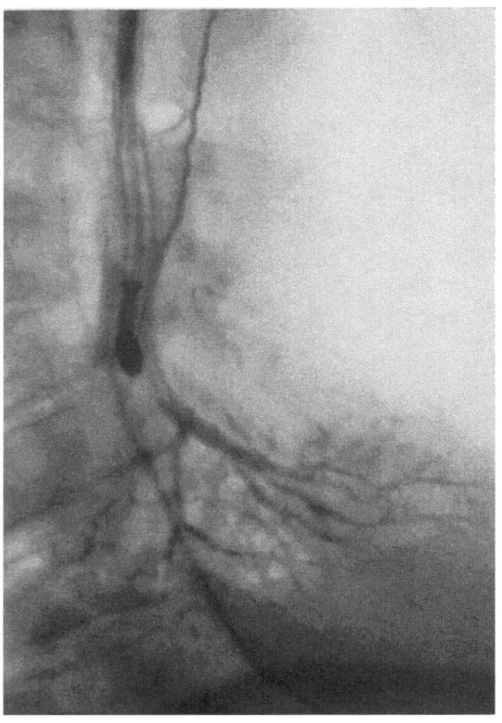

Abb. 3. Bronchogramm: *Frontale Aufnahme*
(10. 1. 52). Typischer Abbruch im Abgangsbereich
des posterobasalen Segmentbronchus.

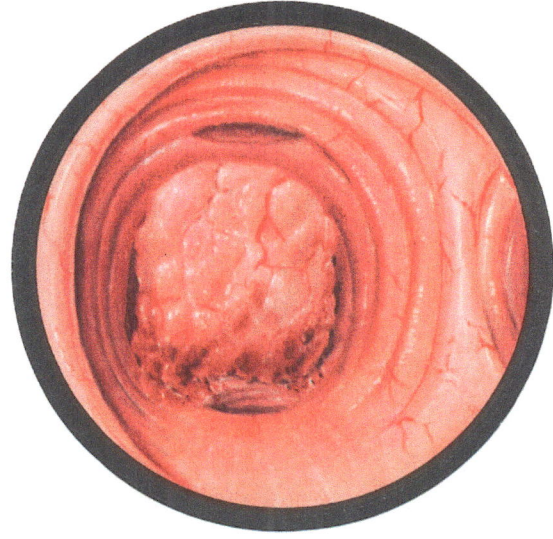

Abb. 4. 22. 1. 52. Bronchoskopisch: Der rechte Unterlappenbronchus ist distal von der Abzweigung seines apikalen Segmentbronchus von einem Tumor ausgefüllt, der eine weiche Konsistenz und trotz seiner blaßroten, unebenen Oberfläche eine sehr starke Blutungsneigung aufweist.

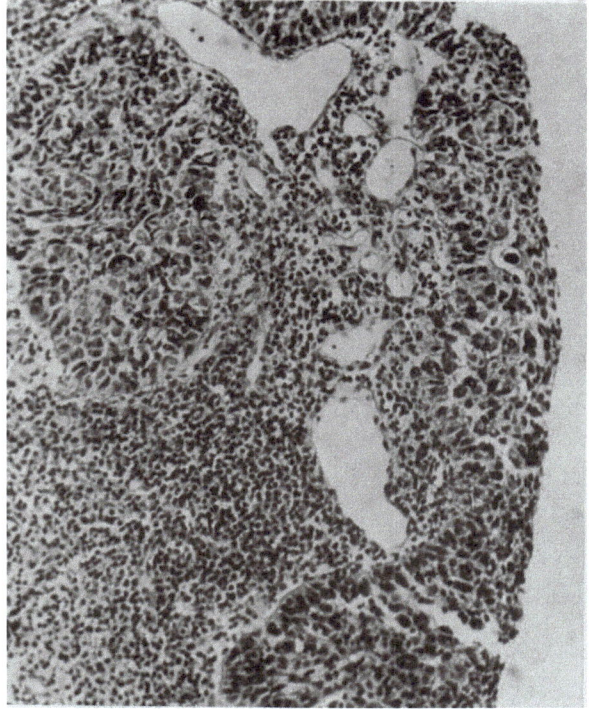

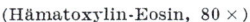

(Hämatoxylin-Eosin, 80 ×)

Abb. 5. Histologisch: Carcinomgewebe, das Kernatypien und zahlreiche Mitosen, sowie in die Tiefe wuchernde Zapfen aufweist. In der Umgebung ist eine intensive Stroma-reaktion erkennbar, sowie eine starke subepitheliale Blutgefäßerweiterung (daher die Blutungsneigung).

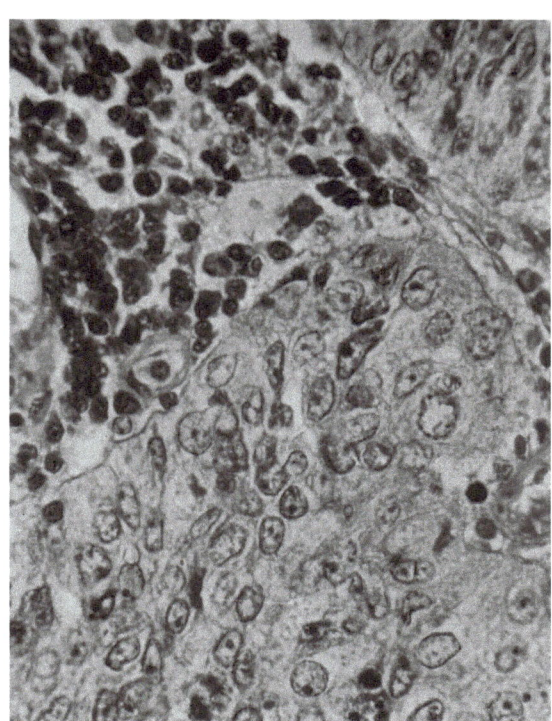

(Hämatoxylin-Eosin, 320 ×)

Abb. 6. Cytologisch: Reichlich Blut. Darin liegen mehrere große Verbände eines wenig differenzierten, stellenweise stark verwilderten Plattenepithelcarcinoms ohne Verhornung.

Diagnose: Verwildertes Plattenepithelcarcinom, das offenbar von der Oberfläche ausgeht.

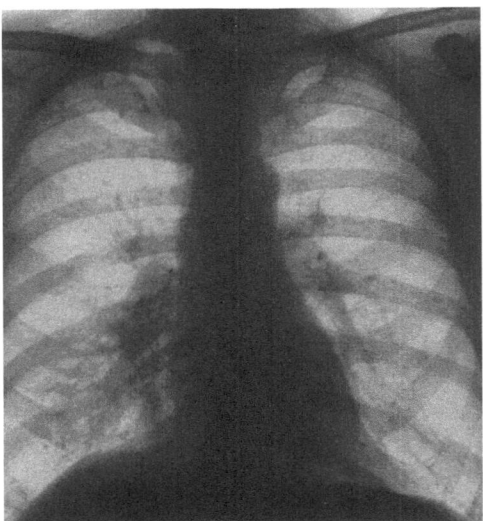

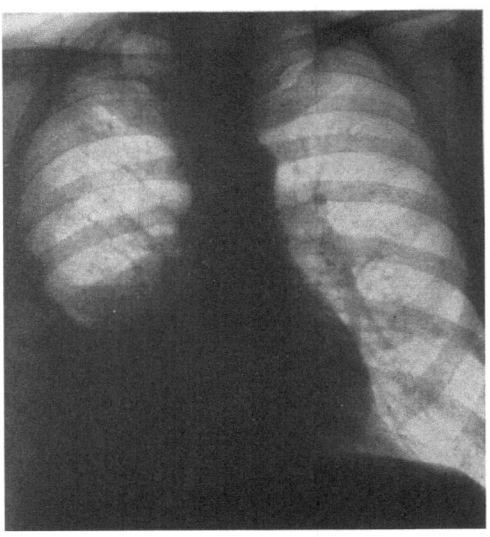

Abb. 1. *Thoraxübersichtsaufnahme im p-a-Strahlengang*
(15.12.52). In einem auswärtigen Krankenhaus kleinere,
konfluierende Verdichtungsherde von bronchopneumonischem Charakter in den unteren medialen Partien der rechten Lunge festgestellt, vorwiegend peribronchiale Lage
derselben mit Verdacht auf raumbeschränkenden Prozeß am rechten Hilus und Verdacht auf Bronchiektasen.

Abb. 2. *Thoraxübersichtsaufnahme im p-a-Strahlengang* (28. 4. 53). Großer Seropneumothorax rechts,
multiple abgekapselte Flüssigkeitsdepots. Fast homogene Verschattung der unteren Partien der rechten
Lunge (Atelektase ?). Emphysem der Restlunge.

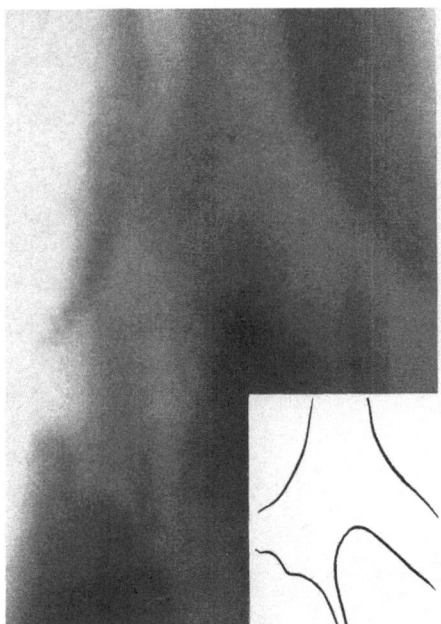

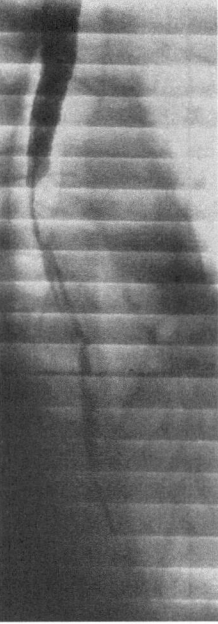

Abb. 3. *Schichtaufnahme des rechten Hilus* (Kontaktaufnahme) (Schichttiefe 10,5 cm) (28. 4. 53). Deutliche
Weitstellung des rechten Hauptbronchus. Asymmetrie
des Bifurkationswinkels. Knapp unterhalb der Abgangsstelle des rechten Oberlappenbronchus Luftfüllungsabbruch durch raumbeengenden wellig konturierten konvexbogig verlaufenden, vermutlich polypösen raumbeschränkenden Prozeß, das Lumen des
Stammbronchus nach medial hin fast völlig verschließend.

Abb. 4. *Oesophaguskymogramm im ersten schrägen
Durchmesser* (28. 4. 53). Nur geringer Pulsationsausfall in Höhe der Basis der Aorta und der Bifurkation (als Ausdruck einer vielleicht nur geringen
Mitbeteiligung des Mediastinums bei dem
ursächlichen Bronchusprozeß).

Abb. 5. 5. 5. 53. Bronchoskopisch: Unmittelbar unterhalb der Abzweigung des rechten Oberlappenbronchus wölbt sich von lateral und dorsal ein höckriger Tumor weit in das Lumen des rechten Stammbronchus vor, so daß dieses bis auf einen Spalt eingeengt erscheint. In diesem Spalt finden sich Blutmassen, die von dem leicht blutenden Tumor stammen. Die Oberfläche der Geschwulst zeigt nekrotische Massen.

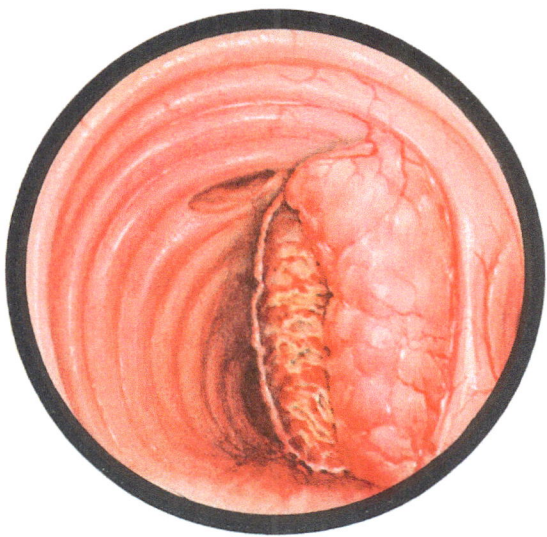

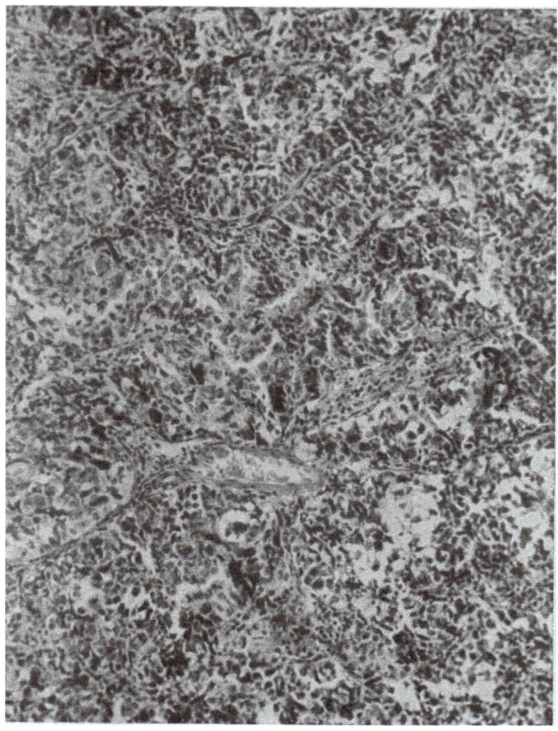

(Hämatoxylin-Eosin, 80×)

Abb. 6. Histologisch: Zellreicher, stromaarmer Tumor mit mittelgroßen Zellen und runden bis ovalen, mäßig chromatinhaltigen Zellkernen, die eine ziemliche Gleichmäßigkeit aufweisen.

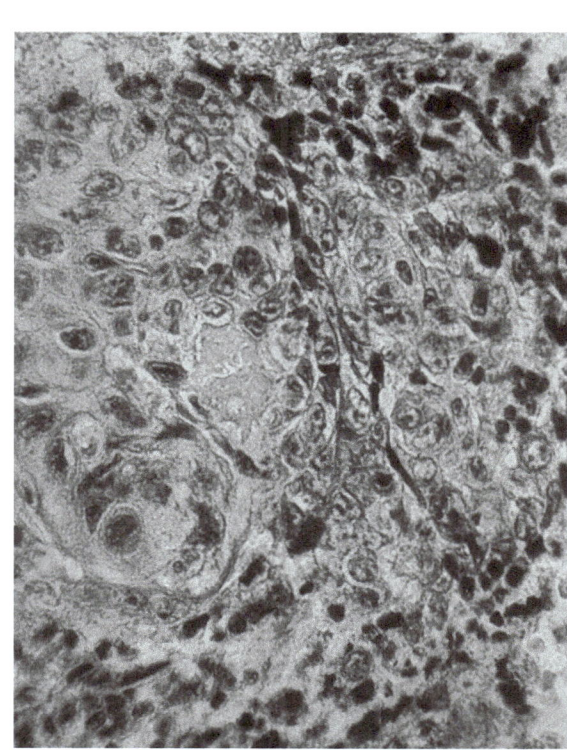

(Hämatoxylin-Eosin, 320×)

Abb. 7. Cytologisch: Reichlich Blut mit mehreren zum Teil großen Verbänden eines zellreichen wenig differenzierten Plattenepithelcarcinoms.

Diagnose: Undifferenziertes Plattenepithelcarcinom.

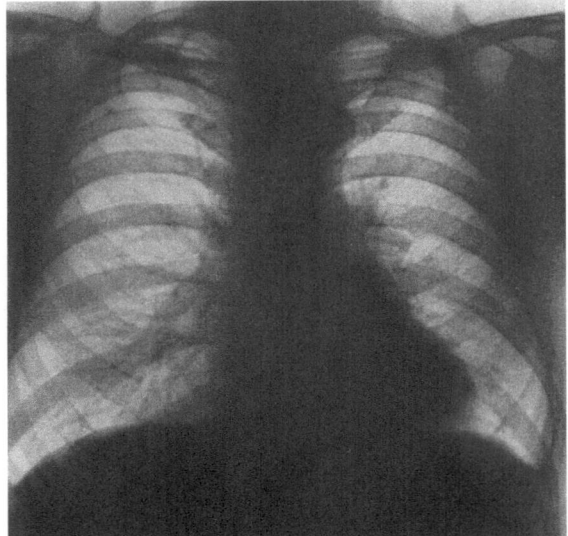

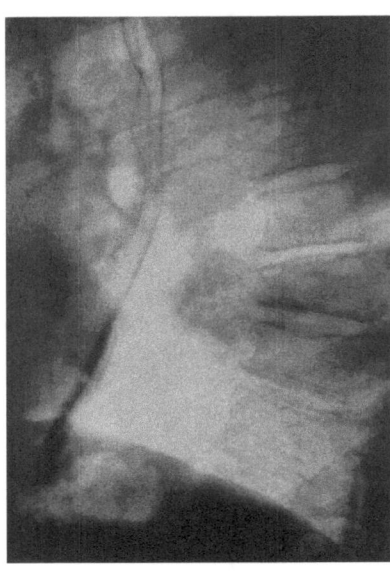

Abb. 1. *Thoraxübersichtsaufnahme* (15. 6. 54). Ein infiltrativer Lungenprozeß ist in beiden Lungenfeldern insbesondere im linken Unterfeld nicht nachweisbar.

Abb. 2. *Frontale Aufnahme der linken Lunge* (6. 7. 54). Etwa kleinapfelgroßer unscharf konturierter Verdichtungsprozeß von bronchopneumonischem Charakter im linken Unterlappen etwa im posterobasalen Segment gelegen (im p.-a.-Strahlengang vom Herzschatten gedeckt).

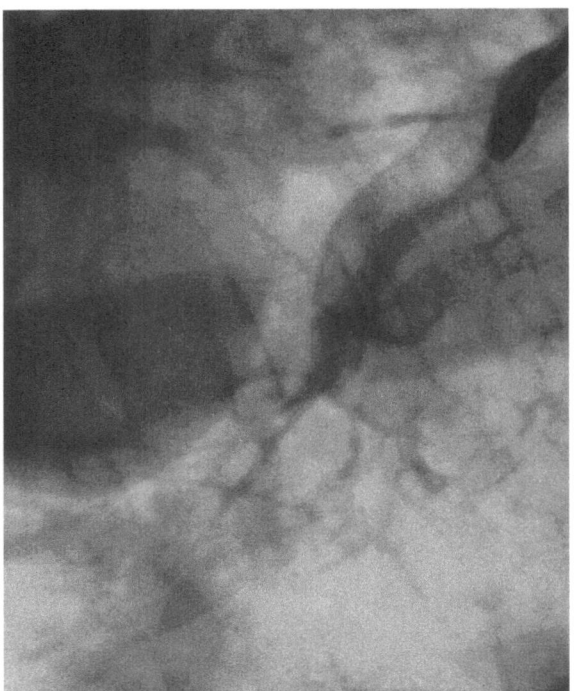

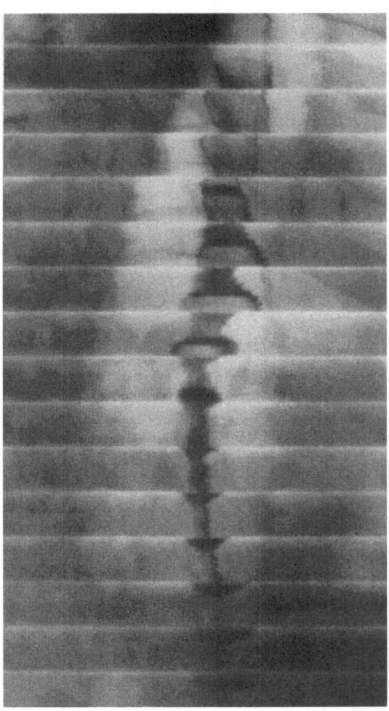

Abb. 3. *Bronchogramm in linker Seitenlage in der Wanne des Diagnostikgerätes universeller Verwendbarkeit „U G X" in Narkose durchgeführt* (9. 7. 54). Deutliche Zuspitzung eines Bronchus 3. Ordnung des posterobasalen Segmentbronchus bei komplettem Füllungsausfall des Infiltrationsbezirkes.

Abb. 4. *Oesophaguskymogramm im ersten schrägen Durchmesser* (6. 7. 54). (Veratmet, gleichzeitig deutliche Tonusschwankung registriert), kein umschriebener Ausfall der Pulsationsübertragung auf die Speiseröhre (Operation: Freies Mediastinum).

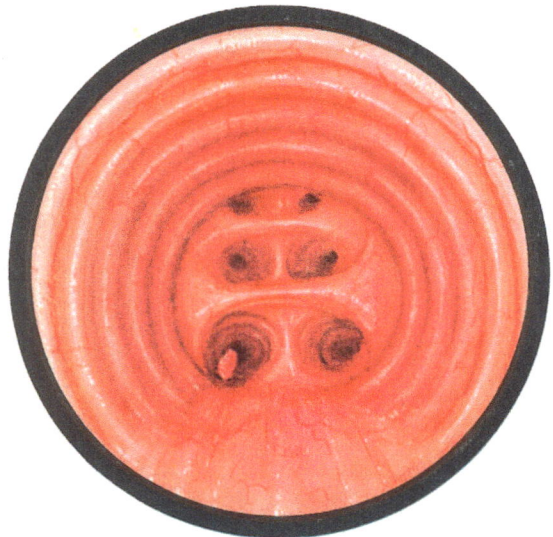 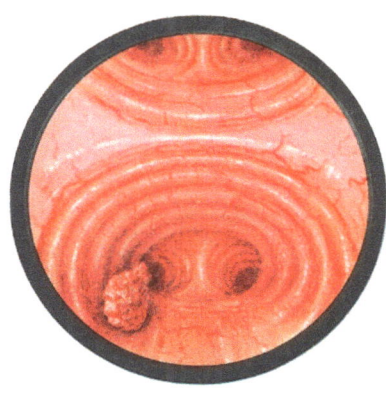

Abb. 5. 2. 7. 54. Bronchoskopisch: An der Hinterwand des postero-basalen Segmentbronchus des linken Unterlappens zeigt die Schleimhaut eine kleine umschriebene blutende Stelle.

Abb. 6. Bei entsprechender Vergrößerung (Optik) erweist sich diese Stelle als Granulationsrasen, der sich in den Segmentbronchus II. Ordnung fortsetzt.

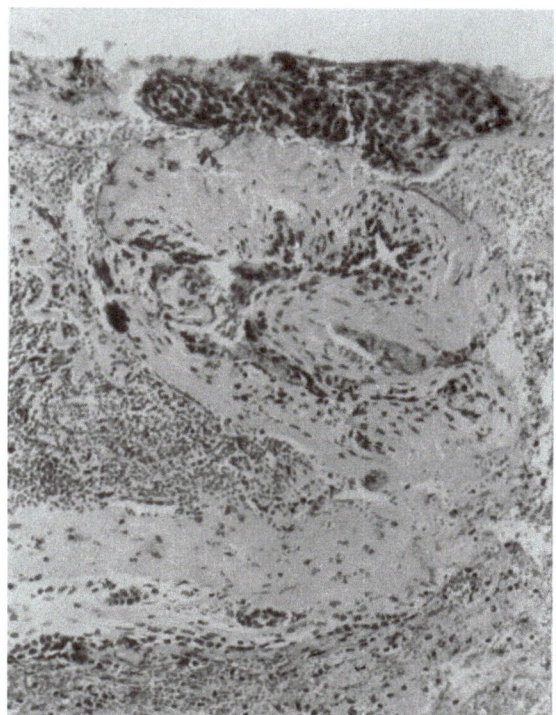

(Hämatoxylin-Eosin, 80 ×)

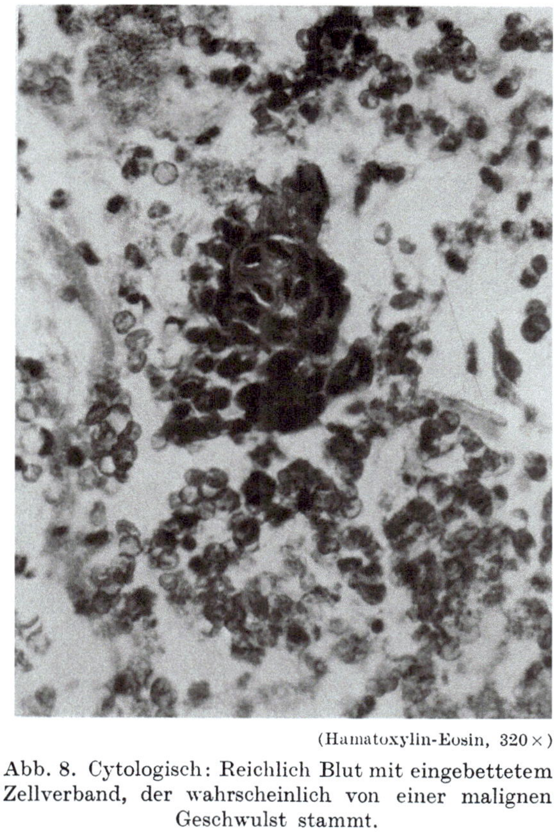

(Hamatoxylin-Eosin, 320 ×)

Abb. 7. Histologisch: Im lockeren Stroma finden sich neben reichlichem Blut einzelne Zapfen von mittelgroßen Zellen mit hyperchromatischen Zellkernen vor.

Abb. 8. Cytologisch: Reichlich Blut mit eingebettetem Zellverband, der wahrscheinlich von einer malignen Geschwulst stammt.

Diagnose: Undifferenziertes Plattenepithelcarcinom.

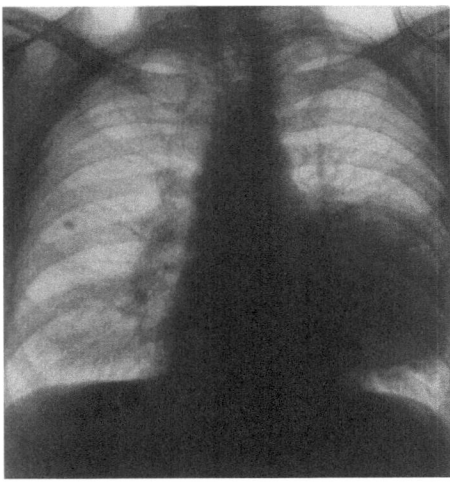

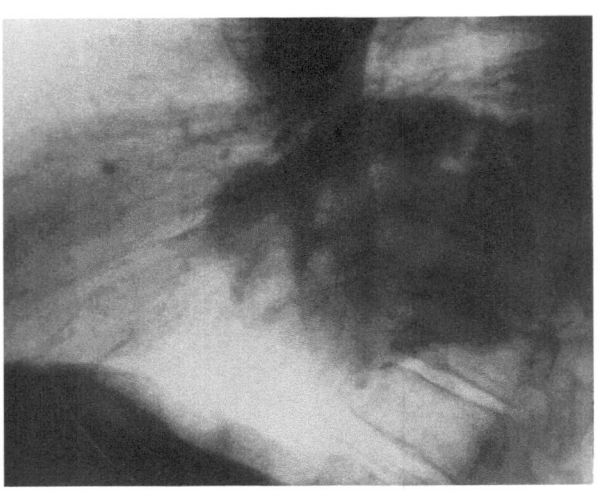

Abb. 1. *Thoraxübersichtsaufnahme* (11. 7. 52). Großer kugeliger, raumbeschränkender Prozeß im linken Mittel- und Unterfeld, nach lateral unten sich konvexbogig vorwölbend, vom Mittelschatten nicht abgrenzbar.

Abb. 2. *Frontale Aufnahme der linken Lunge* (11. 7. 52). Das raumbeschränkende Gebilde in den mittleren Partien des linken Unterlappens, von vorne nach hinten sich erstreckend, das apikale Gebiet einnehmend und die Basis freilassend. Unterlappenvorderfläche nach vorne konvexbogig vorgewölbt.

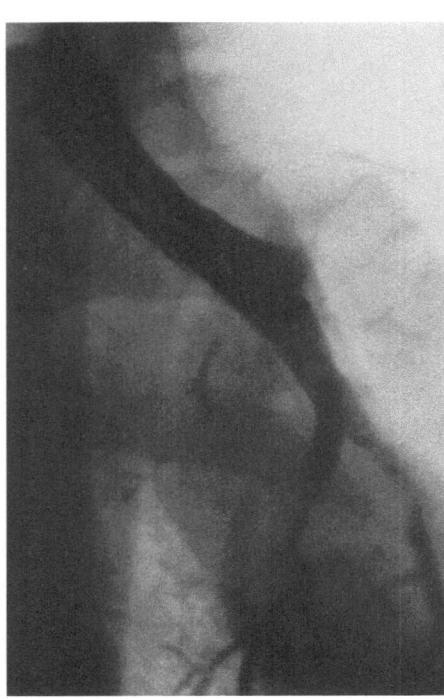

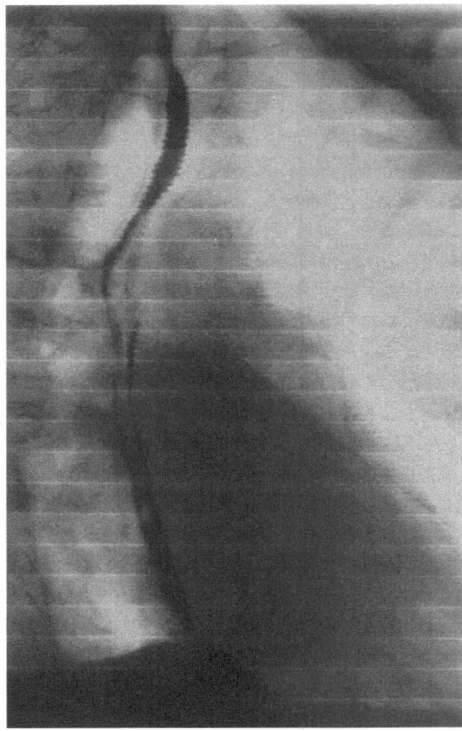

Abb. 3. *Bronchogramm* (16. 7. 52). Untersuchung im Stehen, daher Oberlappenbronchus nicht dargestellt. Weitstellung des Unterlappenbronchus. Partielle Füllung des postero-basalen Segmentbronchus. Konzentrische Stenose des letzteren. Bei unregelmäßiger, welliger Konturierung, Verlagerung und Impression der Bronchien nach medial und vorn.

Abb. 4. *Oesophaguskymogramm im 1. schrägen Durchmesser* (11. 7. 52). Auffallende Senkung der Pulsationsamplitude in den untersten Oesophagusabschnitten, im Gebiet einer normalerweise ausgeprägten Pulsation als Ausdruck einer sicherlich hochgradigen Mitbeteiligung des Mediastinums.

Abb. 5. 22. 7. 52. Bronchoskopisch: Das Lumen des postero-basalen Segmentbronchus des linken Unterlappens wird durch eine Vorwölbung der lateralen und dorsalen Wand eingeengt. Die Schleimhaut über dieser Vorwölbung erscheint intakt und glatt, ist aber sehr hyperämisch.

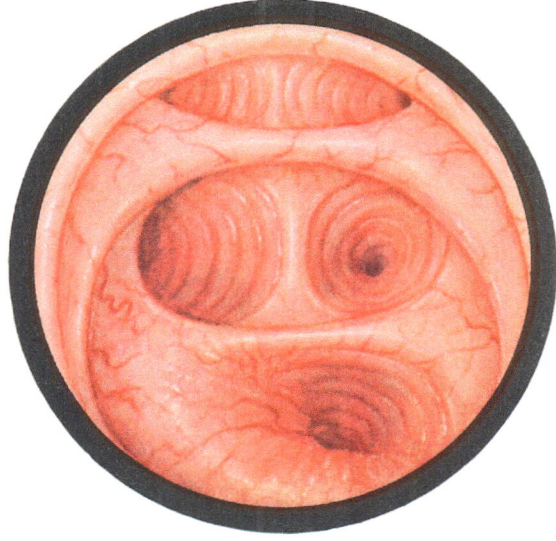

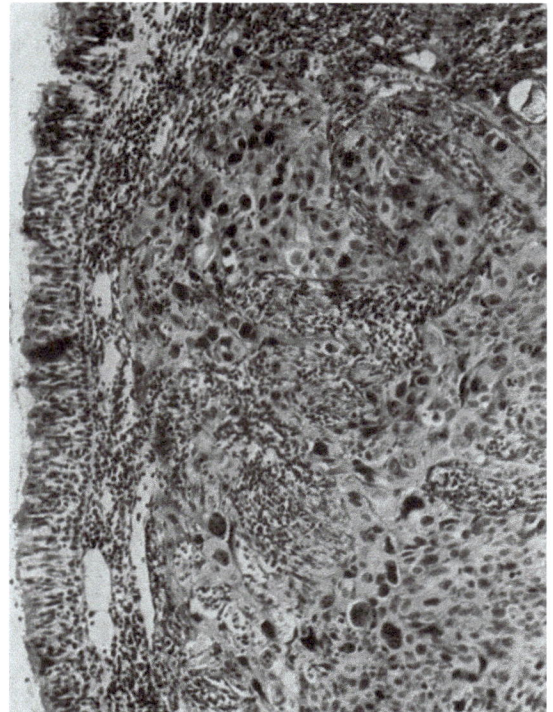

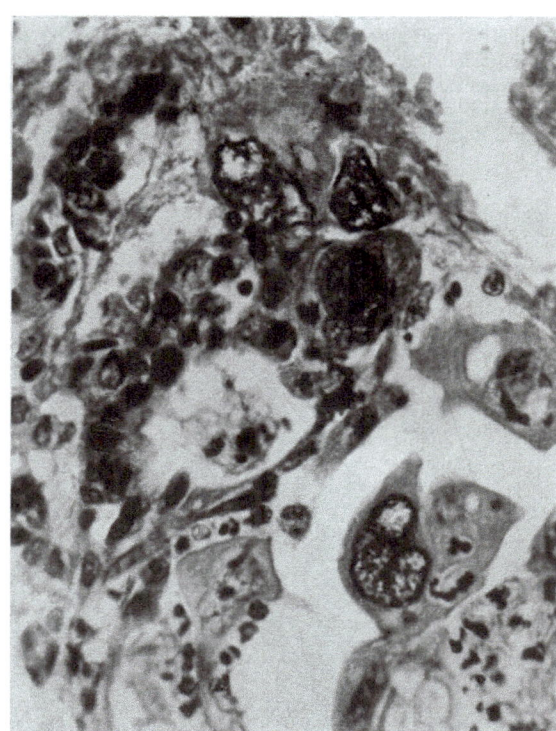

(Hämatoxylin-Eosin, 80 ×)

Abb. 6. Histologisch: Die Oberfläche ist von einem mehrreihigen Flimmerepithel überzogen. Die Submucosa ist von breiten Zapfen von Tumorzellen infiltriert, deren Kerne eine starke Polymorphie und Hyperchromasie aufweisen. Das spärliche Stroma zeigt eine starke Reaktion und erweiterte subepitheliale Blutgefäße (daher Hyperämie!).

(Hämatoxylin-Eosin, 320 ×)

Abb. 7. Cytologisch: Neben gelapptkernigen Leukocyten liegen meist einzelne kleine bis mittelgroße, vorwiegend rundliche Zellen mit relativ großen, meist runden, hyperchromatischen Kernen. Die Zellen stammen wahrscheinlich von einer malignen Geschwulst.

Diagnose: Undifferenziertes Plattenepithelcarcinom.

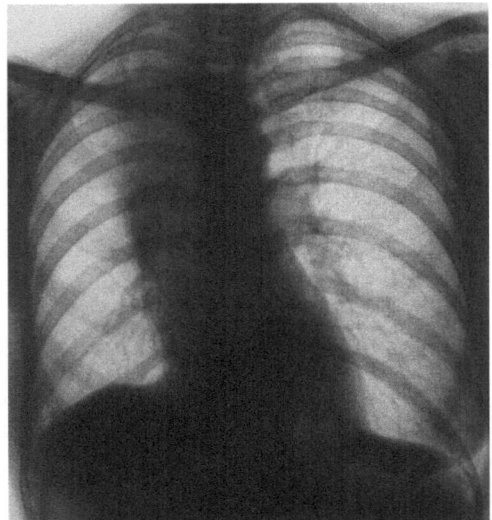

Abb. 1. *Thoraxübersichtsaufnahme im p-a-Strahlengang*
(13. 3. 52). Überhandtellergroße, homogene und dichte
Verschattung in den oberen medialen Partien der rechten Lunge bis in die Spitze reichend vom Mittelschatten
nicht abgrenzbar. Ausgeprägtes Emphysem der ganzen
rechten Lunge.   Zwerchfellhochstand (Phrenicusparese ?). Überpflaumengroßer, raumbeschränkender
Prozeß am rechten Hilus. Inspiratorische Ansaugung
des Mediastinums nach rechts als Ausdruck einer hier
bestehenden Bronchusstenose.

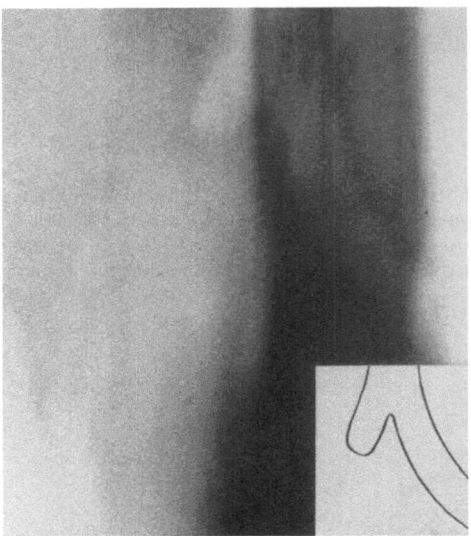

Abb. 2. *Schichtaufnahme des rechten Hilus in 10 cm
Schichttiefe* (13. 3. 52). Luftfüllungsabbruch im rechten
Hauptbronchus knapp hinter der Bifurkation. Abflachung des Tracheobronchialwinkels und Verkleinerung des Hauptbronchuslumens. Dichte Verschattung
der Hilusregion rechts.

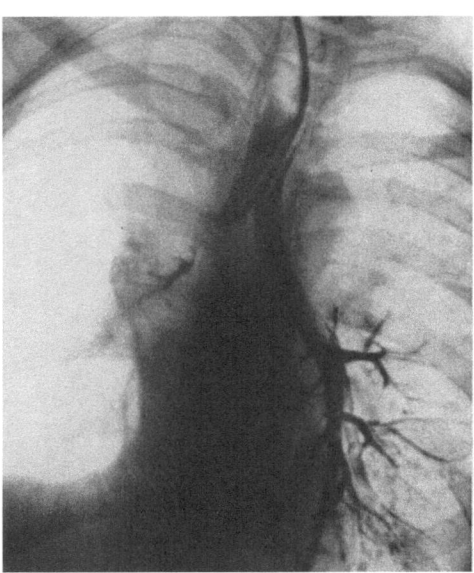

Abb. 3. *Bronchogramm* (14. 3. 52). Fast kompletter
Füllungsabbruch knapp hinter der Bifurkation. Unregelmäßig wellige Konturierung der Bronchusränder.
Geringer Kontrastmittelübertritt in das Stammbronchusgebiet. Starke Schattenminderung in diesem Bereich.   Angedeuteter konkavbogiger Abbruch der
Füllung gegen das Stammbronchusgebiet (vorwiegend
polypös wachsender Tumor ?).

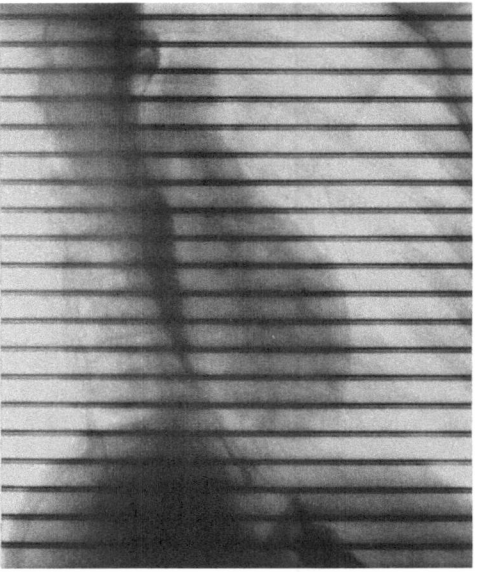

Abb. 4. *Oesophaguskymogramm im ersten schrägen
Durchmesser* (14. 3. 52). Bei Impression der Speiseröhre von hinten her fast komplettes Auslöschphäno-
men der Pulsationsamplitude in Höhe der Aorta bis in
das Gebiet der Bifurkation reichend, auch in Vorhofhöhe starke Senkung der Pulsamplitude (starke
Mitbeteiligung des Mediastinums). (Palliativpneumonektomie).

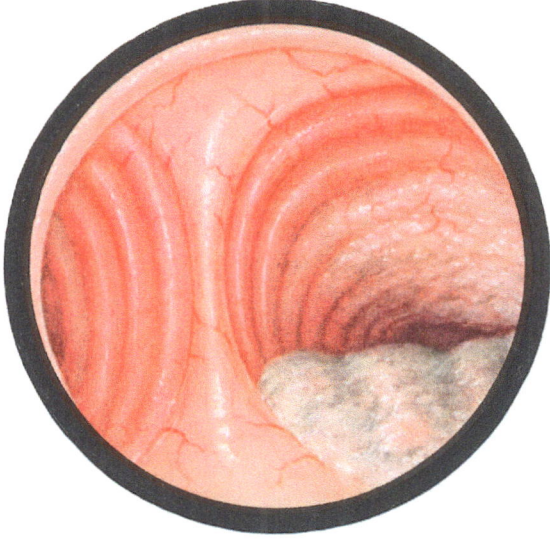

Abb. 5. 18. 3. 52. Bronchoskopisch: Rechter Hauptbronchus wird von einem grau-weißen Tumor, der
sich flächenhaft in der Bronchialwand ausdehnt,
eingeengt. Die Stenose ist zirkulär, beginnt knapp
unterhalb der Bifurcatio, nimmt distalwärts zu und
verlegt den Unterlappenbronchus vollständig.

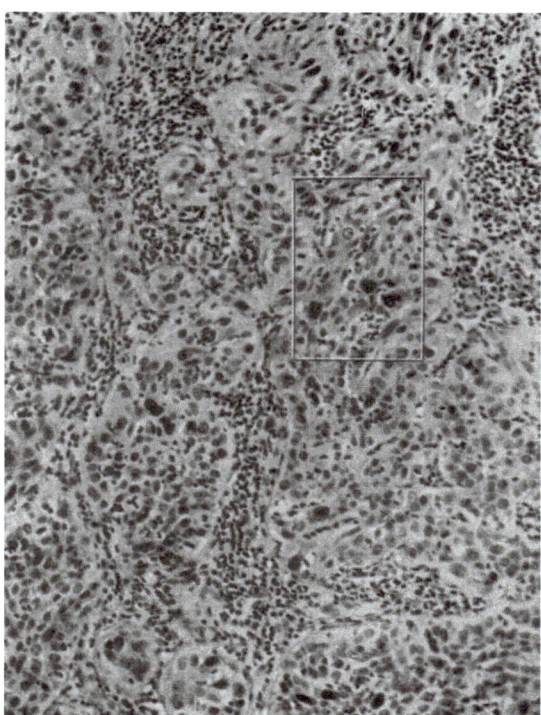

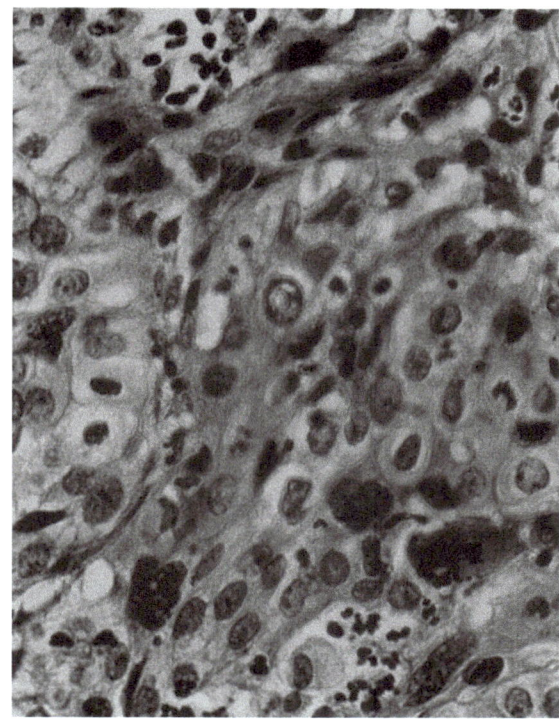

Hämatoxylin-Eosin, 80 ×)   (Hamatoxylin-Eosin, 320 ×)

Abb. 6 und 7. Histologisch: Stromaarme Geschwulst, deren Zellen in breiten, soliden Zapfen liegen, die nur
durch zarte Bindegewebssepten getrennt sind. Die Zellkerne sind rund bis oval und zeigen stellenweise eine
starke Polymorphie.

Diagnose: Undifferenziertes Plattenepithelcarcinom.

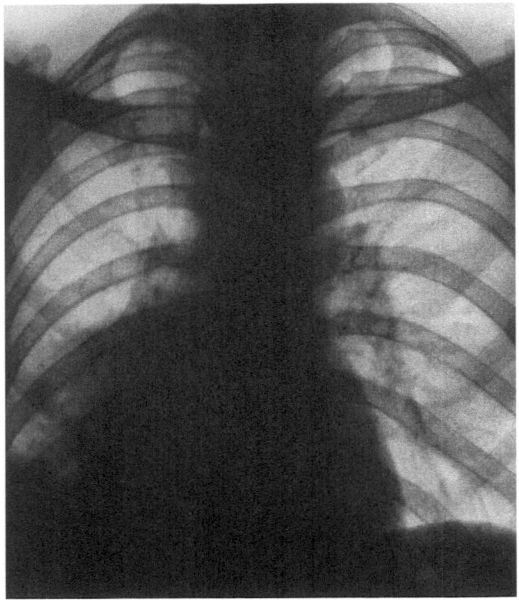

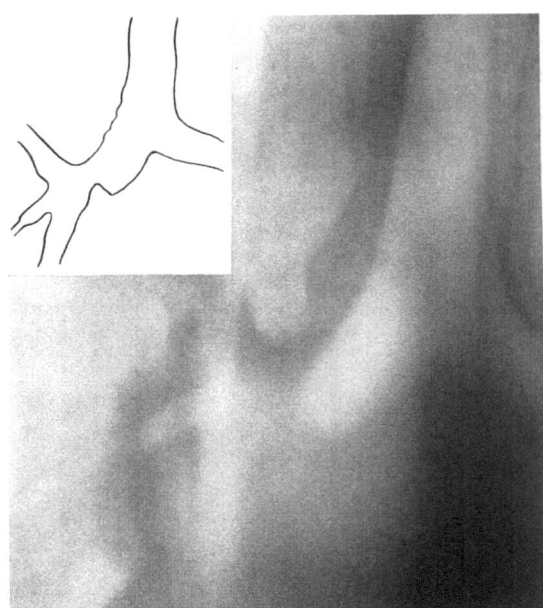

Abb. 1. *Thoraxübersichtsaufnahme im p-a-Strahlen-gang* (12. 5. 53). Homogene und dichte Verschattung in den unteren und mittleren, vorwiegend medialen Partien der rechten Lunge. Deutliches Emphysem über den oberen Partien der rechten Lunge. Verlagerung der Hilusgefäße nach unten. Inspiratorische Ansaugung des Mediastinums nach rechts (Bronchusstenose).

Abb. 2. *Schichtaufnahme des rechten Hilusgebietes in Schichttiefe 10 cm* (10. 6. 53). Kompletter Luftfüllungsabbruch etwa 2 cm hinter der Bifurkation knapp unter der Abgangsstelle des Oberlappenbronchus. Die Abbruchstelle ist etwas konkavbogig konturiert (polypöser Tumor?). Der Oberlappenbronchus luftgefüllt horizontal abgehend.

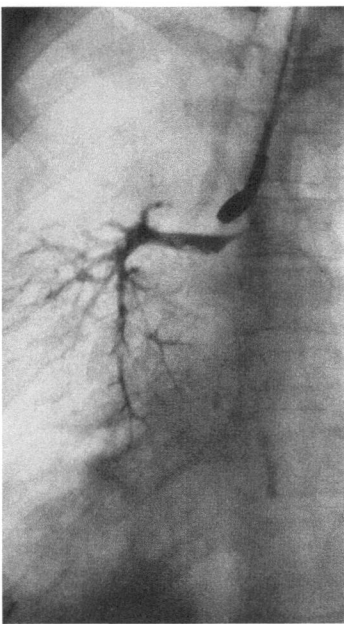

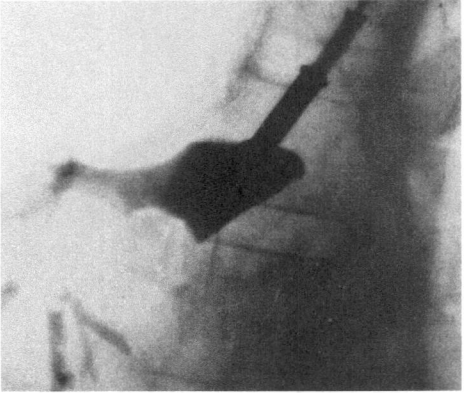

Abb. 3. *Bronchogramm* (12. 6. 53). Komplette Stenose im rechten Hauptbronchus. Horizontale Spiegelbildung des Kontrastmittels. Übertritt in den horizontalabgehenden Oberlappenbronchus. Füllung der Äste desselben, die nach unten verlagert sind (Nachrücken bei Atelektase). Konkavbogige Konturierung des Füllungsabbruches (polypöser Tumor gelappt?).

Abb. 4. *Kontaktaufnahme der Abbruchstelle in natürlicher Größe* (12. 6. 53). Deutlich sichtbarer, wellig konturierter Füllungsdefekt (Polyp?).

Abb. 5. 16. 6. 53. Bronchoskopisch: Der rechte Stammbronchus wird von einem kleinhöckrigen, runden Tumor vollständig ausgefüllt. Die Oberfläche der Geschwulst erscheint blaßrot, läßt mehrere Stellen mit nekrotischem Zerfall erkennen und blutet leicht.

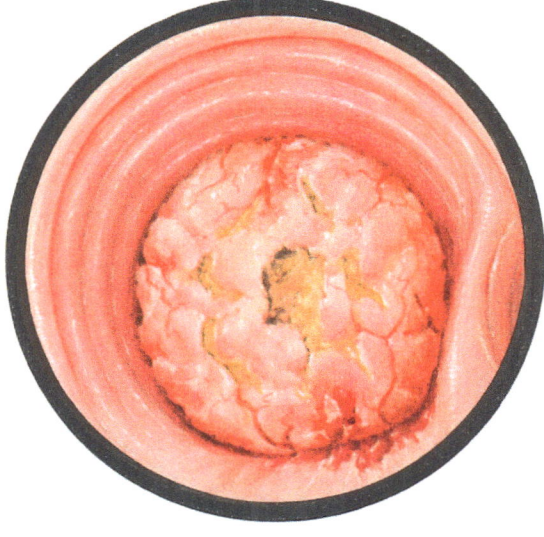

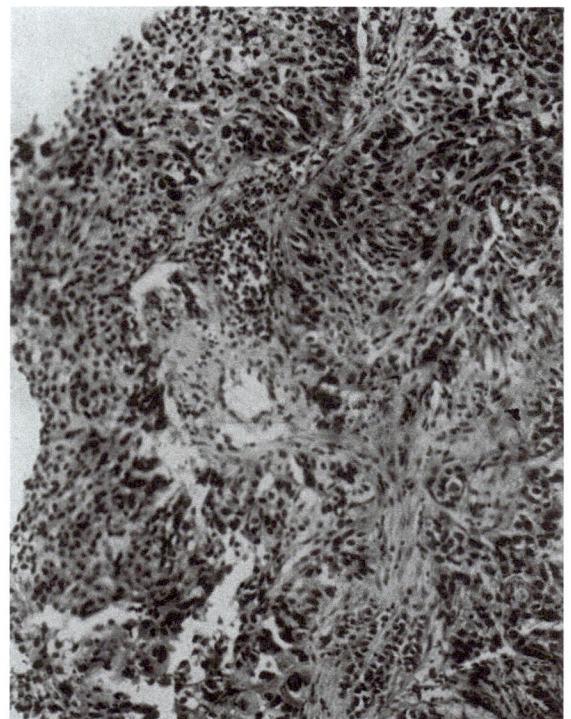

(Hämatoxylin-Eosin, 80 ×)

Abb. 6. Histologisch: Zellreicher, stromaarmer Tumor mit sehr ausgeprägter Kernpolymorphie und -hyperchromasie.

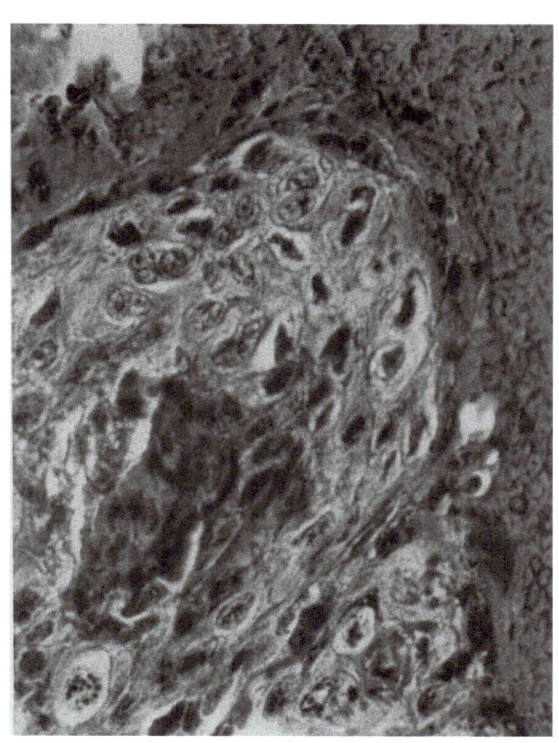

(Hämatoxylin-Eosin, 320 ×)

Abb. 7. Cytologisch: Reichlich Blut mit multiplen Zellverbänden einer malignen Geschwulst (wenig differenziertes Plattenepithelcarcinom).

Diagnose: Wenig differenziertes Plattenepithelcarcinom.

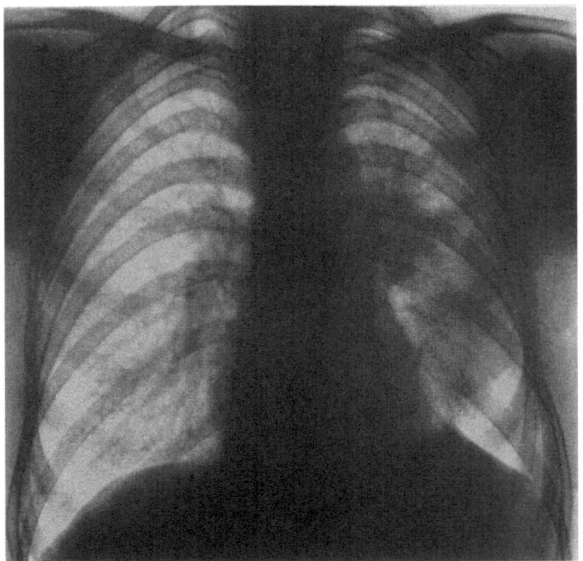

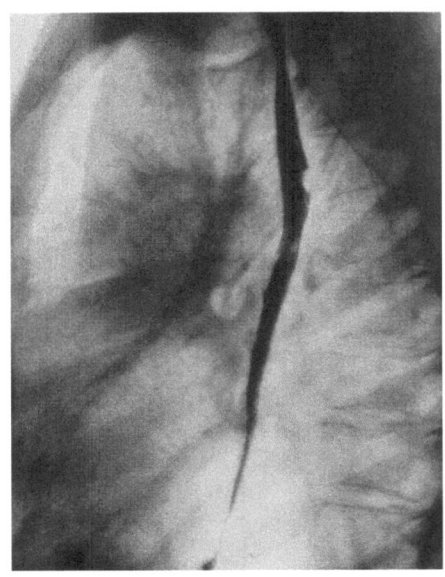

Abb. 1. *Thoraxübersichtsaufnahme im p-a-Strahlengang* (3. 3. 52). Konfluierende Verdichtungsherde von broncho-pneumonischem Charakter im linken Mittel- und Unter-feld zum Teil auch Oberfeld lateral. Deutliche Verdichtung des linken Hilusgebietes.

Abb. 2. *Frontale Aufnahme der linken Lunge* (3. 3. 52). Keine sichere Lappenrandbeziehung der Verdichtungsherde. Deutliche Verdichtung im Lappenkerngebiet des linken Oberlappens, ausgeprägtes Emphysem des Unterlappens.

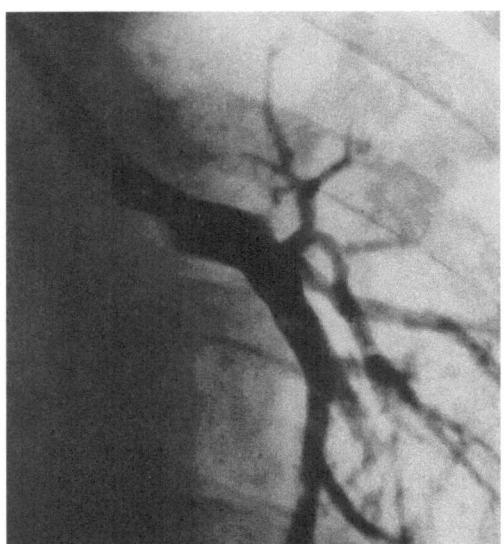

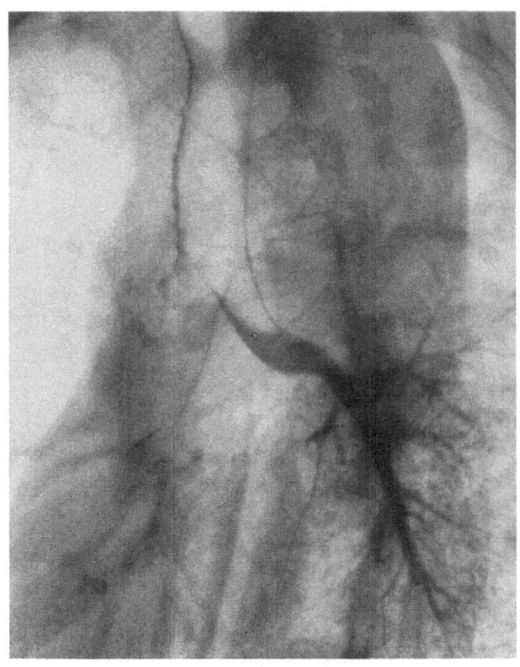

Abb.3. *Bronchographie* (Kontaktaufnahme)(17.3.52). Kompletter Füllungsabbruch am Abgang des Ober-lappenbronchus. Unregelmäßige zackige Konturie-rung der Abbruchstelle, leicht konkavbogiger Ver-lauf. Normale Füllung des Unterlappenbronchus und der Lingula. Der apikale Segmentbronchus des linken Unterlappens steil nach oben verlaufend.

Abb. 4. *Schrägbild* (17. 3. 52). Deutlich sichtbare Ab-bruchstelle, die konkavbogig konturiert ist (Tumor, aus dem Oberlappenbronchus sich vorwölbend?).

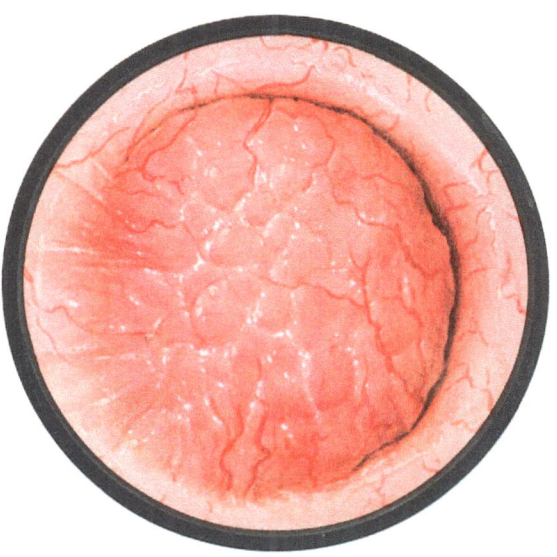

Abb. 5. 20. 3. 52. Bronchoskopisch: (Optik 90°).
Geschwulst, die vom kranialen Rand des linken
Oberlappenostiums zum Teil auch von der lateralen
Wand des linken Hauptbronchus ausgeht, ver-
schließt den linken Oberlappenbronchus vollständig.
Die Geschwulst zeigt eine kleinhöckrige Oberfläche
und blutet leicht.

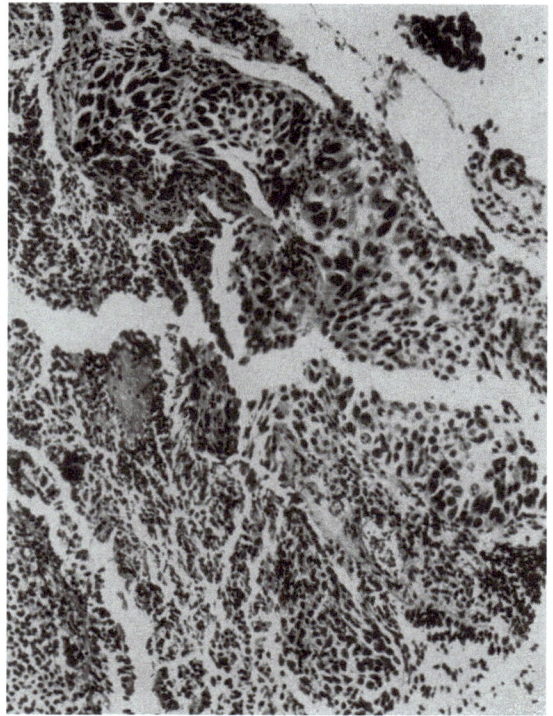

(Hämatoxylin-Eosin, 80 ×)

Abb. 6. Histologisch: In entzündlich verändertem Binde-
gewebe finden sich Zapfen eines Tumors epithelialer
Herkunft vor. Die Zellkerne weisen eine starke
Polymorphie und Hyperchromasie auf.

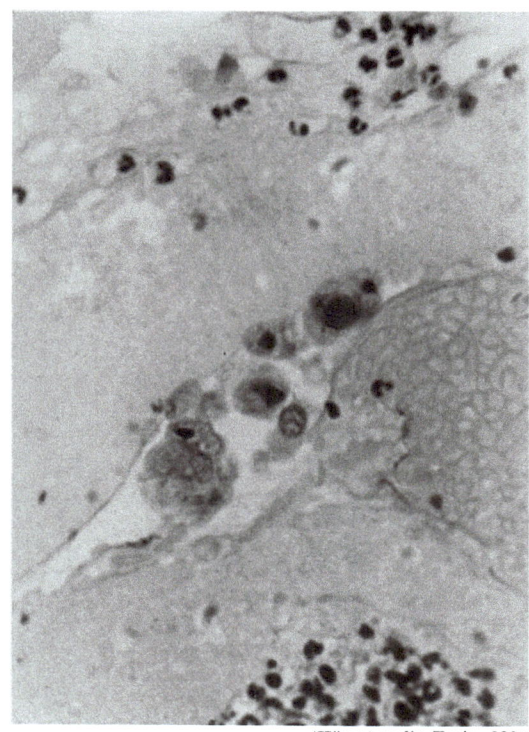

(Hämatoxylin-Eosin, 320 ×)

Abb. 7. Cytologisch: Neben Blut und Schleim mit
gelapptkernigen Leukocyten sind mehrere große
Zellen sichtbar, die wahrscheinlich von einem
Plattenepithelcarcinom stammen.

Diagnose: Wenig differenziertes Plattenepithelcarcinom.

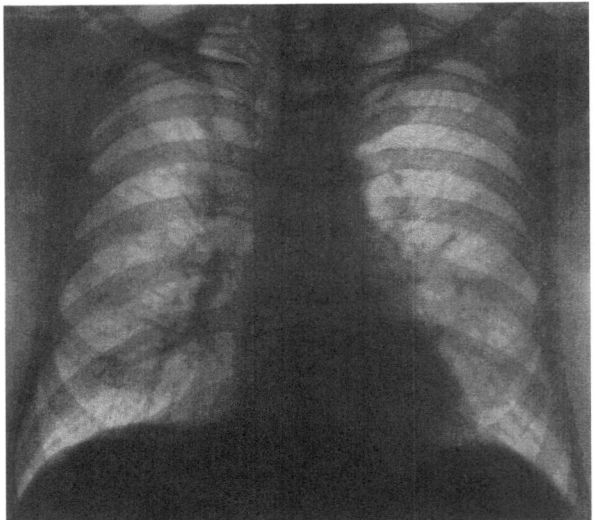

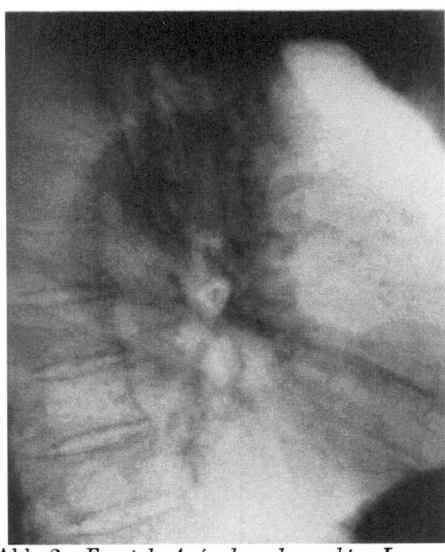

Abb. 1. *Thoraxübersichtsaufnahme im p-a-Strahlengang* (16. 11. 53). Kleinhandtellergroßer Verdichtungsprozeß in den oberen medialen Partien der rechten Lunge vom Mittelschatten nicht abgrenzbar.

Abb. 2. *Frontale Aufnahme der rechten Lunge* (23. 12. 53). Dreieckförmiger Verdichtungsprozeß im rechten Oberlappen, dem apikalen, zum Teil posterioren Segment entsprechend. Geringe Verdichtung auch in den medialen Partien des anterioren Segmentes.

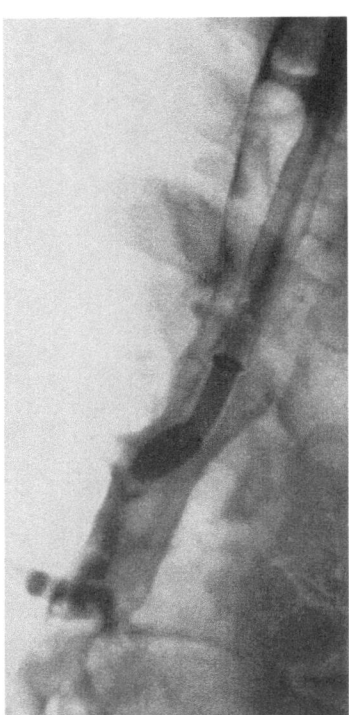

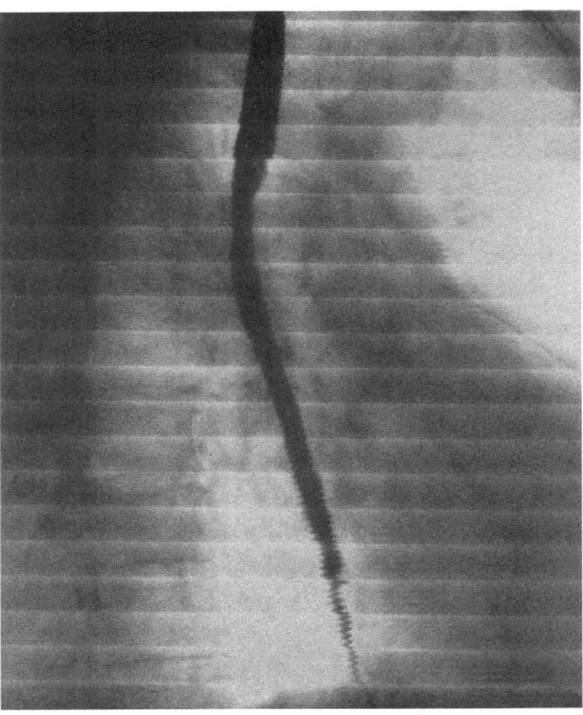

Abb. 3. *Bronchogramm* (Kontaktaufnahme) (30. 12. 53). Randständiger, gegen das Bronchuslumen sich konvexbogig vorwölbender Füllungsdefekt im Abgangsbereich des Oberlappenbronchus rechts nach oben zu gegen den flachen Tracheobronchialwinkel sich erstreckend.

Abb. 4. *Oesophaguskymogramm im ersten schrägen Durchmesser* (15. 1. 54). Deutliche Senkung, ja fast völliges Löschen der Oesophagusmitpulsation in Höhe des Gefäßbandes bei geringer Impression, auf das Gebiet der Bifurkationshöhe übergreifend.

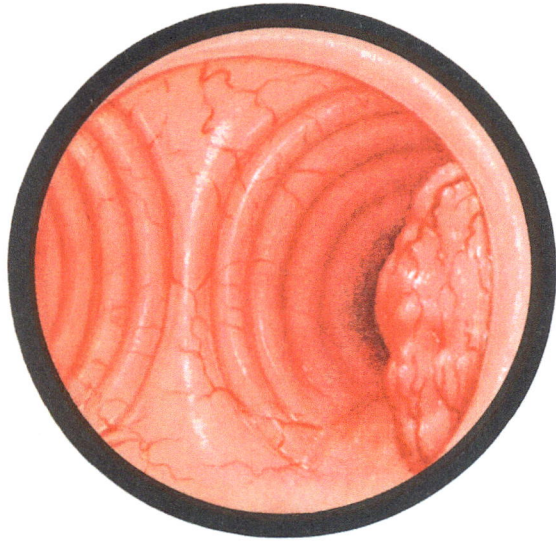

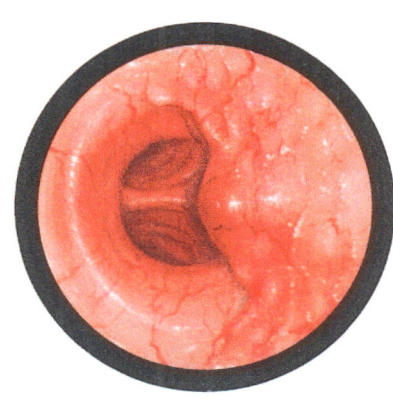

Abb. 5. 19. 1. 54. Bronchoskopisch: Vorwölbung der lateralen Wand der Trachea und des rechten Hauptbronchus. Schleimhaut intakt und hyperämisch.

Abb. 6 (Optik 90°). Einengung des rechten Oberlappenbronchus von kranial her durch eine weiche, höckrige Geschwulst. Die Schleimhaut zeigt auch hier keine sichtbare Läsion und ist hyperämisch.

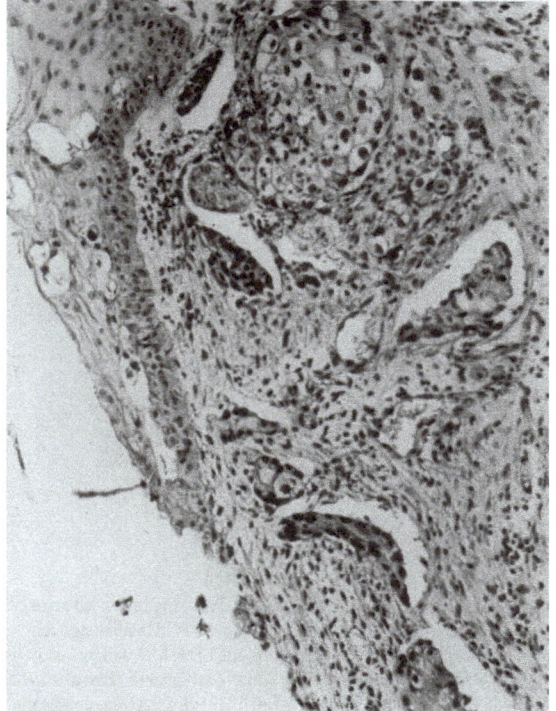

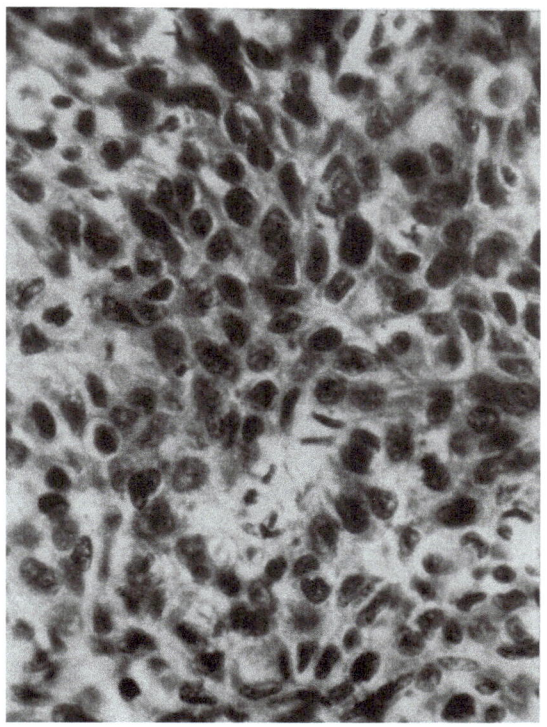

(Hämatoxylin-Eosin, 80 ×)

(Hämatoxylin-Eosin, 320 ×)

Abb. 7. Histologisch: An der Oberfläche ein nicht verhornendes, mehrschichtiges Plattenepithel, das an einzelnen Stellen Zapfen mit großen, hyperchromatischen und polymorphen Kernen erkennen läßt. In der Tiefe ebenfalls derartige Zapfen, die teilweise in Lymphgefäßen liegen.

Abb. 8. Cytologisch: Großer Verband von Zellen eines wenig differenzierten Plattenepithelcarcinoms.

Diagnose: Wenig differenziertes Plattenepithelcarcinom.

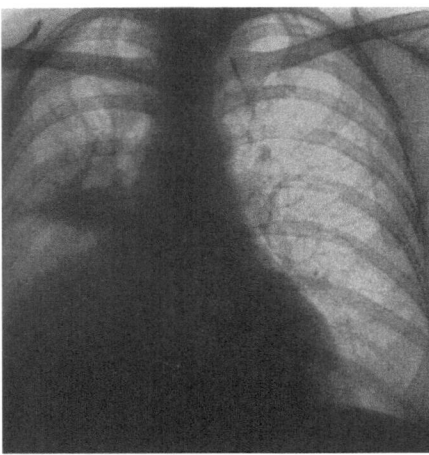

Abb. 1. *Thoraxübersichtsaufnahme im p-a-Strahlengang* (22.8.52). Homogene und dichte Verschattung in den unteren Partien der rechten Lunge, das Mittelfeld lateral etwas aufgehellt. An der Grenze vom Mittelfeld zum Oberfeld inhomogene nach unten zu relativ scharf konturierte Verschattung. Der Mittelschatten ist rechts nicht abgrenzbar.

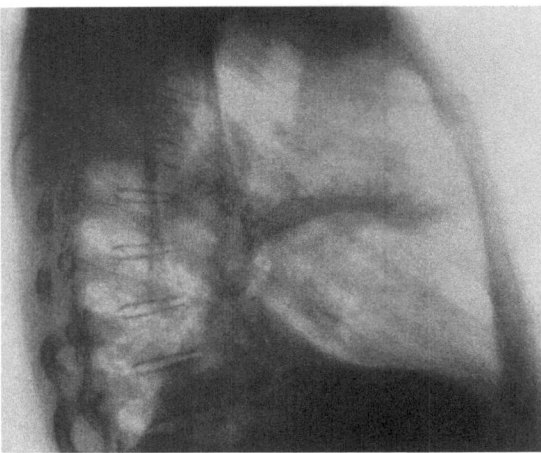

Abb. 2. *Frontale Aufnahme der rechten Lunge* (22. 8. 52). Dichte und homogene scharf begrenzte Verschattung im Bereich des antero- und laterobasalen Segmentes des rechten Unterlappens (Atelektase). Verschattung auch im Bereich des anterioren Segmentes des rechten Oberlappens wie auch im Bereich des posterioren Segmentes. Ausgeprägtes Emphysem des rechten Mittellappens und der Reste des rechten Unter- und Oberlappens.

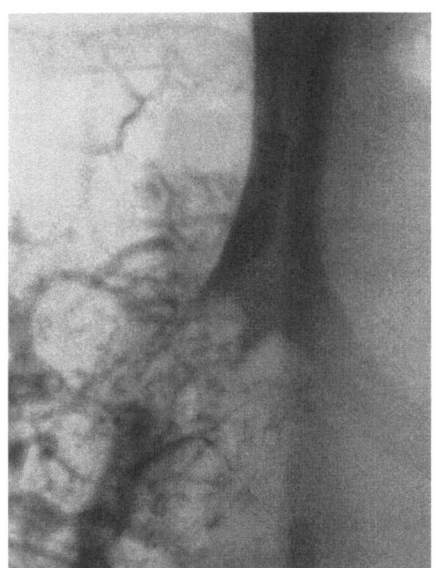

Abb. 3. *Bronchogramm* (26. 8. 52). Inkomplette Stenose im rechten Hauptbronchus bei mäßiger Weitstellung desselben. Kirschgroßer Füllungsdefekt, leicht wellig konturiert, der konvexbogig gegen das erweiterte Bronchuslumen vorspringt, und zwar oberhalb der Abgangsstelle des rechten Oberlappenbronchus etwa 2 cm unterhalb der Bifurkation bis zur medialen Bronchuswand reichend (großer raumbeschränkender Prozeß vom Typ eines polypösen Tumors im rechten Hauptbronchus nach oben hin sich vorwölbend). Unregelmäßig wellige Konturierung, stellenweise zackige Begrenzung an der Oberwand des linken Hauptbronchus bei deutlicher Erweiterung des linken Tracheobronchialwinkels (Tumoreinbruch? Einbruch metastatischer Lymphknoten?).

Abb. 4. 14. 10. 52. Bronchoskopisch: Verbreiterte Bifurcatio. Leicht höckrige Geschwulst, die offenbar vom rechten Oberlappenbronchus ausgeht und in das Lumen des rechten Stammbronchus ragt. Der Tumor zeigt eine weiche Konsistenz und läßt sich mit der Löffelzange abtragen, ohne eine größere Blutung zu verursachen.

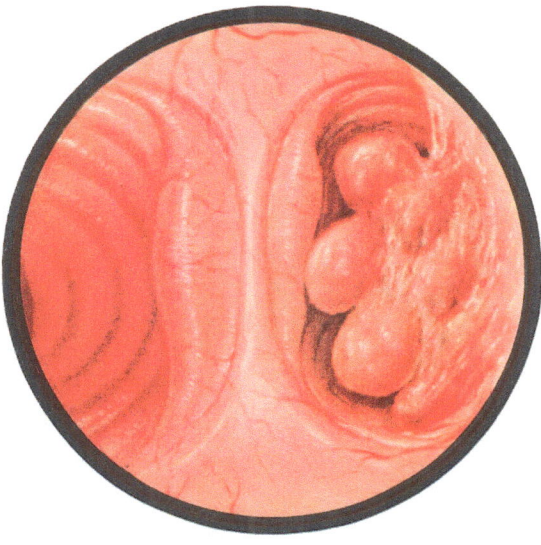

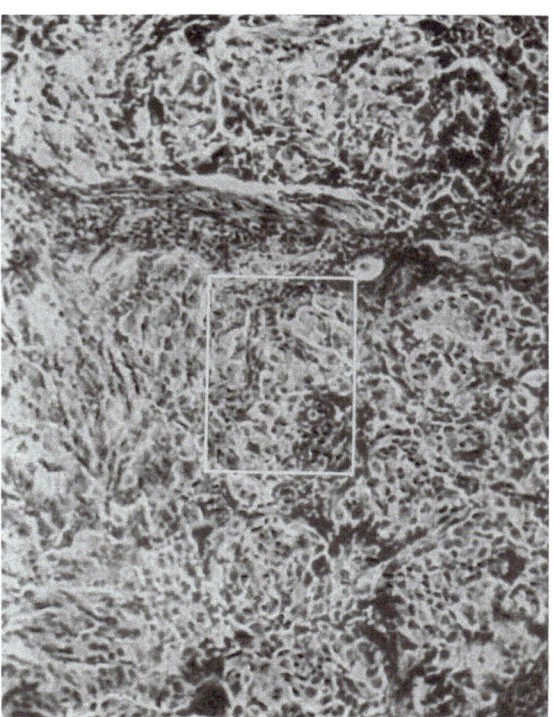

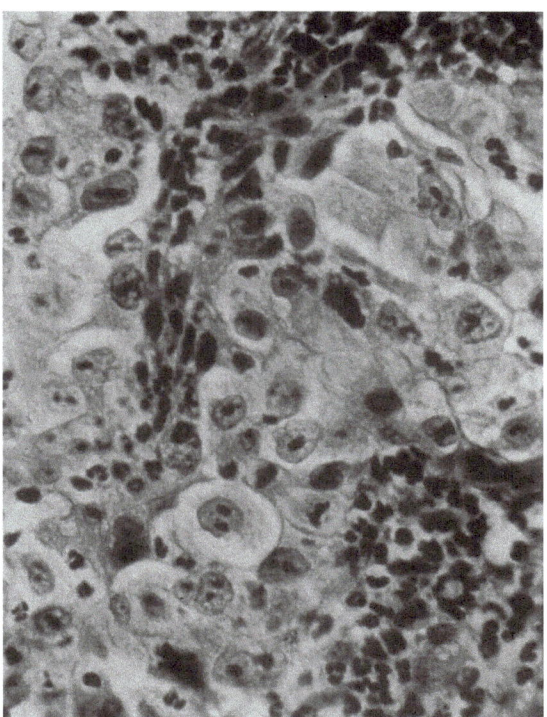

(Hämatoxylin-Eosin, 80 ×)   (Hämatoxylin-Eosin, 320 ×)

Abb. 5 und 6. Histologisch: Breite Zapfen eines Plattenepithelcarcinoms mit ziemlich starker Polymorphie und Hyperchromasie der Kerne. Geringe Verhornung. Im spärlich vorhandenen Stroma sind weite Lymphbahnen.

Diagnose: Polymorphzelliges Plattenepithelcarcinom.

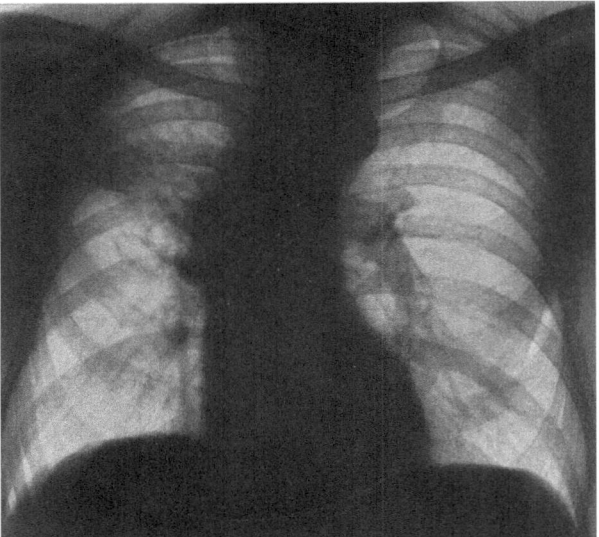

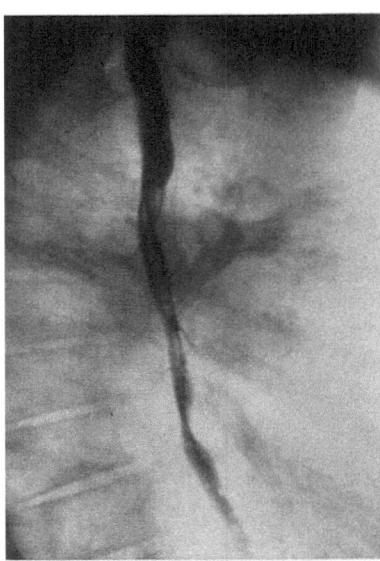

Abb. 1. *Thoraxübersichtsaufnahme im p-a-Strahlengang* (9.9.52). Konfluierende Verdichtungsherde von bronchopneumonischem Charakter in den oberen zum Teil mittleren Partien der rechten Lunge bis in die Spitze reichend, im Oberfeld lateral deutlich konfluierend. Verdacht auf multiple raumbeengende Gebilde am rechten Hilus und rechts tracheobronchial (Lymphknotenvergrößerung).

Abb. 2. *Frontale Aufnahme der rechten Lunge* (9.9.52). Homogene Verschattung an der Basis und Hinterfläche des rechten Oberlappens (Segmentatelektase). Multiple raumbeschränkende Gebilde von Pflaumengröße im Bereich des rechten Hilus.

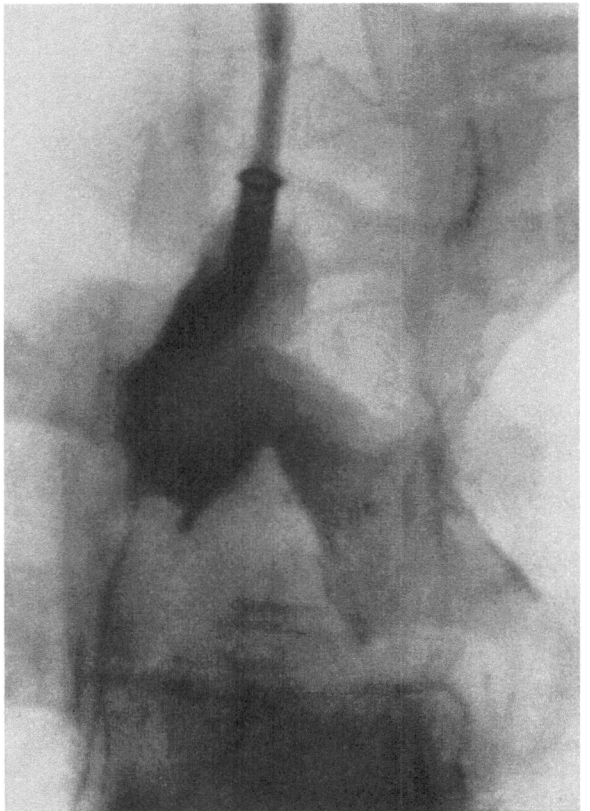

Abb. 3. *Bronchogramm* (Kontaktaufnahme) (12.9.53). Komplette Stenose im rechten Hauptbronchus vor der Abgangsstelle des rechten Oberlappenbronchus. Der Füllungsabbruch ist mehrfach wellig gelappt konturiert (raumbeengender Prozeß vom Typ eines polypös wachsenden Tumors mit gelappter Oberfläche).

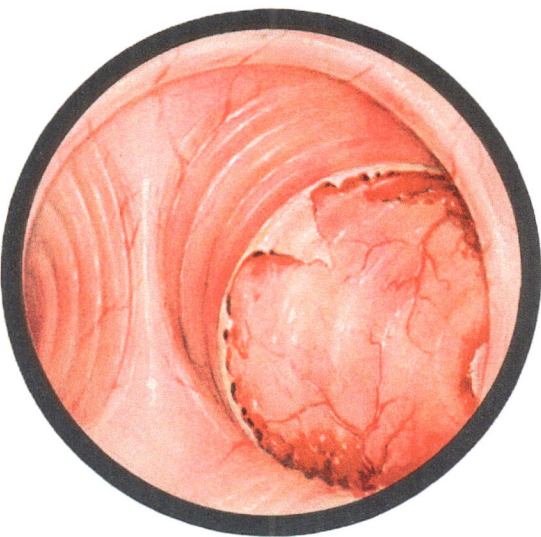

Abb. 4. 25. 9. 52. Bronchoskopisch: Der rechte Hauptbronchus wird durch eine kugelige Vorwölbung seiner lateralen und dorsalen Wand vollständig verlegt. Die Schleimhaut erscheint dabei intakt. Lediglich an den Kontaktstellen mit der gegenüberliegenden Wand ist die Oberfläche blutend und teilweise mit Fibrin belegt (Probeexcision von hier).

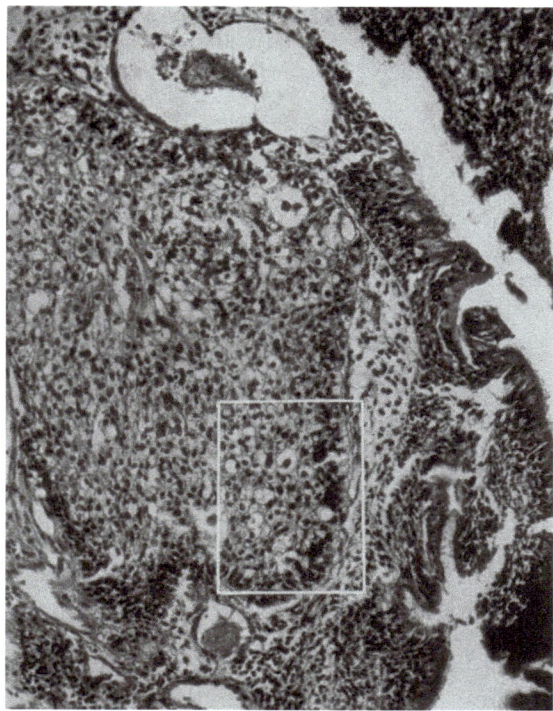

(Hämatoxylin-Eosin, 80 ×)

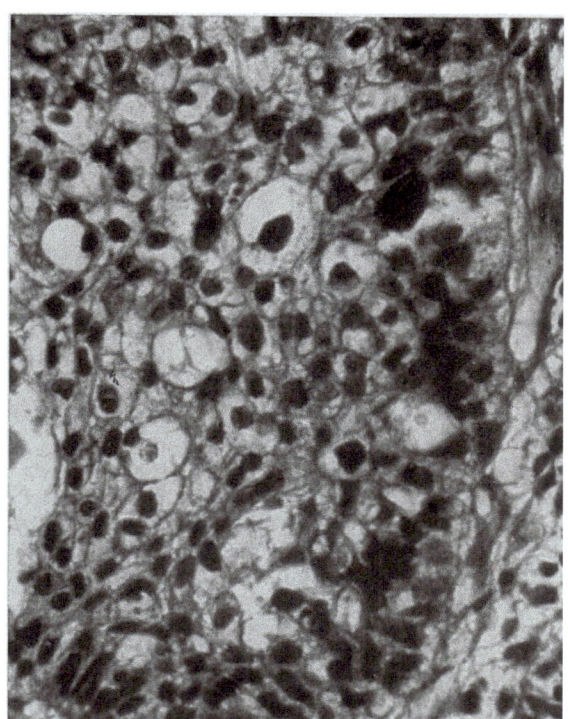

(Hämatoxylin-Eosin, 320 ×)

Abb. 5 und 6. Histologisch: Unter dem teilweise intakten Zylinderepithel schieben sich breite, infiltrierende Zapfen eines relativ zellreichen Tumors vor. Die Tumorzellen sind mittelgroß, teilweise blasig aufgetrieben (artefiziell), ihre ovalen Kerne erscheinen mäßig polymorph.

Diagnose: Nicht verhornendes Plattenepithelcarcinom, das vermutlich von den Lymphonoduli tracheobroncheales supp. in den Bronchus dringt.

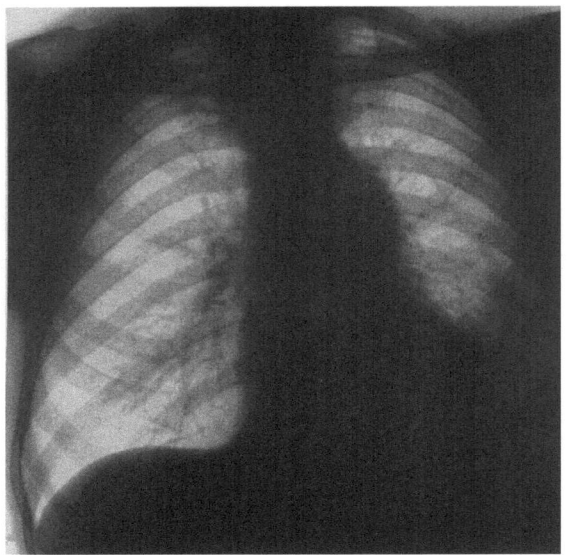

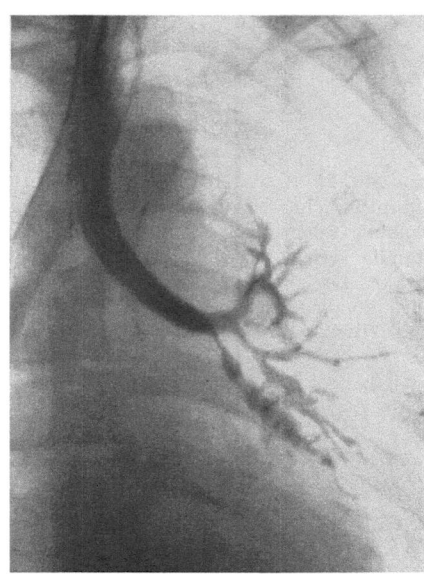

Abb. 1. *Thoraxübersichtsaufnahme im p-a-Strahlengang* (17.3.53). Fast homogene Verschattung der unteren Partien der linken Lunge, lateral etwas ansteigend. Überhühnereigroßer raumbeschränkender Prozeß am linken Hilus und paraaortal.

Abb. 2. *Bronchogramm* (30. 3. 53). Deutliche Streckung und Verschmälerung des linken Hauptbronchus und Ausweitung des Tracheobronchialwinkels links. Ausgeprägte Stenosierung des linken Unterlappenbronchus gleich hinter der Abgangsstelle bei unregelmäßiger welliger Konturierung (konzentrische Stenose). Der linke Hauptbronchus allseitig wellig konturiert.

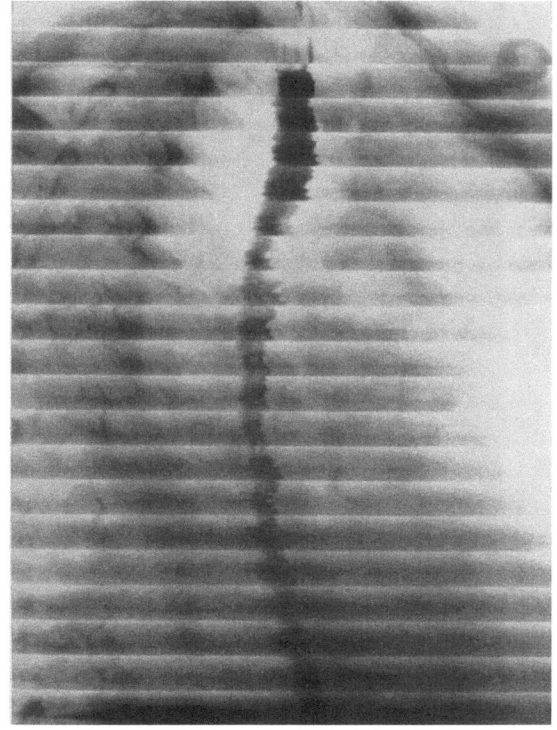

Abb. 3. *Oesophaguskymogramm im ersten schrägen Durchmesser* (1. 4. 53) (etwas veratmet). Sehr deutliche Senkung der Pulsamplitude von der Höhe der Bifurkation bis zur Gefäßbandhöhe sich erstreckend (starke Mitbeteiligung des Mediastinums).

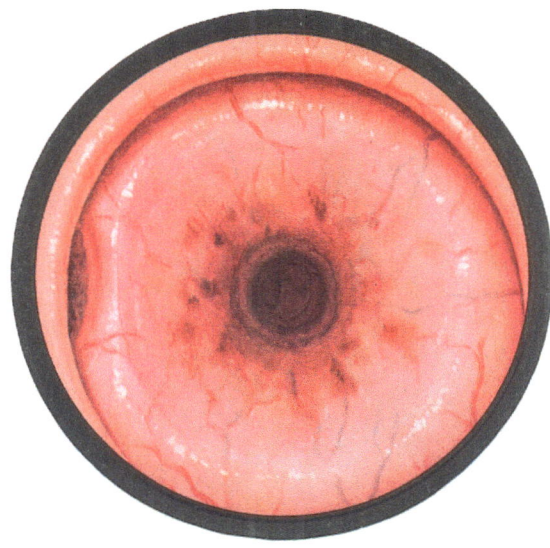

Abb. 4. 10. 4. 53. Bronchoskopisch: Der linke Hauptbronchus ist starr, gestreckt und erscheint wesentlich enger als der rechte. Der linke Unterlappenbronchus ist von einer infiltrierenden Geschwulst von allen Seiten eingeengt. Die Schleimhaut darüber ist ziemlich blaß, neigt aber leicht zur Blutung.

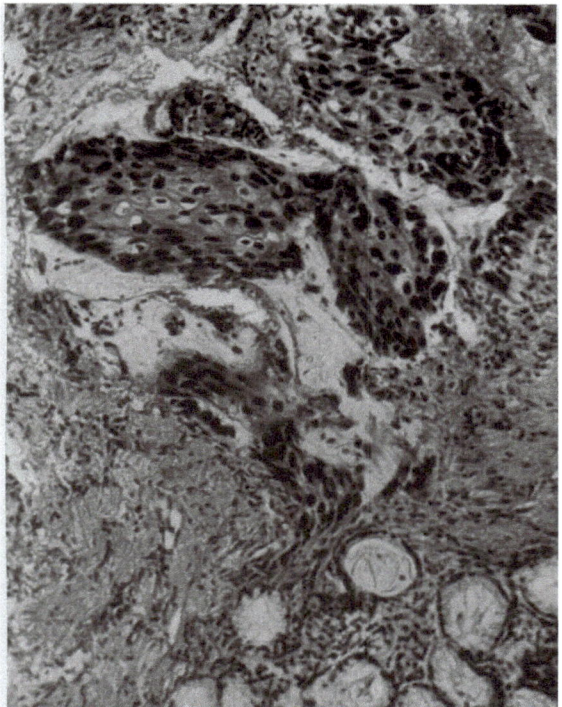

(Hämatoxylin-Eosin, 80 ×)

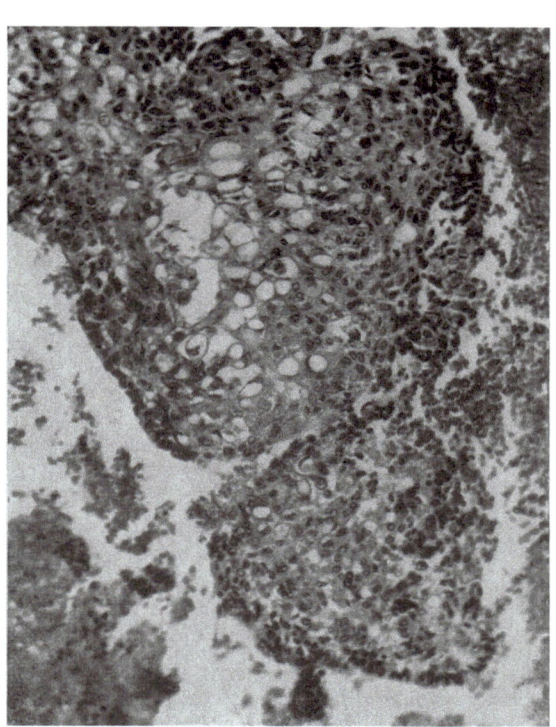

(Hämatoxylin-Eosin, 80 ×)

Abb. 5. Histologisch: Zapfen eines nicht verhornenden, wenig differenzierten Plattenepithelcarcinoms. Relativ große, stark polymorphe und hyperchromatische Kerne.

Abb. 6. Cytologisch: Großer Verband eines wenig differenzierten Plattenepithelcarcinoms.

Diagnose: Nicht verhornendes Plattenepithelcarcinom.

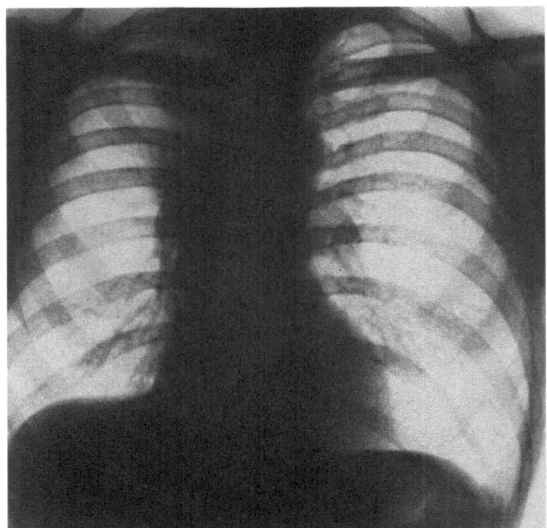

Abb. 1. *Thoraxübersichtsaufnahme im p-a-Strahlengang* (28. 10. 52). Homogene und dichte Verschattung im rechten Ober- und Mittelfeld medial bis in die Spitze reichend, vom Mittelschatten nicht abgrenzbar. Deutliches Emphysem der Restlunge rechts. Geringer Zwerchfellhochstand rechts (Phrenicusparese ?).

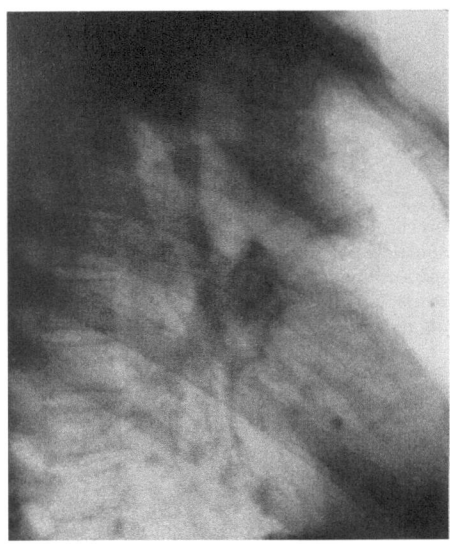

Abb. 2. *Frontale Aufnahme der rechten Lunge* (28. 10. 52). Starke Verkleinerung des nach oben und medial verlagerten atelektatischen rechten Oberlappens. Ausgeprägtes Emphysem der Restlunge rechts.

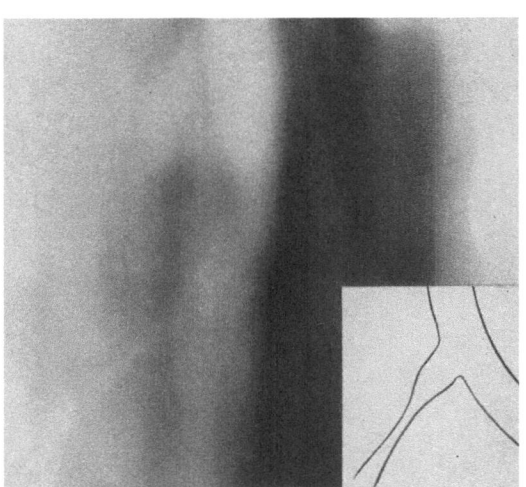

Abb. 3. *Schichtaufnahme des rechten Hilus in Schichttiefe 11,5 cm* (29. 10. 52). Konzentrische Einengung des rechten Hauptbronchus bei Abflachung des Tracheobronchialwinkels. Etwa im Abgangsbereich des Oberlappenbronchus, der nicht luftgefüllt ist, deutliche Zunahme der Einengung, den ganzen Stammbronchus betreffend.

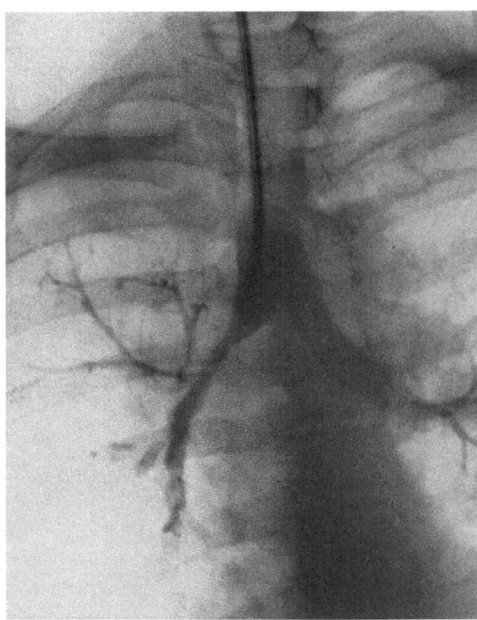

Abb. 4. *Bronchographie* (3. 11. 52). Darstellung der im Schichtbild erfaßten Stenose. Dieselbe ist konzentrisch, im Stammbronchusgebiet stark eingeengt. Im vermutlichen Abgangsbereich des Oberlappens randständiger, leicht konkavbogiger Defekt. Partielle Unterlappenfüllung, deutliche Verlagerung des apikalen Segmentes nach oben (wahrscheinlich vom Oberlappenbronchus rechts ausgehender Tumor mit Umklammerung des Stamm- und des Hauptbronchus, vielleicht durch den Tumor selbst oder durch Lymphknotenmetastasen).

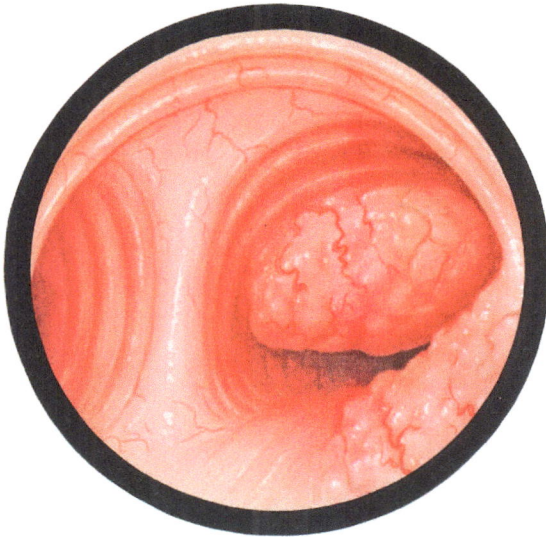

Abb. 5. 7. 11. 52 Bronchoskopisch: Verbreiterte Bifurcatio. Flächenhaft wachsender Tumor im rechten Hauptbronchus, der das Lumen von lateral und distalwärts, auch von ventral stark einengt. Die Schleimhaut erscheint intakt und ist bläulich rot verfärbt.

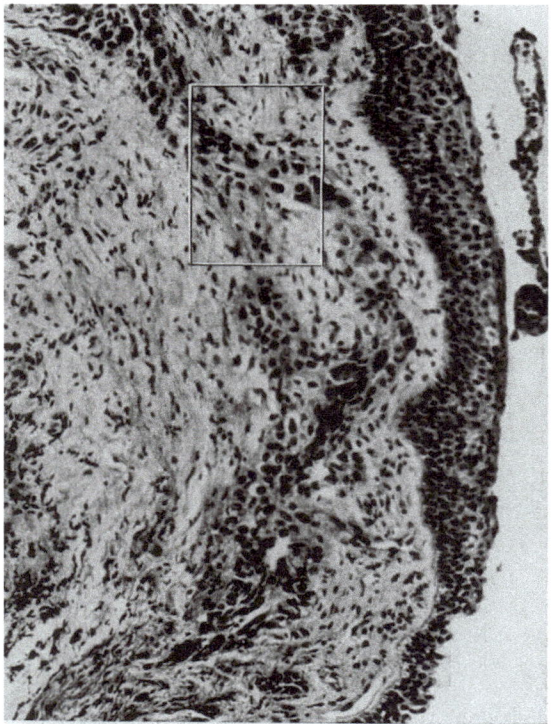

(Hämatoxylin-Eosin, 80×)

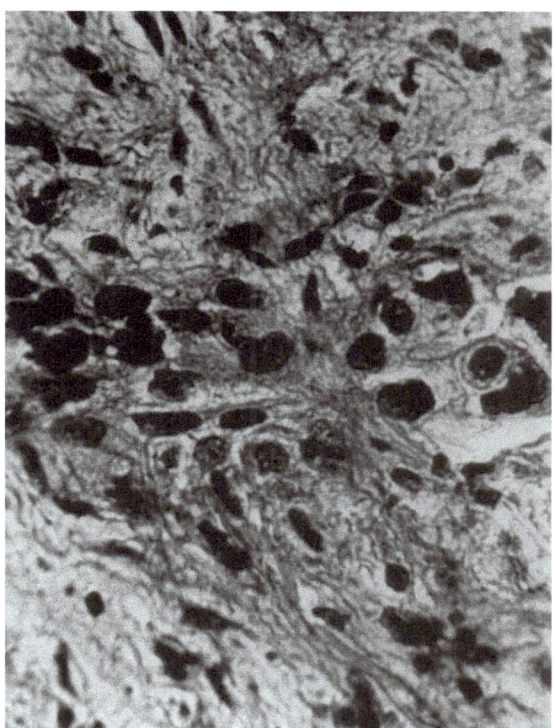

(Hämatoxylin-Eosin, 320×)

Abb. 6 und 7. Histologisch: Oberfläche von einem mehrschichtigen Plattenepithel (Metaplasie) überzogen. Darunter, in derbem Bindegewebe, finden sich breite Zapfen Tumorzellen, deren Kerne sehr chromatinreich, relativ klein und stellenweise polymorph sind.

Diagnose: Nicht verhornendes Plattenepithelcarcinom.

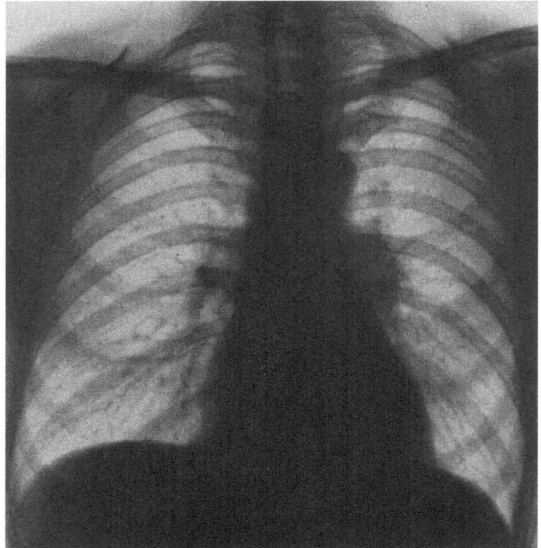

Abb. 1. *Thoraxübersichtsaufnahme im p.-a.-Strahlengang*
(9. 6. 54). Bei normaler Belüftung beider Lungenfelder
geringe Hilusverdichtung und -vergrößerung links, nur
unwesentliche Verschleierung der unteren medialen Partien
der linken Lunge.

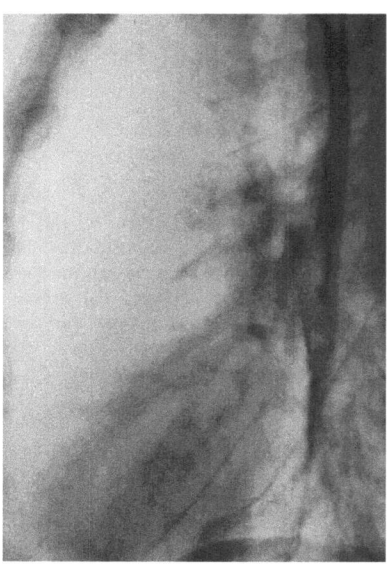

Abb. 2. *Frontale Aufnahme der linken Lunge*
(9. 6. 54). Geringe peribronchiale Verdichtung
im Bereich der anterobasalen Segmentbronchien, sonst normale Belüftung.

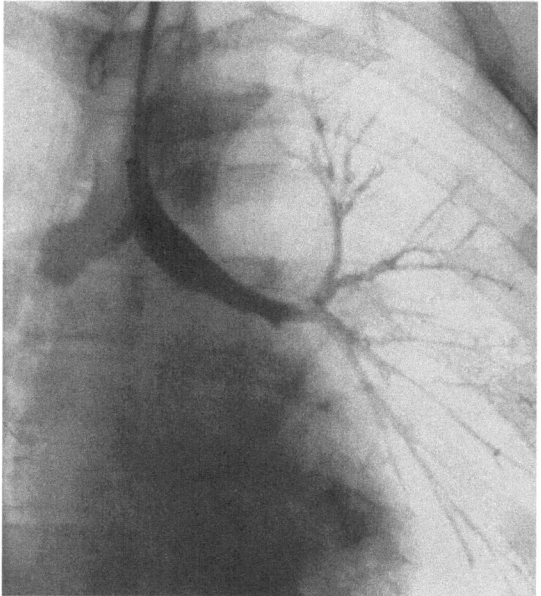

Abb. 3. *Bronchographie* (11. 6. 54). Komplette Stenose des
Unterlappenbronchus gleich hinter der Abgangsstelle aus
dem Hauptbronchus.Übergreifen eines destruktiv wachsenden
Prozesses auf den linken Hauptbronchus. Normale Lage
der Oberlappenbronchien und des Lingulabronchus.

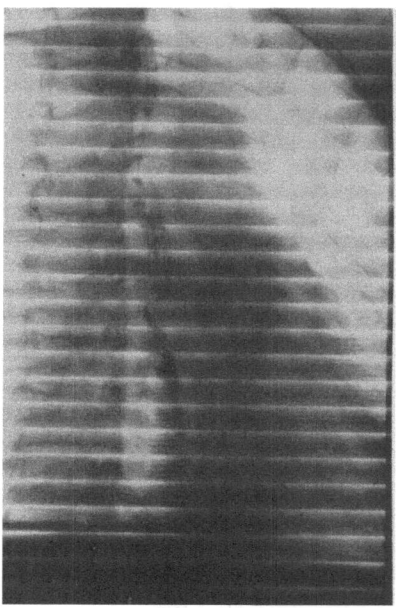

Abb. 4. *Oesophaguskymogramm im 1. schrägen
Durchmesser* (9. 6. 54). Flache Impression des
Oesophagus in Bifurkationshöhe von hinten
her, in diesem Bereich und nach unten hin sich
erstreckend. Deutliche Störung der Pulsationsübertragung als Ausdruck der Mitbeteiligung
des Mediastinums (Probethorakotomie).

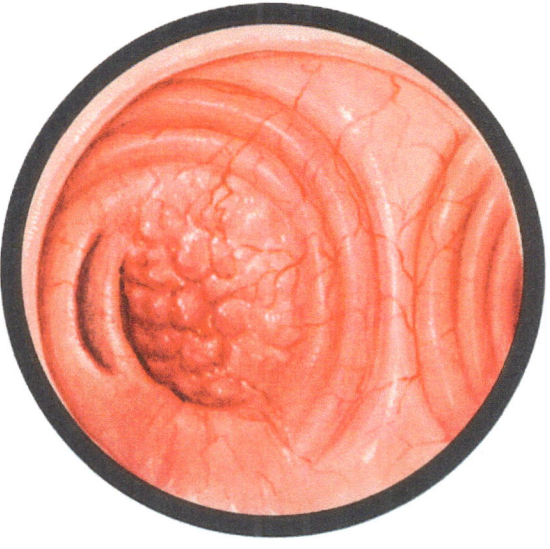

Abb. 5. 16. 6. 54. Bronchoskopisch: Das Lumen des linken Hauptbronchus ist im Bereich seiner Aufzweigung von medial und ventral her durch einen Tumor eingeengt. Distalwärts nimmt diese tumoröse Vorwölbung zu und verschließt den Unterlappenbronchus fast vollkommen. Das Ostium des linken Oberlappenbronchus erscheint erweitert und klafft.

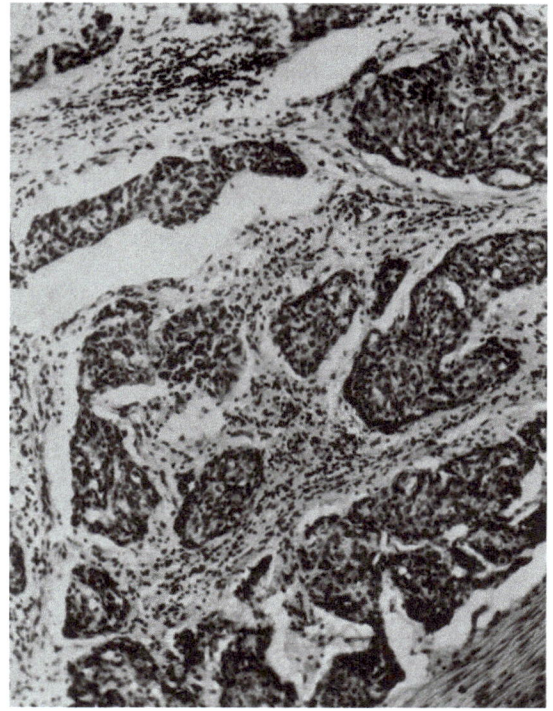

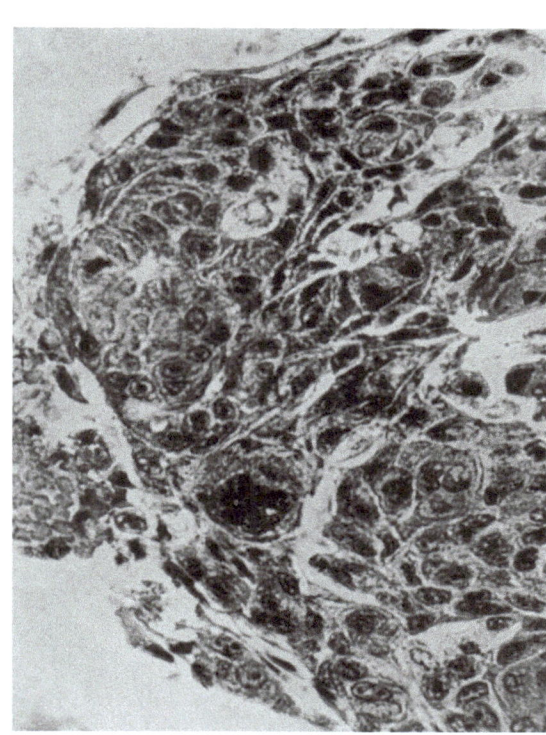

(Hämatoxylin-Eosin, 80×)

(Hämatoxylin-Eosin, 320×)

Abb. 6. Histologisch: Im lockeren Stroma, das eine ziemlich starke Reaktion aufweist, liegen solide Stränge von Zellen, deren Kerne eine Hyperchromasie, zum Teil auch Polymorphie aufweisen.

Abb. 7. Cytologisch: Großer Verband von Zellen, die ziemlich sicher von einem Plattenepithelcarcinom stammen.

Diagnose: Plattenepithelcarcinom.

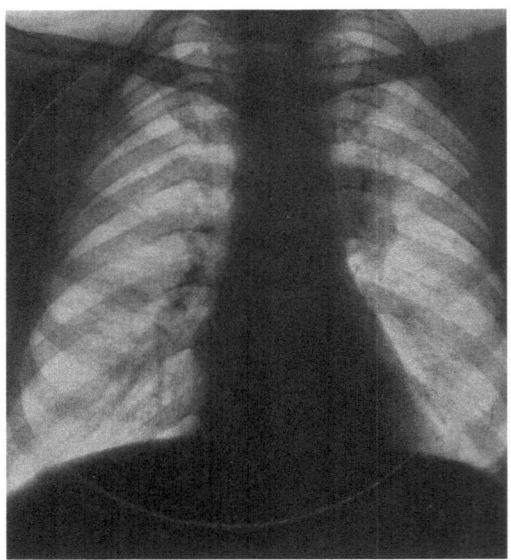

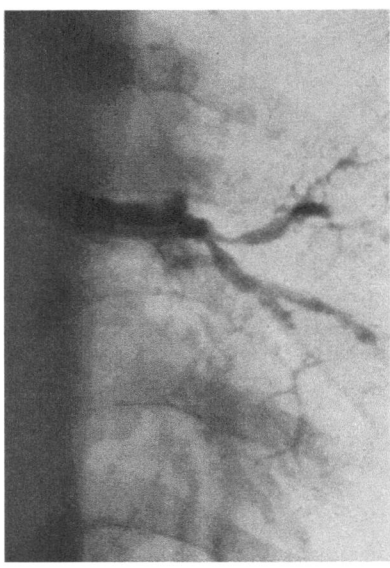

Abb. 1. *Thoraxübersichtsaufnahme* (25. 2. 54). Etwa pflaumengroße inhomogene Verschattung vom oberen Hilusbereich nach oben sich erstreckend. Verbreiteter Hilusschatten links. Deutliche umschriebene Emphysembildung über den mittleren und unteren Partien der linken Lunge bei basaler Schwarte links. Atypischer Verlauf der Hilusgefäße links.

Abb. 2. *Bronchogramm* (1. 3. 54). Füllungsabbruch im linken Oberlappenbronchus an der Abgangsstelle des apico-posterioren Segmentbronchus. Abbruchstelle leicht konkavbogig wellig konturiert. Knapp vor der Abgangsstelle des Oberlappenbronchus der Oberwand aufsitzender, randständiger Füllungsdefekt (polypöser Tumor?). Füllung des anterioren Segmentbronchus und des Lingulabronchus, beide etwa im Abgangsbereich stenosiert. Unterlappenbronchus nicht gefüllt.

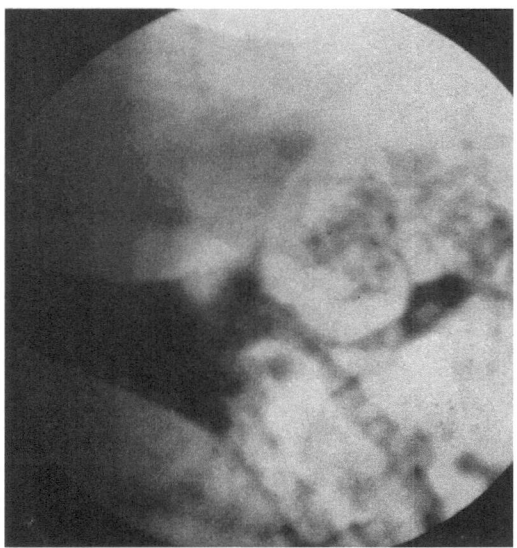

Abb. 3. *Bronchogramm* (Kontaktaufnahme) (1. 3. 54). Der Füllungsabbruch deutlich sichtbar, ebenso der randständige Füllungsdefekt an der Oberwand des Oberlappenbronchus.

Abb. 4. 5. 3. 54. Bronchoskopisch (Optik 90°): Das Ostium des linken Oberlappenbronchus ist von oben her etwas eingeengt, sonst aber frei. Das Lumen des oberen Stiels des linken Oberlappenbronchus ist von einem bläulich-roten, polypenartigen Tumor, der eine glatte Oberfläche aufweist, ausgefüllt. Der Lingulabronchus ist zwar frei, zeigt aber eine Vorwölbung seiner dorsolateralen Wand.

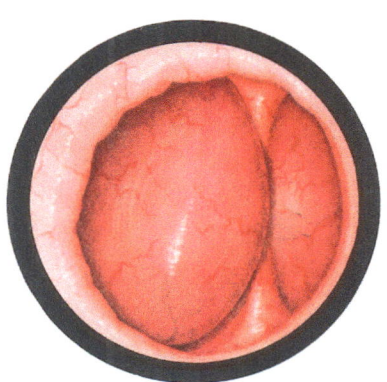

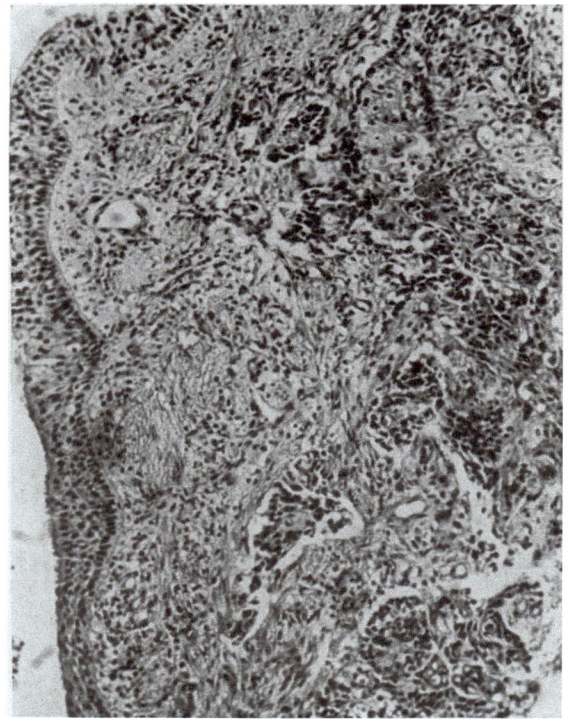

(Hämatoxylin-Eosin, 80×)

Abb. 5. Histologisch: Unter einem intakten Plattenepithel (Metaplasie) findet sich ein gefäßarmes, bindegewebsreiches Stroma vor, in dem Stränge und Nester von Zellen eingelagert sind, deren Kerne stellenweise eine Polymorphie und Hyperchromasie aufweisen.

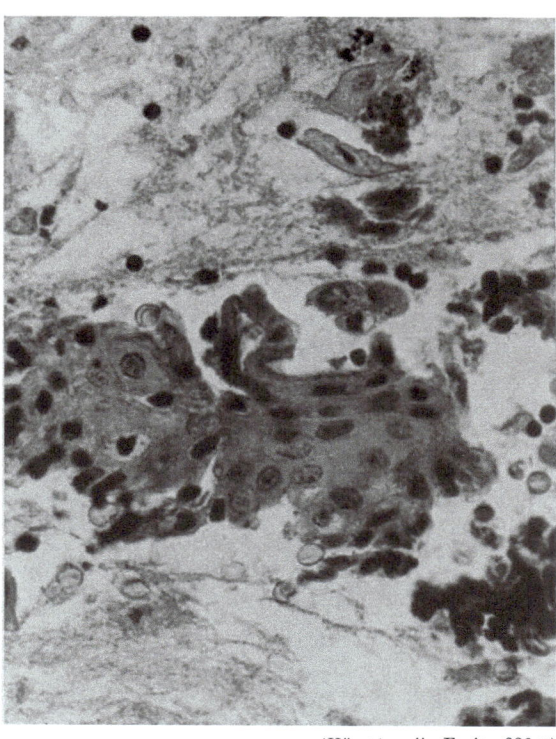

(Hämatoxylin-Eosin, 320×)

Abb. 6. Cytologisch: Neben Erythrocyten, Alveolarphagocyten und wenigen Leukocyten erkennt man im Schleim Verbände eines wenig differenzierten Plattenepithels, die wahrscheinlich von einer malignen Geschwulst stammen.

Diagnose: Plattenepithelcarcinom.

Fall XXIII.

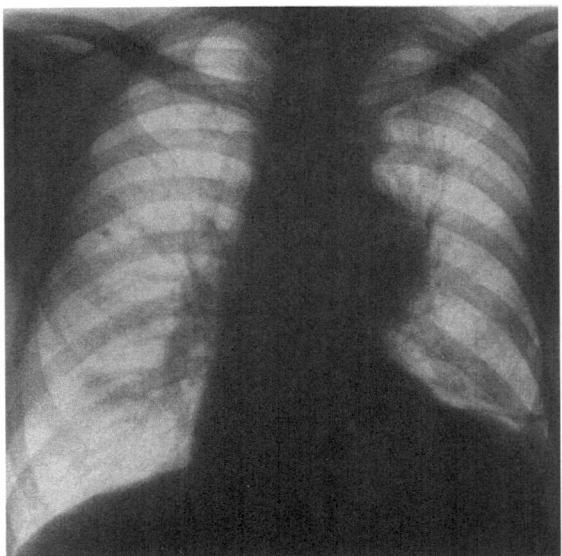

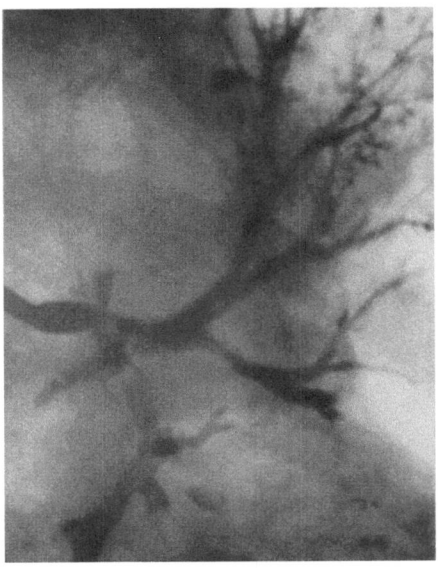

Abb. 1. *Thoraxübersichtsaufnahme* (4. 3. 52). Etwa faustgroßer raumbeengender Prozeß am linken Hilus breit dem Mediastinalschatten aufsitzend. Zwerchfellhochstand links (Phrenicusparese links). Mehrere zarte basale Atelektasen links.

Abb. 2. *Serienbronchogramm* (4. 3. 52). Deutliche zirkuläre Einengung mit unregelmäßiger Konturierung des anterioren Segmentbronchus des linken Oberlappens hinter der Abgangsstelle. Die apico-posterioren Segmentbronchien werden bogenförmig von medial her nach lateral verlagert.

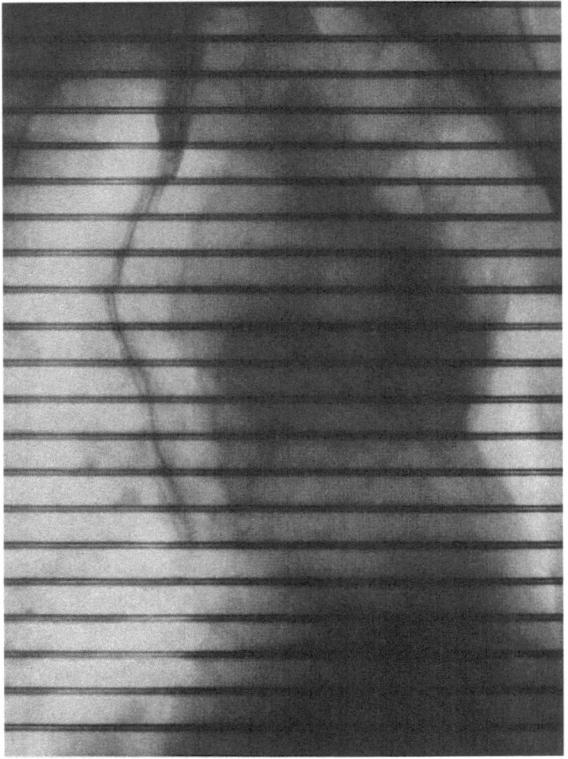

Abb. 3. *Oesophaguskymogramm* (3. 3. 52). Deutliche Verlagerung des Oesophagus und Impression desselben. Sichtbarer raumbeengender Prozeß links paraaortal. Deutliche Senkung der Pulsationsamplitude im Impressionsbereich des Oesophagus bis auf das Gebiet der Vorhofhöhe.

Abb. 4. 11. 3. 52. Bronchoskopisch: Derbe Vorwölbung der ventralen und dorsalen Wand des linken
Hauptbronchus, durch die das Lumen stark eingeengt
wird. Die Vorwölbung läßt sich mit dem Bronchoskop nicht wegdrängen. Die Schleimhaut darüber
erscheint intakt.

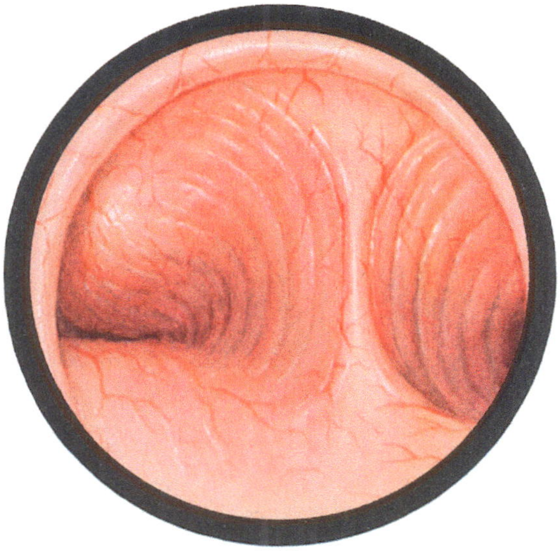

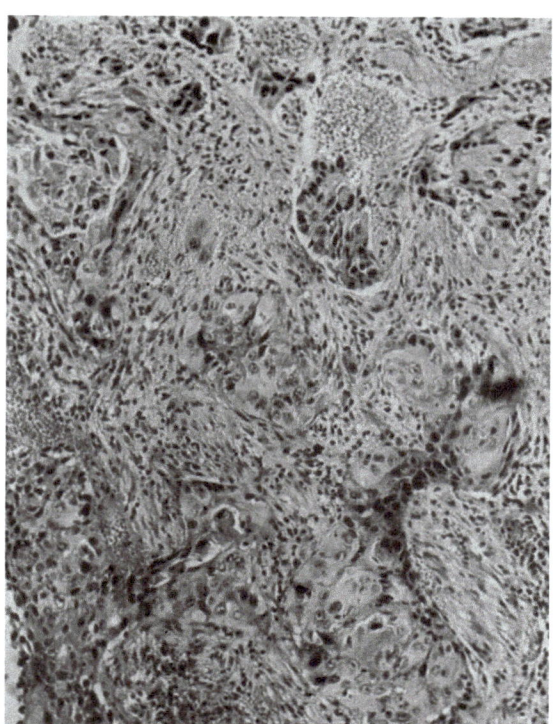

(Hämatoxylin-Eosin, 80 ⨯)

Abb. 5. Histologisch: Das bindegewebsreiche Stroma
zeigt eine mäßige Reaktion und ist von zahlreichen
Zellnestern durchsetzt. Die Zellkerne zeigen eine viel-
fältige Form und eine verschieden starke Färbbarkeit.

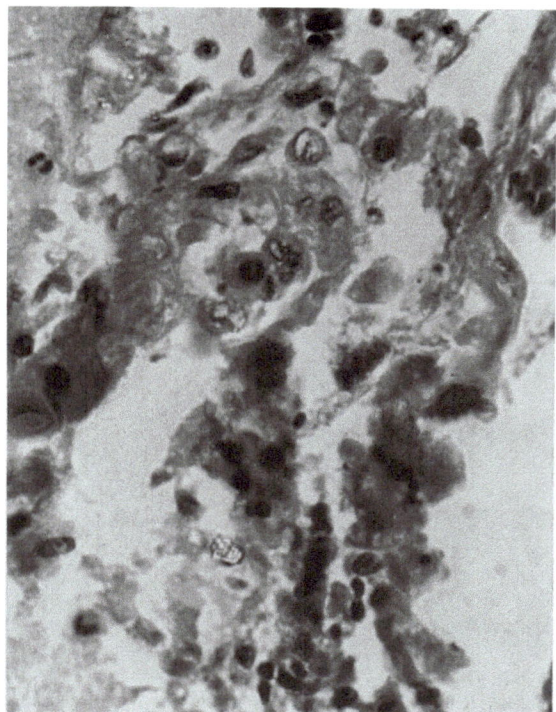

(Hämatoxylin-Eosin, 320 ⨯)

Abb. 6. Cytologisch: Zahlreiche gelapptkernige Leukocyten sowie mehrere, meist große Zellen einer malignen
Geschwulst, die zum Teil kleine Verbände bilden.

Diagnose: Plattenepithelcarcinom.

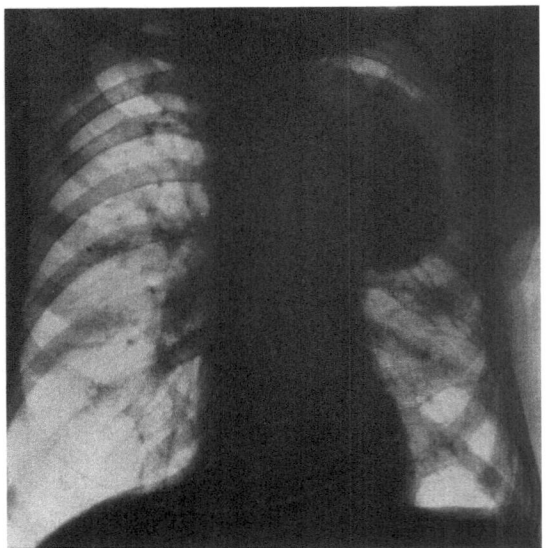

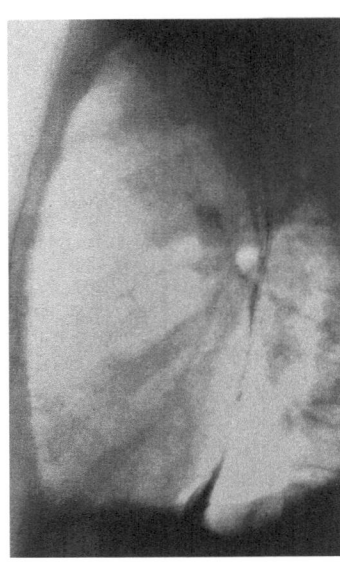

Abb. 1. *Thoraxübersichtsaufnahme im p.-a.-Strahlengang* (3. 6. 52). Faustgroße, kugelige Verschattung im linken Ober-, zum Teil Mittelfeld, vom Mittelschatten nicht abgrenzbar. Pleuraschwarte links. Ausgeprägtes basales Emphysem links.

Abb. 2. *Frontale Aufnahme der linken Lunge* (3. 6. 52). Das kugelige, raumbeengende Gebilde ist im linken Oberlappen, oberhalb der Hilushöhe gelegen, nach hinten sich etwas vorwölbend.

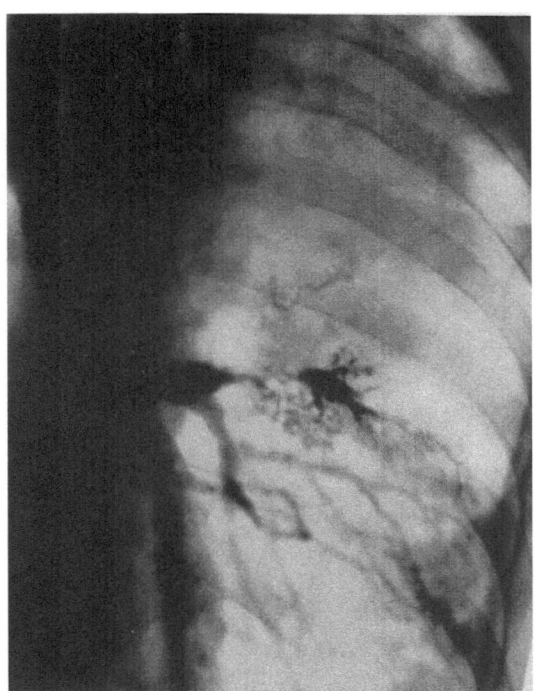

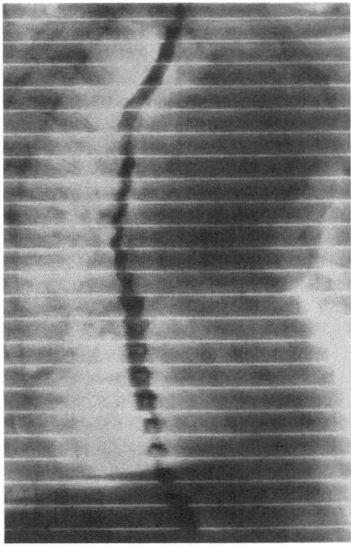

Abb. 3. *Bronchographie* (12. 6. 52). Kompletter Füllungsabbruch an der Abgangsstelle des linken Oberlappenbronchus. Abbruchstelle wellig konturiert, leicht konkavbogig verlaufend (Vorwölbung eines gelappten polypösen Gebildes aus dem Oberlappenbronchus). Der anteriore Segmentbronchus des Oberlappens partiell dargestellt, teilweise Füllung von Lingulabronchus und Unterlappenbronchus.

Abb. 4. *Oesophaguskymogramm im 1. schrägen Durchmesser* (19. 6. 52). Dellenförmige Impression und Verlagerung des Oesophagus in Aorten- und Hilushöhe. Pulsationsamplitude im ganzen Verlauf der Aorta völlig gelöscht. Deutliche Senkung in Höhe der Bifurkation. (Sehr starke Mitbeteiligung des Mediastinums.)

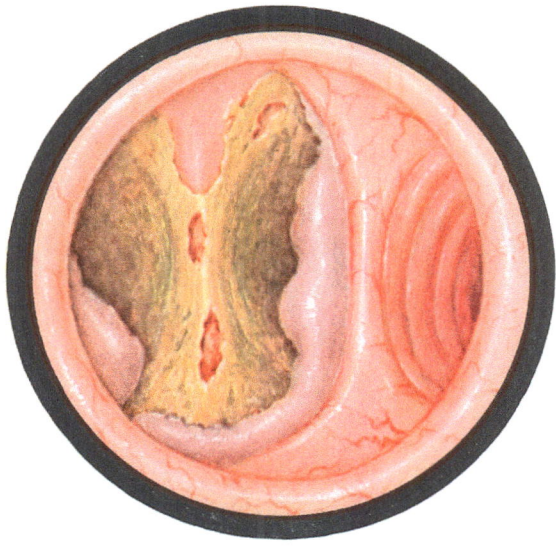

Abb. 5. 10. 6. 52. Bronchoskopisch (Optik 90⁰):
Oberlappenostium links und Lingulabronchus frei.
Der obere Stiel des linken Oberlappenbronchus ist
von livid verfärbten, polypösen Schleimhautpolstern
zirkulär eingeengt und mit Borken ausgefüllt. Unter
letzteren werden Granulationen sichtbar. Die übrige
Schleimhaut ist hyperämisch.

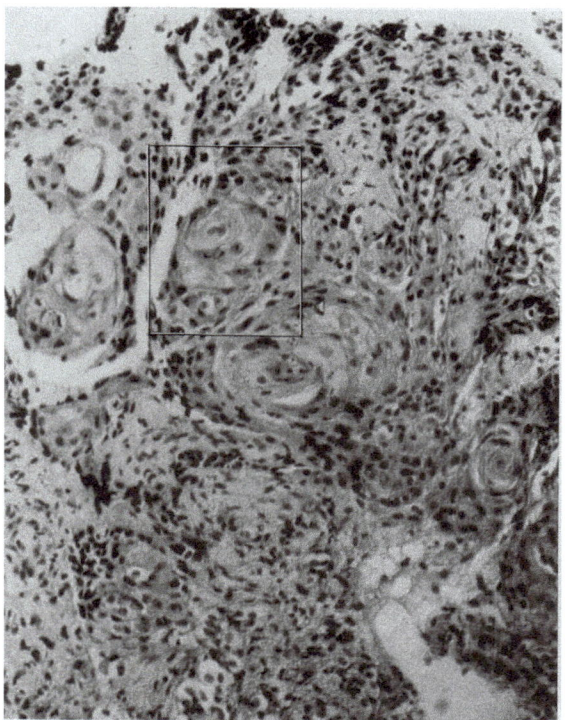

(Hämatoxylin-Eosin, 80 ×)

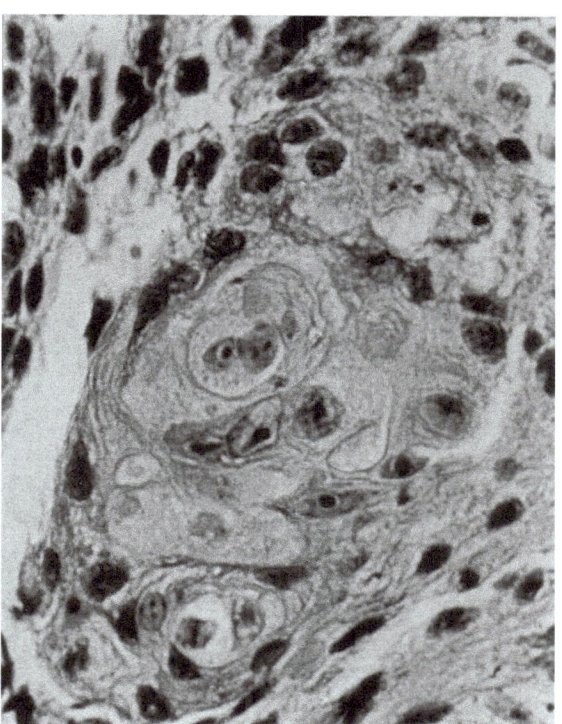

(Hämatoxylin-Eosin, 320 ×)

Abb. 6 und 7. Histologisch: Stromaarmes Plattenepithelcarcinom, dessen Zellen in Strängen, zum größten
Teil jedoch in Nestern angeordnet liegen. Die Zellkerne weisen stellenweise eine Hyperchromasie auf.

Diagnose: Plattenepithelcarcinom.

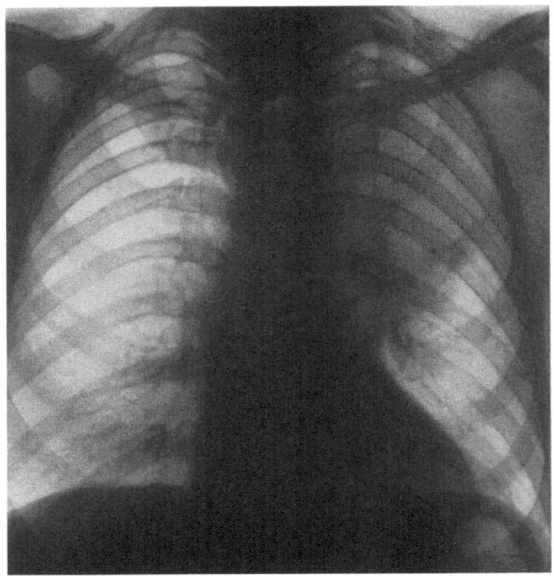

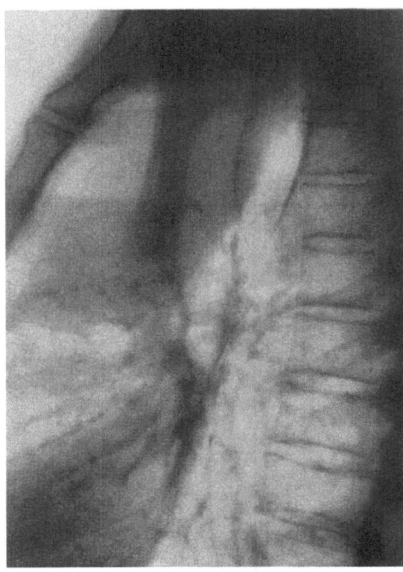

Abb. 1. *Thoraxübersichtsaufnahme im p-a-Strahlengang*
(29. 10. 52). Homogene und dichte Verschattung der
oberen Partien der linken Lunge bis in die Spitzen reichend,
auf das Hilusgebiet übergreifend.

Abb. 2. *Frontale Aufnahme der linken Lunge*
(29. 10. 52). Die Verschattung betrifft den ganzen
linken Oberlappen mit Ausnahme des Lingula-
segmentgebietes. Letzteres stark belüftet. Deutliches Emphysem auch des Unterlappens, derselbe
reicht weit nach oben.

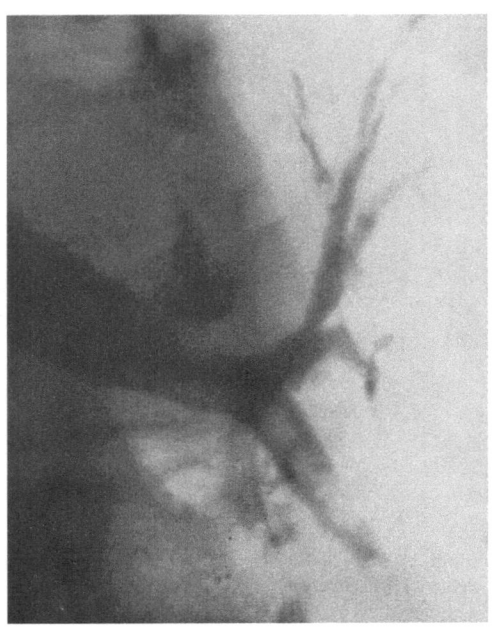

Abb. 3. *Bronchogramm* (30. 10. 52). Streckung
des linken Hauptbronchus durch Abflachung des
Tracheobronchialwinkels links. Leichte Verjün-
gung vor der Abgangsstelle des Unterlappenbronchus. Im Abgangsbereich des Oberlappenbronchus unscharfe Konturierung mit randstän-
digem Füllungsdefekt und kompletter Bronchusstenose. Deutliche Verlagerung des gefüllten
Lingulasegmentbronchus nach oben (Nachrücken
bei Oberlappenatelektase).

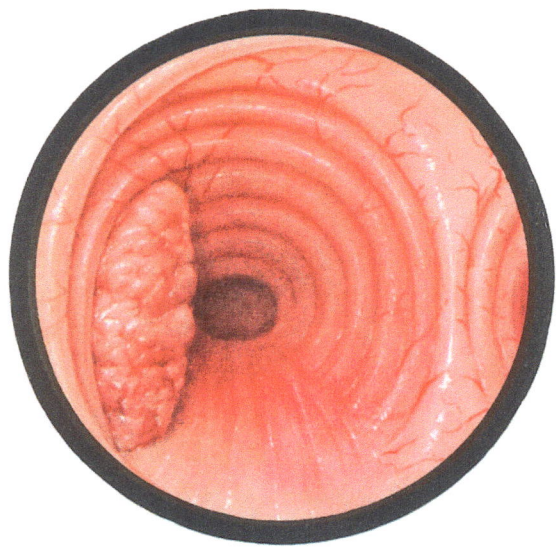

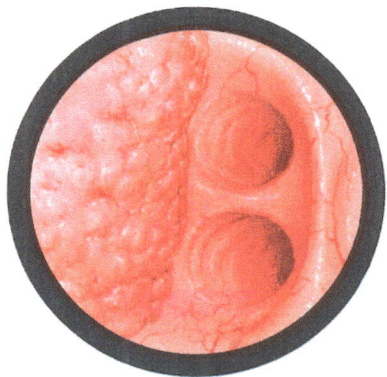

Abb. 4. 4. 11. 52. Bronchoskopisch: Linker Hauptbronchus erscheint starr und läßt an seiner lateralen Wand an Stelle der Abzweigung des linken Oberlappenbronchus nur Granulationen erkennen.

Abb. 5. (Optik 90°). Das Ostium des linken Oberlappenbronchus ist zum größten Teil von karminroten Granulationen ausgefüllt. Der Zugang zur Lingula ist noch frei.

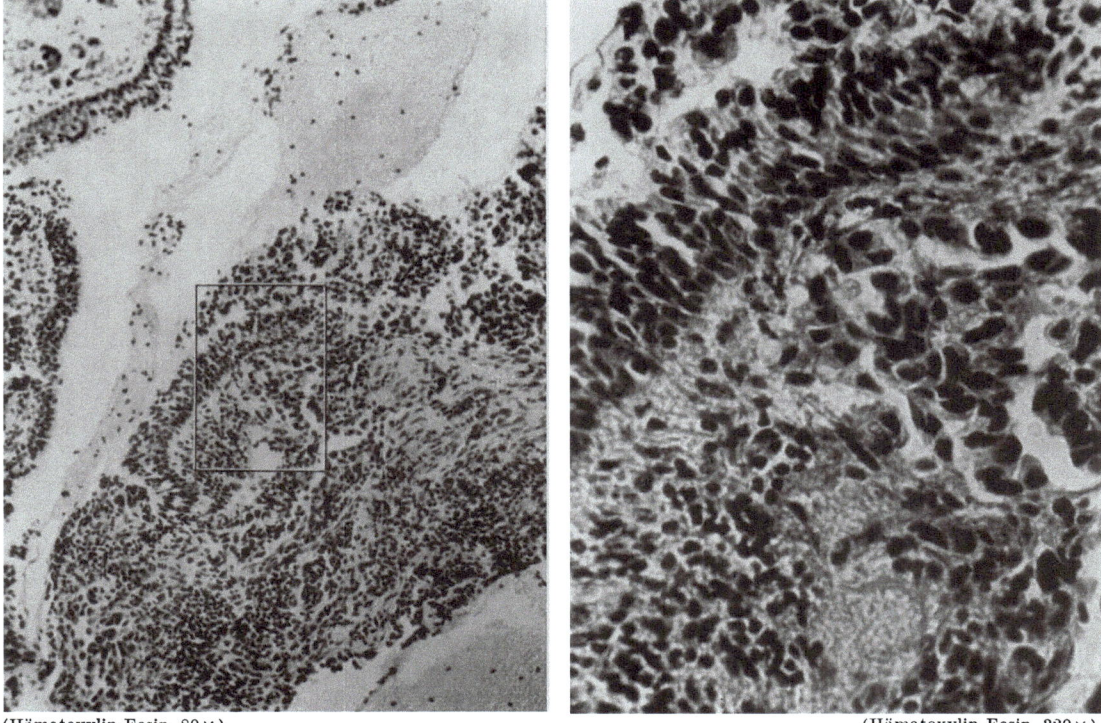

(Hämatoxylin-Eosin, 80×)

(Hämatoxylin-Eosin, 320×)

Abb. 6 und 7. Histologisch: Unter weitgehend intaktem Cylinderepithel finden sich Zapfen eines infiltrierend wachsenden Tumors vor, dessen Zellkerne eine mäßig starke Polymorphie und Hyperchromasie aufweisen

Diagnose: Plattenepithelcarcinom.

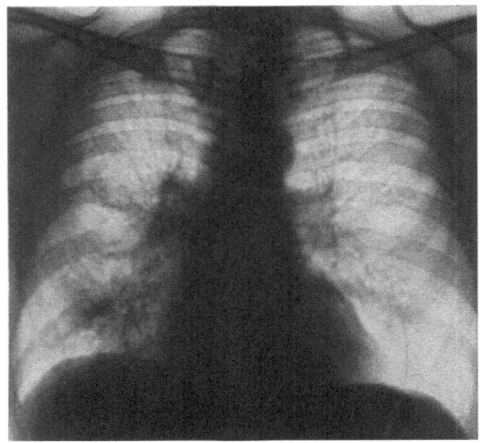

Abb. 1. *Thoraxübersichtsaufnahme im p.-a.-
Strahlengang* (2.2.54). Zahlreiche konfluierende
Verdichtungsherde von bronchopneumonischem
Charakter in den unteren und mittleren media-
len Partien der rechten Lunge. Raumbeschrän-
kender Prozeß am Hilus im Sinne einer
Lymphknotenvergrößerung.

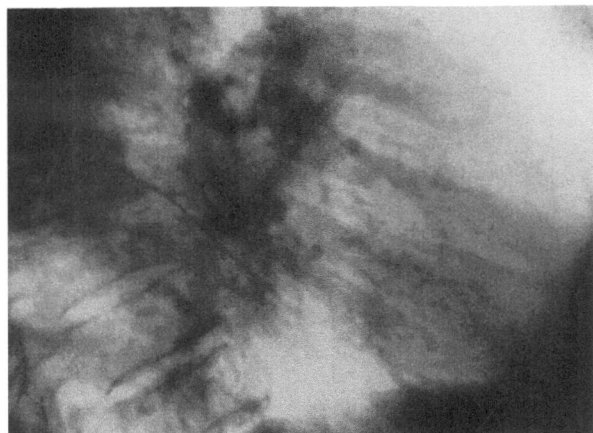

Abb. 2. *Frontale Aufnahme der rechten Lunge* (2.2.54).
Die Verdichtungsherde nahe der Vorderfläche des Unterlappens, aber auch an der Unterfläche des Oberlappens gelegen. Breite vordere untere costomediastinale Schwarte
rechts, interlobäre Schwarten in allen Lappenspalten rechts.

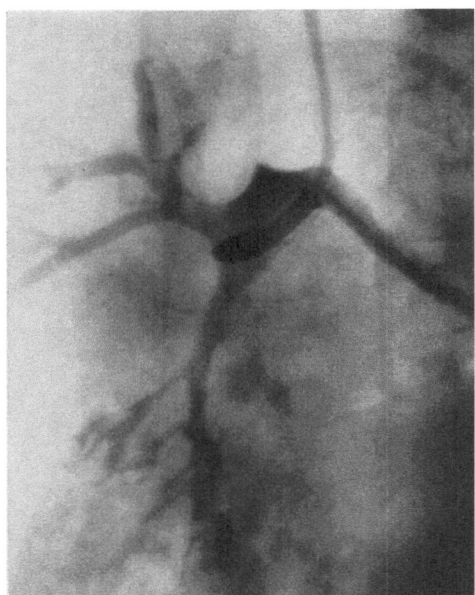

Abb. 3. *Bronchographie* (5.2.54). Deutliche Weitstellung des rechten Hauptbronchus. Konisch zu-
laufende Stenose im Stammbronchus rechts bei unregelmäßig welliger Konturierung, Nichtfüllbarkeit
des apikalen Bronchus des rechten Unterlappens.

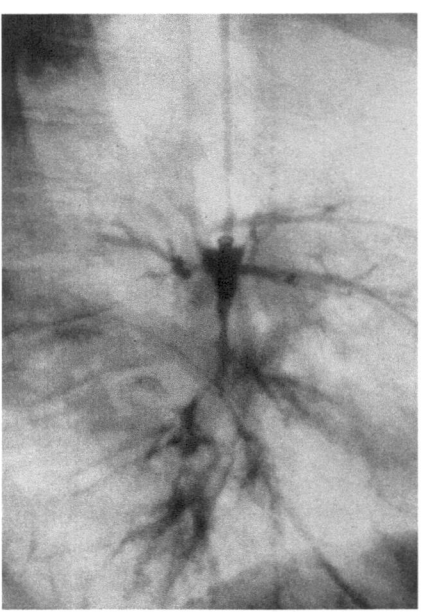

Abb. 4. *Frontale Aufnahme* (5.2.54). Die Stenose
des Stammbronchus ist im Seitenbild nach vorn zu
exzentrisch. Grob-wellige Konturierung von hinten
her, unscharfe Konturierung im Abgangsbereich des
apikalen Bronchus, geringe Einengung der Mittel-
lappenbronchusabgangsstelle (die dellenförmige Konturierung wahrscheinlich als Ausdruck zusätzlicher
Lymphknotenimpression).

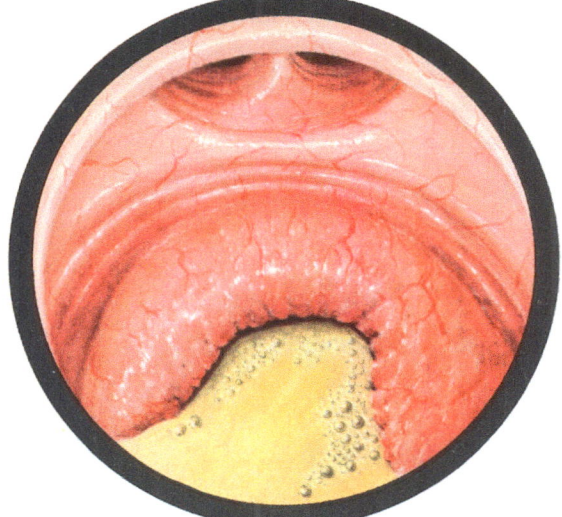

Abb. 5. 15. 2. 52. Bronchoskopisch: Der rechte Unterlappenbronchus wird von einem höckrigen, blaß-roten Tumor zirkulär eingeengt. Aus dem engen Lumen entleert sich reichlich eitriges Sekret.

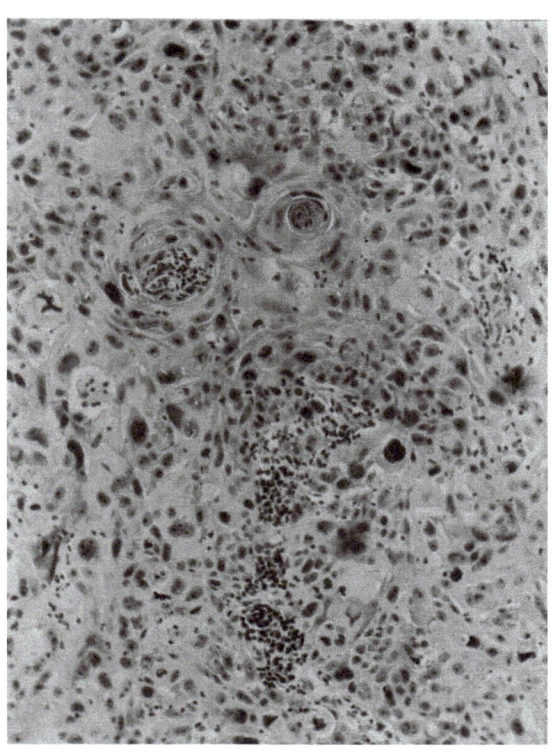

(Hämatoxylin-Eosin, 80 ×)

Abb. 6. Histologisch: Zellreicher, stromaarmer Tumor. Die Zellkerne weisen eine starke Polymorphie, ver-einzelt auch Hyperchromasie auf. Zahlreiche Mitosen, vereinzelte Hornperlen.

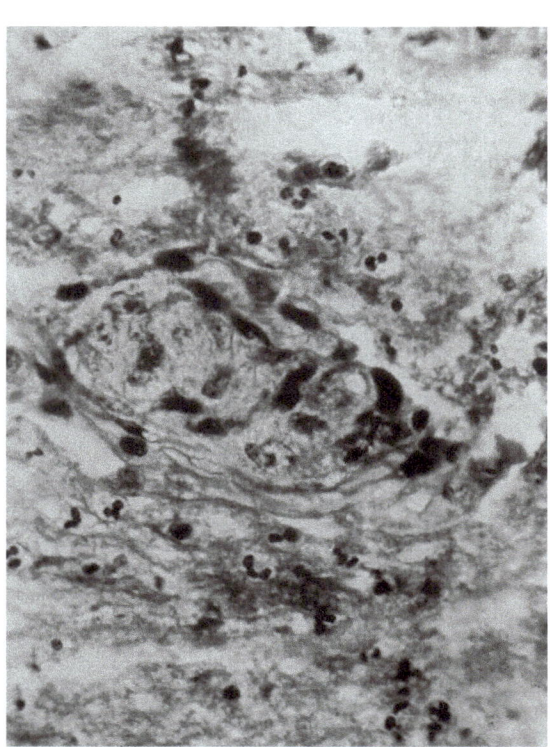

(Hämatoxylin-Eosin, 320 ×)

Abb. 7. Cytologisch: Reichlich Eiter, darin ein Zell-verband eines Plattenepithelcarcinoms.

Diagnose: Plattenepithelcarcinom mit beginnender Verhornung.

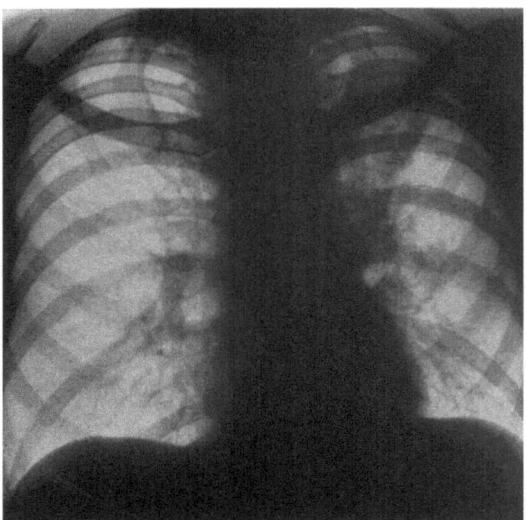

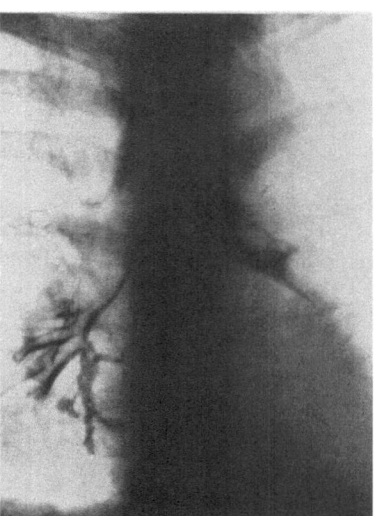

Abb. 1. *Thoraxübersichtsaufnahme im p-a-Strahlengang* (16. 2. 53). Konfluierende Verdichtungsherde von mehr bronchopneumonischem Charakter in den oberen Partien der linken Lunge bis in die Spitze reichend. Typische Ansaugung des Mediastinums nach links (Bronchusstenose), paradoxe Zwerchfellverschieblichkeit (Phrenicusparese).

Abb. 2. *Bronchogramm* (18. 2. 53). Etwa im Gebiet der Gabelung in Ober- und Unterlappenbronchus links Füllungsabbruch durch raumbeengenden gegen das Hauptbronchuslumen konvexbogig sich vorwölbenden raumbeschränkenden Prozeß. Leicht wellige Konturierung, geringer Kontrastmittelübertritt in den Unterlappenbronchus.

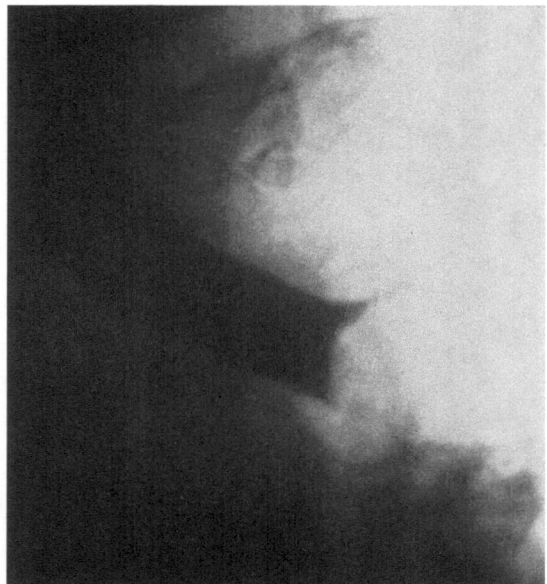

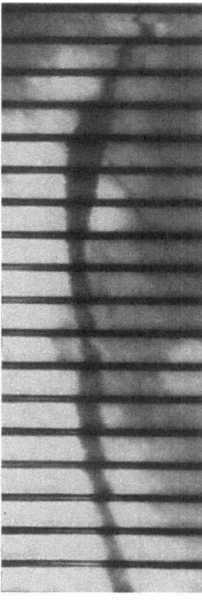

Abb. 3. *Kontaktaufnahme der Abbruchstelle im Bronchogramm* (18. 2. 53). Minimaler Kontrastmittelübertritt in Richtung Oberlappenbronchus.

Abb. 4. *Oesophagus-Kymogramm im ersten schrägen Durchmesser* (16. 2. 53). Bei deutlicher Tachykardie starke Senkung der Pulsamplitude in Höhe der Aorta und der Bifurkation wie auch in Vorhofhöhe (als Ausdruck starker Mitbeteiligung des Mediastinums).

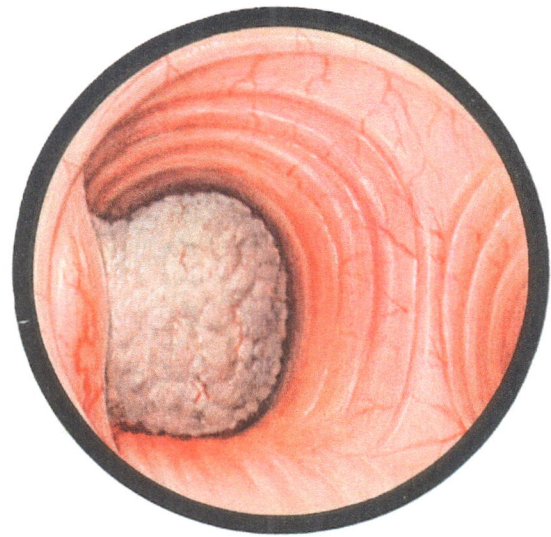

Abb. 5. 20. 2. 53. Bronchoskopisch: Kleinkirsch-großer, weißlich glänzender Tumor ragt aus dem linken Oberlappenbronchus in den Stamm- bzw. Unterlappenbronchus und obturiert auch diesen fast ganz. Der Tumor zeigt eine derbe Konsistenz, eine papillomatöse Oberfläche und keinerlei Neigung zur Blutung.

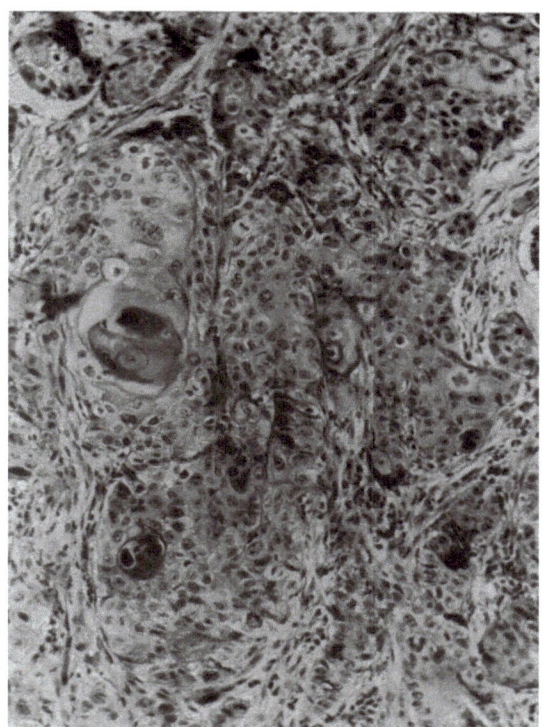

(Hämatoxylin-Eosin, 80 ×)

Abb. 6. Histologisch: Große Zapfen eines stark verhornenden Plattenepithelcarcinoms. Nur vereinzelt zeigen die Kerne eine Polymorphie und Hyperchromasie.

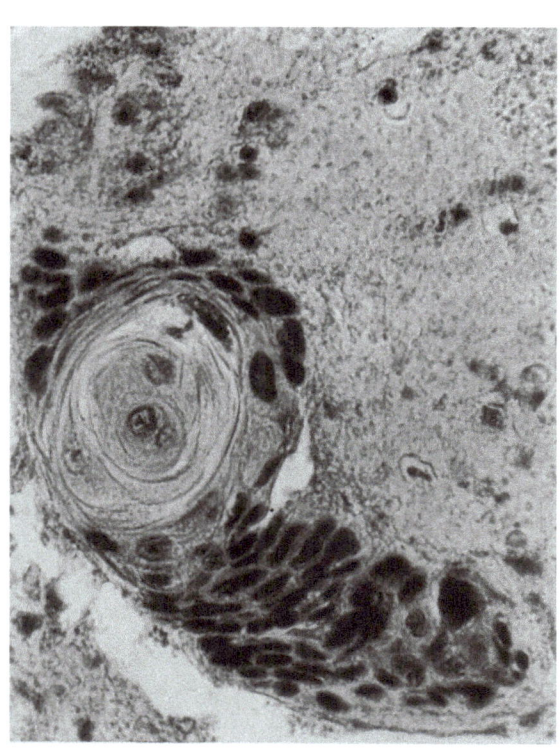

(Hämatoxylin-Eosin, 320 ×)

Abb. 7. Cytologisch: Reichlich Blut mit wenig gelappt-kernigen Leukocyten und mit mehreren kleinen oder größeren Verbänden eines Plattenepithelcarcinoms mit typischen Schichtungskugeln.

Diagnose: Verhornendes Plattenepithelcarcinom.

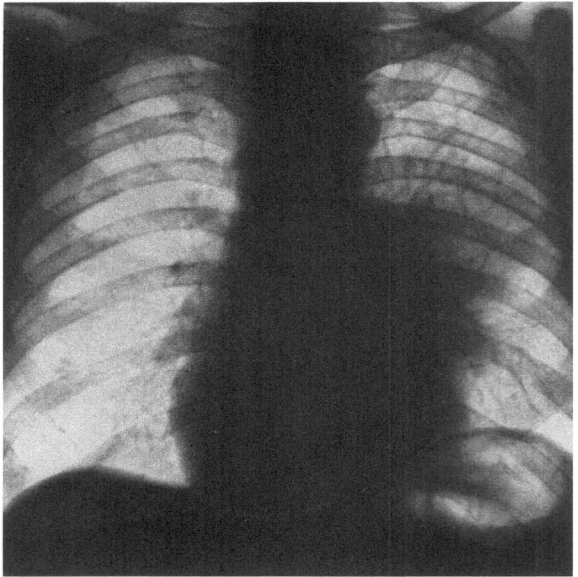

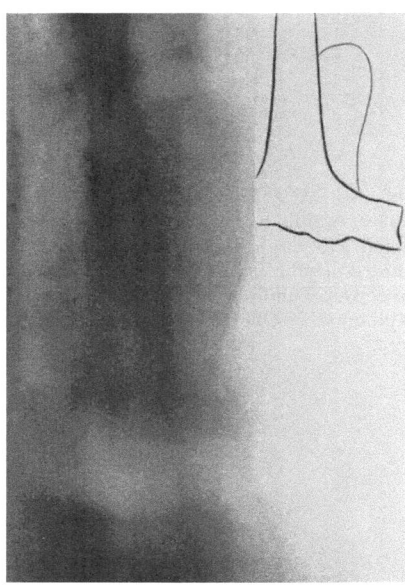

Abb. 1. *Thoraxübersichtsaufnahme im p-a-Strahlengang* (28.8.53). Handtellergroßer Verdichtungsprozeß im linken Mittelfeld mit großem raumbeschränkendem Prozeß am linken Hilus. Zwerchfellhochstand links (Phrenicusparese).

Abb. 2. *Schichtaufnahme des linken Hilus* (Kontaktaufnahme, Schichttiefe 13,5 cm) (28. 8. 53). Luftfüllungsabbruch knapp vor der Gabelung in Ober- und Unterlappenbronchus. Wellige Konturierung der Unterwand des Hauptbronchus, Streckung desselben mit Verkleinerung des tracheobronchialen Winkels. (Komplette Stenose durch wellig konturierten raumbeschränkenden Prozeß.)

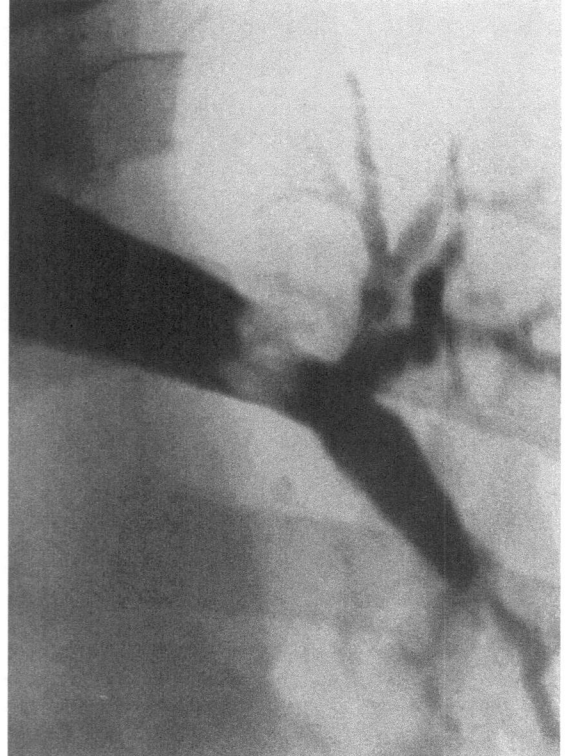

Abb. 3. *Bronchogramm* (14. 9. 53) (Kontaktaufnahme). Füllungsabbruch im linken Hauptbronchus vor der Gabelung in Ober- und Unterlappenbronchus. Darstellung eines Füllungsdefektes, der das Bronchuslumen ausfüllt und proximal und distal unscharf wellig gelappt konturiert ist. Die Oberwand zeigt im Bereich des Füllungsdefektes eine unregelmäßige Konturierung (raumbeschränkender Prozeß vom Typ eines malignen polypösen Tumors mit inkompletter Stenose).

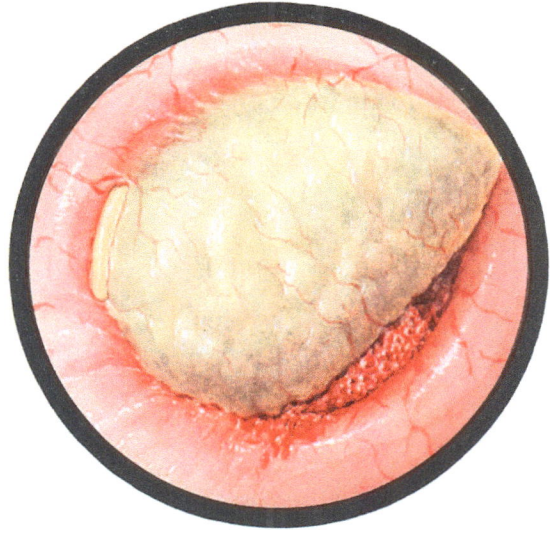

Abb. 4. 18. 9. 53. Bronchoskopisch: Weißlich glänzender Tumor, der von der oberen Wand des linken **Hauptbronchus** ausgeht (knapp vor der Abzweigung des Oberlappenbronchus) und das Oberlappenostium fast vollständig verdeckt. An einer Stelle ist ein Stück von einem Knorpelring sichtbar.

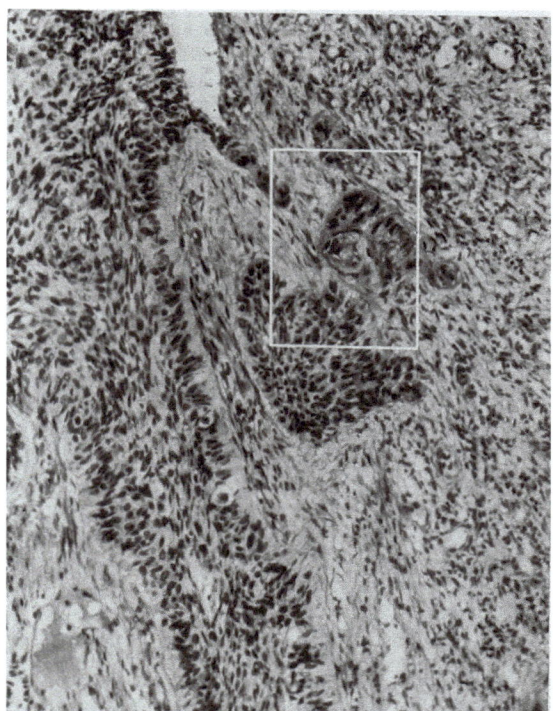

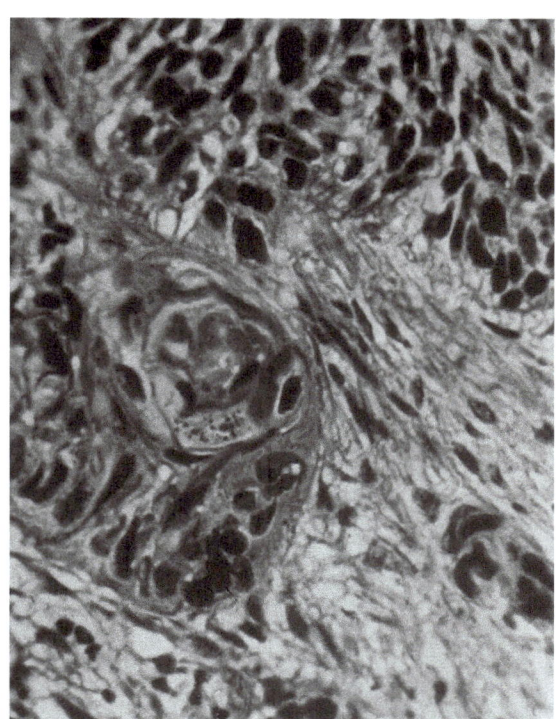

(Hämatoxylin-Eosin, 80 ×)   (Hämatoxylin-Eosin, 320 ×)

Abb. 5 und 6. Histologisch: Ziemlich große, polygonale Tumorzellen, deren Kerne eine erhebliche Polymorphie aufweisen und oft ein deutliches Kernkörperchen erkennen lassen, liegen locker und ohne Zusammenhang in großen und kleinen Verbänden angeordnet. Dazwischen werden kleine plattenepithelartige Formationen gebildet. Stellenweise finden sich Riesenzellen vor.

Diagnose: Plattenepithelcarcinom mit Verhornung.

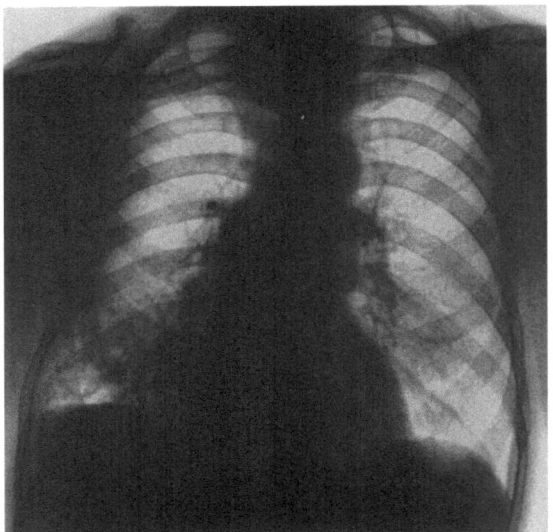

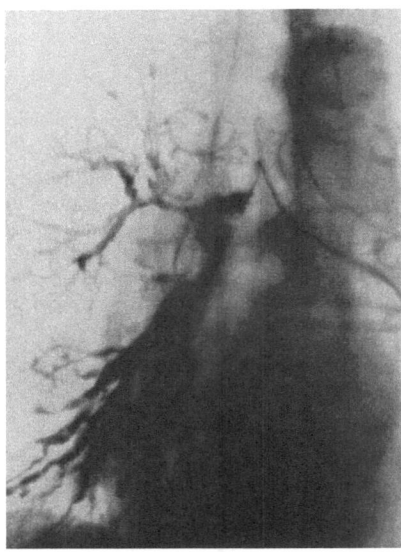

Abb. 1. *Thoraxübersichtsaufnahme im p-a-Strahlengang* (7. 1. 52).
Konfluierende Verdichtungsherde von bronchopneumonischem
Charakter in den unteren zum Teil mittleren medialen Partien
der rechten Lunge, Verdacht auf Bronchiektasen in diesem
Bereich.

Abb. 2. *Bronchogramm* (4. 2. 52). Großer
unregelmäßig geformter, den erweiterten
Stammbronchus rechts fast völlig ausfüllender Füllungsdefekt, der der Hinterwand des
Unterlappenbronchus breitbasig aufsitzt.
Passage des Kontrastmittels entlang der Vorderwand. Wellige Konturierung des Füllungsdefektes. Deutliche vorwiegend zylindrische
zum Teil varicöse Bronchiektasen fast aller
Unterlappenäste.

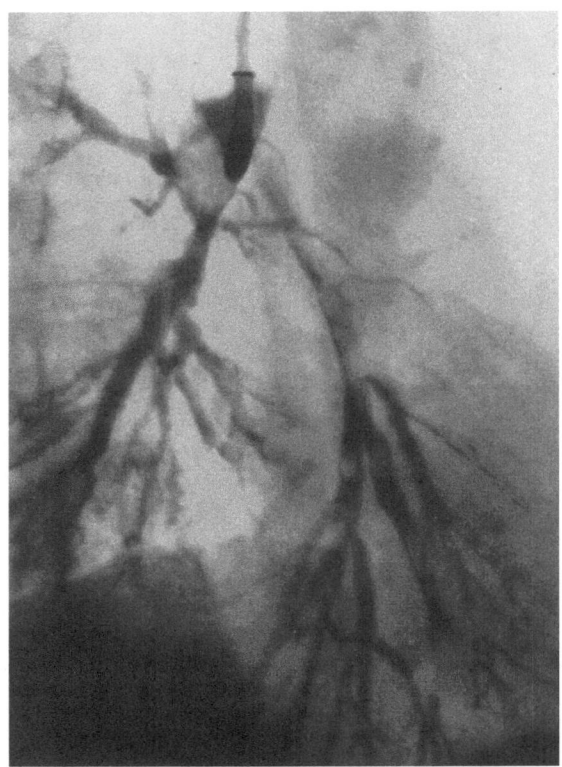

Abb. 3. *Bronchogramm* (frontale Aufnahme)
(4. 2. 52). Der beschriebene Füllungsdefekt
sitzt breitbasig der Hinterwand des Stammbronchus bzw. Unterlappenbronchus auf,
wellige Konturierung (großer raumbeengender Prozeß vom Typ eines polypös wachsenden Tumors mit gelappter Oberfläche
nach oben und vorn sich auswirkend).

Abb. 4. 5. 2. 52. Bronchoskopisch: Der P. membranaceus des rechten Stammbronchus ist von einem kleinhöckrigen, blaßroten Tumor infiltriert. Der Bronchus ist in seiner Motilität behindert und wirkt als starres Rohr. Bronchiektasien im Mittel- und Unterlappen mit eitrigem Sekret.

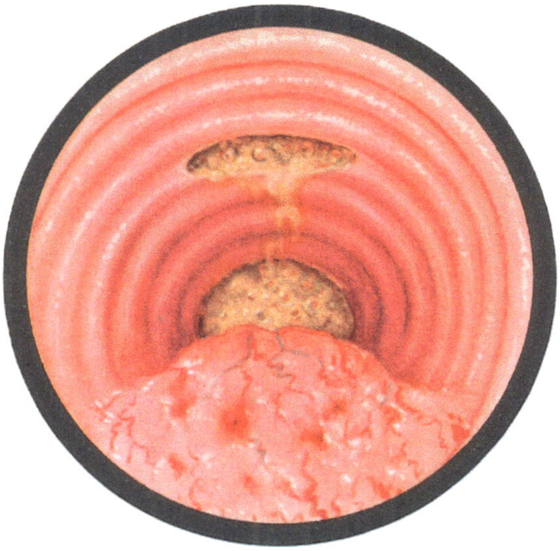

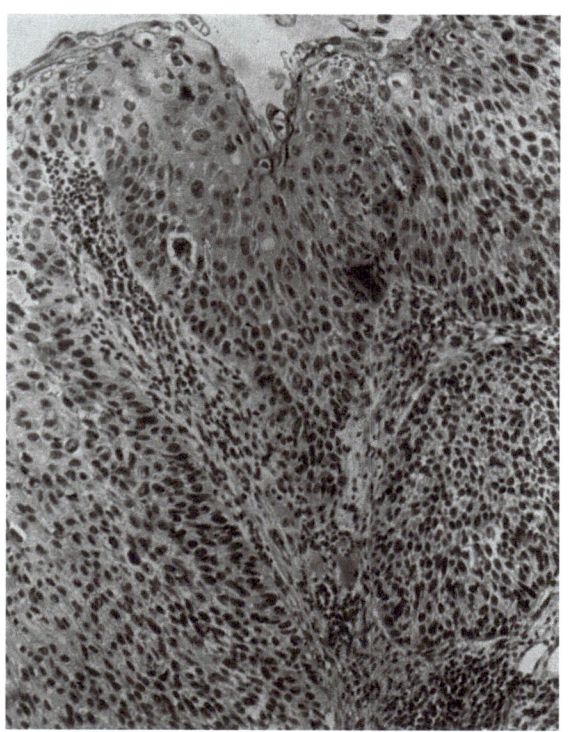

(Hämatoxylin-Eosin, 80 ×)

Abb. 5. Histologisch: Papilläre Oberfläche aus plattenepithelialen Krebszellen, deren Zapfen weit in die Tiefe reichen. Die Zellkerne weisen stellenweise eine starke Polymorphie und Mitosen auf. Heftige Stromareaktion.

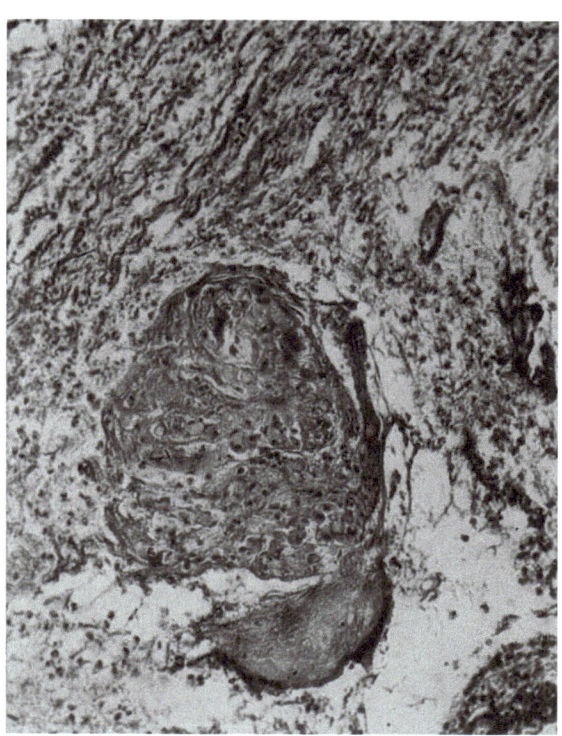

(Hämatoxylin-Eosin, 80 ×)

Abb. 6. Cytologisch: Reichlich Schleim mit massenhaft gelapptkernigen Leukocyten. In dem Schleim liegen außerdem mehrere kleine Verbände eines Plattenepithelcarcinoms.

Diagnose: Gut differenziertes Plattenepithelcarcinom.

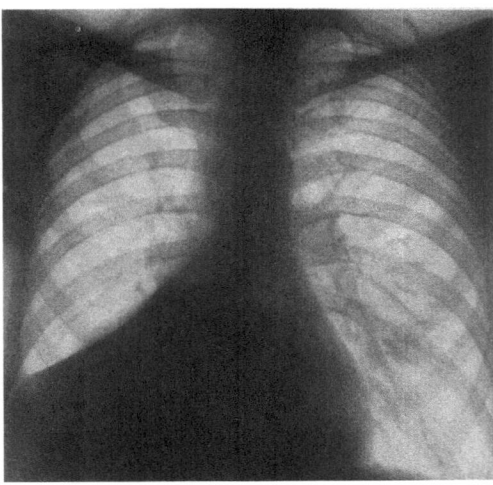

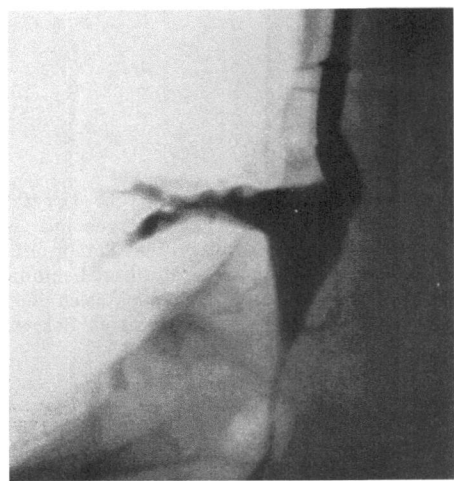

Abb. 1. *Thoraxübersichtsaufnahme im p-a-Strahlengang* (11. 2. 53). Homogene und dichte dreieckförmige Verschattung im Unterfeld, medial vom Mittelschatten nicht abgrenzbar. Deutliches Emphysem der Restlunge rechts, im Seitenbild einer totalen Verschattung des Unter- und Mittellappens rechts entsprechend. Völlige Umformung des rechten Hilusschattens vorwiegend im Sinne der Verkleinerung und des atypischen Gefäßverlaufes.

Abb. 2. *Bronchogramm* (13. 2. 53). Bronchusstenosierender Prozeß im Bereich des Stammbronchus rechts unterhalb der Abgangsstelle des Oberlappenbronchus beginnend, konisch zulaufend. Totaler Ausfall des Mittellappenbronchus. Geringe Füllung eines stark verengten Astes eines Segmentbronchus des Unterlappens. Scharfe Konturierung der Stenose, Erweiterung des Stammbronchus und rechten Hauptbronchus.

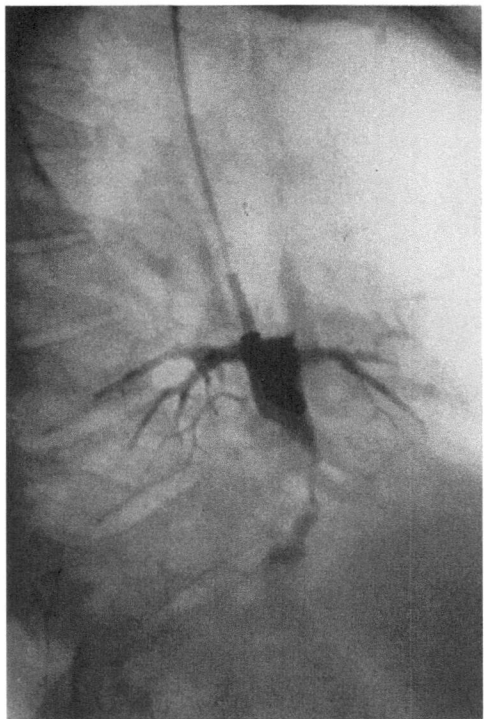

Abb. 3. *Frontale Aufnahme im Bronchogramm* (13. 2. 53). Die Stenose verläuft leicht exzentrisch von hinten her wellig konturiert. Auffüllung eines stark verengten Segmentbronchus des Unterlappens.

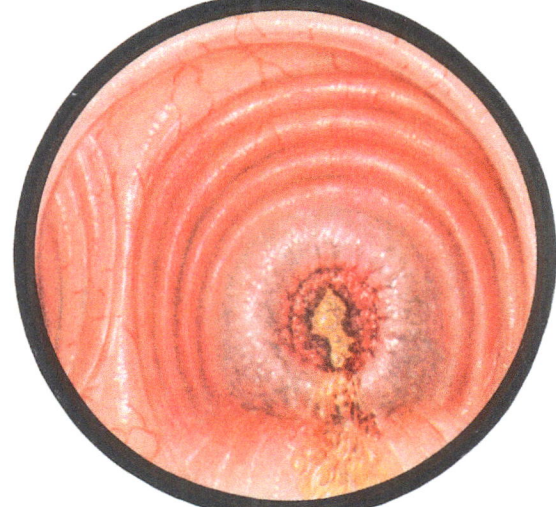

Abb. 4. 16. 2. 53. Bronchoskopisch: Der rechte Stammbronchus wird knapp über dem Ostium des Mittellappenbronchus zirkulär eingeengt von einem auffallend blaßroten Tumor, der gegen das Lumen zu blutende Granulationen erkennen läßt.

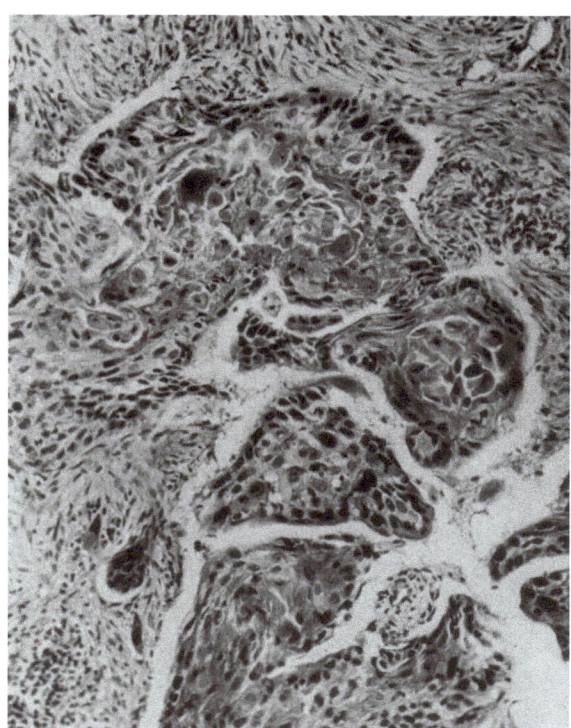

(Hämatoxylin-Eosin, 80 ×)

Abb. 5. Histologisch: Zwischen Bindegewebsbalken finden sich Verbände eines infiltrierend wachsenden Tumors, die eine starke zentrale Hornbildung aufweisen. Die Zellkerne sind zum Teil hyperchromatisch und polymorph.

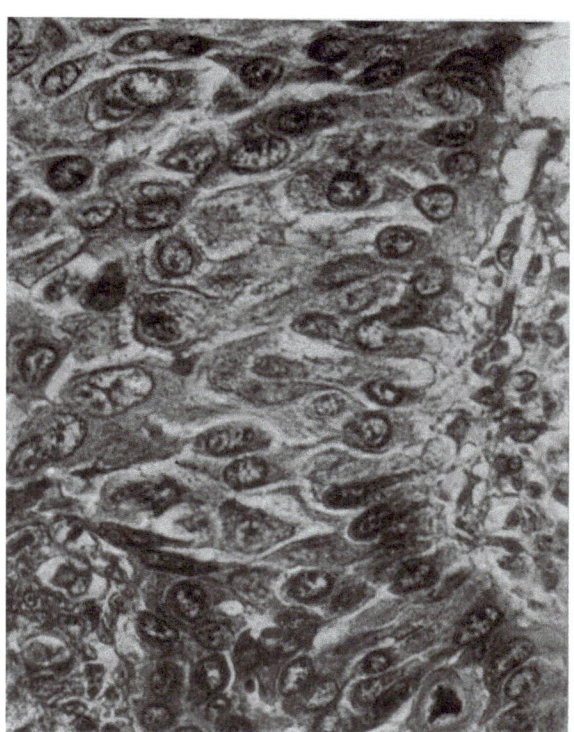

(Hämatoxylin-Eosin, 320 ×)

Abb. 6. Cytologisch: Verband von Plattenepithelzellen, deren Kerne zum Teil hyperchromatisch sind, teilweise Mitosen aufweisen.

Diagnose: Verhornendes Plattenepithelcarcinom.

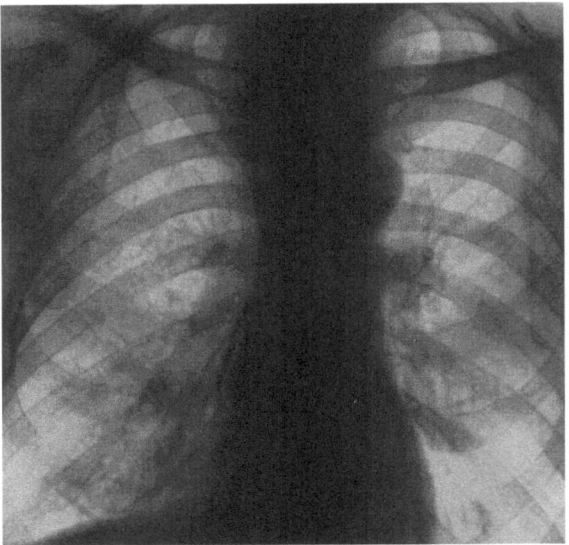

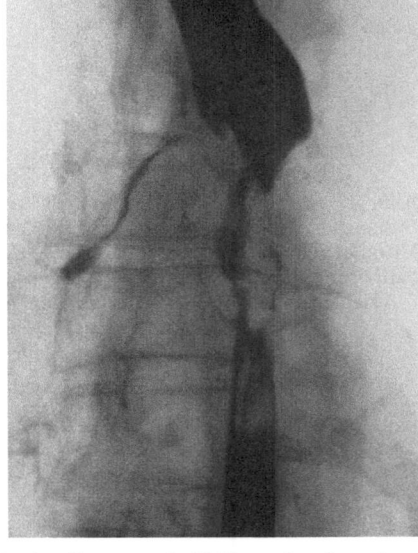

Abb. 1. *Thoraxübersichtsaufnahme im p.-a.-Strahlengang*
(13. 1. 53). Peribronchiale Verdichtung der Unterlappenbronchien rechts paramediastinal. Einzelne Bronchien
mit Kontrastmittel gefüllt. Großer Strumaschatten einen
Querfinger unter das Jugulum reichend.

Abb. 2. *Kontrastmittelfüllung des Oesophagus*
(13. 1. 53) (Kontaktaufnahme). Raumbeschränkender Prozeß vom Typ eines malignen
Tumors der zirkulär das Oesophaguslumen
auf etwa 6 cm Länge einengt. Deutliche
prästenotische Erweiterung der Speiseröhre.
Übertritt von Kontrastmittel in den rechten
Hauptbronchus, die mediale Wand desselben
beschlagend (Perforationsstelle im oberen
Bereich des raumbeengenden Prozesses).

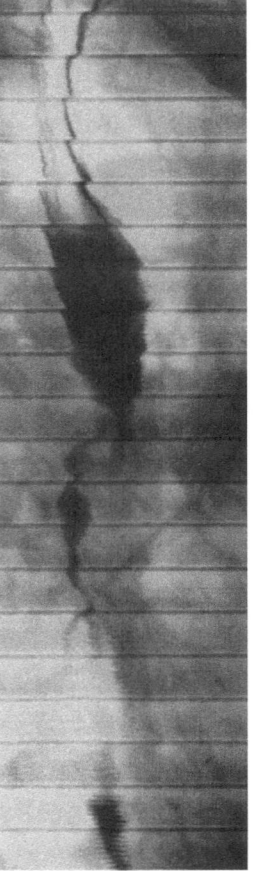

Abb. 3. *Oesophaguskymogramm im 1. schrägen Durchmesser* (9. 1. 53). Deutliche Senkung der Pulsationsamplitude im ganzen Bereich der pathologischen
Wandveränderung des Oesophagus.

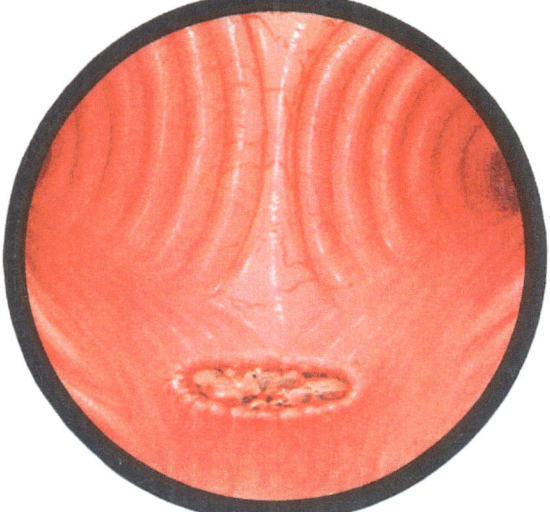

Abb. 4. 8. 1. 53. Bronchoskopisch: In der Hinterwand der Trachea (Paries membranaceus), etwa 2 cm oberhalb der Bifurcatio, ist ein fünfpfennigstückgroßes Ulcus zu sehen. Das Geschwür ist von blaßroten, höckrigen Granulationen umsäumt und von einem Koagulum ausgefüllt.

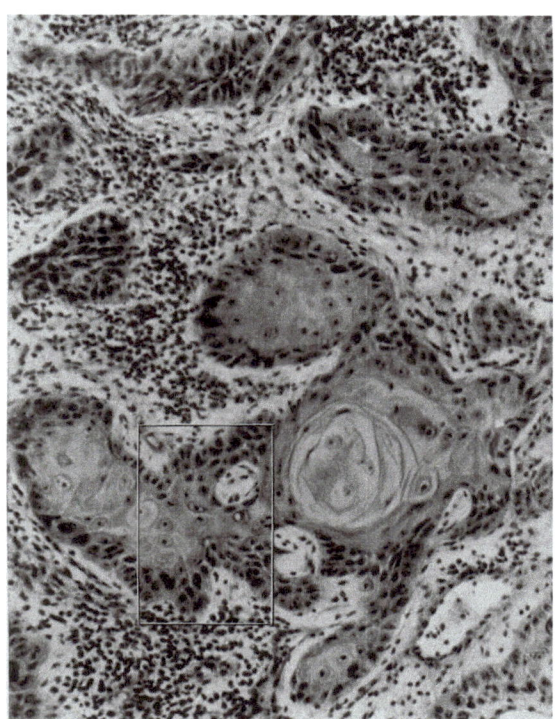

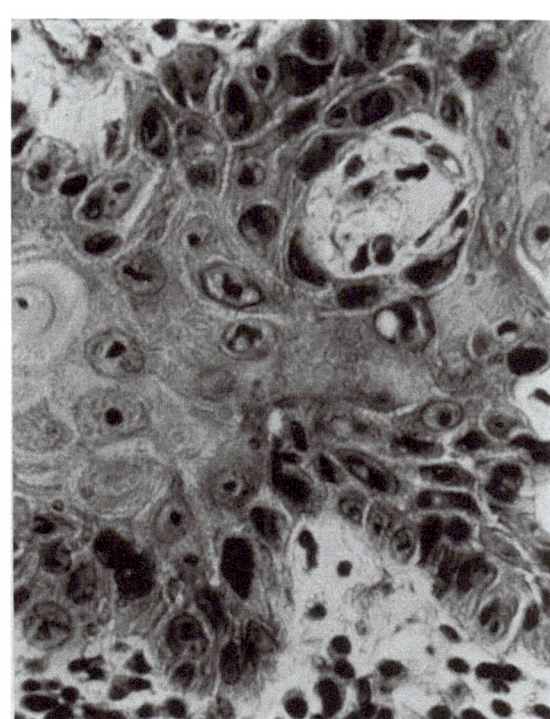

(Hämatoxylin-Eosin, 80 ×) (Hämatoxylin-Eosin, 320 ×)

Abb. 5 und 6. Histologisch: In einem hyperämischen Stroma liegen Zellen eines Plattenepithelcarcinoms, die Zapfen und Nester bilden und eine Verhornung aufweisen. Die Zellkerne zeigen eine starke Polymorphie und Hyperchromasie.

Diagnose: Durchbruch eines stark verhornenden Plattenepithelcarcinoms vom Oesophagus in die Trachea.

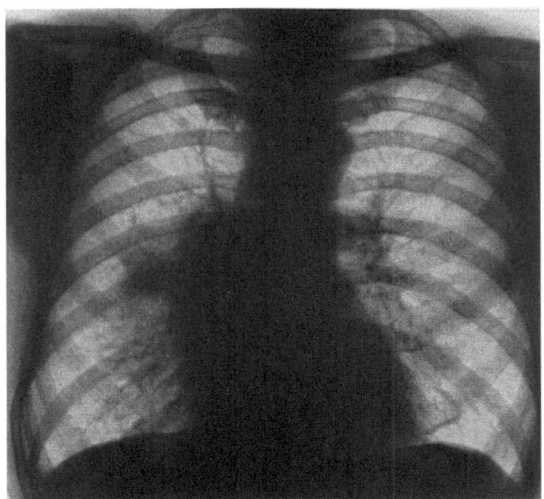

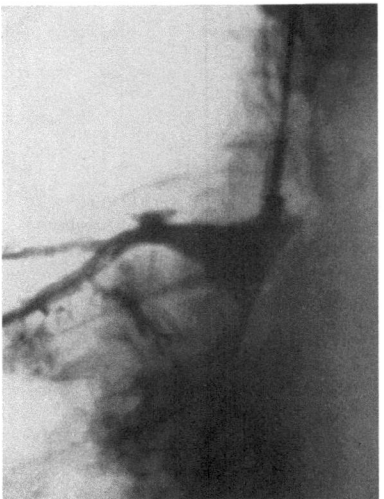

Abb. 1. *Thoraxübersichtsaufnahme im p-a-Strahlengang*
(21.11. 52). Multiple raumbeengende Gebilde am Hilus rechts.
Inhomogene Verschattung der unteren und mittleren, medialen
Partien der rechten Lunge gegen die Peripherie im Sinne
peribronchialer Verdichtung sich aufzweigend. Geringe fibröse
Veränderungen in den oberen Partien beider Lungen und in
beiden Spitzen.

Abb. 2. *Bronchogramm im p-a-Strahlengang*
(21. 11. 52). Deutliche Erweiterung des rechten Hauptbronchus. Fast komplette Stenose
unterhalb der Abgangsstelle des Oberlappenbronchus. Letzterer ist weitgestellt und verläuft horizontal. Der Füllungsabbruch ist nach
oben konvexbogig relativ scharf konturiert
und sitzt der lateralen Wand des Stammbronchus nach medial oben sich vorwölbend
auf (großer raumbeengender Prozeß vom Typ
eines polypös wachsenden Tumors unterhalb
der Abgangsstelle des Oberlappenbronchus,
im Stammbronchus nur medial einen kleinen
Spalt noch freilassend).

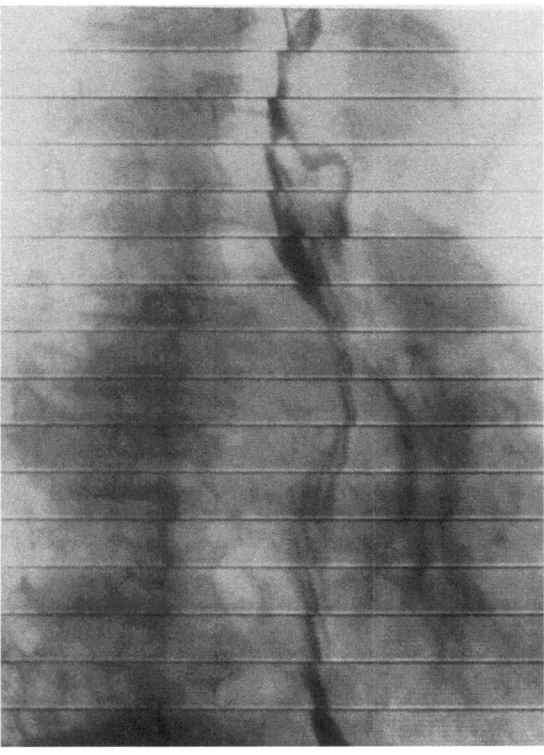

Abb. 3. *Oesophaguskymogramm im ersten
schrägen Durchmesser* (2. 12. 52). Deutliche
Impression des Oesophagus unterhalb der
Bifurkationshöhe von rechts und hinten her
(Lymphknotenpression). Deutliche Senkung
der Pulsationsamplitude besonders im Bereich der Impression, von da ab nach oben
in der ganzen Ausdehnung des Gefäßbandes
(als Ausdruck sehr starker Mitbeteiligung des
Mediastinums). (Pallativpneumonektomie).

Abb. 4. 4. 12. 52. Bronchoskopisch: Das Lumen des rechten Stammbronchus wird oberhalb der Abzweigung des Mittellappenbronchus von einem höckrigen Tumor, der von der dorsalen und lateralen Bronchuswand ausgeht, fast ganz ausgefüllt. Aus einem noch offenen Spalt quillt eitriges Sekret hervor. Die Geschwulst ist ziemlich weich und blutet leicht.

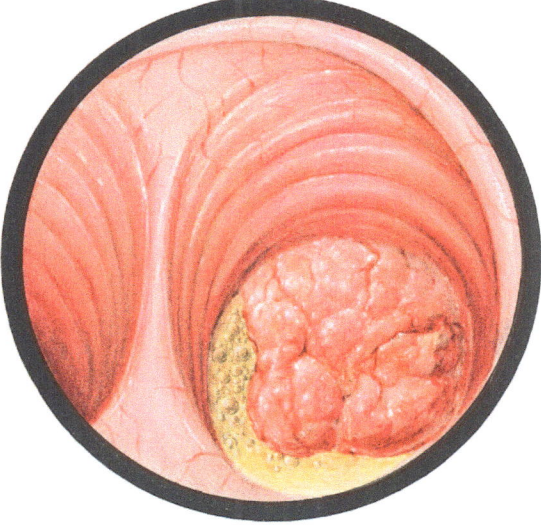

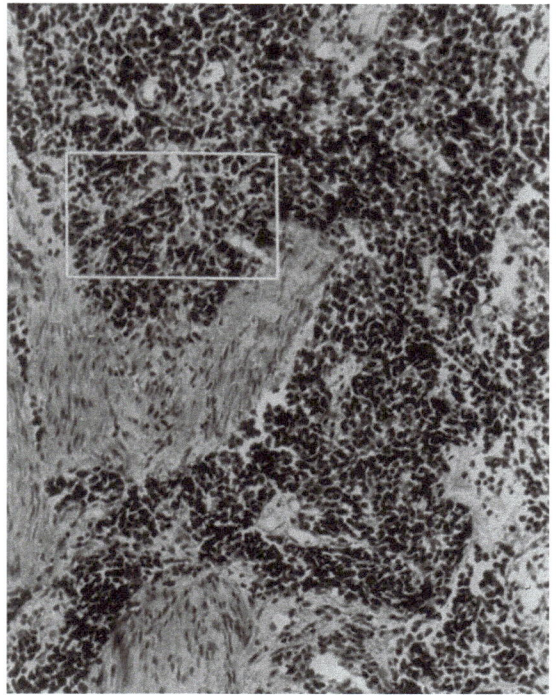

(Hämatoxylin-Eosin, 80 ×)

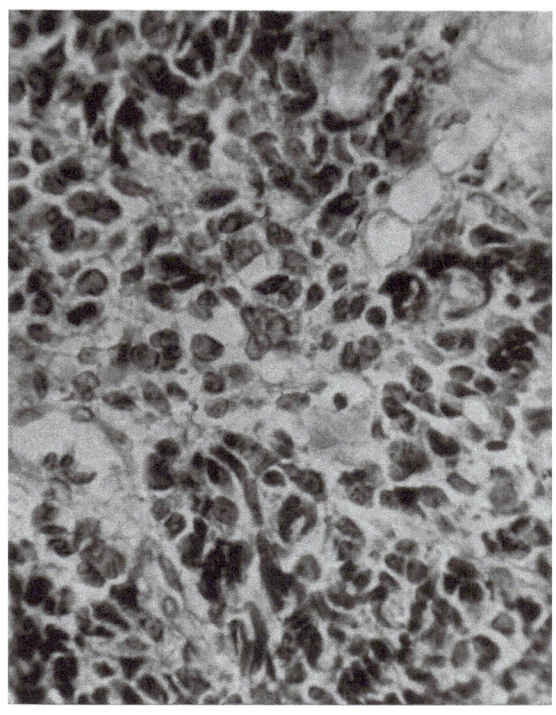

(Hämatoxylin-Eosin, 320 ×)

Abb. 5 und 6. Histologisch: Zwischen Bindegewebstrabekeln liegen dichte Verbände kleiner Tumorzellen, deren Zellkerne eine starke Polymorphie und Hyperchromasie aufweisen.

Diagnose: Kleinzelliges Bronchuscarcinom.

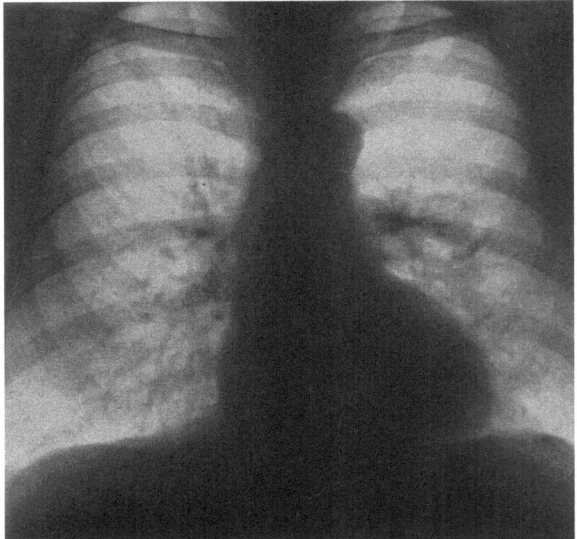

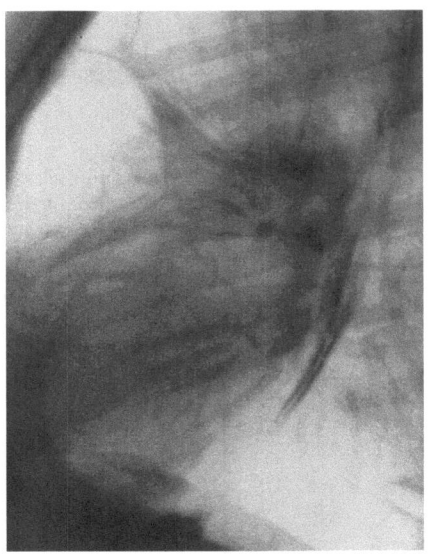

Abb. 1. *Thoraxübersichtsaufnahme im p-a-Strahlengang*
(19. 2. 54). Konfluierende Verdichtungsherde von bronchopneumonischem Charakter in den mittleren und unteren vorwiegend medialen Partien der linken Lunge bei guter Zwerchfellverschieblichkeit beiderseits. Ausgeprägtes Emphysem über
den oberen Partien und basal. Inspiratorische Ansaugung
des Mediastinums nach links. Deutliches vicariierendes
Emphysem.

Abb. 2. *Frontale Aufnahme der linken Lunge*
(19. 2. 54). Inhomogener Verdichtungsbezirk
in den vorderen Anteilen des linken Oberlappens, breite vordere untere costomediastinale
Schwartenbildung mit interlobärer Schwarte
im Ober-Unterlappenspalt links.

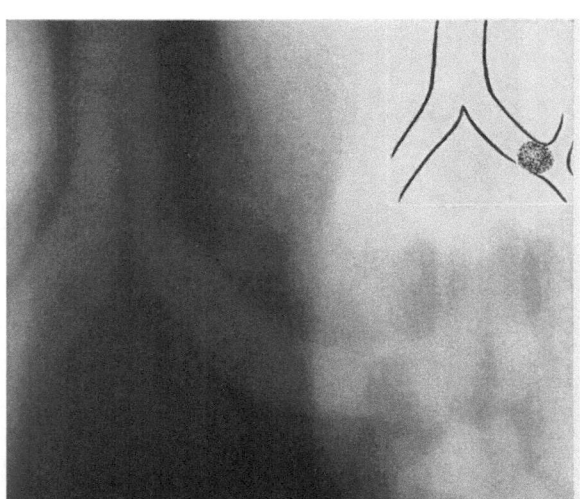

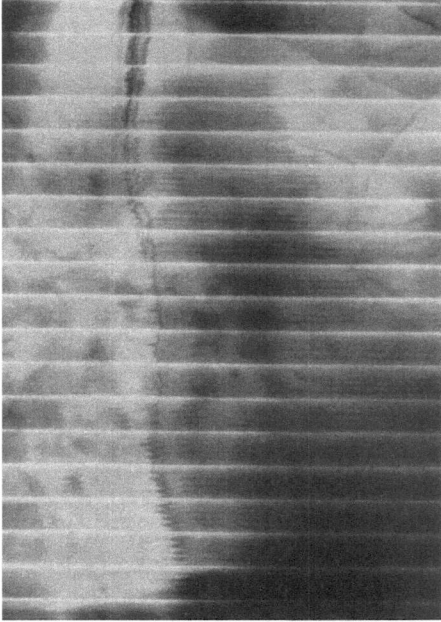

Abb. 3. *Schichtaufnahme des Hilus in 13 cm Schichttiefe*
(1. 2. 54). Im Bereich des Teilungsgebietes in Ober- und
Unterlappenbronchus etwa kirschgroßer relativ scharf
konturierter Schatten, der sich kugelig gegen das Lumen
des Hauptbronchus vorwölbt (Polypöser Tumor?).

Abb. 4. *Oesophaguskymogramm im ersten schrägen
Durchmesser* (19. 2. 54). Ungehemmte Übertra-
gung der Pulsation des Herzens und der großen
Gefäße auf den Oesophagus (kein Anhalt für eine
Mitbeteiligung des Mediastinums beim ursäch-
lichen Bronchialprozeß). (Pneumonektomie).

Abb. 5. 22. 2. 1954. Bronchoskopisch: Kleinkirsch-
große Geschwulst im linken Unterlappenbronchus,
die von der lateralen Wand knapp unterhalb der
Abzweigung des Oberlappenbronchus ausgeht und
polypenartig in das Lumen ragt, das sie fast vollständig obturiert. Der blaßrote Tumor zeigt eine
glatte Oberfläche, eine derbe Konsistenz und eine
starke Blutungsneigung.

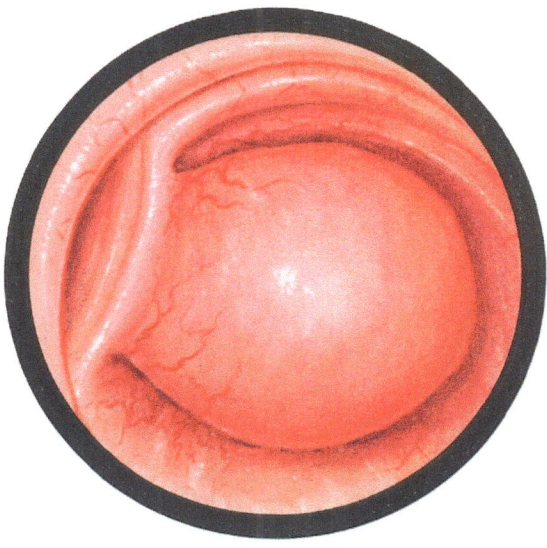

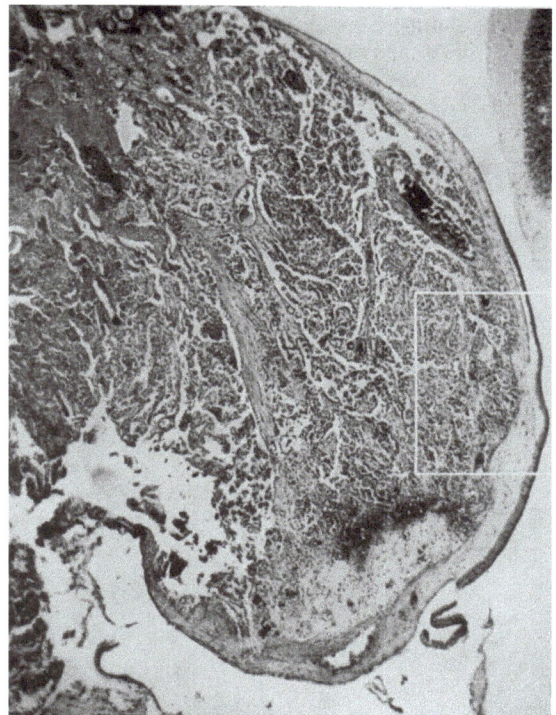

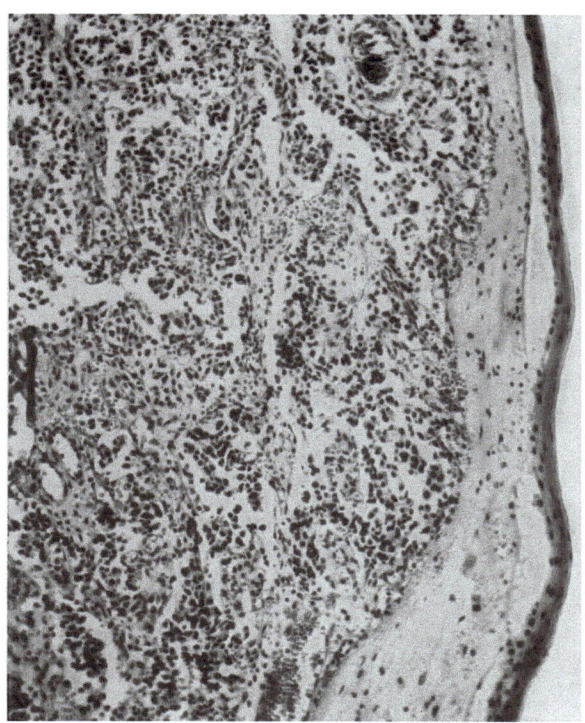

(Hämatoxylin-Eosin, 20 ×) (Hämatoxylin-Eosin, 80 ×)

Abb. 6 und 7. Histologisch: Die Geschwulst besteht aus derbem Bindegewebe, das erweiterte Blut- und
Lymphgefäße aufweist und von Zellsträngen eines kleinzelligen Tumors durchsetzt ist. Die Kerne dieser
Tumorzellen sind hyperchromatisch und polymorph. Die Geschwulst ist von einem mehrschichtigen Platten-
epithel überzogen, das einer sehr dicken, subepithelialen Bindegewebsschicht aufsitzt.

Diagnose: Kleinzelliges Bronchuscarcinom.

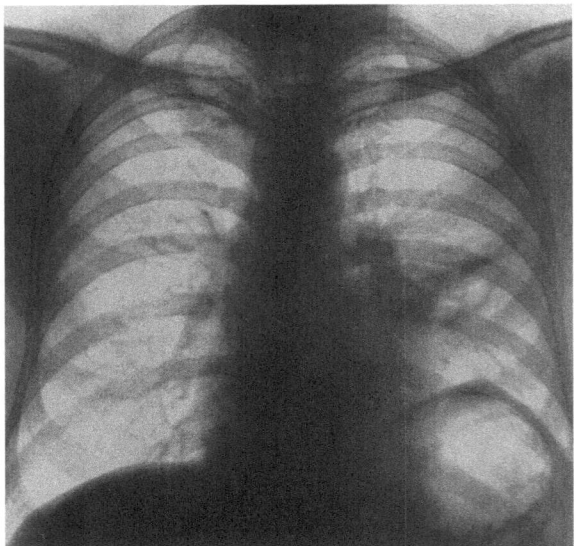

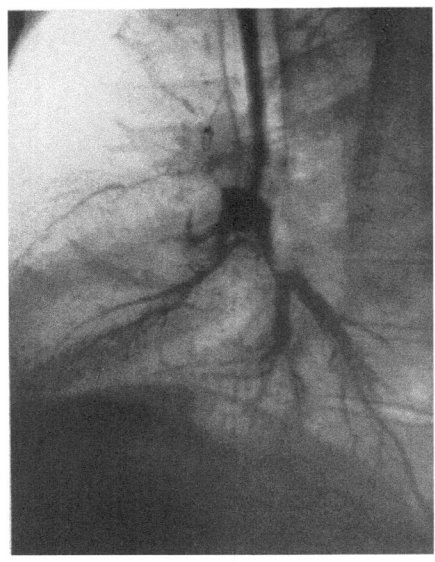

Abb. 1. *Thoraxübersichtsaufnahme im p-a-Strahlengang* (26. 2. 54). Kleinhandtellergroßer Verdichtungsprozeß in den mittleren und unteren medialen Partien der linken Lunge, der sich dreieckförmig nach lateral oben zuspitzt. Zwerchfellhochstand links, paradoxe Zwerchfellverschieblichkeit (Phrenicusparese). *Frontale Aufnahme* s. Bronchogramm.

Abb. 2. *Bronchogramm* (frontale Aufnahme) (2. 3. 54). Deutliche Weitstellung des linken Hauptbronchus, kompletter Füllungsabbruch knapp hinter der Abgangsstelle des Lingulabronchus. Die Abbruchstelle ist unscharf konturiert, die Atelektase des Lingulasegmentes deutlich sichtbar. Ausgeprägtes vicariierendes Emphysem des linken Oberlappens.

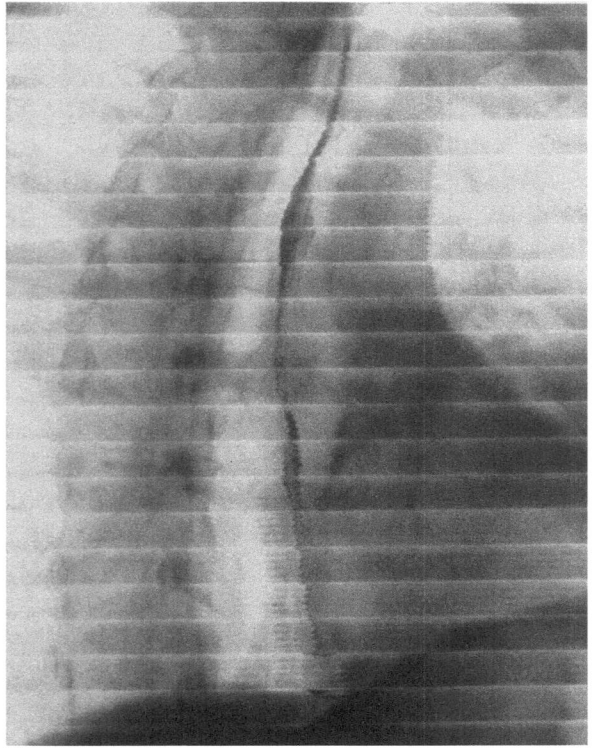

Abb. 3. *Oesophaguskymogramm im ersten schrägen Durchmesser* (26. 2. 54). Deutliche Senkung der Pulsationsamplitude in Höhe der Bifurkation auf den linken Vorhof übergreifend und im ganzen Verlauf des Gefäßbandes (starke Mitbeteiligung des Mediastinums). (Probethorakotomie).

Abb. 4. 19. 2. 54. Bronchoskopisch: Im Bereich der Abzweigung des linken Oberlappenbronchus ist die ventrale Wand des linken Hauptbronchus so stark vorgewölbt, daß das linke Oberlappenostium schlitzförmig erscheint und das Lumen des Unterlappenbronchus ebenfalls etwas eingeengt wird. Die Schleimhaut darüber erscheint intakt und hyperämisch.

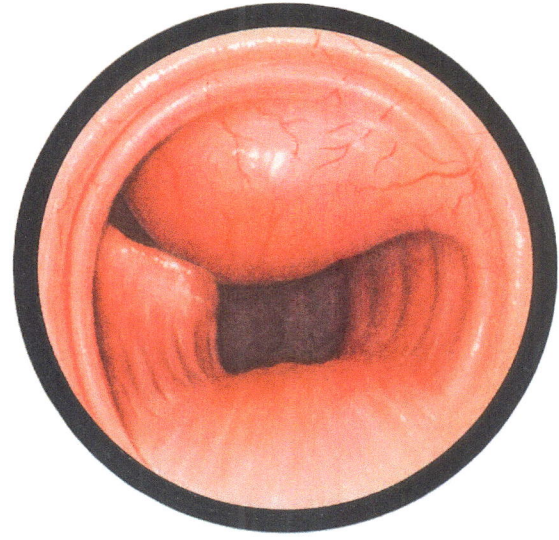

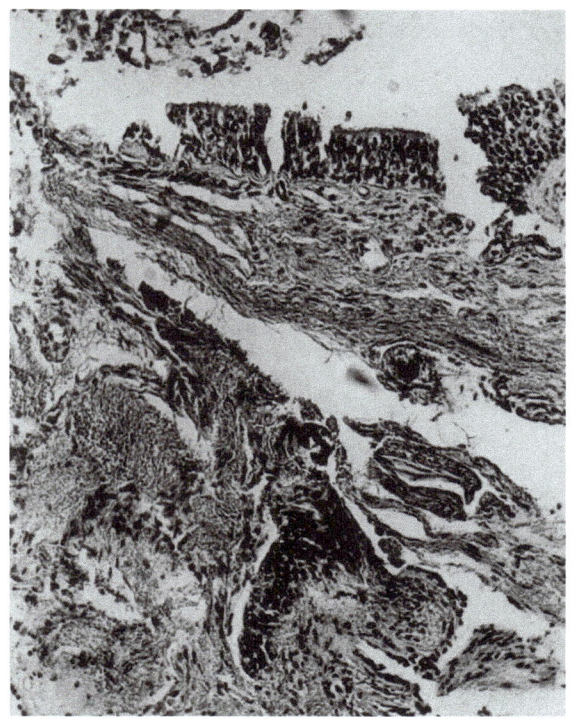

(Hämatoxylin-Eosin, 80 ×)

Abb. 5. Histologisch: Die Oberfläche ist von einem intakten mehrreihigen Flimmerepithel überzogen. In der Submucosa ist ein Zapfen eines kleinzelligen Tumors mit chromatinreichen, polymorphen Kernen erkennbar. Erweiterte Venen.

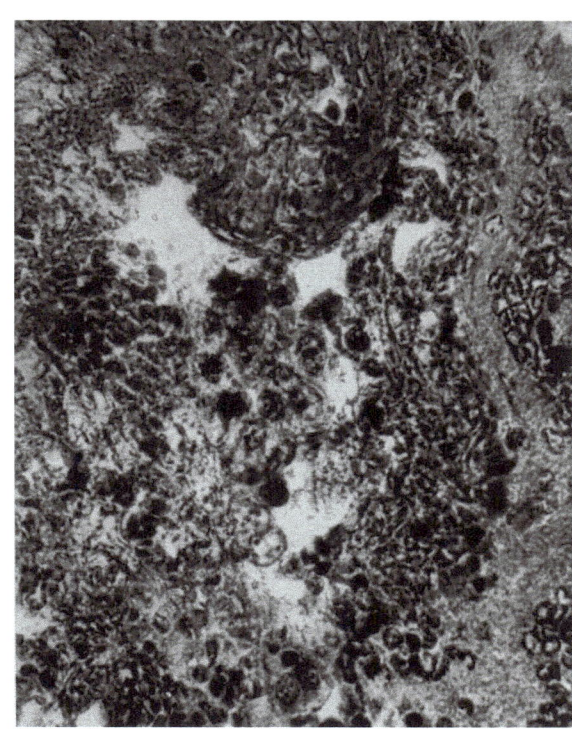

(Hämatoxylin-Eosin, 320 ×)

Abb. 6. Cytologisch: Reichlich Blut sowie zahlreiche, teils einzeln, teils in winzigen Verbänden liegende, vorwiegend kleine Zellen einer malignen Geschwulst.

Diagnose: Kleinzelliges Bronchuscarcinom.

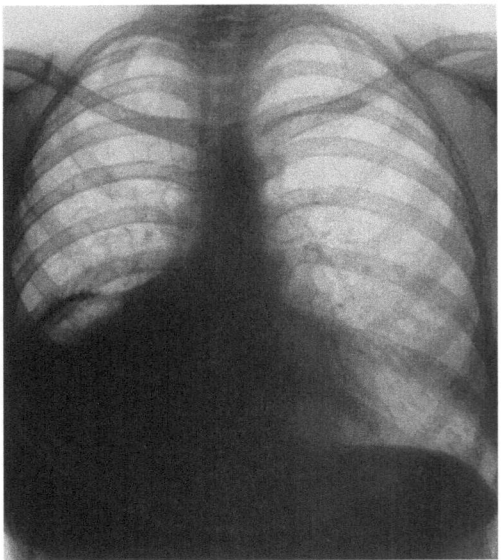

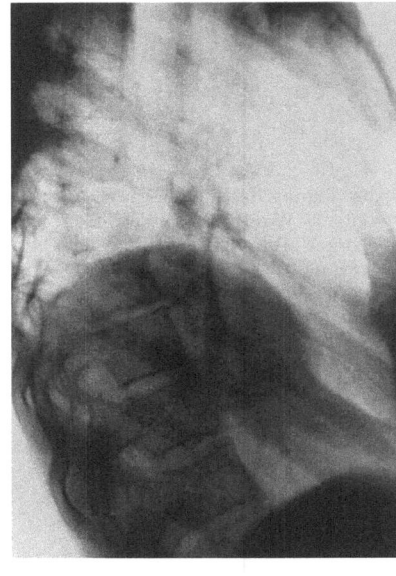

Abb. 1. *Thoraxübersichtsaufnahme im p-a-Strahlengang* (2. 9. 50). Homogene und dichte Verschattung der unteren Partien der rechten Lunge nach medial oben zu scharf konturiert, gegen das Mediastinum ansteigend. Atypische Konfiguration des rechten Hilus (Kontrastmittelreste nach vorher durchgeführter Bronchographie im rechten Mittel- und Oberfeld).

Abb. 2. *Frontale Aufnahme der rechten Lunge* (4. 9. 50). Überfaustgroßer konvexbogig scharf konturierter homogener Schatten, der sich breitbasig hinten aufsitzend nach vorne vorwölbt.

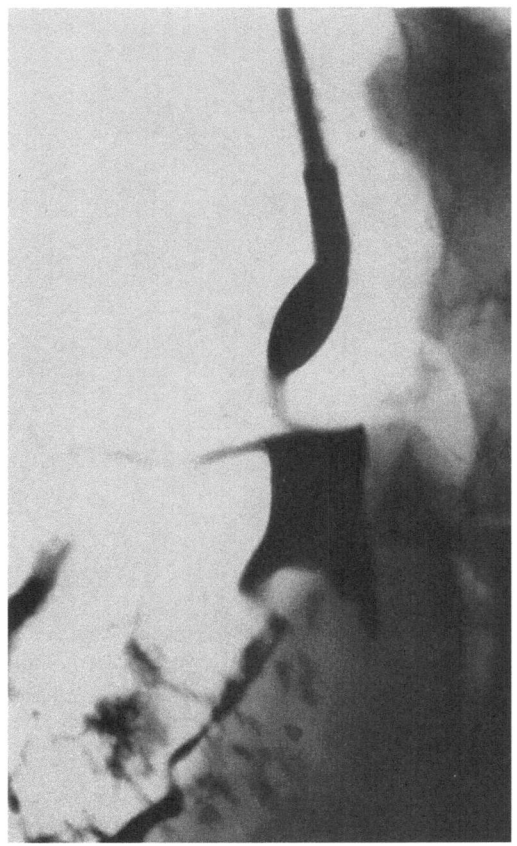

Abb. 3. *Bronchogramm,* (Kontaktaufnahme) (9. 9. 50). [Bronchographie mit Jodipin 40% (dickflüssig).] Deutliche Weitstellung des Stammbronchus rechts. Fast völlige Stenose. Der Füllungsabbruch konvexbogig leicht wellig und unscharf konturiert. Geringer Übertritt des Kontrastmittels in den fast nach unten verlaufenden Oberlappenbronchus. Geringe Füllung einzelner Äste des Unterlappens (großer raumbeschränkender Prozeß vom Typ eines polypösen den Stammbronchus erweiternden Tumors, der knapp oberhalb der Mittellappenabgangsstelle nachweisbar wird).

Abb. 4. 2. 8. 50. Bronchoskopisch: Der rechte
Unterlappenbronchus ist von einem kugeligen,
glatten Tumor ausgefüllt, der bis in die Höhe
des Ostiums des Mittellappenbronchus reicht, das
er zum Teil ebenfalls verlegt. Die Geschwulst weist
eine weiche Konsistenz und eine starke
Blutungsneigung auf.

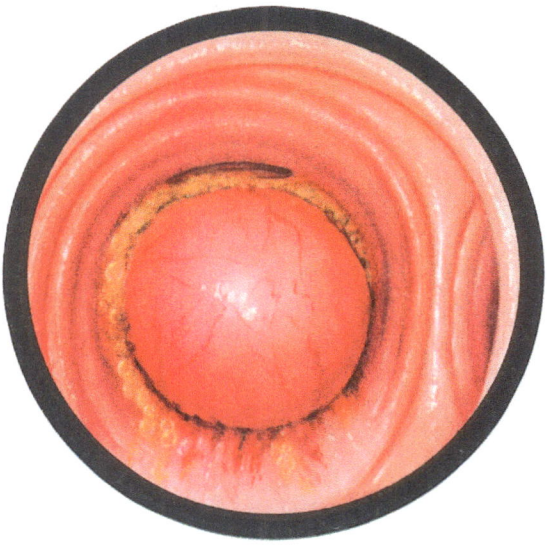

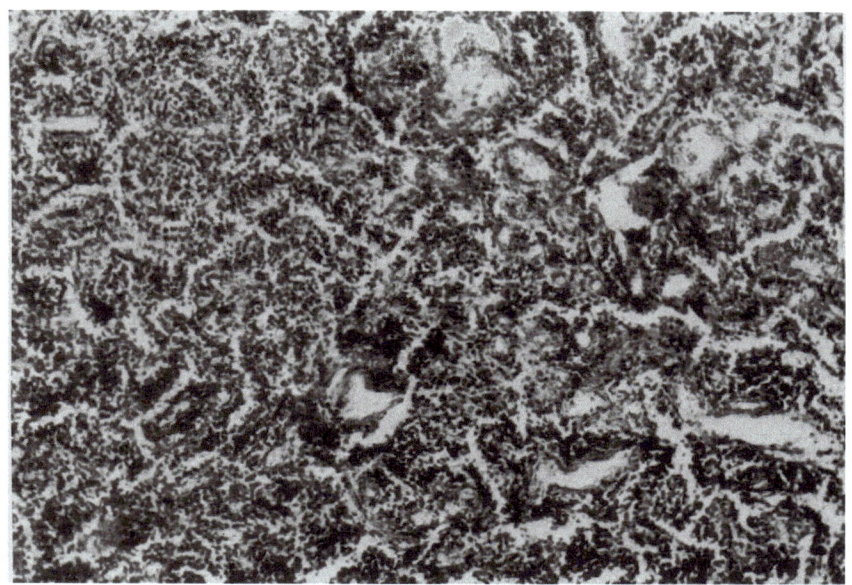

(Hämatoxylin-Ecsin, 80 ×)

Abb. 5. Medullärer, kleinzelliger Tumor. Die Zellkerne zeigen eine geringe Polymorphie und sind chromatinreich. Reichliche Blutgefäße (daher die starke Blutungsneigung).
Diagnose: Kleinzelliger, maligner Rundzellentumor.

Fall XXXVI.

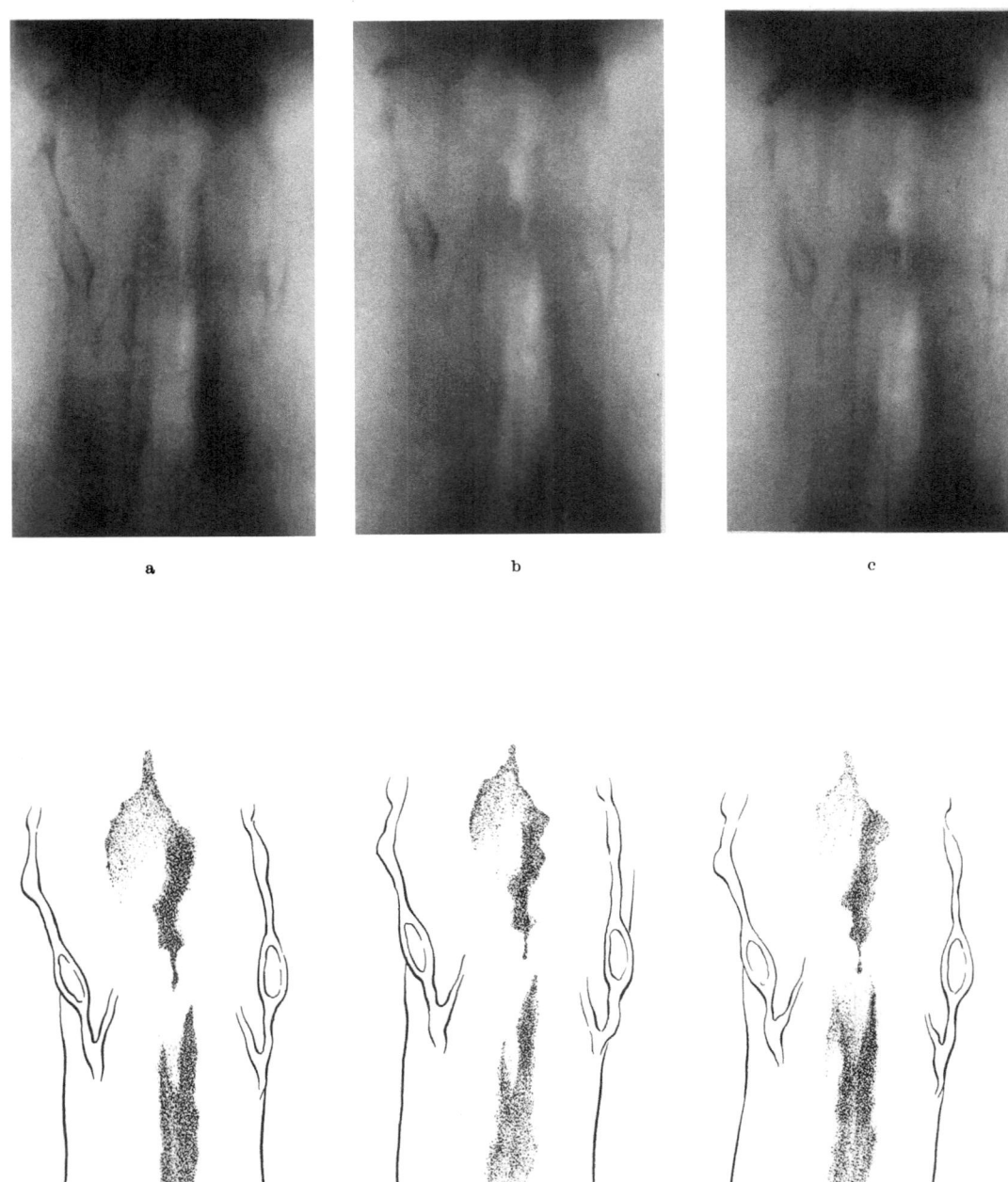

Abb. 1a—f. *Schichtaufnahmen des Larynx und der oberen Abschnitte der Trachea im a-p-Strahlengang* (Schichttiefe 13, 13,5 und 14 cm) (30. 10. 53). Bei deutlicher Einengung der oberen Abschnitte der Trachea (im erfaßten Bereich) Vorwölbung eines nach medial und unten relativ scharf konturiert wachsenden raumbeschränkenden Prozesses, der unterhalb der Stimmritze von rechts her über die Medianlinie nach links sich vorwölbt. In Schichttiefe 13 cm ist links ein Spalt eben noch knapp erkennbar. Der raumbeengende Prozeß in Schichttiefe 13 cm angedeutet, in Schichttiefe 13,5 und 14 cm unter den Stimmbändern deutlich sich vorwölbend. Das Lumen der eingeengten Trachea wellig konturiert, vermutlich durch flächenförmiges Tumorwachstum.

Abb. 2. 15. 1. 54. Laryngoskopisch: Leicht höck-riger, bläulichroter Tumor knapp unterhalb des rechten Stimmbandes, der sich von lateral her in das Lumen der Luftröhre vorwölbt. Die Geschwulst zeigt schon bei geringster Berührung eine starke Blutungsneigung.

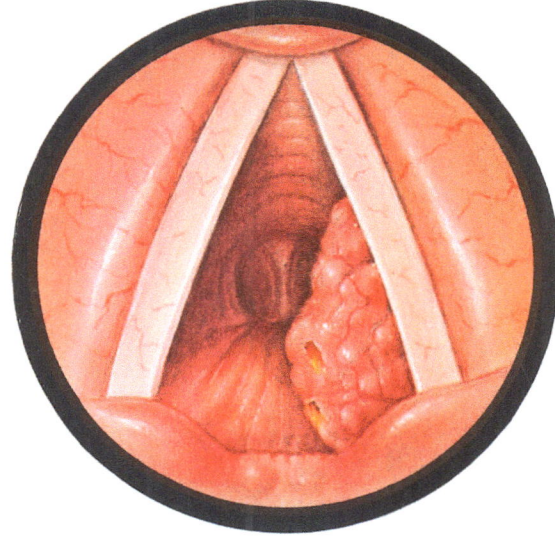

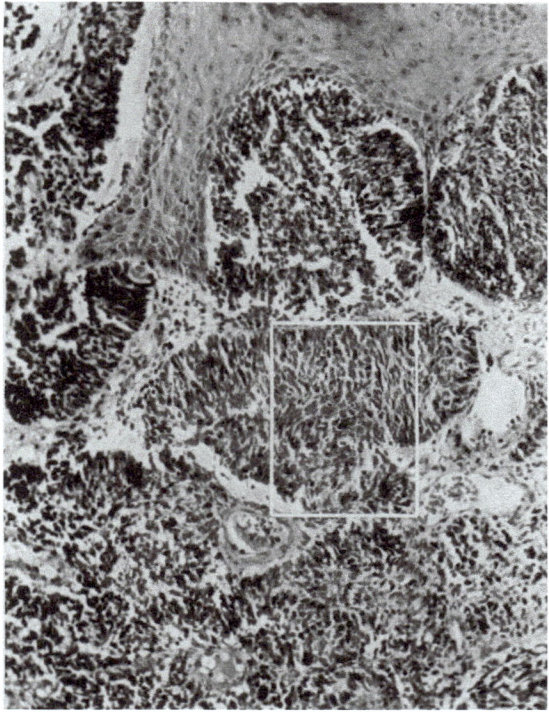
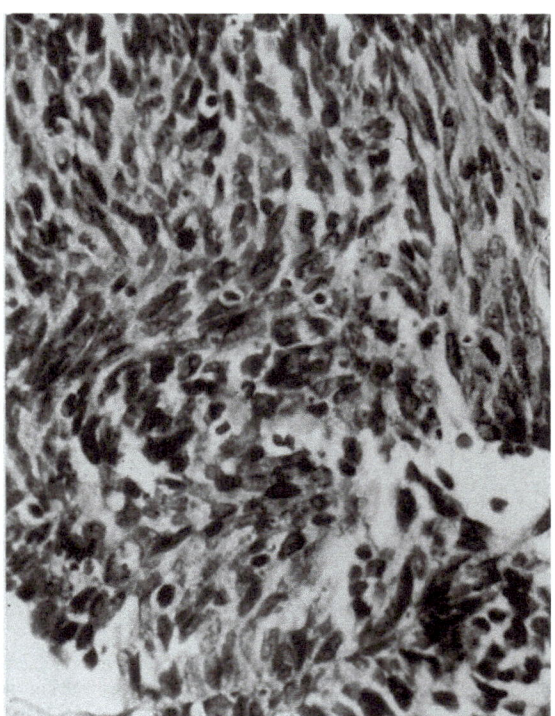

(Hämatoxylin-Eosin, 80×)
(Hämatoxylin-Eosin, 320×)

Abb. 3 und 4. Histologisch: Krebsgewebe aus kleinen, haferkornähnlichen Zellen mit chromatinreichen, vor-wiegend ovalen Kernen. Epithelmetaplasie (statt mehrreihigen Cylinderepithels überdeckt ein mehrschichtiges Plattenepithel die Oberfläche).

Diagnose: Kleinzelliges Trachealcarcinom (vom Typ der oat-cell Carcinome).

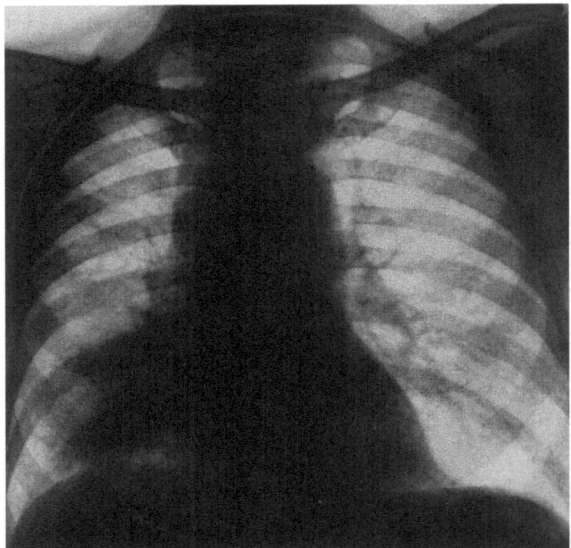

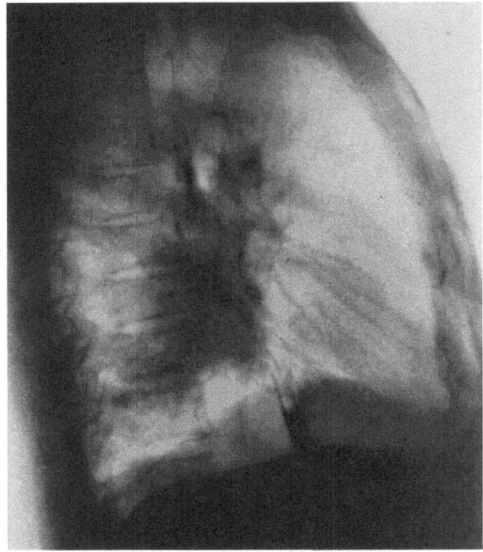

Abb. 1. *Thoraxübersichtsaufnahme im p-a-Strahlengang*
(23. 11. 53). Über handtellergroßer breitbasig dem Mittelschatten aufsitzender Verdichtungsprozeß im rechten
Unter-, zum Teil Mittelfeld medial. Mehrere raumbeengende
Gebilde bis über Pflaumengröße am rechten Hilus und
rechts tracheobronchial (Lymphknotenvergrößerung).

Abb. 2. *Frontale Aufnahme der rechten Lunge*
(23. 11. 53). Der Verdichtungsprozeß nahe der
Vorderfläche des rechten Unterlappens gelegen,
nach lateral, hinten und unten sich erstreckend.
Ausgeprägte Verschattung im Hilusbereich
rechts.

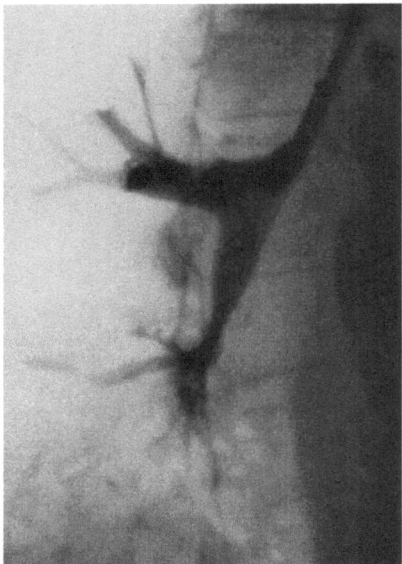

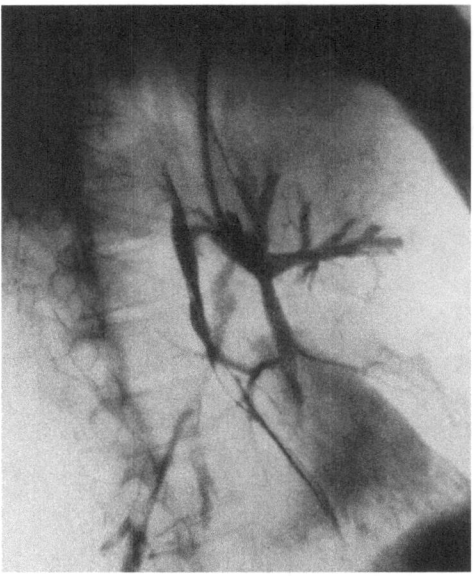

Abb. 3. *Bronchogramm* (27. 11. 53). Konzentrische Stenose
des rechten Stammbronchus mit unregelmäßig welliger
Konturierung und deutlicher Zuspitzung bis zur Teilungsstelle in die Segmentbronchien des Unterlappens sich
erstreckend. Horizontaler Abgang des rechten Oberlappenbronchus (Symptom des Nachrückens).

Abb. 4. *Bronchogramm im frontalen Strahlengang* (27. 11. 53). Destruktive Veränderung im
unteren Bereich des Stammbronchus auf den
Unterlappenbronchus übergreifend, ebenso auf
den apikalen Segmentbronchus des Unterlappens
und Nichtfüllbarkeit der weiteren Segmentbronchien des Unterlappens (störende Oeso-
phagusfüllung durch Verschlucken von
Kontrastmittel).

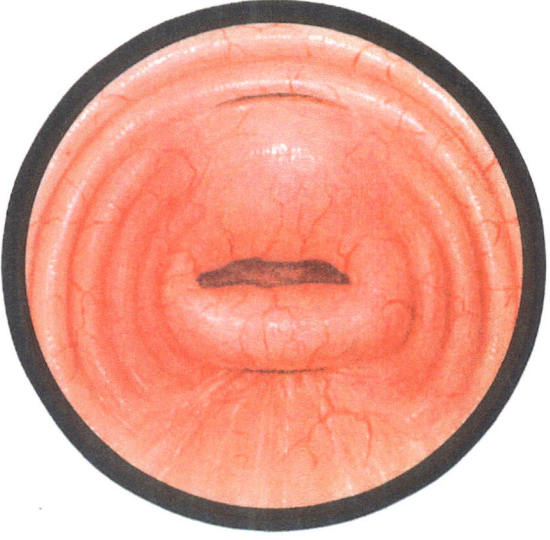

Abb. 5. 5. 12. 53. Bronchoskopisch: Der rechte Unterlappenbronchus ist zirkulär eingeengt. Die Ostien des Mittellappen- und des apikalen Segmentbronchus sind von distal her stark komprimiert. Die Schleimhaut erscheint intakt und blaß.

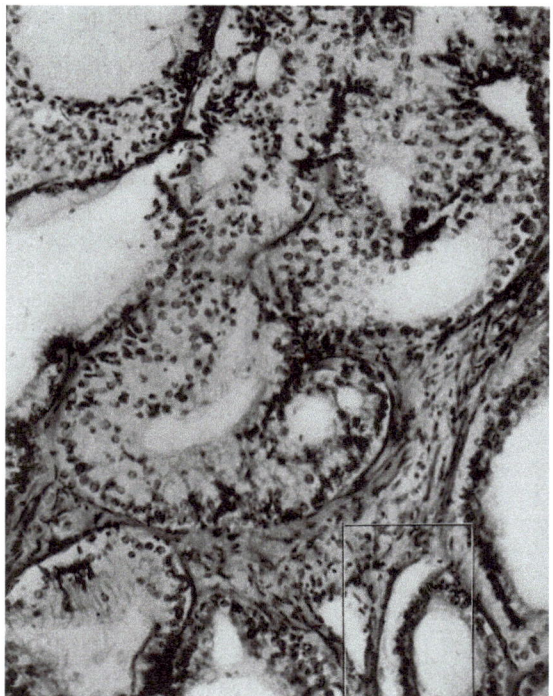

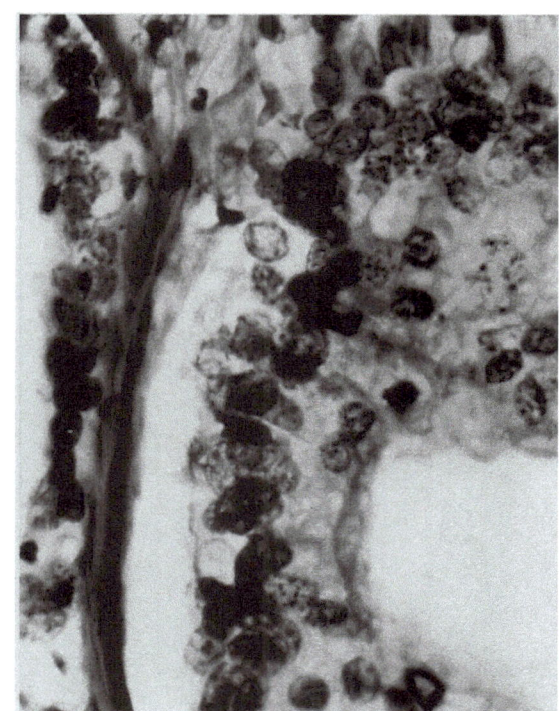

(Hämatoxylin-Eosin, 80   )

(Hämatoxylin-Eosin, 320   )

Abb. 6 und 7. Histologisch: Zylindrische Tumorzellen kleiden einreihig die Alveolarsäckchen aus. Teils bilden sie Proliferationen, die in das Lumen ragen, teils aber liegen sie abgestoßen frei im Lumen. Ihre Zellkerne zeigen nur eine geringe Polymorphie und Hyperchromasie. Die Alveolarwände sind leicht verdickt und stellenweise infiltriert.

Diagnose: Alveolarzellencarcinom.

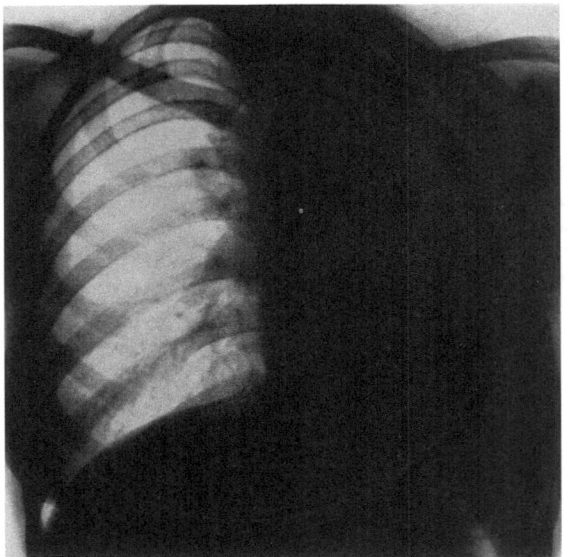

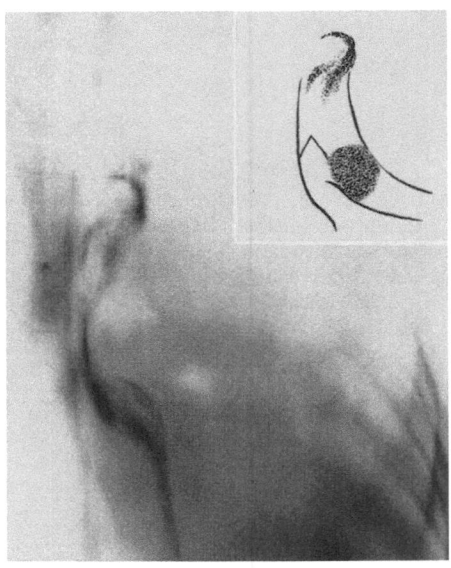

Abb. 1. *Thoraxübersichtsaufnahme im p-a-Strahlengang*
(10. 7. 52). Homogene und dichte Verschattung der ganzen
linken Thoraxseite. Deutliche Überbelüftung der rechten
Thoraxseite mit Linksverlagerung des Herzens und der
Mediastinalorgane (Dauerdeviation des Mediastinums nach
links bei bronchusstenosierendem Prozeß ?).

Abb. 2. *Schichtaufnahme der linken Hilusregion*
(10. 7. 52) *in Schichttiefe 8 cm (bei gleichzeitiger
Oesophaguskontrastmittelfüllung).* Etwa 2 cm
hinter der Abgangsstelle des linken Hauptbronchus aus der Bifurkation kirschgroßer raumbeschränkender Prozeß, der sich konvexbogig
relativ scharf konturiert in Richtung Bifurkation
vorwölbt und bei geringer Luftfüllung des übrigen
Hauptbronchus auch hier konkavbogig in Richtung der Teilungsstelle in Ober- und
Unterlappenbronchus sich vorwölbt.

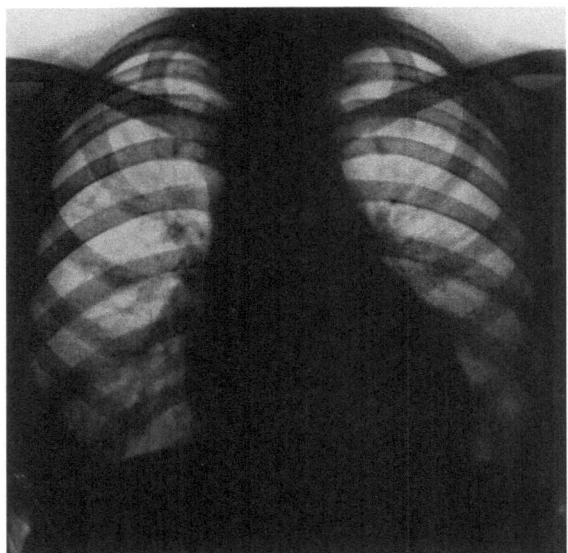

Abb. 3. *Thoraxübersichtsaufnahme im p-a-
Strahlengang* (22. 10. 52). (Nach endoskopischer
Entfernung des bronchusblockierenden Prozes-
ses). Jetzt beide Lungen normal belüftet,
Herzschatten normal konfiguriert, geringe Ver-
breiterung des Mediastinalschattens.

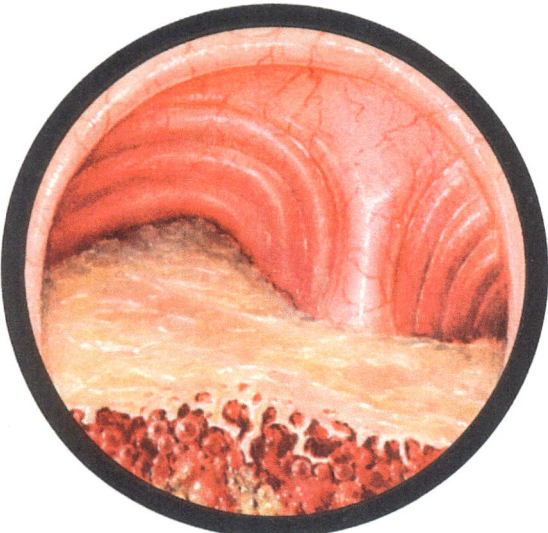

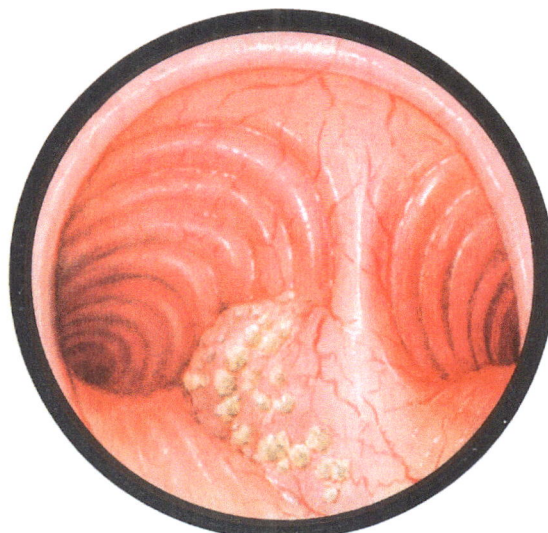

Abb. 4. 15. 7. 52. Bronchoskopisch: Im Bereich der Bifurcatio obturieren Granulationen, die zum Teil mit schmutzig graugelben Membranen bedeckt sind, den linken Hauptbronchus vollständig, den rechten teilweise.

Abb. 5. 8 Wochen später (nach endoskopischer Entfernung der Membranen und Granulationen) besteht nur noch eine Vorwölbung der medialen Wand des linken Hauptbronchus, die mit kleinen, warzenähnlichen, blassen Knötchen übersät ist.

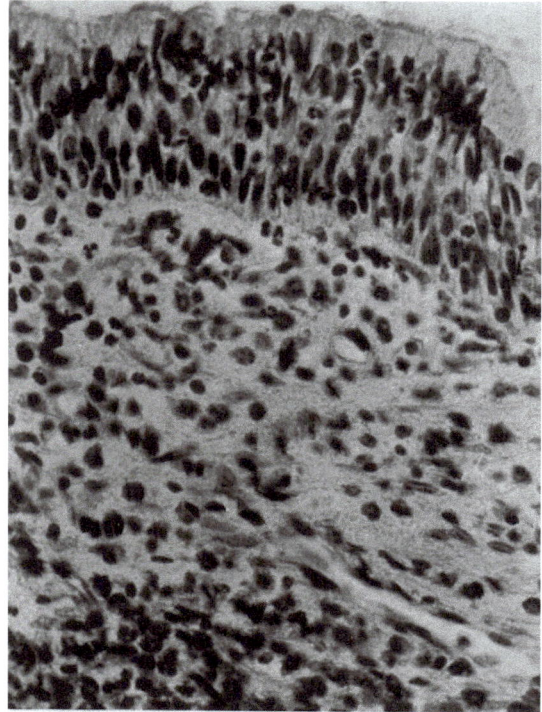

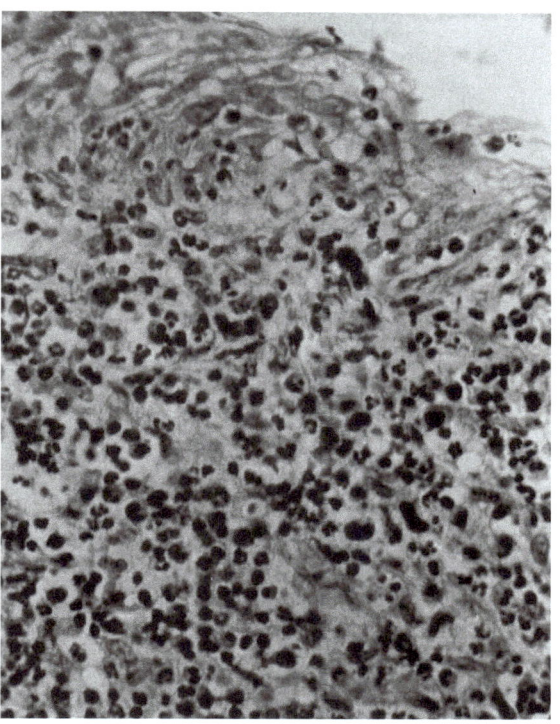

(Hämatoxylin-Eosin, 80 ×)

(Hämatoxylin-Eosin, 80 ×)

Abb. 6. Histologisch: Unter einem intakten mehrreihigen Cylinderepithel entzündliche Infiltration mit vorwiegend eosinophilen Leukocyten.

Abb. 7. Histologisch: Unter einem mehrschichtigen Plattenepithel (Metaplasie) immer noch Infiltration mit reichlich eosinophilen und einigen neutrophilen Leukocyten, dazwischen STERNBERGsche Riesenzellen und Fibroblasten.

Diagnose: Lymphogranulomatosis.

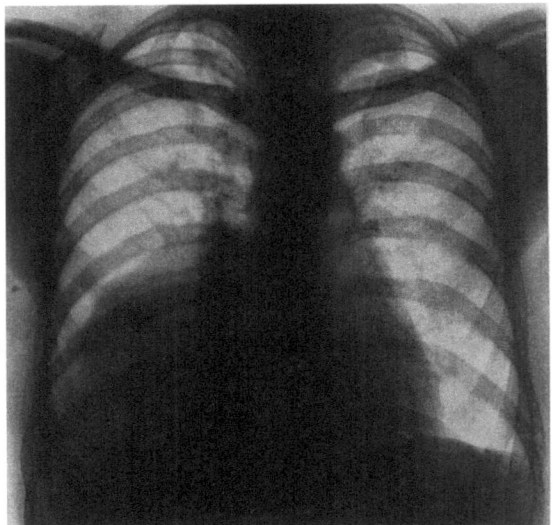

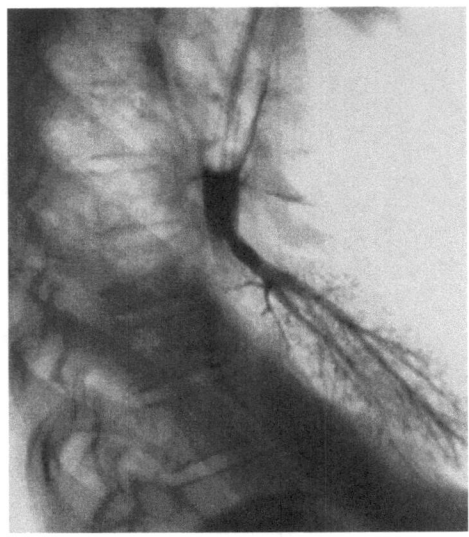

Abb. 1. *Thoraxübersichtsaufnahme im p-a-Strahlengang* (20. 11. 53). Homogene und dichte Verschattung der mittleren und unteren Partien der rechten Lunge vom Mittelschatten nicht abgrenzbar. Deutliches Emphysem der Restlunge rechts. Vorwiegend fibröser Prozeß in beiden Spitzen mit basaler Adhäsion links. Geringe bronchopneumonische Komponente in der linken Spitze mit Verdacht auf kleinbohnengroße Kaverne.

Abb. 2. *Bronchogramm (frontale Aufnahme)* (20. 11. 53). Der Verdichtungsprozeß entspricht einer homogenen und dichten Verschattung (Atelektase) des rechten Unterlappens. Das Bronchogramm zeigt einen Füllungsabbruch im Abgangsbereich des Unterlappenbronchus bei normaler Auffüllung des Mittellappens.

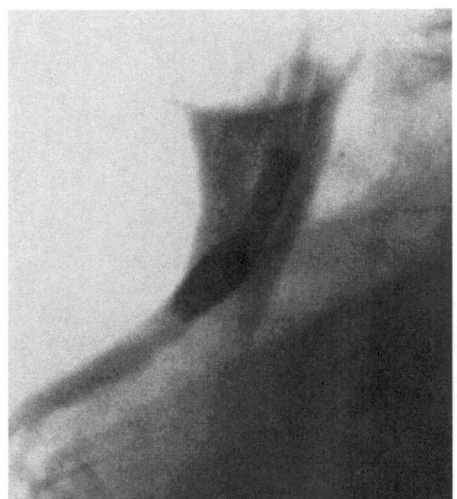

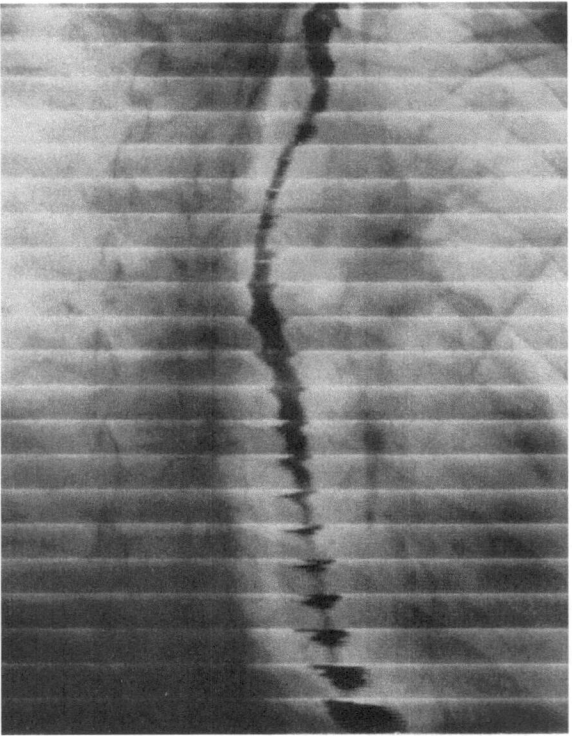

Abb. 3. *Kontaktaufnahme* (20. 11. 1953). Der Füllungsabbruch im p-a-Strahlengang zeigt einen bohnengroßen Füllungsdefekt gegen den Stammbronchus sich vorwölbend, leicht wellig konturiert. (Polypös wachsender Tumor ?)

Abb. 4. *Oesophaguskymogramm im ersten schrägen Durchmesser (veratmet)*. Keine Senkung der Pulsationsamplitude im ganzen Verlauf des Oesophagus als Zeichen einer nicht bestehenden Mitbeteiligung des Mediastinums. (Pneumonektomie: Keine regionären Metastasen.)

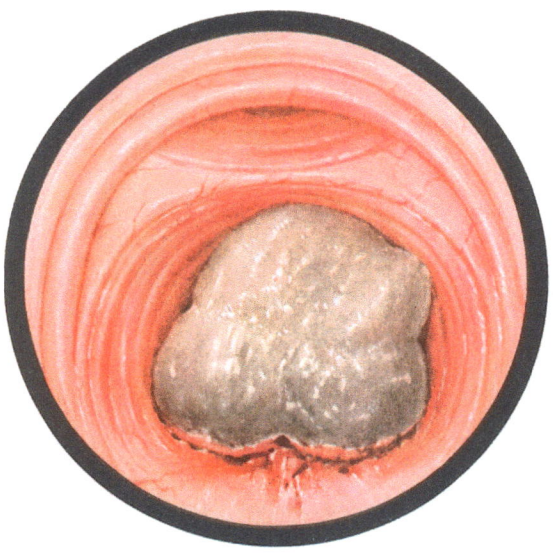

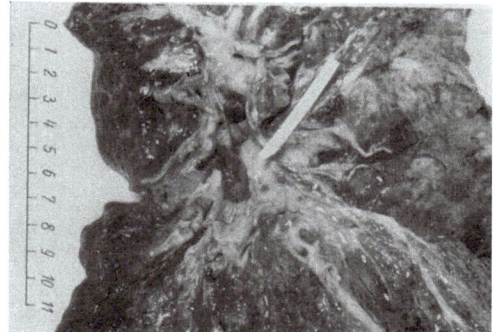

Abb. 5. 24. 11. 53. Bronchoskopisch: Das Lumen des rechten Unterlappenbronchus ist knapp unterhalb der Abzweigung des Mittellappenbronchus von einer braunroten Geschwulst vollkommen verlegt. Der Tumor hat eine glatte Oberfläche, weist eine weiche Konsistenz auf und neigt leicht zur Blutung.

Abb. 6. Tumor in situ.

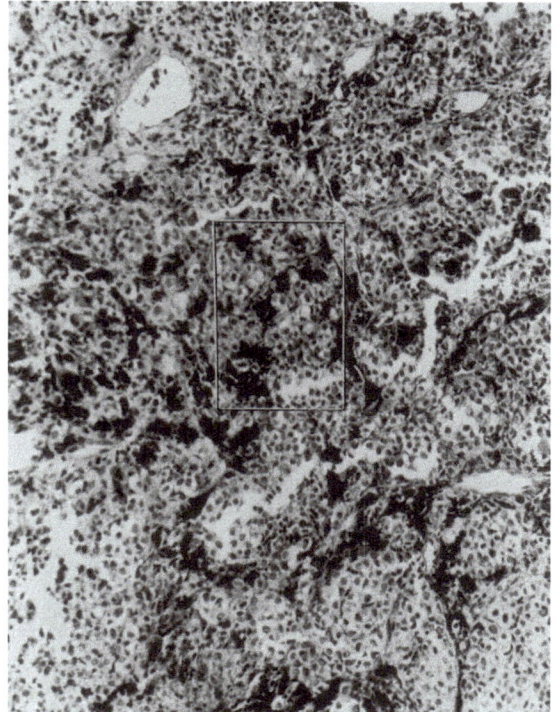

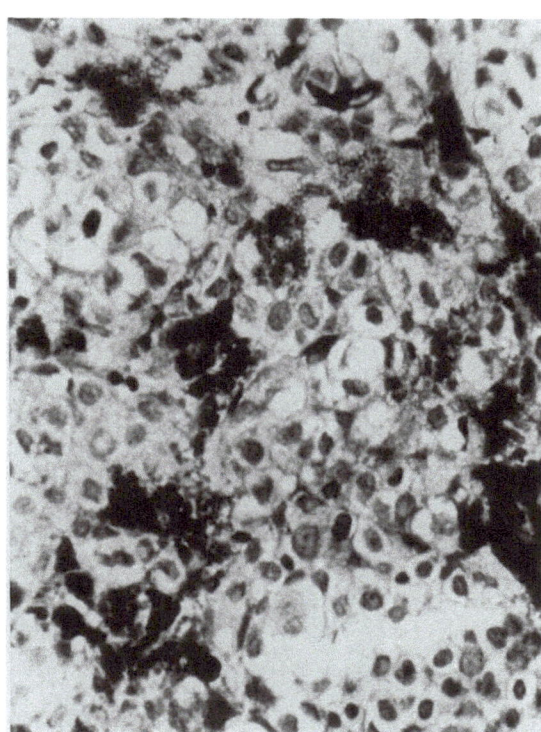

(Hämatoxylin-Eosin, 80.)

(Hämatoxylin-Eosin, 320.)

Abb. 7 und 8. Histologisch: Großzelliges Tumorgewebe mit starker Kernpolymorphie und -hyperchromasie. Im Cytoplasma zahlreicher Zellen findet sich ein braun-schwarzes Pigment (Eisenreaktion negativ).

Diagnose: Malignes Melanom.

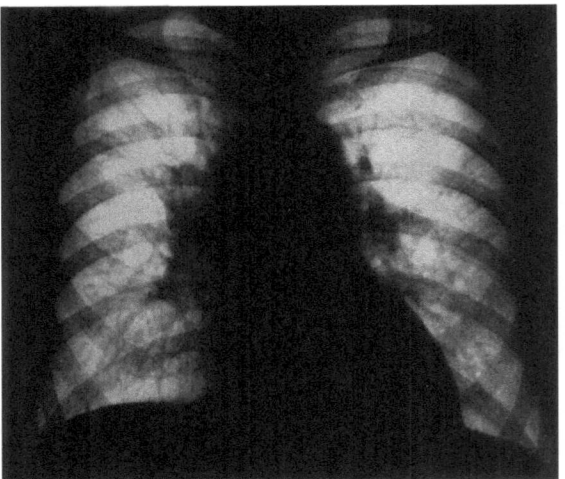

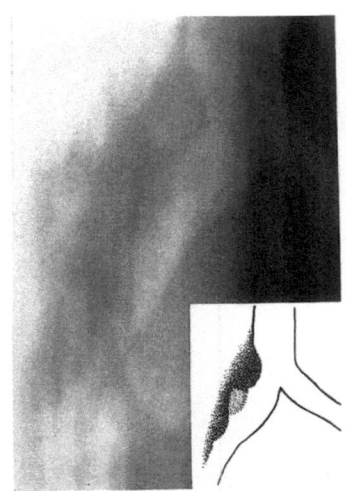

Abb. 1. *Thoraxübersichtsaufnahme im p-a-Strahlengang* (14. 12. 53). Multiple raumbeschränkende Gebilde im Sinne einer Lymphknotenvergrößerung im Bereich des rechten Hilus. Auf den oberen Hiluspol projiziert sich ein nach oben zu dreieckförmig sich zuspitzender inhomogener Schatten, der im Seitenbild einer partiellen Verschattung des apikalen Oberlappensegmentes entspricht.

Abb. 2. *Schichtaufnahme des rechten Hilus* (Schichttiefe 12 cm) (14. 12. 53). Im Bereich der Abgangsstelle des rechten Oberlappenbronchus etwa bohnengroße nach medial unten sich vorwölbende lateralwärts breitbasig aufsitzende Verschattung. Der Oberlappenbronchus rechts nicht lufthaltig (polypöser raumbeengender Prozeß aus dem rechten Oberlappenbronchus sich vorwölbend).

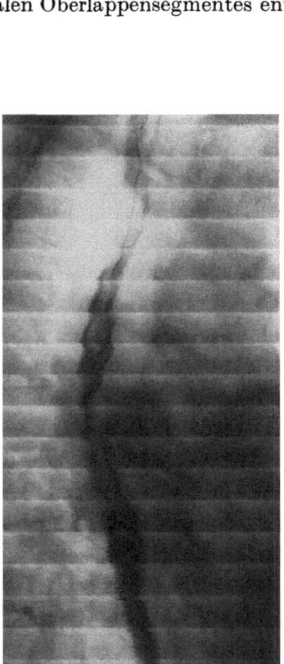

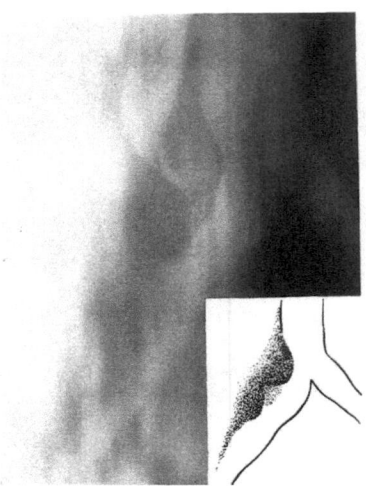

Abb. 3. *Oesophaguskymogramm im ersten schrägen Durchmesser* (2. 10. 53). (Anläßlich einer vor dem in Abb. 1 festgehaltenen Befund erfolgten Thoraxuntersuchung.) Deutliche Senkung der Pulsationsamplitude in Höhe der Aortenbasis vom Bifurkationsgebiet übergreifend (deutliche Mitbeteiligung des Mediastinums).

Abb. 4. *Schichtaufnahmen des rechten Hilus* (Schichttiefe 11 cm) (Kontrolluntersuchung) (15. 2. 54). Nach vorhergegangener endobronchialer Entfernung des polypösen Tumors jetzt deutliche Deformierung des Tracheobronchialwinkels rechts. Abermals Schattengebilde im Abgangsbereich des rechten Oberlappenbronchus gegen den Hauptbronchus sich vorwölbend. An der Stelle des seinerzeitigen Polypen kleinbohnengroße mehr flache Vorwölbung (Rezidiv?).

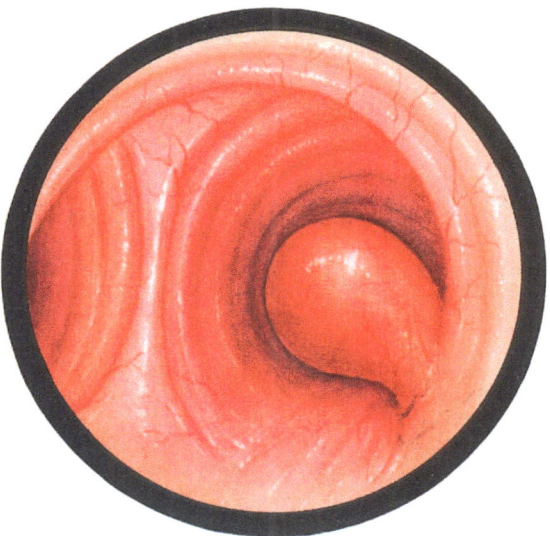

Abb. 5. 18. 12. 53. Bronchoskopisch: Kleinkirsch-
großer, dunkelroter, polypöser Tumor, der vom
oberen Rand des rechten Oberlappenbronchus ausgeht und in den Hauptbronchus ragt. Der Oberlappenbronchus selbst ist weitgehend frei. Der
Tumor zeigt eine starke Blutungsneigung.

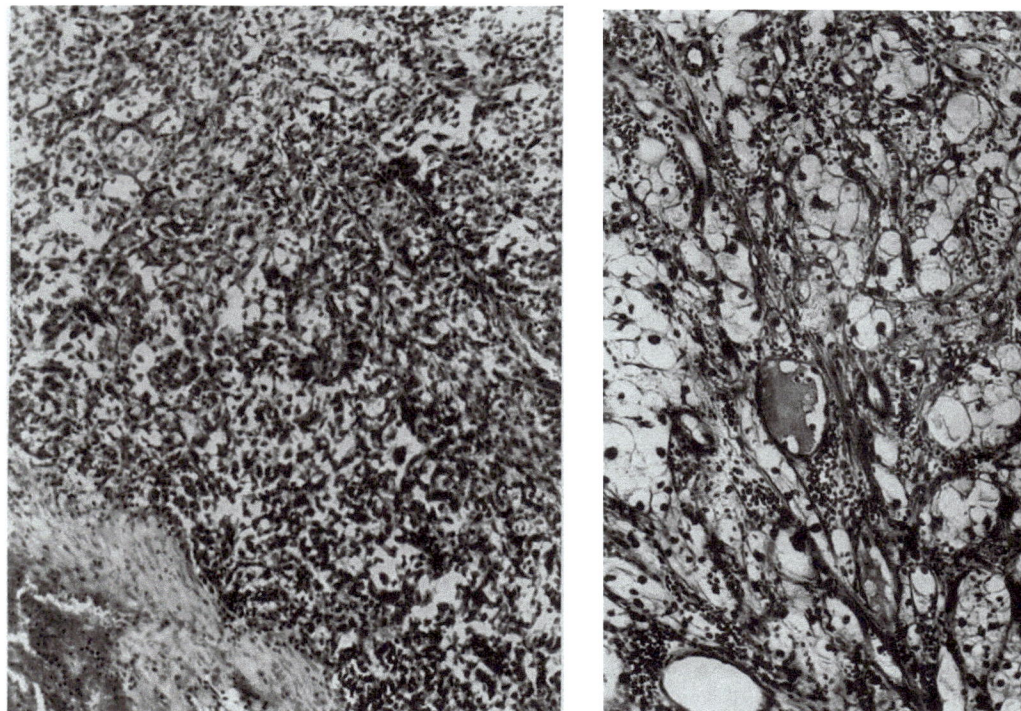

(Hämatoxylin-Eosin, 80 ×) (Hämatoxylin-Eosin, 320 ×)

Abb. 6 und 7. Histologisch: Gefäßreiche Geschwulst vom Bau einer endokrinen Drüse. Die großen, hellen,
pflanzenzellenartigen Geschwulstelemente bilden solide Stränge und Nester, zwischen denen fast nur
Blutcapillaren, selten zarte kollagene Fasern liegen.

Diagnose: Metastase eines hypernephroiden Nierencarcinoms. (Operativ bestätigt).

Namenverzeichnis.

Sachverzeichnis.

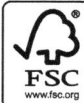